乳癌取扱い規約「細胞診報告様式」に準拠

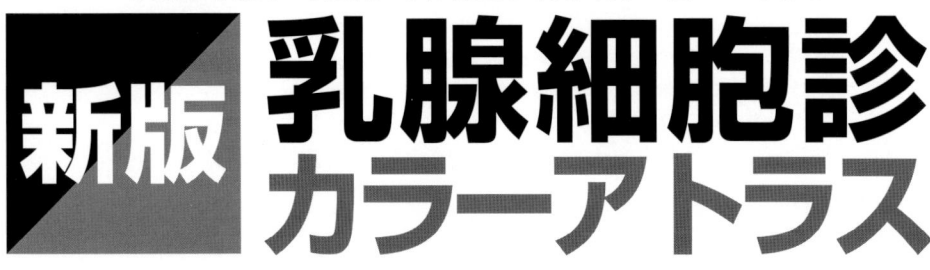

新版 乳腺細胞診カラーアトラス

監修 土屋 眞一
日本医科大学付属病院　病理部教授

編集 北村 隆司
昭和大学藤が丘病院　病院病理科

医療科学社

執筆者一覧

監 修

土屋　眞一　　日本医科大学付属病院　病理部

編 集

北村　隆司　　昭和大学藤が丘病院　病院病理科

執筆者（五十音順）

阿部　英二　　北九州市立医療センター　臨床検査科病理
石原　明徳　　松阪中央総合病院　臨床病理科
磯崎　岳夫　　東芝病院　病理科
伊藤　仁　　　東海大学医学部付属病院　病理検査技術科
梅村しのぶ　　東海大学医学部基盤診療学系　病理診断学
遠藤　浩之　　済生会新潟第二病院　検査部
岡本　猛　　　長野県立木曽病院　臨床検査科
川本　雅司　　日本医科大学付属病院　病理部
草間　律　　　瀬原田クリニック
坂井　威彦　　信州大学医学部外科学講座　乳腺内分泌外科
實原　正明　　飯田市立病院　臨床検査科
清水　健　　　埼玉社会保険病院　病理部
清野　重男　　世田谷区保健センター　医務科病理
関　知之　　　聖マリアンナ医科大学付属病院　病理部
都竹　正文　　癌研有明病院　細胞診断部
内藤　善哉　　日本医科大学　統御機構腫瘍学
仲村　武　　　横浜南共済病院　検査科病理
南雲サチ子　　大阪府立成人病センター　細胞診
根神　仁志　　川崎協同病院　病院病理科
原田　大　　　日本医科大学付属病院　病理部
本間　千恵　　川崎協同病院　病院病理科
前田　一郎　　聖マリアンナ医科大学　診断病理学教室
松井　成明　　東海大学医学部付属大磯病院　病理検査科
松原　美幸　　日本医科大学付属病院　病理部
松山　郁生　　（株）パソテックラボ
森谷　卓也　　川崎医科大学　病理学2
横山　俊朗　　久留米大学医療センター　病理検査室
渡辺　糺　　　渡辺病院
渡会　泰彦　　日本医科大学付属病院　病理部

序　文

　2000年に『カラーアトラス　乳腺細胞診』を発刊してから，7年の歳月が流れた．その当時は臓器別の細胞診教本が見当たらなかったこともあり，病理医あるいは外科医等の臨床医の先生方，また細胞検査士の多数の方々にご購入いただき，現時点では在庫がほとんどない旨を出版社からいただいている．これは乳腺疾患を取り巻く病態・病理，患者数の大きな変貌に加え，啓蒙活動による乳癌患者自身のアピールが，われわれ医療関係者に"乳腺病変"に目を向けざるを得ない環境を作っていることも大きな要因である．

　組織分類をみると，2003年には第2版のWHO組織分類が，その翌年には日本乳癌学会編集による第15版乳癌取扱い規約が発刊されている．WHO分類に新しい組織型が30余追加されたことを受けて，日本乳癌学会規約委員会でも来年には，第16版として乳管腺腫（ductal adenoma），腺筋上皮腫（adenomyoepithelioma），乳腺線維腫（fibrous disease），浸潤性微小乳頭癌（invasive micropapillary carcinoma），基質産生癌（matrix-producing carcinoma），などが新しい組織型として追加される．

　乳癌の術前診断としては視・触診に加えて，画像，細胞診，針生検があり，それぞれの短所・長所を補い合って，正確な診断，相応しい治療が導入されるが，とくに病理学的検査（細胞診，針生検）は術前診断確定の大きな要因を占めており，結果としての誤判定が患者の予後，生活スタイルに決定的なダメージを与えることが少なくない．近年の医療訴訟をみると，小児科，産科に加えて，臓器では乳腺に関係する係争が目に付くことが多い．これは患者側の「救命期待権」，「延命利益の損害」といった医行為そのものに言及する立場の明確化とともに，診断側に関係する要因としては，悪性と間違えやすい良性疾患，とくに上記の乳管腺腫をはじめとする乳腺症型線維腺腫，乳頭部腺腫の存在や，良性との鑑別が難しい非浸潤乳管癌の著しい増加があげられる．細胞診に限局すれば，癌細胞には異型の少ない症例，良性病変にはともすれば強い異型度を有した細胞がしばしば採取されることがあり，細胞像の見方・考え方には幅広くかつ深い知識が要求される．また，乳腺病変，特に乳癌という難敵に立ち向かうためには，細胞診に係わるわれわれには術前診断のもう1つのツールである画像所見に対しても，ある程度の素養が要求されることはいうまでもない．例えば，細胞診で線状パターンがみられ，硬癌あるいは浸潤性小葉癌が考えられる症例であっても，画像で境界鮮明，縦横比の低下が見られる場合は，細胞診断は安易に，"悪性"と報告せず，（乳腺症型）線維腺腫，乳管腺腫の存在も念頭におくことが可能となる．

　本書は新しい乳腺組織型を含めて，得られた細胞をどのように判定するのか，その根拠にはどのような所見を観察することが大切であるかについて，総論・各論でかなり詳細に記載したつもりである．各論ではわれわれが目にすることが多い症例から，珍しい症例まで数多くの病変を網羅したつもりである．また，総論では，知っておくべき最低限の画像所見の見方，組織像の説明を取り入れている．執筆に当たっては，乳腺細胞診に造詣の深い病理医，細胞検査士をはじめ，画像をお願いした先生方も組織・細胞像についてはある一定以上のレベルにある臨床医にお願いした．

　乳癌罹患数，罹患率は急速に欧米に近づいており，われわれも日常業務において乳腺細胞診に係わることが増えてくると予想される．本書が少しでもその診断の助けになることが出来れば，執筆者一同これに勝る慶びはない．

　最後に，出版に当たり格別のご援助，ご理解をいただいた医療科学社社長古屋敷信一氏，前出版部長関谷健一氏，ならびに齋藤聖之氏に厚くお礼申し上げる．

2007年11月　執筆者を代表して　　土屋　眞一

目　　次

序　文　　土屋　眞一

第1部　総　論

第1章　乳癌取扱い規約細胞診報告様式 — 3
1. 現在の乳腺細胞診報告様式の諸問題とその対策 … 3
2. 報告様式の解説 … 4
3. 総括 … 6

第2章　細胞採取法と標本作製法 — 7
1. 穿刺吸引細胞診 … 7
2. 乳頭分泌物細胞診 … 9
3. 乳頭部擦過細胞診 … 10

第3章　乳房（乳腺）の基本構造と機能 — 13
1. 基本構造 … 13
2. 機能的変化 … 14

第4章　乳癌の疫学と診断法 — 17
1. 日本人乳癌の現況 … 17
2. 乳腺疾患の診断法 … 19

第5章　乳癌取扱い規約組織分類 — 23
Ⅰ．上皮性腫瘍 … 23
　1. 良性上皮性腫瘍 … 23
　2. 悪性上皮性腫瘍（癌腫） … 27
　3. 結合織性および上皮性混合腫瘍 … 34
　4. 乳腺症 … 35
　5. 腫瘍様病変 … 35

第6章　乳癌の治療法 ──── 39
 1. 手術療法 ……… 39
 2. 薬物療法 ……… 39

第7章　基本的な画像所見の見方と考え方 ──── 43
 Ⅰ. 乳房超音波検査 ……… 43
  1. 超音波の基本原理 ……… 43
  2. 正常乳房のUS像 ……… 44
  3. 乳房超音波の診断基準 ……… 45
 Ⅱ. マンモグラフィ ……… 48
  1. マンモグラフィの基本原理 ……… 48
  2. 検査方法 ……… 48
  3. 正常乳房のMMG ……… 48
  4. MMGの診断基準 ……… 49
 Ⅲ. 代表的な乳腺疾患のMMG，US像 ……… 54
  1. 良性 ……… 55
  2. 悪性 ……… 57
 Ⅳ. MRI ……… 62
  1. MRIとヘリカルCTとの違い ……… 62
  2. 正常乳房のMRI解剖 ……… 62
  3. ダイナミックMRI ……… 64
  4. ダイナミック後脂肪抑制T1強調像 ……… 65
  5. 診断のすすめ方 ……… 66
  6. 代表的な乳腺疾患のMRI像 ……… 66

第8章　基本的な細胞の見方と考え方 ──── 71
 1. 背景 ……… 71
 2. 構造異型 ……… 75
 3. 筋上皮細胞との二相性判定 ……… 78
 4. 細胞異型 ……… 80

第 2 部　Case Study

Case 1　乳管内乳頭腫（Intraductal papilloma）・86
Case 2　乳管内乳頭腫（Intraductal papilloma）・88
Case 3　梗塞を伴う乳管内乳頭腫（Intraductal papilloma with infarction）・90
Case 4　梗塞を伴う乳管内乳頭腫（Intraductal papilloma with infarction）・92
Case 5　乳頭部腺腫（Adenoma of the nipple）・94
Case 6　腺筋上皮腫（Adenomyoepithelioma）・96
Case 7　腺筋上皮腫（Adenomyoepithelioma）・98
Case 8　管状腺腫（Tubular adenoma）・100
Case 9　乳管腺腫（Ductal adenoma）・102
Case 10　非浸潤性乳管癌（Noninvasive ductal carcinoma）・104
Case 11　非浸潤性乳管癌（Noninvasive ductal carcinoma）・106
Case 12　嚢胞内乳頭癌（Intracystic papillary carcinoma）・108
Case 13　乳頭腺管癌（Papillotubular carcinoma）・110
Case 14　乳頭腺管癌：篩状型（Papillotubular carcinoma：cribriform type）・112
Case 15　乳頭腺管癌：低乳頭型（Papillotubular carcinoma：low papillary type）・114
Case 16　乳頭腺管癌：面疱型（Papillotubular carcinoma：comedo type）・116
Case 17　乳頭腺管癌：乳頭型（Papillotubular carcinoma：papillary type）・118
Case 18　充実腺管癌（Solid-tubular carcinoma）・120
Case 19　広義の硬癌（Scirrhous carcinoma）・122
Case 20　非浸潤性乳管癌巣を伴う広義の硬癌・124
Case 21　広義の硬癌（Scirrhous carcinoma）・126
Case 22　硬癌（Scirrhous carcinoma）・128
Case 23　粘液癌：純型（Mucinous carcinoma：pure type）・130
Case 24　粘液癌：混合型（Mucinous carcinoma：mixed type）・132
Case 25　髄様癌（Medullary carcinoma）・134
Case 26　浸潤性小葉癌：古典型（Invasive lobular carcinoma：classical type）・136
Case 27　浸潤性小葉癌：多形細胞型（Invasive lobular carcinoma：pleomorphic type）・138
Case 28　腺様嚢胞癌（Adenoid cystic carcinoma）・140
Case 29　扁平上皮癌（Squamous cell carcinoma）・142
Case 30　扁平上皮癌：純粋型（Squamous cell carcinoma：pure type）・144
Case 31　基質産生癌（Matrix-producing carcinoma）・146
Case 32　アポクリン癌（Apocrine carcinoma）・148
Case 33　骨・軟骨化生を伴う癌（Carcinoma with cartilaginous and/or osseous metaplasia）・150
Case 34　管状癌（Tubular carcinoma）・152

Case 35　分泌癌（Secretory carcinoma）・154
Case 36　Cystic hypersecretory duct carcinoma・156
Case 37　浸潤性微小乳頭癌（Invasive micropapillary carcinoma）・158
Case 38　浸潤性微小乳頭癌（Invasive micropapillary carcinoma）・160
Case 39　Paget病（Paget's disease）・162
Case 40　線維腺腫：管内型（Fibroadenoma：intracanalicular type）・164
Case 41　線維腺腫：管周囲型（Fibroadenoma：pericanalicular type）・166
Case 42　線維腺腫：類臓器型（Fibroadenoma：organoid type）・168
Case 43　葉状腫瘍：良性（Phyllodes tumor：benign）・170
Case 44　葉状腫瘍：境界（Phyllodes tumor：borderline）・172
Case 45　葉状腫瘍：悪性（Phyllodes tumor：malignant）・174
Case 46　間質肉腫（Stromal sarcoma）・176
Case 47　悪性リンパ腫（Diffuse large B cell type lymphoma）・178
Case 48　転移性乳腺腫瘍：悪性黒色腫（Malignant melanoma）・180
Case 49　硬化性腺症（Sclerosing adenosis）・182
Case 50　アポクリン硬化性腺症（Apocrine sclerosing adenosis）・184
Case 51　乳腺症：乳管乳頭腫症（Duct papillomatosis）・186
Case 52　乳腺症：乳管乳頭腫症（Duct papillomatosis）・188
Case 53　異型乳管過形成（Atypical ductal hyperplasia：ADH）・190
Case 54　Mucocele-like tumor・192
Case 55　脂肪壊死（Fat necrosis）・194
Case 56　顆粒細胞腫（Granular cell tumor）・196

索　引・198

新版　乳腺細胞診カラーアトラス

第1部
総　論

第1部 総論

第1章
乳癌取扱い規約細胞診報告様式

　わが国の乳腺細胞診報告様式は，ながらくパパニコロウ（Papanicolaou）分類（Pap.分類と略記）が使われてきているが，すでに国際細胞学会機関誌の投稿規定には，Pap.分類を用いた論文は掲載しないと告示されている．このような状況を踏まえて1990年代に入ってから，乳腺細胞診に関するいくつかの報告様式が欧米から発信され，わが国でも実情に併せた報告様式の設定が望まれていた．

　これを受けて，日本乳癌学会では2000年から当規約委員会のなかに「細胞診および生検材料検討小委員会」が設置され，細胞診の取扱い規約への掲載（第15版）に向けて検討を重ねた．検討にあたっては，各委員から提出された総数3,400例あまりの細胞診症例を解析し，新報告様式設定のevidenceとした．また試案の段階で乳癌学会評議員の一部（外科医，細胞診専門医）にそれぞれアンケートを送付し，小委員会案のずれを調整した．

　本章では2004年5月に発刊された第15版乳癌取扱い規約の"乳腺細胞診報告様式"の説明と，その設定にあたって用いた3,400例あまりの検討結果を概説する．

1. 現在の乳腺細胞診報告様式の諸問題とその対策

　乳腺細胞診のほとんどは穿刺吸引材料である．この穿刺細胞診を施行する前提としては，患者側にすでに腫瘍という病変が存在している点で，"病変の有無"を検査する子宮頸部擦過細胞診とその役目はおのずから異なっている．病名（組織推定）を直接同定できる穿刺吸引細胞診には，従来のPap.分類はいかにも不適当で，このような観点からも国際細胞学会機関誌ではすでに顧みられていないのであろう．以上の点を踏まえ，乳腺細胞診の報告様式設定にあたって，現在汎用されているPap.分類の問題点の洗い出しを小委員会で再度行った．その結果，以下のような問題点があげられた．①標本適否の記載項目がないこと，②細胞判定基準が明確でないこと，③組織型推定の概念が盛り込まれていないこと，の3点である．また，臨床側から検査側への患者の医療情報の必要性についても検討することとした．

　①の標本の適否は，細胞診の精度管理には欠かせないものである．子宮頸癌ではベセスダシステムによってすでに明確化されているが，Pap.分類にはその項目がなく，各医療機関によって随意に記載されているのが現状である．たとえば，Class I の判定区分に検体不適正例を入れている施設も少なからず見受けられる．もう1つの解決すべき問題は，検体不適正例が総細胞診症例に占める割合は，どの程度までが許容範囲であるのかという点を十分な証拠をもって検証することである．

　②の判定基準に対しては，Pap.分類のClass I～Vを詳細に検討すると"malignancy"という用語がⅡからⅤに見られるが，何を根拠にして"malignancy"とするかというevidenceがまったく記載されていない．そこで乳腺細胞診の報告様式には各判定区分に含まれる病変を掲載することとした．さらに，今までのClass Ⅲの範疇には「異形成」（追跡調査すると癌の発見につながる頻度が高い），「境界病変」（組織・細胞学における真の意味での"境界病変"），「鑑別困難」（現在の自己診断能力では良悪性の判定ができない）といったいくつかの内容を含有しており，判定者や医療機関によってバラツキが見られ，その意味するものが異なっていたが，乳腺細胞診の報告様式では「鑑別困難」をClass Ⅲに替えることとした．

　③の組織型推定に関しては，報告書にその記載がなされてはじめて有用な医療情報としての"細胞診断"が存在するわけであるが，現在，わが国で組織型推定の記載可能な報告様式は子宮頸部細胞診の日本母性保護医協会（日母）分類と日本肺癌学会の喀痰細胞診（集団検診）のみである．乳腺疾患の画像診断にはマンモグラフィ，超音波検査，CT，MRIなどが用いられ，そのすべてに推定組織型が記載されているのが現状である．細胞診が組織型推定を伴わない良・悪性診断のみでは，種々の術前診断を参考にして外科医が下す総合診断には十分な役目を果たすことができない．それではどの程度，細胞診は組織型推定が可能であろうか？　小委員会での解析では，良性疾患での線維腺腫は93％，乳腺症は81％，乳管内乳頭腫では92％が，癌では乳頭腺管癌

表1-1　乳腺細胞診新報告様式・判定区分

・検体不適正（inadequate）
・検体適正（adequate）
　　正常あるいは良性（normal or benign）
　　鑑別困難（indeterminate）
　　悪性の疑い（suspicious for malignancy）
　　悪性（malignant）

表1-2　検討症例

	正常あるいは良性	鑑別困難	悪性の疑い	悪性	検体不適正	計
良性	1,179	133	7	5	283	1,607
悪性	85	103	87	1,469	88	1,832
計（例）	1,264	236	94	1,474	371	3,439

が74％，充実腺管癌では75％，硬癌では72％，粘液癌は85％，やや下がって小葉癌が50％，非浸潤癌が23％の結果であり，細胞診断においても画像診断に匹敵あるいはそれ以上の精度をもって組織型推定が可能であることが判明している．

次に，臨床側から検査側への医療情報不足は，以前から問題とされていた点である．これは臨床側が，細胞診を診断確定のための"補助診断"として認識していたことに負うところが多い．前述のように，乳腺細胞診の多くを占める穿刺吸引細胞診は腫瘍を直接刺し，細胞を採取してくることから，かなりの病変は穿刺吸引細胞診によって確定的な意味付けがなされる可能性が高い．確定診断とされる組織診断にはその依頼書に臨床側から少なからざる患者の医療情報が提供されるのが通常である．"確定診断"の一翼を担うであろう穿刺吸引細胞診においても，臨床側へ画像診断を含めた医療情報提供を積極的に求める必要があろうし，そのことが一層の診断精度向上に寄与するものと考える．的確な細胞診断のために，この点も取扱い規約に掲載した．

2. 報告様式の解説

この骨子は，報告様式が「判定区分」とその「所見」より構成（表1-1）されていること，「判定区分」はまず，その標本を「検体適正」と「検体不適正」に大別し，「検体適正」は"正常あるいは良性"，"鑑別困難"，"悪性の疑い"，"悪性"の4項目に分けていることである．各々の判定区分に対してPap.分類で用いられているClass I〜Vのような番号をつけるか否かについては，小委員会での検討では賛否同数，評議員によるアンケートからは60％が必要と答えていたが，最終的にはPap.分類との訣別を前提に本報告様式が策定された経緯を踏まえ，今回番号化は見送ることとした．ただし，番号化については各医療機関で必要に応じて採用することに関しては否定するものではない．「所見」については，判定した根拠（細胞形態）と可能なかぎり乳癌取扱い規約組織分類に基づき推定される組織型を記載することである．

小委員会がこの報告様式策定にあたって検討した細胞診症例は3,439例で，すべて組織診断がなされているが，これらを本報告様式の判定区分に従って分類すると表1-2のようになる．

なお，アンケートの結果では乳腺細胞診の報告様式の設置，必要性については98％の評議員から賛同を得ている．

1）判定区分について
a.「検体不適正」について

この診断基準は標本の作製不良，細胞数の過少により診断が著しく困難な症例と定めた．欧米の報告様式には細胞集塊が何個以下の場合を検体不適正とするという数量基準が見られるが，たとえば細胞が数個であってもそれが線状パターン（配列異常）を呈しているときは，硬癌あるいは浸潤性小葉癌が疑われる症例もあることから，あえて細胞集塊数，細胞数には言及しないこととした．

検体不適正症例は検討症例3,439例中371例あり，その占める割合は10.8％であったことから，検体不適正の細胞診総数に占める割合は10％以下が望ましいとの付帯事項（努力目標）を診断基準のなかに加えた（表1-3）．これは検体不適正の比率が高くなると，臨床側が検体を検査側に提出する意義が減じるからである．不適正の要因については穿刺技術，標本作製方法など，臨床・検査側いずれにもその原因が求められるが，10％を超えた場合には速やかに両者間での検討が必要であろう．なお，この検体不適正のなかに，後の組織学的検査で悪性と診断された症例が88例（23.7％）も認められたことから，不適正例を可及的速やかに減じていく努力を怠ってはならない．

アンケートの結果，「検体適正」，「不適正」設置の妥当性と，「検体適正」の4区分設置については各々98％，

表1-3 「不適正」

不適正	症例数(%)	組織診断 良性(%)	組織診断 悪性(%)
	371	283	88
(検体総数: 3,439例)	(10.8%)	(76.3%)	(23.7%)

表1-4 「正常あるいは良性」

正常あるいは良性	症例数(%)	組織診断 良性(%)	組織診断 悪性(%)
	1,264	1,179	85
(検体適正総数: 3,068例)	(41.2%)	(93.3%)	(6.7%)

表1-5 「鑑別困難」

鑑別困難	症例数(%)	組織診断 良性(%)	組織診断 悪性(%)
	236	133	103
(検体適正総数: 3,068例)	(7.7%)	(56.4%)	(43.6%)

表1-6 「悪性の疑い」

悪性の疑い	症例数(%)	組織診断 良性(%)	組織診断 悪性(%)
	94	7	87
(検体適正総数: 3,068例)	(3.1%)	(7.4%)	(92.6%)

90％の賛同を得ている．

b. 「正常あるいは良性」について

本区分には，検体不適正例を除いた3,068例中，1,264例（41％）が含まれていた．なお，細胞学的に正常とされる細胞像にはどのようなものが相当するのかは議論の余地があるが，腫瘍周辺の正常乳腺組織を穿刺することも考慮して，あえて良性判定区分のなかにつけ加えた．この区分には正常乳管上皮に加え，線維腺腫の大部分，乳腺症の一部，乳管内乳頭腫，良性葉状腫瘍，それに炎症性病変などの組織型が含まれると定めた．

正常あるいは良性とされた症例の85例（6.7％）に癌が認められたが，再検鏡の結果でも癌細胞は観察されず，見落としではなく穿刺方法や技術の問題と考えられた（表1-4）．卒前教育，研修医教育の段階から臨床側は的確な穿刺技術の習得に努める必要があり，教官側の指導方法改善も望まれるところである．

c. 「鑑別困難」について

本区分に含まれる症例は「良・悪性の細胞判定が困難な病変」と定めた．乳頭状病変，上皮増生病変，上皮−結合織増生病変などの一部が本区分に含まれる．これらの病変は組織学的にも良・悪性鑑別がしばしば問題とされるが，細胞診においてもほぼ同様である．

付帯事項として，検体適正数（3,068例）のなかで本区分が含まれる比率を10％以下にすることを努力目標とした．これは小委員会で鑑別困難とされた236例（7.7％）から導き出された結果である（表1-5）．10％と定めた付帯事項に関してのアンケート結果は61％に賛同を得た．この数値は厳しすぎるとの意見もあったが，鑑別困難比率が仮に20〜30％以上となると細胞診断としての有用性が減じることから，今回の規約では10％と定めた．各検査室で10％以下にするための研鑽が望まれるところである．なお，236例の内訳は良性病変が133例（56.4％），悪性病変が103例（43.6％）であり，ほぼ6：4の比率で良性病変が多かった．良性病変133例を解析すると，線維腺腫が51例，乳腺症が42例，乳管内乳頭腫が13例見られ，この3型で良性病変の80％を占めていた．悪性病変103例では硬癌48例で約半数を占め，次いで非浸潤性乳管癌18例，乳頭腺管癌13例，浸潤性小葉癌9例の順であった．

d. 「悪性の疑い」について

本区分は「主として異型の少ない非浸潤癌や小葉癌などが含まれる」と定めた．付帯事項として，その後の組織学的検索で「悪性の疑い」の総数の90％以上が悪性であることが望ましいとの努力目標を掲げた．この数値は「悪性の疑い」94例中，87例（92.6％）が悪性病変であったevidenceに基づいている（表1-6）．90％という数値に関してのアンケートの結果は64％が肯定的であった．「悪性の疑い」に含まれた良性病変の内訳は乳腺症3例，線維腺腫2例，乳頭部腺腫1例，乳管腺腫1例であった．特に乳頭部腺腫と乳管腺腫は臨床的，画像，

表1-7 「悪性」

悪性	症例数(%)	組織診断	
		良性(%)	悪性(%)
(検体適正総数：3,068例)	1,474 (48.0%)	5 (0.3%)	1,469 (99.7%)

組織学的にもしばしば悪性と過剰診断されやすい病変である．
　従来のPap.分類を用いた乳腺の発表，論文を見ると，その統計処理にはClass ⅣとⅤを一緒のカテゴリーとして解析している報告が見られる．最近，Class Ⅳで乳房切除し，訴訟となっている事例が見受けられるが，これもClass ⅣとⅤをほぼ同意語として捉えていた結果と思われる．このような点を踏まえて，本報告様式では「悪性の疑い」には，その10％に良性病変が含まれることを明記し，臨床側には手術にあたって十分に留意する必要があることを本区分では喚起したつもりである．

e.「悪性」について

　本区分は悪性腫瘍を指し，乳癌（原発，転移性）および非上皮性悪性腫瘍などが含まれる．組織診断においても程度の差こそあれ，ごく少数ではあるがmisdiagnosisは存在することは事実である．今回の「悪性」と細胞診断された1,474例にも5例（0.3％）の良性病変が認められた（表1-7）．幸い不幸な結果には至らなかったが，この割合をいかにして少なくするかが，われわれ医療に携わるものの使命と考える．

2）所見について

　細胞診断報告様式の原点は「組織型推定」とそれに付随する「所見」の記載であることには論を待たない．標本の状態が良好である場合，第1章の1：組織型推定で述べたように，良・悪性病変いずれもある程度の精度をもって推定される組織像を明らかにすることが可能である．ともすれば細胞判定には良・悪性診断にその力点が置かれることが多いが，細胞像から組織型を推定することによって，その病変の良・悪性診断はおのずから付随してくると考えられる．したがって，本報告様式には可能なかぎり組織型推定を記載する旨を取り上げることとした．
　「所見」の項に含まれるものには上記以外に，臨床側に対するsuggestionがある．これに関して，評議員によるアンケート結果と小委員会での検討結果に大きな乖離が見られた．前者は60％がその必要性を認めているのに対し，後者では30％にとどまっていた．suggestionを肯定する側にも，臨床・細胞診側お互いに十分な意思疎通がなされており，かつ乳腺疾患にある程度以上の知識を持っていることが前提となるという意見が見られた．さらに，報告書は公文書であることから記載には十分な留意を望んで欲しいとも述べられている．したがって，suggestion記述の是非はともかく，安易なsuggestionに対する危惧が臨床側にあることを認識しておく必要があろう．

3. 総括

　乳腺細胞診に関する新報告様式について解説した．この骨子はPap.分類からの脱却を目指して策定されたもので，①検体の適正，不適正の設定，②診断基準の明確化，③推定される組織型の記載，④検体不適正比率，鑑別困難比率，悪性の疑いでの組織学的悪性比率を付帯事項（努力目標）として設定，がその細目である．
　乳腺細胞診は穿刺吸引細胞診が主体を占めているが，もうひとつの検査法である乳頭分泌細胞診においては若干，検体不適正率が上昇することが予想されるものの，穿刺同様，この報告様式は採用可能である．

第1部 総論

第2章 細胞採取法と標本作製法

乳癌に見られる臨床症状には，①腫瘤形成，②異常石灰化，③乳頭異常分泌，④乳頭部びらんなどがあり，それぞれの臨床症状に応じた検体採取法が選択され行われる．すなわち腫瘤を形成する乳癌に対しては穿刺吸引細胞診が，腫瘤形成が不明瞭で画像上，悪性を疑わせる所見が見られる症例に対してはエコーガイド下穿刺吸引細胞診が，乳頭異常分泌を示す症例には乳頭分泌物細胞診が，また乳頭部びらんを認める病変に対しては乳頭部擦過細胞診が施行される．本章では，これらのなかでも穿刺吸引細胞診，乳頭分泌物細胞診，乳頭部擦過細胞診について，それぞれの細胞採取法と標本作製法を中心に概説する．

1. 穿刺吸引細胞診

本法は21～23ゲージほどの細い針を注射器につけ，腫瘤に穿刺することにより細胞を採取する方法であり，fine-needle aspiration cytology（FNA）あるいはaspiration biopsy cytology（ABC）と呼ばれている．

実際の手技は，①穿刺吸引装置に21～23ゲージほどの注射針をつけた注射器を装着する，②穿刺部位を消毒する，③腫瘤に穿刺し，陰圧をかける，④腫瘤内で平圧に戻した後，注射針を抜く，⑤注射針を注射器から外し内筒を引き注射器内部に空気を入れる，⑥内筒を引いた注射器に再度注射針を装着し，ただちにスライドガラスに吹きつける，⑦穿刺部位の圧迫止血，である（図2-1）．

穿刺吸引細胞診（写真2-1）に際して検体不適正を招かないための注意点としては，①陰圧をかけたまま針先を移動しないこと，②穿刺時間があまり長く（20秒以上）ならないこと，などがあげられる．すなわち陰圧をかけたまま針先を移動すると，腫瘤内で起こった二次的出血による末梢血を注射針内に吸引する可能性が高くなる．したがってこのような場合，穿刺吸引直後に採取された細胞は，注射針基部あるいは注射器内まで末梢血によって押し出されており，後に行う吹きつけ操作で細胞を回収することが不可能となる．また，穿刺時間は細胞が多量に採取される症例では問題はないが，採取細胞量が少ないことの多い硬癌や浸潤性小葉癌では，

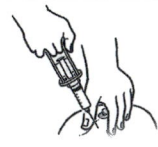
（1）腫瘤に穿刺し，陰圧をかける．なお，穿刺部位を変える場合は必ず平圧に戻した後に行う．

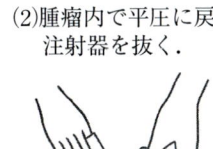
（2）腫瘤内で平圧に戻した後，注射器を抜く．

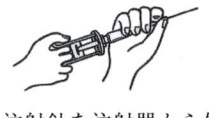
（3）注射針を注射器から外した後，注射器内部に空気を入れる．

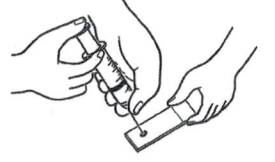
（4）スライドガラスに注射針を密着し，注射器を立てて，比較的ゆっくりと吹きつける．

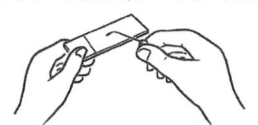
（5）穿刺物が多い場合は，迅速にスライドガラスを重ね合わせ軽く圧迫する．

（5）′穿刺物が肉眼で確認できない場合は，注射針をスライドガラスに押し当てるように寝かせ針先の細胞を塗抹する．

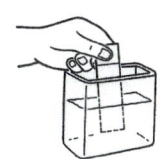
（6）塗抹操作後，ただちに95％エタノールに入れて固定する．

図2-1　乳腺穿刺吸引細胞診の手技および標本作製法

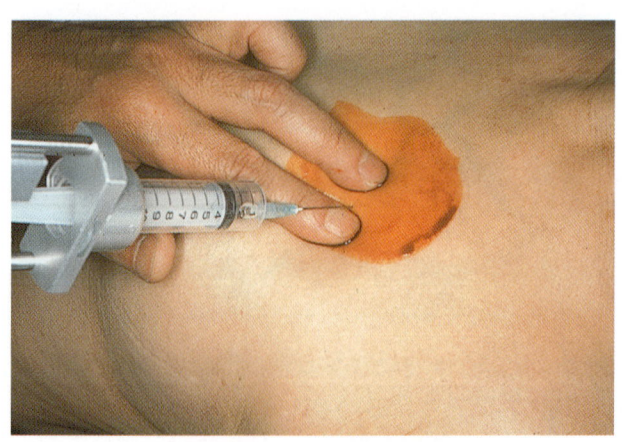
写真2-1 穿刺吸引細胞診

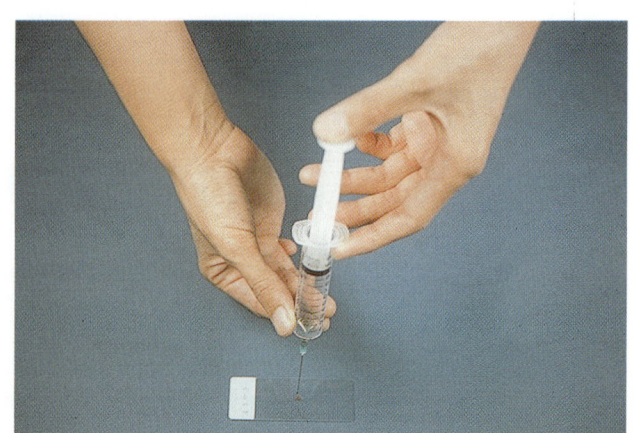
写真2-2 穿刺吸引物の吹きつけ法

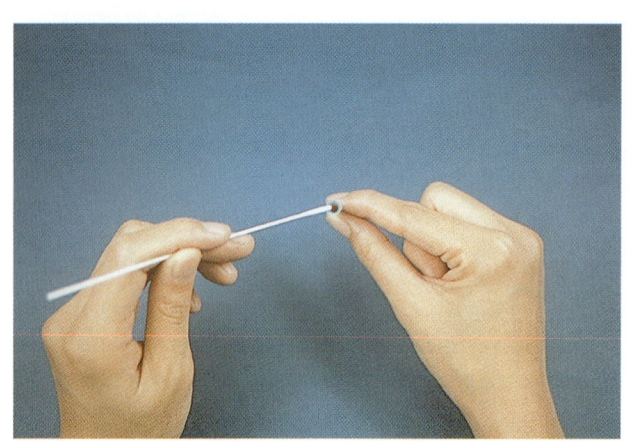
写真2-3 注射針基部の擦過法

　穿刺時間が長いと注射針内で細胞変性を起こすおそれがある．したがって，穿刺時間は原則的に10秒以内（多くの症例ではこの時間で十分診断可能な細胞が得られる）で行うことが望ましい．なお，的確に腫瘤に穿刺された場合は，周囲の組織とは異なる穿刺感を針先に感じることができる．このため，症例を重ねることでこの感覚を経験的に身につける必要があるが，超音波誘導下での穿刺がより安全で確実な細胞採取が可能である．
　穿刺物の吹きつけ・塗抹手技（写真2-2）の注意点としては，①穿刺物を吹き出す場合には注射針を立てスライドガラスに密着した状態で行うこと，②極度に勢いよく吹き出さないことの2点があげられる．このことから穿刺物が多い場合での試料のスライドガラス外への飛散，および注射器内から吹き出される空気による検査試料の乾燥を防ぐことが可能となる．
　塗抹手技を行う場合の注意点としては，その手技を行う術者の判断が標本の適正・不適正を決定すると言っても過言ではない．すなわち細胞量が極度に少ない場合（肉眼でスライドガラス表面に穿刺物が確認できない）は，注射針をスライドガラスに押し当てるように寝かせて，針先についた細胞をスライドガラスに塗抹し，ただちに（1秒以内）に固定する．また肉眼で穿刺物が確認できる場合は，迅速にもう1枚のスライドガラスを重ね合わせ，軽く圧迫し，原則的に粘稠性の高い穿刺物が多量に得られた場合を除いては，すり合わせることなくただちに固定する．このことにより，細胞の比較的均等な塗抹と乾燥防止が可能となる．
　前述したように，穿刺吸引操作により末梢血を吸引したとき，診断に必要な細胞は注射針基部あるいは注射器内に存在する．このような場合は注射針基部を耳鼻用綿棒で擦過する方法（写真2-3）や3％アルブミン添加緩衝食塩水，サコマノ液による針洗浄法，およびT-KM式穿刺針洗浄法（武藤化学）などの穿刺器具洗浄法がある．穿刺器具洗浄法ではいずれの方法も迅速に標本作製を行えば良好な細胞像が得られるが，検体採取から標本作製までに時間を要する場合は，高濃度アルコール固定を行うT-KM式穿刺針洗浄法（武藤化学，東京）が良好な細胞像（写真2-4）を得られるため推奨される[1]．

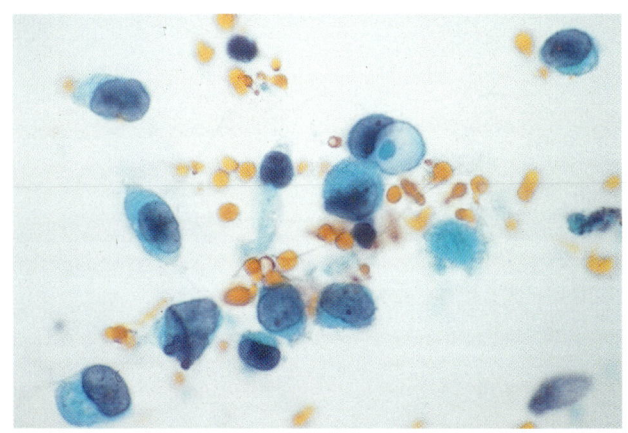
写真2-4　T-KM式穿刺針洗浄法での細胞像（乳癌例）

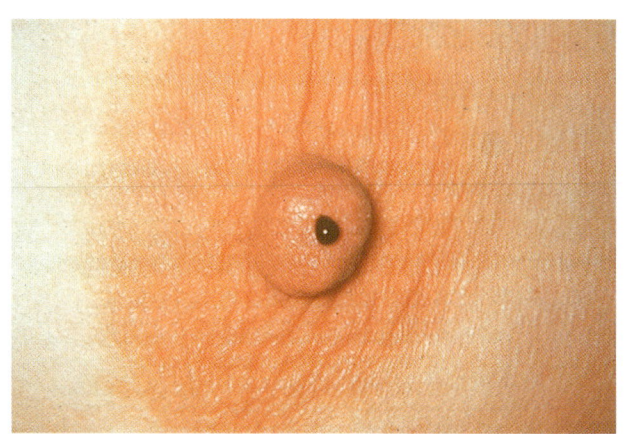
写真2-5　乳頭異常分泌

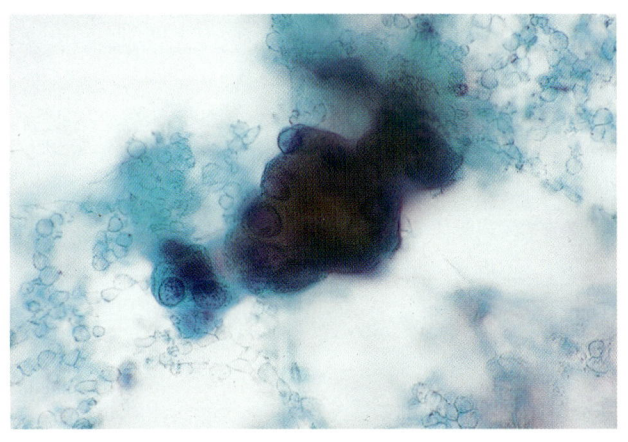
写真2-6　乳頭分泌物に見られた乳癌細胞

2. 乳頭分泌物細胞診

　乳頭異常分泌は乳腺疾患の5〜10％に見られ，ホルモン異常が関与する機能的なものと，乳管の病的状態（器質的疾患）に由来するものがある．通常，機能的なものは両側性に見られ，器質的なものは片側性（**写真2-5**）に認められる．乳頭分泌物細胞診が病変の診断に有用な疾患としては，既存の乳管を伝い進展する傾向が強い乳癌，すなわち非浸潤性乳管癌や乳頭腺管癌（**写真2-6**）があげられ，特に乳頭異常分泌を認め腫瘤を触知しない乳癌においては有用な検査法である．

　採取法としては乳頭部に直接スライドガラスを当てて塗抹する方法（直接塗抹法）と，複数回の乳頭分泌物を固定液に溜める乳汁集細胞法（蓄乳法）がある．

　直接塗抹法（**図2-2**）では，患側の乳輪を親指と人差し指で挟みこみ，乳頭に向かって乳輪部を軽く圧迫する．このことにより乳頭異常分泌が見られる症例では，乳管洞（乳頭深部にある乳管の拡張部）に溜まっていた分泌物が乳管口に押し出される．これに直接スライドガラスを押し当てて塗抹するが，量が多い場合は検体の剥離を防ぐためにもすり合わせ法による標本作製が望ましい[2]．

　蓄乳法（**図2-3**）は，直接塗抹法での細胞採取量が少ないため，少しでも多くの細胞を得ることを目的に工夫された方法である[3]．本法の手技および標本作製法は，①受診者に蓄乳の方法を十分説明した後，乳汁集細胞用の固定液（YM液，武藤化学，東京）が約15ml入った容器（蓄乳容器）を渡す，②受診者は直接塗抹法と同様，患側の乳輪部を圧迫して分泌物を乳管口に押し出した後，乳頭部に容器を当て，それを上下させて乳頭部を洗浄するように蓄乳する．この操作を1日3回ぐらい，3〜5日間行わせ，検体として提出させる，③回収した容器を1,500回転で5分間遠心し，上清を捨て沈渣を毛細管ピペットの先端でスライドガラスの上に押し広げるようにして塗抹する，④塗抹標本を自然乾燥させた後，95％アルコールで数分間再固定する，とされている．

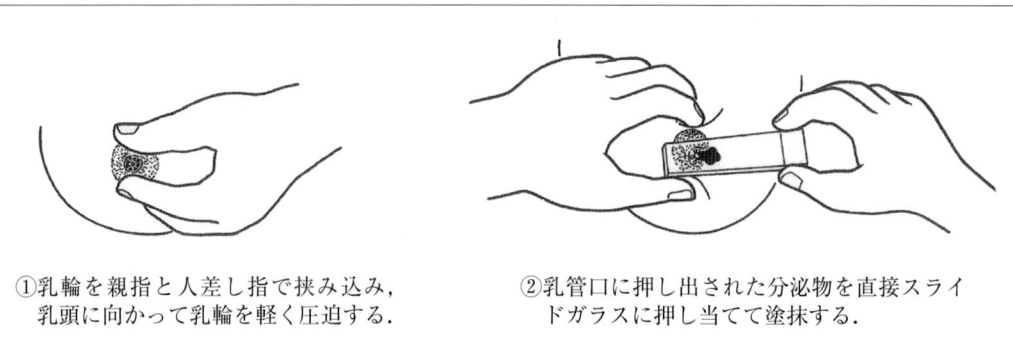

図2-2 乳頭分泌物細胞診（直接塗抹法）

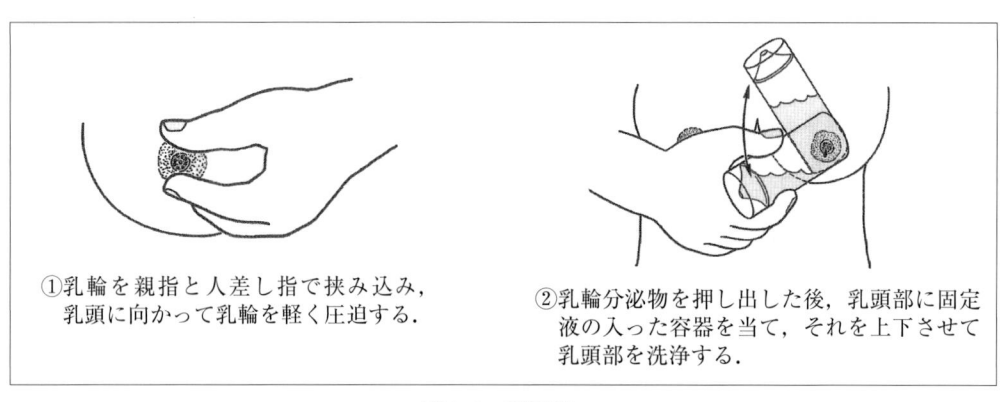

図2-3 蓄乳法

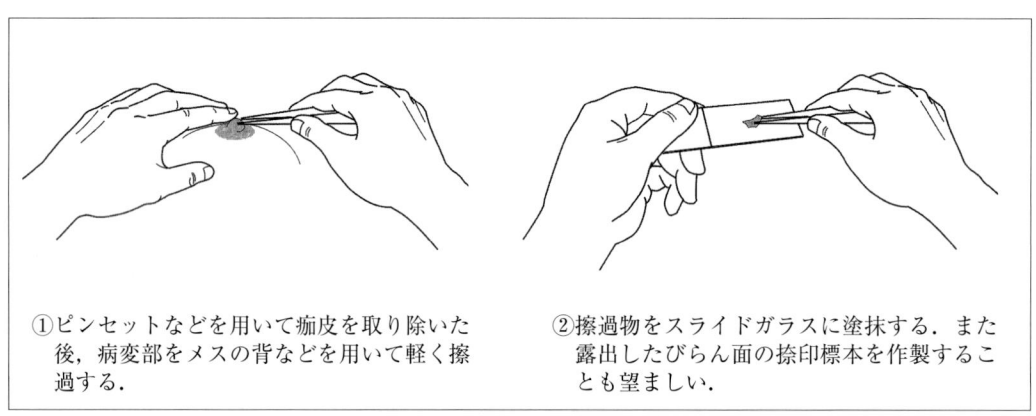

図2-4 乳頭部擦過細胞診[2]

3. 乳頭部擦過細胞診

　本法は乳頭部にびらんや痂皮形成などの湿疹様変化を認めるPaget病（**写真2-7，2-8**），乳頭部腺腫（**写真2-9，2-10**）やヘルペス感染症など，乳頭皮膚にPaget病類似の湿疹様変化を見る良性病変との鑑別に用いられる．手技に際しては，漿液性分泌を伴う湿性びらんの場合は，びらん部にスライドガラスを直接押し当てて細胞を採取する．しかし，多くの症例ではびらん面が乾燥したり痂皮の形成が見られるため，直接の捺印法では良好な細胞は得られない．したがって，このような場合はピンセットを用いて痂皮を取り除いた後，病変部をメスの背を用いて擦過し，その擦過物をスライドガラスに塗抹する（**図2-4**）．また，この操作を行うとびらん面が露出するため，露出したびらん面の直接捺印標本も作製する．なお，塗抹・捺印操作を行った標本は，いずれの場合もただちに固定する．

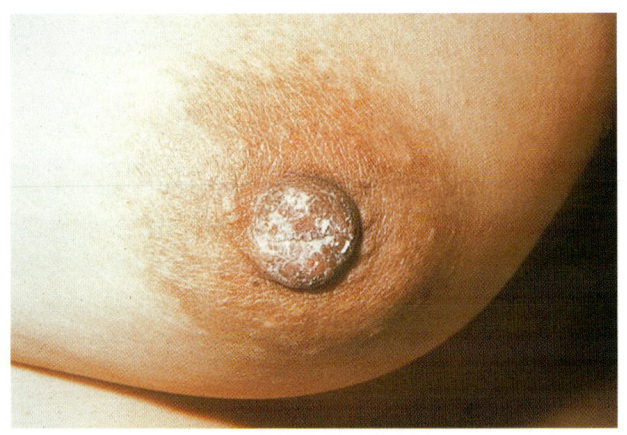
写真2-7　Paget病

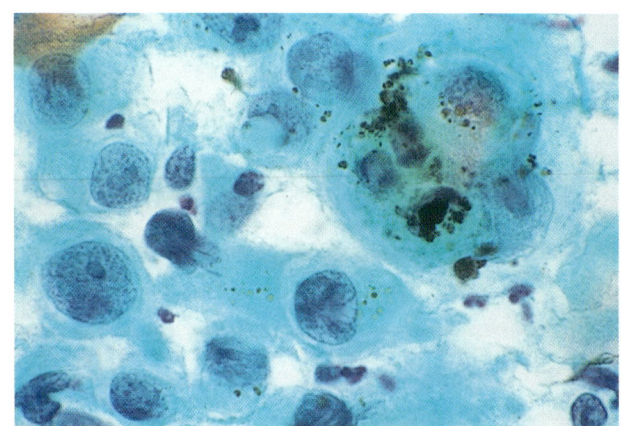
写真2-8　Paget病の擦過細胞像

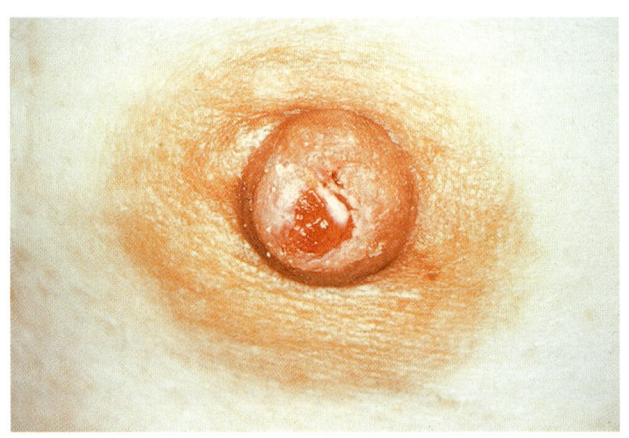
写真2-9　乳頭部腺腫

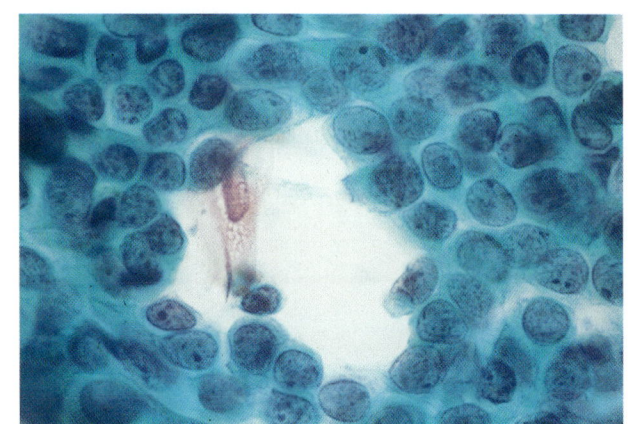
写真2-10　乳頭部腺腫の擦過細胞像

参考文献
1) 北村隆司・他：穿刺吸引針洗浄法と細胞像．病理と臨床，23，605〜610，2005．
2) 日本乳癌学会・編：乳腺における細胞診および針生検の報告様式ガイドライン．金原出版，2003．
3) 石井保吉・他：蓄乳法による乳頭分泌物細胞診．日臨細胞誌，28，388〜393，1989．

第3章
乳房（乳腺）の基本構造と機能

1. 基本構造

　乳房（乳腺）は発生学的には皮膚の付属器官である．胎生期に表皮が皮膚組織のなかに落ち込み，両側の腋窩から鼠径部に向かった線上（乳房堤：milk line）に沿って生ずるが，生後ヒトでは通常，前胸部の左右一対のみが発達する．しかし，ヒトでもmilk lineに沿って乳腺が遺残する副乳腺（accessory mammary gland）を認める場合がある．

　乳房の中央部には，皮膚の盛り上がった乳頭とその周囲にメラニン色素が沈着した乳輪がある．乳輪には小結節状の隆起が多数見られ，モンゴメリー腺（結節）といわれている．乳房内部は乳腺実質と間質結合織および脂肪組織からなり，皮下脂肪中に存在する乳腺組織（実質と間質）は，クーパー靱帯によって皮膚と固定され，胸壁側は胸筋筋膜によって境されている（図3-1）．

　乳頭表皮には輪状に並んだ15〜25本の主乳管（lactiferous duct）が独立して開口しており，各々の主乳管は葡萄の房に似た乳腺葉（mammary lobe）を形成する．乳頭直下の主乳管には乳管洞（lactiferous sinus）と呼ばれる拡張部が見られ，乳汁分泌を調整する．

　1つの乳腺葉は太い乳管（大乳管）が乳頭深部から乳腺実質に広がり小葉間乳管として分岐を繰り返し，小葉外乳管，小葉内終末乳管，終末細乳管からなる小葉単位（terminal duct lobular unit：TDLU）を構成して終わる（写真3-1）．このTDLUは豊富な毛細血管網を含む疎な線維性結合織に取り囲まれ，卵円形の形態として観察され，内分泌ホルモンの影響に鋭敏に反応することから乳癌の発生母地に関与しているといわれている[1]．

　組織学的には妊娠，授乳期以外は休止期の乳腺と呼ばれており，小葉を形成する末梢乳管から乳頭開口部に近い乳管洞まではほぼ同様な像を呈する．すなわち乳管腔を取り巻く乳管上皮細胞（腺上皮細胞）と，その外層の筋上皮細胞の2種類の細胞から構成されており（写真3-2），その周囲の結合織とは基底膜で境されている．筋上皮細胞は微細形態学的に大乳管と末梢の終末乳管では構造が異なり，大乳管はカニ足状形態と呼ばれる太い細胞質突起を間質にのばし不整形を示すことが多いが，終末乳管では三角形〜やや平坦な形態として観察される（写真3-3）．なお，乳腺疾患の良・悪性の組織学的鑑別でよく使用される"二相性"とは，腺上皮細胞と筋上皮細胞の存在を意味している．これらの細胞や基底膜は，免疫染色で比較的容易に同定することができる（写真3-4）．

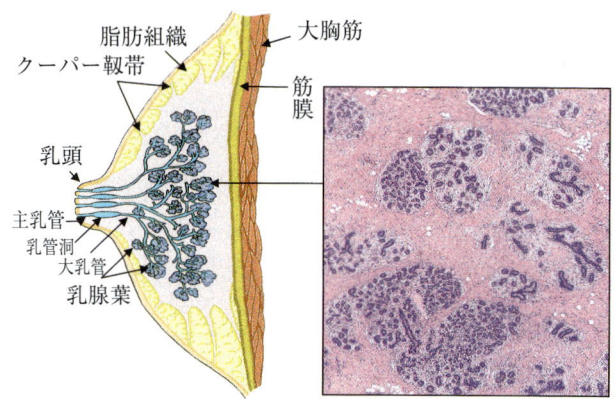

図3-1　乳房の模式図と乳腺葉の組織像

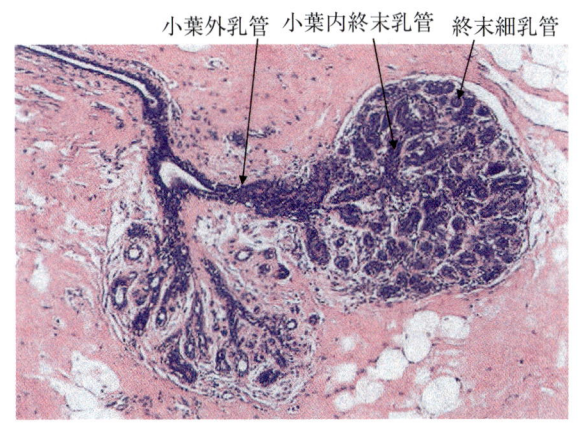

写真3-1　小葉単位（TDLU）の組織像
TDLU（terminal duct lobular unit）は乳管から分岐した小葉外乳管と小葉内終末乳管，終末細乳管からなる．

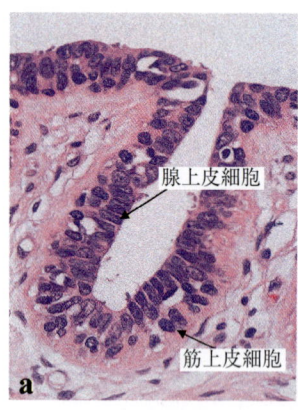
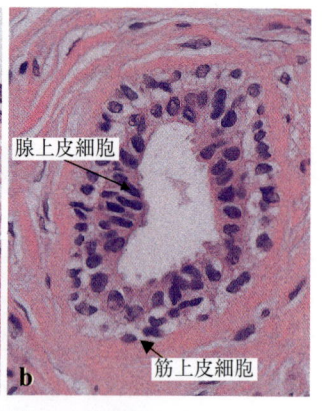
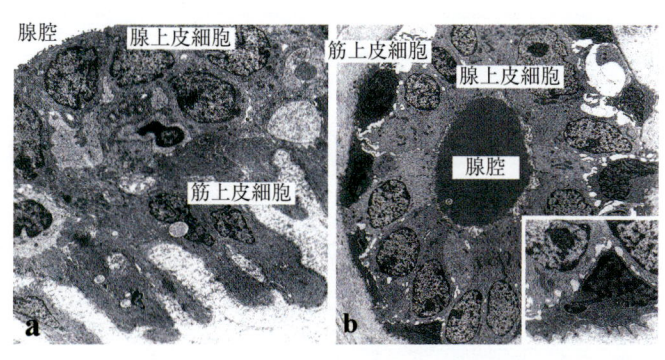

写真 3-2　正常乳管の組織像
太い乳管（大乳管：a）や末梢の終末乳管（b）は，内腔面に腺上皮細胞とその外層に筋上皮細胞の2種類（二相性）から構成されている．

写真 3-3　正常乳管の電顕像
大乳管（a）の筋上皮細胞は間質に細胞質をのばしている（カニ足状形態）が，終末乳管（b）では平坦な形態として観察される．

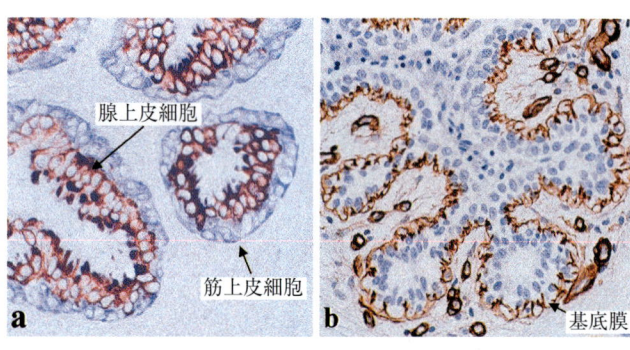
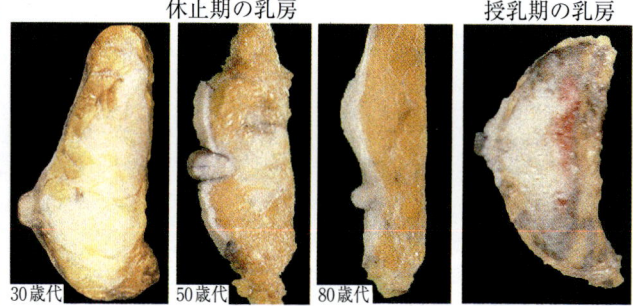

写真 3-4　正常乳管の免疫染色
腺上皮細胞はサイトケラチンが陽性（茶色）で，筋上皮細胞は平滑筋アクチンが陽性（青色）を呈する（a：二重染色）．また筋上皮細胞と間質の境には，基底膜が存在する（b：Ⅳ型コラーゲン）．

写真 3-5　乳房組織の変化
休止期の乳腺実質は加齢とともに変化する．また授乳期の実質は，小葉の過形成により著しく増大する．

2. 機能的変化

　乳房の形状や乳腺実質は性，年齢，妊娠，授乳などの生理的状態により著しく変化する（**写真3-5**）．乳房の発達や乳汁分泌はホルモンに依存しており，女性の思春期には成長ホルモンやエストロゲンなどが持続的に分泌され，実質および脂肪組織が増加し，十分な発育（ふくらみ）をとげる．まれに男性でも乳房の肥大（女性化乳房症：gynecomastia）を見るが，ある種の疾患（ホルモン産生腫瘍，肝硬変，睾丸腫瘍，副腎腫瘍など）や前立腺癌のホルモン療法などによるエストロゲン過剰分泌によるものといわれている．

　妊娠および授乳期の乳腺はエストロゲン（乳管の発達），プロゲステロン（小葉の発達），プロラクチン（乳汁の合成・分泌）などのホルモン作用により乳汁を分泌する．組織学的には小葉の終末乳管は過形成を示し，その腺上皮細胞には分泌物（ラクトアルブミン，カゼイン，脂肪，乳糖など）を含む空胞が多数観察される（**写真3-6**）．また，腺上皮細胞を取り囲む筋上皮細胞は平滑筋細胞と類似した機能を有し，腺腔内に貯溜した乳汁を乳頭開口部に向かって移送する役目を果たしている．この筋上皮細胞は妊娠後期から分娩後に分泌されるオキシトシンによって収縮が活発になり，乳頭から乳汁が射出される（射乳）．射乳は乳頭や乳輪に触れると反射的にオキシトシン分泌が促進されることにより起こるといわれている．また，閉経後の乳腺組織は，小葉内終末乳管や終末細乳管の萎縮，間質結合織の硝子化や脂肪化が認められるようになる．

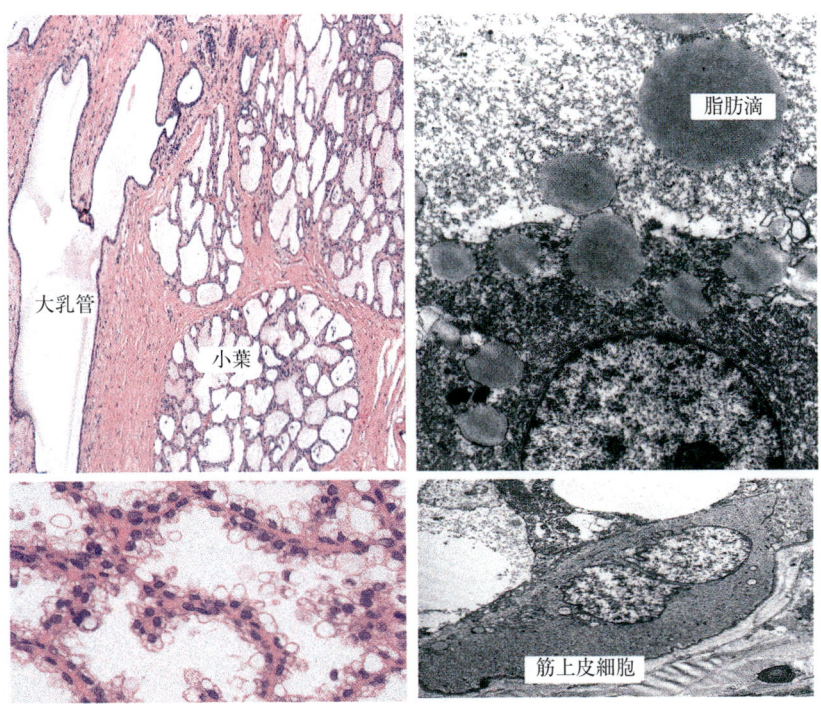

写真3-6 授乳期乳腺の組織像
小葉の終末乳管は拡張し，その腺上皮細胞には多数の空胞が観察される．微細形態学的には脂肪滴やタンパク物質を多量に放出しており，周囲の筋上皮細胞は肥厚し，細胞質内には豊富なフィラメントが見られる．

参考文献

1) Wellings, S. R., Jensen, H. M., Marcum, R. G.: An atlas of subgross pathology of the human breast with reference to precancerous lesion. J. Nath Cancer Inst., 55, 231〜271, 1975.

第1部 総論

第4章 乳癌の疫学と診断法

1. 日本人乳癌の現況

乳腺疾患のなかで最も重要な病変は乳癌であることはいうまでもない．日本人女性の乳癌罹患者数や死亡者数は欧米に比べ低率であるが，近年，明らかな増加傾向を示している．

1996年の地域がん登録から推定した乳癌罹患数[1]（表4-1）は29,448人であり，全癌罹患数（女性）199,067人の14.8％を占め，大腸癌（17.4％），胃癌（17.3％）に次いで第3位である．また，年齢構成の変化を補正した年齢調整罹患率[2]は人口10万人あたり38.9で，臓器別（大腸癌；37.0，胃癌；36.9）の第1位となっている．

2006年の日本人女性乳癌の死亡者数[3]は11,177人で，全悪性新生物死亡者数（女性）131,262人中の8.5％を占める．臓器別に見た年齢調整死亡率は11.7％で，大腸癌（12.7），胃癌（12.0）に次いで肺癌（11.7）と同率で，第3位である．年齢階級別死亡率では35歳以降急速に上昇し，50歳代をピークに緩やかに低下するが，80歳以降に再び上昇傾向を示す．なお，30〜50歳代のいわゆる壮年層の臓器別死亡率では第1位である（表4-2）．このように死亡年齢が50歳代という比較的若い時期（壮年層）にひとつのピークにあることも乳癌の特徴で，女性にとって心理面はもとより社会的にも大きな影響を与えている．

乳癌死亡者数の年次推移（表4-3）では1960年時（1,683人）の6.6倍に相当し，過去6年間に増加した平均年間死亡者数は337.7人である．1989年に富永ら[4]は乳癌将来予測値として2000年の乳癌死亡者数が8,000人と予測したが，同年の実測死亡者数は9,171人で大幅に上回っている．

乳癌の発生や増加する要因についての疫学調査では，乳癌の相対リスクを高める因子（高危険群）として年齢，国籍，乳汁異常分泌，乳癌の家族歴や既往などがあげられている[5]（表4-4）．また，発生の要因として閉経後の肥満，飽和脂肪や動物性脂肪の摂取量，閉経前のアルコール摂取量などに関連性があるといわれている．

以上のように，日本人女性の乳癌罹患率および死亡率ともに急激なカーブを描いて欧米に近づいていくことはまぎれもない事実である．したがって乳癌の診断および治療において早期発見，早期治療が死亡率を低下させる最も重要な要素であり，乳癌に携わる臨床医，病理医ならびにコメディカルの専門スタッフの育成と正確

表4-1 臓器別癌罹患数および年齢調整罹患率（女性）（1996年）

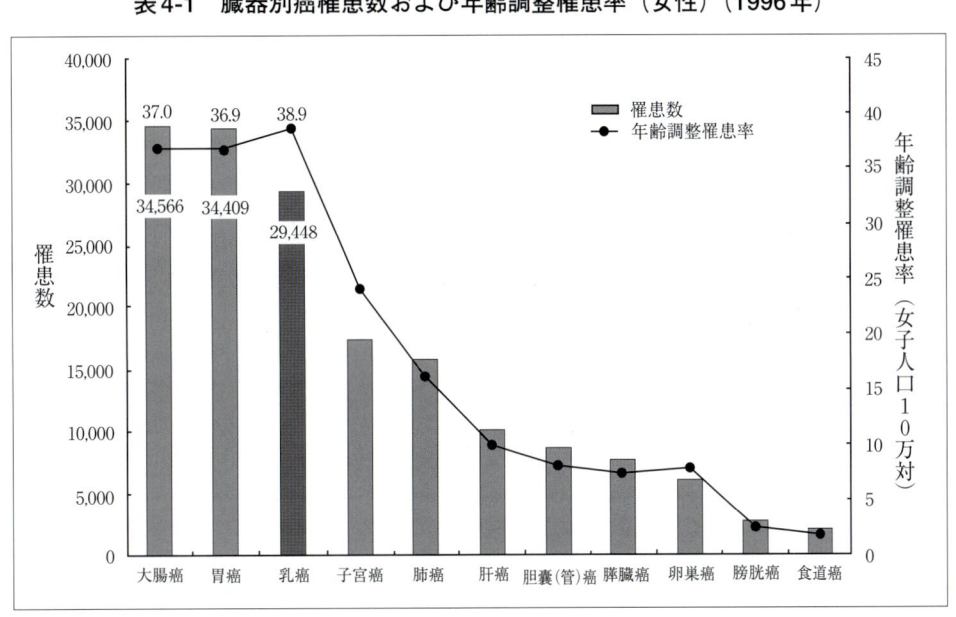

表4-2 壮年層（30〜50歳代女性）の年齢階級別死亡率（2006年）

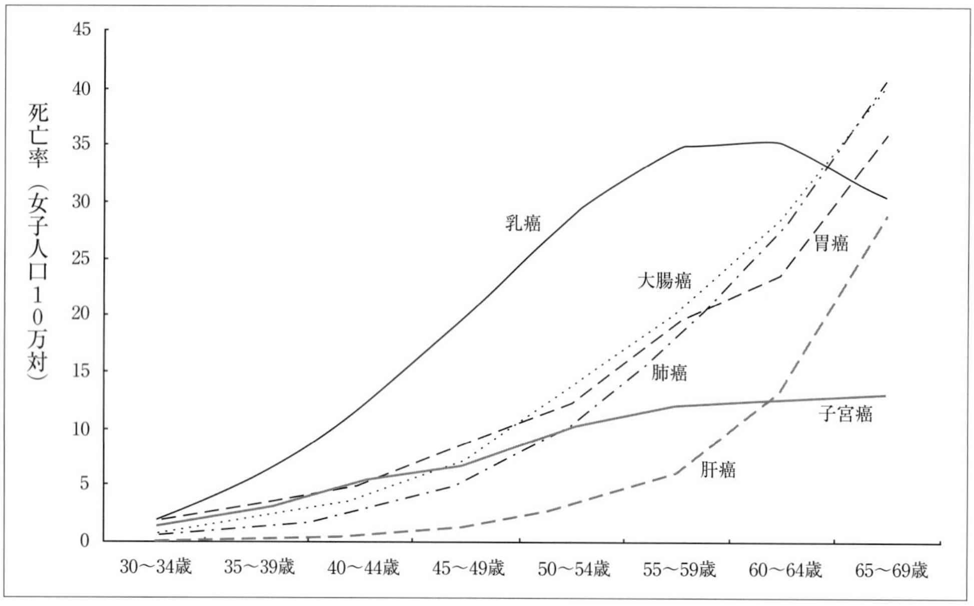

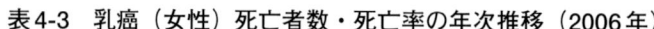

表4-3 乳癌（女性）死亡者数・死亡率の年次推移（2006年）

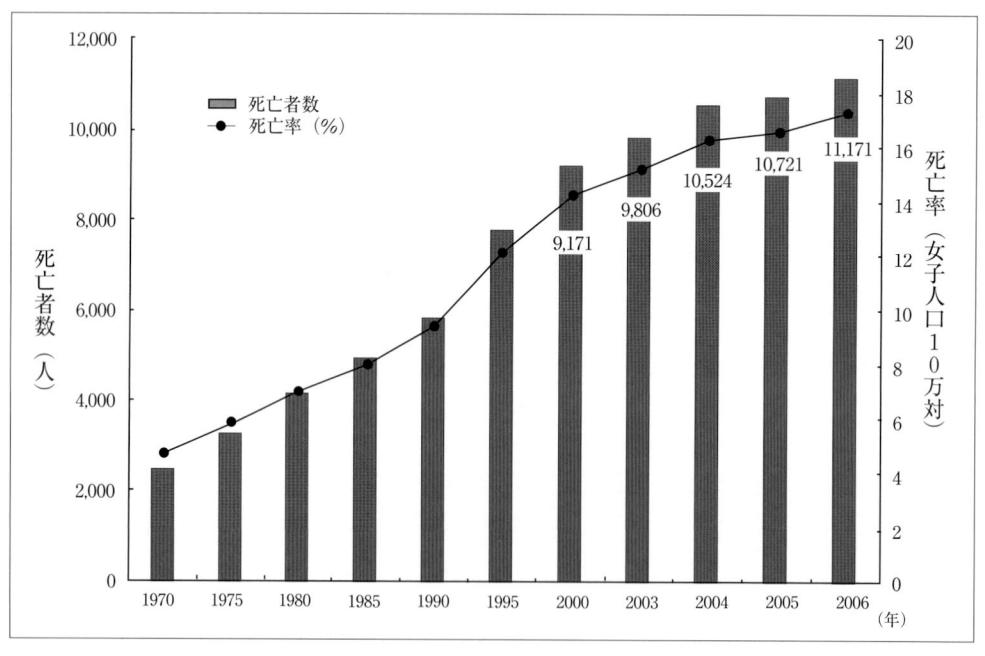

表4-4 女性乳癌のリスク因子〔文献5)より引用〕

因子	高危険群	低危険群	関連の強さ
年齢	高齢	若年	＋＋＋
国	北米，北欧	アジア	＋＋＋
地域	都市部	農村部	＋
職業，社会階層	高	低	＋
婚姻状態	未婚	既婚	＋＋
初産年齢	高齢，30歳以上	若齢，20歳以下	＋＋
授乳	なし	数年	＋
初潮年齢	早い，11歳以下	遅い，16歳以上	＋
閉経年齢	遅い，55歳以上	早い，44歳以下	＋
肥満，閉経後	肥満群	標準体重群	＋
良性乳腺疾患既往	あり	なし	＋＋
乳汁中の異型細胞	あり	乳汁分泌なし	＋＋＋
マンモグラフィの結節性濃度	乳腺高濃度＞75％	実質が脂肪	＋＋
ホルモン補充療法	長期使用	なし	＋
経口避妊剤	若年の長期使用	なし	＋
放射線被曝	頻回または高線量	最小線量	＋＋
アルコール飲用	飲用	非飲用	＋
母と姉妹の乳癌	あり	なし	＋＋＋
母または姉妹の乳癌	あり	なし	＋＋
乳癌の既往	あり	なし	＋＋＋
卵巣／内膜癌既往	あり	なし	＋

＋＋＋：相対リスク（RR）＞40，＋＋：$2.1<RR\leq 4\rho$，＋ $1.1<RR\leq 2.0$

な診療手順や技術の確立が急務である．

2. 乳腺疾患の診断法

乳腺疾患の診断法には視・触診，画像診断，細胞診，針生検，術中迅速診断などがある．近年，各種診断技術のめざましい進歩により，微細な病変が発見，診断されるようになっている．

1) 画像診断
a. マンモグラフィ検査
乳房専用X線撮影装置による診断法である．腫瘤の存在，微細石灰化の有無，構築の乱れ，皮膚の形状などの所見から良・悪性の鑑別が可能であり，非触知病変を含む早期乳癌の発見に優れた方法である．その有用性が評価され，諸外国から遅れを取っていたマンモグラフィ併用乳癌検診が全国規模で始まろうとしている．

b. 超音波検査
皮膚に垂直な断層面の所見を見る方法である．X線被曝がなく，操作が簡便で，若年者でもリアルタイムに三次元画像が可能など乳腺疾患には欠かせない診断法となっている．腫瘤性病変の場合，腫瘤像の形状や境界，後方エコーの強度，縦横比などの所見から良・悪性の識別がなされる．また，小さな病変に対しては超音波ガイド下での穿刺吸引細胞診や針生検なども盛んに行われている．

c. MRI検査
造影剤を併用した磁気共鳴画像の診断法である．特に乳癌の進展範囲を評価するのに有用であり，乳房温存手術の適否，切除範囲の決定などに優れた方法である．また，MRIと同様な診断法としてヘリカルCTがある．

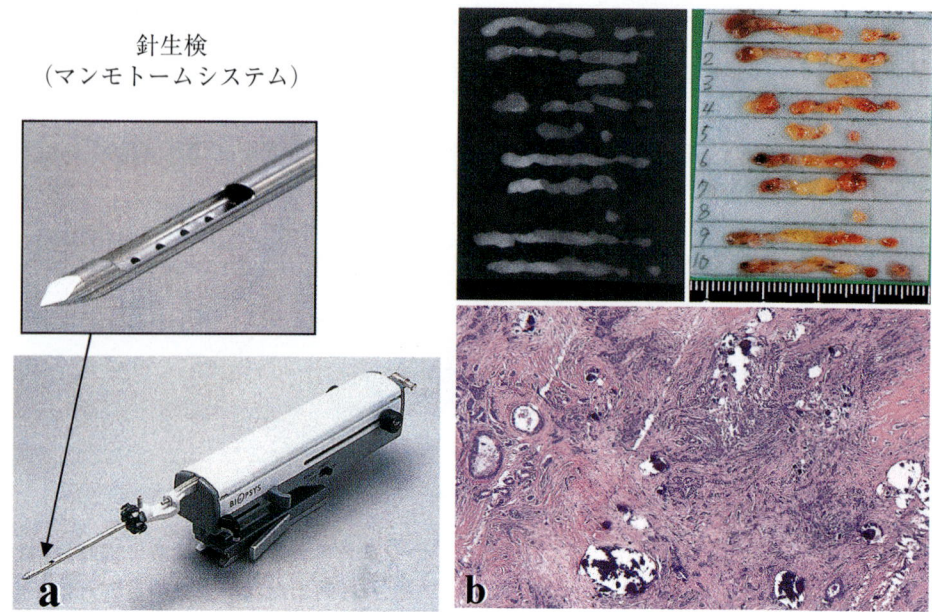

写真4-1 針生検
マンモトームシステムはプローブを乳房内に挿入固定後，内筒のインナーカッターを回転し組織片を吸引採取する装置で，マンモグラフィまたは超音波ガイド下で行う（a）．1回の穿刺で多数の組織採取が可能であり，採取した組織片は濾紙に貼りつけ，軟X線撮影で石灰化病変を確認する（b）．

2）細胞診

　日本乳癌学会では，2003年6月に「臨床・病理乳癌取扱い規約；乳腺細胞診の新報告様式ガイドライン」を発刊している[6]．この報告様式は従来のパパニコロウのクラス分類（Class Ⅰ～Ⅴ）からの脱却を目指して策定されたもので，①検体の適正，不適正の設定，②診断基準の明確化，③推定される組織型の記載，④判定区分による施設精度管理を付帯事項として設定している．特に穿刺吸引細胞診ではその病変部位の構成細胞や推定される組織型を記載することが細胞診断の基本姿勢であることを強調している．なお，実際の細胞像の見方等については第8章または成書[7]を参考にしていただきたい．

3）針生検

　マンモグラフィで微細石灰化像を伴う非触知病変や，存在する腫瘤の確定診断に施行される検査法である．今後急速な普及が予想され，その診断基準が細胞診と同様に乳癌取扱い規約に掲載されている．現在，針生検装置の開発や改良が進み，患者への侵襲が少なく確実に石灰化病変を採取することが可能であるマンモトーム生検法[8]が各施設で盛んに行われるようになってきている．

　マンモトーム*システム（ジョンソン・エンド・ジョンソン株式会社：1998年11月厚生省薬事承認）は，マンモグラフィまたは超音波ガイド下で行う吸引生検装置である（**写真4-1a**）．この装置は皮膚切開が5mm程度で，約100mgの大きな組織標本が採取できる．また，1回の穿刺で多数の組織採取が可能であり，画期的な検査法といえる．針生検の病理組織診断は外科的生検と異なり，採取検体が少ないため，適正な病理標本の作製と高度な病理診断能力が要求される．具体的には採取した組織片は必ず濾紙に貼りつけ，軟X線撮影で石灰化病変を確認する．検体処理時に石灰化を認める組織片にマーキュロやオレンジG溶液で印をつけ，薄切はその印の箇所（メス傷が石灰化のマークになる）を特に注意し，数枚の標本を作製する（**写真4-1b**）．なお，乳癌取扱い規約に掲載されている針生検の診断報告様式には過剰診断（overdiagnosis）を防ぐ目的で「鑑別困難」というカテゴリーが細胞診と同様，設定されている[6]．

4）術中迅速診断

近年，乳腺疾患に対する術中迅速診断は良悪性の判定のみならず，術式や切除範囲の決定など臨床側からの要求がますます多くなってきている．通常の永久標本に比べ，標本の質が劣る凍結切片での診断は困難を伴うことが多く，特に過剰診断を避ける意味で慎重に診断する必要がある．また乳房温存手術の断端検索には，術者（外科医）が直接検索部位を指示することが望ましい．

参考文献

1) 厚生労働省がん研究助成金「地域がん登録の精度向上と活用に関する研究」（主任研究者：大島　明）報告書，2000．
2) Wellings, S. R., Jensen, H. M., Marcum, R. G.: An atlas of subgross pathology of the human breast with reference to precancerous lesion. J. Nath Cancer Inst., 55, 231～271, 1975.
3) 厚生労働省大臣官房統計情報部「人口動態統計　年報」，2006．
4) 富永祐民，広瀬かおる，黒石哲生：日本におけるがん死亡の将来予測，癌と化学療法，16, 101～111, 1989.
5) 黒石哲生：日本の乳癌の動向とリスク因子．癌の臨床，46, 423～431, 2000.
6) 日本乳癌学会・編：乳腺における細胞診および針生検の報告様式ガイドライン．金原出版，2003．
7) 土屋眞一・監：カラーアトラス乳腺細胞診．医療科学社，2000．
8) 霞富士雄，坂元吾偉・監：マンモトーム生検．ジョンソン・エンド・ジョンソン，2000．

第1部 総論

第5章
乳癌取扱い規約組織分類

わが国の乳腺腫瘍の組織分類は，日本乳癌学会の"乳癌取扱い規約（第15版）"[1]が基本となっている．国際的に頻用されているWHO分類とも基本的には大きな差異はなかったが，2003年に改訂されたWHO分類[2]（表5-1）ではかなりの相違があり，わが国の分類との整合性については今後の課題といえる．

乳癌取扱い規約の腫瘍組織分類の特徴は上皮性腫瘍，非上皮性腫瘍と，ほかの臓器には必ずしも一般的でない結合織性および上皮性混合腫瘍や，非腫瘍性増殖疾患である乳腺症が含まれている．さらに，悪性上皮性腫瘍（乳癌）の組織型が多岐にわたることがひとつの特徴である．また近年，取扱い規約には記載されていないが，鑑別診断で問題となりうる疾患名が多数報告されている[3,4]．本章では2008年に発刊予定である第16版乳癌取扱い規約の組織分類のなかで，臨床的に比較的遭遇することが多い上皮性腫瘍，結合織性および上皮性混合腫瘍，乳腺症について概説する（表5-2）．

I．上皮性腫瘍

腫瘍の形態像（構造異型，細胞異型，多形性など）や生物学的特性（増殖能，脈管侵襲，転移形成，全身への影響など）により，良性と悪性に大別される．

1．良性上皮性腫瘍

表5-2に示すように，乳管内乳頭腫，乳頭部腺腫などがあげられる．発生頻度から見ると乳管内乳頭腫が最も多い．

乳管内乳頭腫（intraductal papilloma）：肉眼的に拡張した乳管壁から線維血管性結合織が乳管内に突出して樹枝状に増殖した形態を有する（写真5-1, 5-2）．臨床症状としては腫瘤形成のほかに血性乳汁分泌が見られることが多い．ほとんどが乳頭，乳輪近傍の太い乳管に発生する（WHO分類；central papilloma）が末梢乳管に多発することもあり，多発性乳頭腫（multiple papilloma, WHO分類；peripheral papilloma）と呼ばれ，非浸潤性乳管癌（乳頭型）との異同が問題となる．また，乳管が囊胞状に拡張したものは囊胞内乳頭腫（intracystic papilloma）と呼称され，囊胞内乳頭癌（intracystic papillary carcinoma）との鑑別が必要である．

乳頭部腺腫（adenoma of the nipple, WHO分類；nipple adenoma）：乳頭直下に比較的明瞭な結節をつくる良性腫瘍で，臨床的には乳頭血性分泌，乳頭びらん，湿疹，潰瘍を形成し，しばしばPaget病やあるいは単なる湿疹と誤診されることがある．組織学的には旺盛な乳管上皮の増殖を特徴とし，充実状，篩状，乳頭状形態をとり，間質に偽浸潤像（乳管上皮細胞の周囲に強い硬化性変化を伴う）が見られることがある（写真5-3, 5-4）．良・悪性の鑑別が難しい症例が多く，臨床側は腫瘤が乳頭部に存在していたことを依頼書に明記することと，治療にあたっては組織診断を加味した総合的な診断に基づいて行うことが肝要である．なお，WHO分類では乳頭および乳輪下に発生する腫瘍として汗腺由来のsyringomatous adenomaも記載されている．

腺腫（adenoma）：線維性間質に囲まれた境界明瞭な良性腫瘍で，腫瘍内は上皮成分の密な増殖を呈する．取扱い規約では管状腺腫（tubular adenoma）と授乳性腺腫（lactating adenoma）に亜分類されている．WHO分類では両者のほかにapocrine adenoma, pleomorphic adenoma, ductal adenomaが追加された．一方，乳癌取扱い規約（第16版）では乳管腺腫（ductal adenoma）に加えて腺筋上皮腫（adenomyoepithelioma）の組織型が新たに追加されることとなった．そのなかで乳管腺腫は発生年齢が50歳前後で，触診，画像診断で癌と非常に似た所見を呈し，特に微小石灰化や線維増生の所見から臨床的に乳頭腺管癌や硬癌と見誤りやすい．発生部位は乳頭以外の比較的細い乳管に存在することが多いとされ，乳頭異常分泌は通常認められない．肉眼的には数ミリから20mm前後の大きさで，比較的境界明瞭な単発－多発性充実性腫瘤を形成し，割面は灰白色を呈

表5-1 WHO histological classification of tumours of the breast〔文献2〕より引用〕

Epithelial tumours
  Invasive ductal carcinoma, not otherwise specified [3]
    Mixed type carcinoma
    Pleomorphic carcinoma [3]
    Carcinoma with osteoclastic giant cells [3]
    Carcinoma with choriocarcinomatous features
    Carcinoma with melanotic features
  Invasive lobular carcinoma [3]
  Tubular carcinoma [3]
  Invasive cribriform carcinoma [3]
  Medullary carcinoma [3]
  Mucinous carcinoma and other tumours with abundant mucin
    Mucinous carcinoma [3]
    Cystadenocarcinoma and columnar cell mucinous carcinoma [3]
    Signet ring cell carcinoma [3]
  Neuroendocrine tumours
    Solid neuroendocrine carcinoma
    Atypical carcinoid tumour [3]
    Small cell / oat cell carcinoma [3]
    Large cell neuroendocrine carcinoma [3]
  Invasive papillary carcinoma [3]
  Invasive micropapillary carcinoma [3]
  Apocrine carcinoma [3]
  Metaplastic carcinomas [3]
    Pure epithelial metaplastic carcinomas [3]
      Squamous cell carcinoma [3]
      Adenocarcinoma with spindle cell metaplasia [3]
      Adenosquamous carcinoma [3]
      Mucoepidermoid carcinoma [3]
    Mixed epithelial/mesenchymal metaplastic carcinomas [3]
  Lipid-rich carcinoma [3]
  Secretory carcinoma [3]
  Oncocytic carcinoma [3]
  Adenoid cystic carcinoma [3]
  Acinic cell carcinoma [3]
  Glycogen-rich clear cell carcinoma [3]
  Sebaceous carcinoma [3]
  Inflammatory carcinoma [3]
  Lobular neoplasia
    Lobular carcinoma in situ [2]
  Intraductal proliferative lesions
    Usual ductal hyperplasia
    Flat epithelial atypia
    Atypical ductal hyperplasia
    Ductal carcinoma in situ [2]
  Microinvasive carcinoma
  Intraductal papillary neoplasms
    Central papilloma [0]
    Peripheral papilloma [0]
    Atypical papilloma
    Intraductal papillary carcinoma [2]
    Intracystic papillary carcinoma [2]
  Benign epithelial proliferations
    Adenosis including variants
      Sclerosing adenosis
      Apocrine adenosis
      Blunt duct adenosis
      Microglandular adenosis
      Adenomyoepithelial adenosis
    Radial scar / complex sclerosing lesion
    Adenomas
      Tubular adenoma [0]
      Lactating adenoma [0]
      Apocrine adenoma [0]
      Pleomorphic adenoma [0]
      Ductal adenoma [0]

Myoepithelial lesions
  Myoepitheliosis
  Adenomyoepithelial adenosis
  Adenomyoepithelioma [0]
  Malignant myoepithelioma [3]

Mesenchymal tumours
  Haemangioma [0]
  Angiomatosis
  Haemangiopericytoma [1]
  Pseudoangiomatous stromal hyperplasia
  Myofibroblastoma [0]
  Fibromatosis (aggressive) [1]
  Inflammatory myofibroblastic tumour [1]
  Lipoma [0]
  Angiolipoma [0]
  Granular cell tumour [0]
  Neurofibroma [0]
  Schwannoma [0]
  Angiosarcoma [3]
  Liposarcoma [3]
  Rhabdomyosarcoma [3]
  Osteosarcoma [3]
  Leiomyoma [0]
  Leiomyosarcoma [3]

Fibroepithelial tumours
  Fibroadenoma [0]
  Phyllodes tumour [1]
    Benign [0]
    Borderline [1]
    Malignant [3]
  Periductal stromal sarcoma, low grade [3]
  Mammary hamartoma

Tumours of the nipple
  Nipple adenoma [0]
  Syringomatous adenoma [0]
  Paget disease of the nipple [3]

Malignant lymphoma
  Diffuse large B-cell lymphoma [3]
  Burkitt lymphoma [3]
  Extranodal marginal-zone B-cell lymphoma of MALT type [3]
  Follicular lymphoma [3]

Metastatic tumours

Tumours of the male breast
  Gynaecomastia
  Carcinoma
    Invasive [3]
    In situ [2]

---

0 : benign tumours
1 : borderline or uncertain behaviour
2 : in situ carcinomas and grade 3 intraepithelial neoplasia
3 : malignant tumours

表5-2 乳腺腫瘍の組織学的分類（日本乳癌学会乳癌取扱い規約. 第16版掲載予定）

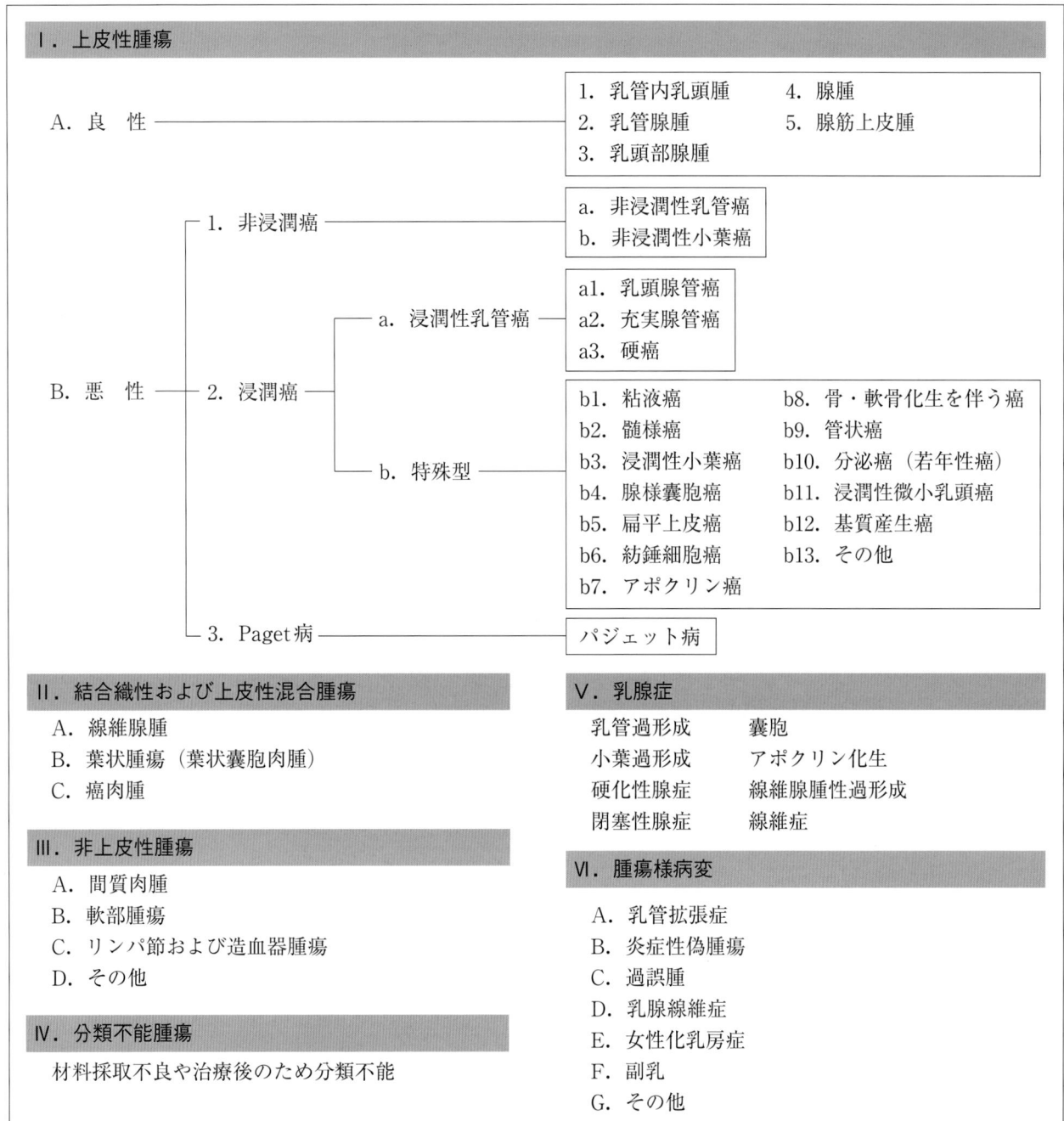

する．組織学的にも結合織成分の増生と腺管状の上皮増殖が著しく，偽浸潤像を示すことがあり，非浸潤癌もしくは微小浸潤癌との鑑別が問題となることが多い（**写真5-5, 5-6**）．また，異型の強いアポクリン化生を伴うことも特徴のひとつである．

　これらの良性上皮性腫瘍と悪性の組織学的鑑別点は第3章で述べたように，二相性の有無に着目することである．すなわち癌，特に浸潤癌では癌細胞の単一増殖からなるため，腺上皮細胞，筋上皮細胞の二相性は消失している．ただし，後述する非浸潤癌は周囲の間質結合織に浸潤していないため，良性腫瘍ほど明瞭ではないが二相性が保たれていることを忘れてはならない．

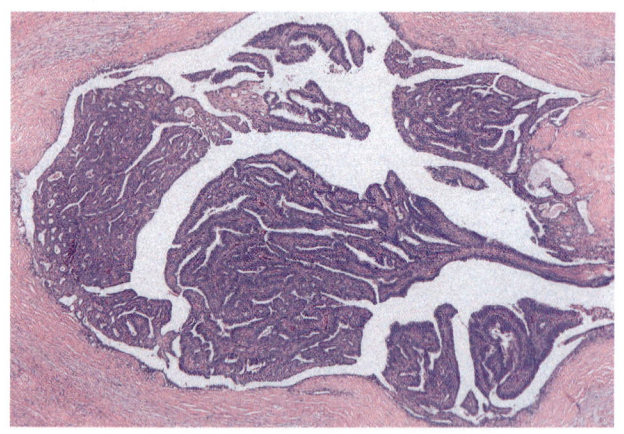

写真5-1　乳管内乳頭腫の組織像
比較的太い線維血管性結合織の茎を伴い，乳頭状に増殖する．

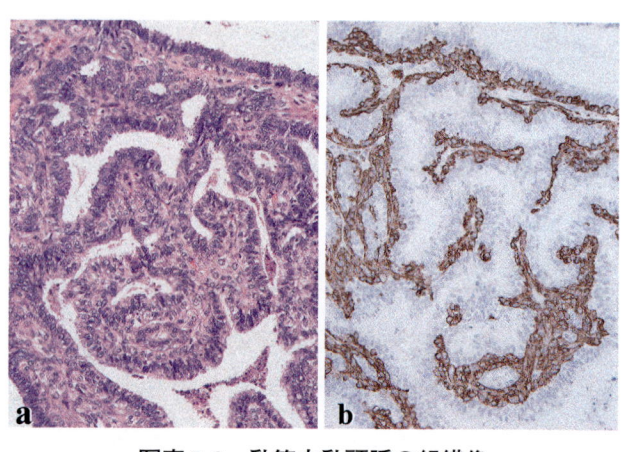

写真5-2　乳管内乳頭腫の組織像
内腔側に腺上皮細胞と筋上皮細胞の二相性構造を保ちながら増殖する（a）．同一部位は平滑筋アクチンで，筋上皮細胞が連続的に染色される（b）．

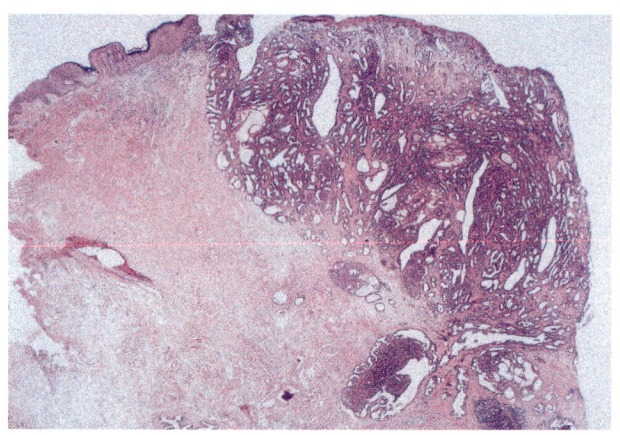

写真5-3　乳頭部腺腫の組織像
乳頭から乳頭直下に限局性の乳頭状病変を認める．

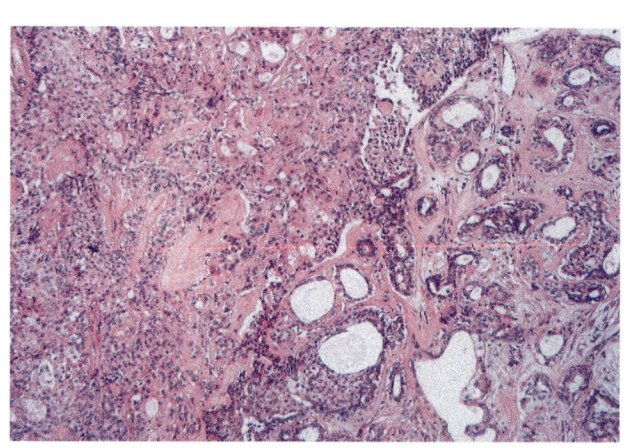

写真5-4　乳頭部腺腫の組織像
増殖性病変は乳頭状形態や上皮過形成，偽浸潤像など複合病変として見られる．

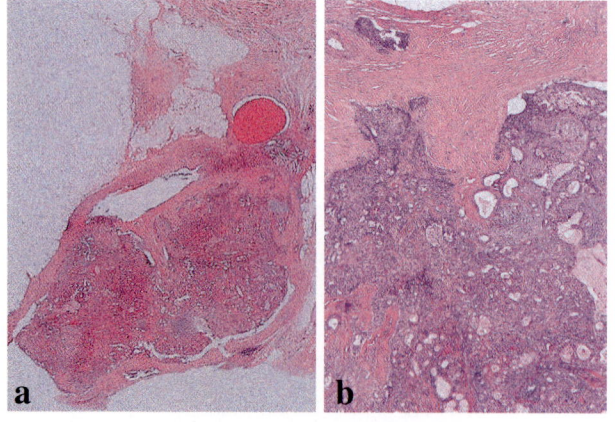

写真5-5　乳管腺腫の組織像
比較的境界明瞭な充実性腫瘤を形成し（a），周囲結合織は肥厚し，偽浸潤像を認めることが多い（b）．

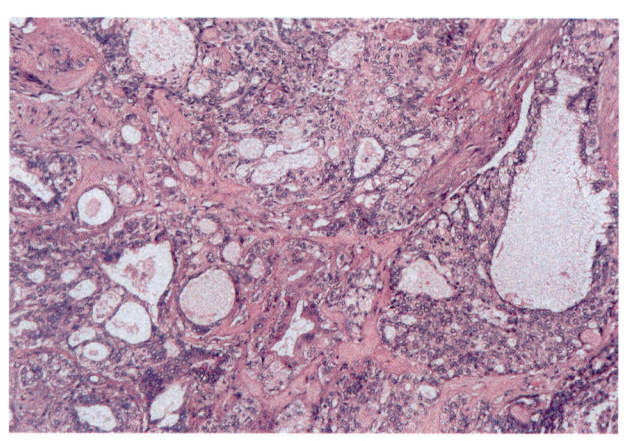

写真5-6　乳管腺腫の組織像
腫瘍内は線維成分の増生や大小さまざまな腺管状の上皮増殖が著明である．腺管形成の細胞は腺上皮と筋上皮細胞の二相性は保持されている．

2. 悪性上皮性腫瘍（癌腫）

　取扱い規約では，悪性上皮性腫瘍（乳癌）は，まず非浸潤癌，浸潤癌，Paget病の3型に大別され，非浸潤癌はさらに非浸潤性乳管癌と非浸潤性小葉癌に，浸潤癌は浸潤性乳管癌（3型）と特殊型（13型）に分けられている．WHO分類では系統的に分類されておらず，さらにわが国では馴染みが薄い組織（亜）型が加わっており，臨床医や細胞検査士に混乱を生じる可能性がある．本章では乳癌取扱い規約（第16版）を中心に解説する．

1）非浸潤癌

　乳癌の発生母地（terminal duct lobular unit：TDLU）は枝分かれした細い乳管上皮細胞と小葉内の終末細乳管上皮細胞といわれており，それぞれ増殖パターンと細胞形態が異なっている．すなわち，非浸潤癌は乳癌細胞の増殖が乳管内もしくは小葉内にとどまり，間質結合織への浸潤が見られないものを指し，前者を非浸潤性乳管癌（noninvasive ductal carcinoma, intraductal carcinoma），後者は非浸潤性小葉癌（lobular carcinoma in situ）と呼ばれている．

　非浸潤癌は間質結合織に浸潤を示さないことから，理論的にはリンパ節転移や遠隔転移は起こすことがないため，この診断は患者の予後に重要な影響を与える．したがって，真の非浸潤癌と確定診断するには多数の組織標本を作製し，さらに必要に応じて免疫染色（平滑筋アクチン抗体等による癌巣周囲の筋上皮細胞の証明）で浸潤部位がまったくないことを確認することが重要である．また，非浸潤癌の組織診断を行ううえで，以下に示す組織亜型のほかに乳管内進展による癌の広がりを臨床に提供することも必要不可欠である．これは画像診断との対比や治療法の選択，さらに予後の予測などに重要な情報となるためである．

a. 非浸潤性乳管癌

　本型は乳管内癌（ductal carcinoma in situ）とも呼ばれ，DCISと略記することが多い．近年，画像診断の進歩やマンモグラフィを併用した乳癌検診の普及に伴い，触知不能な微細石灰化病変の発見率が向上したことにより，非浸潤性乳管癌の割合が増加している．

　非浸潤性乳管癌の病理診断は，乳管内病変での良悪性の鑑別が問題となる．特にごく早期の組織像は乳管内での増生が弱く，構造異型や細胞異型も乏しい場合があり，その診断には苦慮することがある．さらに，微細石灰化病変に対する針生検の普及により微小標本での診断が増え，難しさに拍車をかけている．なお，筆者らは非浸潤性乳管癌の細胞像と推定診断の可能性について，他書[5]に報告しているので参考にしていただきたい．

a）組織亜型分類

　組織学的には乳管内で増殖する癌巣はそれぞれ特徴的な形態を示し，いくつかの組織亜型に分類されている．現在，わが国でこれらを頻度の高い順に並べると，篩状型，充実型，低乳頭型，面皰型，乳頭型がある．なお，上記の組織亜型は単一もしくは複合して病巣を形成することが多いことから，癌巣の半分以上を占める形態を主診断とし，同程度の場合は混合型（mixed type）に分類する．以下に，これらの亜型について簡単な組織学的特徴を述べる．

　篩状型（cribriform type；写真5-7）：篩状構造を癌巣内に認める癌で，ほぼ円形の小腺腔を形成する癌細胞が腺腔面に向かって極性を示すのが特徴である．この真の篩状構造は癌としての有力な所見のひとつで，乳管過形成や良性乳頭状病変に見られる偽篩状構造（細胞の重なりや歪な腔に対して細胞がばらばらに配列）とは異なる．

　充実型（solid type；写真5-8）：乳管内を癌細胞が埋め尽くした型で，細胞は立方形，細胞膜は明瞭で敷石状形態をとる点が良性病変と異なっている．

　低乳頭型（low papillary type；写真5-9）：間質結合織および筋上皮細胞を伴わない細胞が乳管内に向かって乳頭状に突出したり，あるいはアーチ状の橋渡し状構造を呈している．細胞異型は弱く，診断にあたっては構造異型が優先する．本型は細胞学的にはlow gradeに相当するが，乳管内進展が著しいことが多い．

　面皰型（comedo type；写真5-10）：乳管内中心部に壊死を認め，これを層状に異型の強い癌細胞が取り囲んでいる型で，壊死物質は癌細胞が変性，壊死を起こしたものである．壊死とともに石灰化を伴うことが多く，マンモグラフィで指摘されやすい組織型である．本型は広範な乳管内進展や浸潤癌に移行しやすいといわれ，ほかの亜型を一括して非面皰型として対比することがある．

　乳頭型（papillary type；写真5-11）：乳管内乳頭腫と鑑別を要するが，乳頭状に増殖した癌細胞には筋上皮細胞が認められず，一相性を呈する．また，癌細胞は基底層に向かって核配列が不揃いで，いわゆる打釘状配

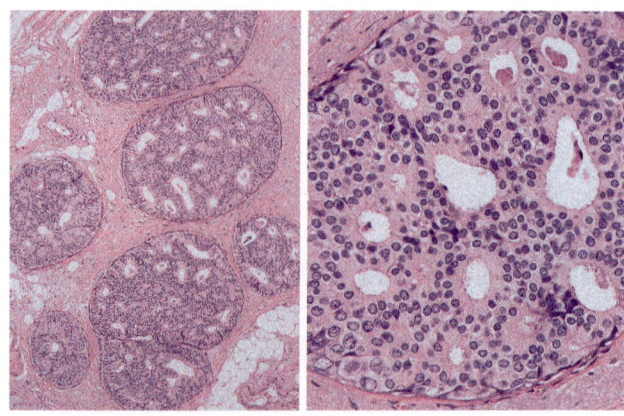

写真5-7 非浸潤性乳管癌（篩状型）の組織像
真の篩状構造を癌巣内に認める．真の篩状構造は一相の癌細胞がほぼ円形の腺腔面に向かって極性を示して配列する．

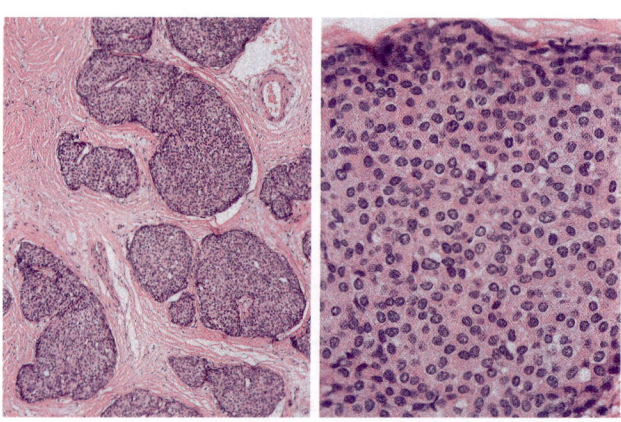

写真5-8 非浸潤性乳管癌（充実型）の組織像
乳管内を癌細胞が埋め尽くした型で，癌細胞は一相性で，核の重積はなく細胞膜は明瞭（敷石状配列）である．

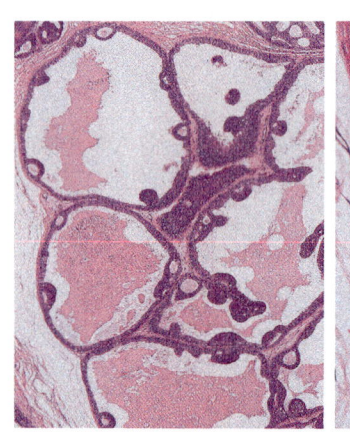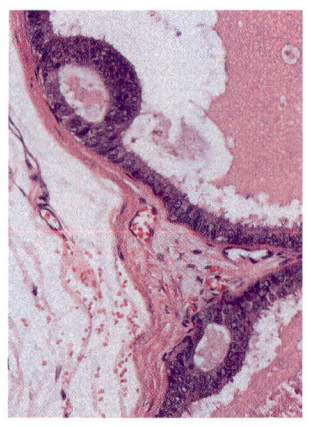

写真5-9 非浸潤性乳管癌（低乳頭型）の組織像
癌細胞が乳管内に向かって乳頭状に突出したり，あるいはアーチ状の橋渡し状構造を呈する．

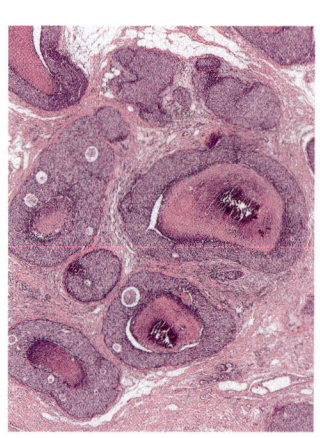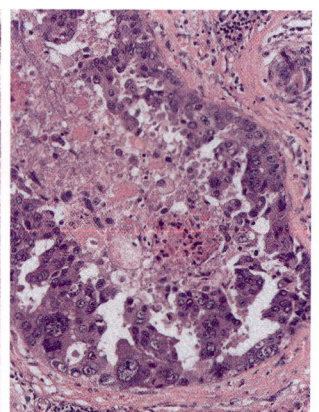

写真5-10 非浸潤性乳管癌（面疱型）の組織像
乳管内癌胞巣の中心部に壊死を認める型で，癌細胞は大型で異型の強いのが特徴である．

列が特徴とされる．

その他：核異型が著しい癌細胞（N/C比が高い）が乳管壁を這うように増殖する匍匐型（clinging type）や，単層の異型細胞が閉塞性腺症様に増殖し，癌としての認識が難しい平坦型（flat type）がある．

b）広がり亜型分類

乳管内進展の程度により治療法の選択や局所再発のリスクなどに影響を及ぼすことから，組織亜型のみならず癌の広がり診断も要求されるようになっている．坂元ら[6]の提唱している分類は下記に示す3型がある．

腫瘤形成型：乳管内癌巣が集簇して結節状の腫瘤を形成する．
乳管進展型：乳管内癌巣が乳管の走行に沿って見られる．
微小局在型：微小で局在した乳管内癌巣．坂元らは10mm以下の広がりと定義している．

また，この分類の頻度は乳管進展型（50%），腫瘤形成型（37%），微小局在型（13%）の順であったと報告している．

b．非浸潤性小葉癌

小葉内の終末細乳管上皮から発生した癌で，癌巣のほとんどが小葉内に限局している．なお，間質へ浸潤を起こした癌は浸潤癌の特殊型である浸潤性小葉癌に分類される．本型は非触知病変であり，画像診断で発見されることはほとんどない．組織学的には小葉内終末細乳管に異型の乏しい円形核（クロマチンに乏しく，均一な染色性）を持つ小型の癌細胞が充満するように増殖し，腺腔形成は見られない（**写真5-12**）．

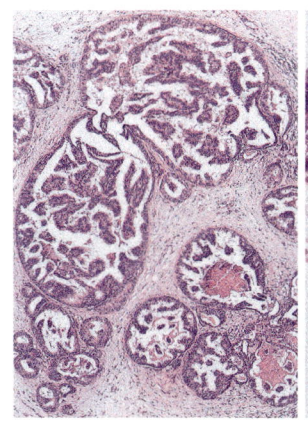

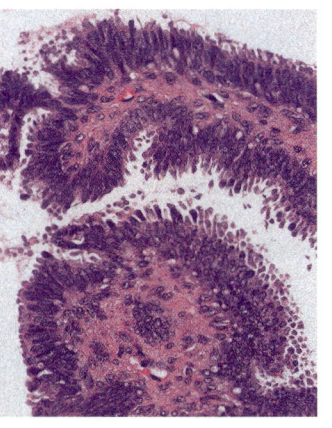

写真5-11 非浸潤性乳管癌（乳頭型）の組織像
乳管内に乳頭状増殖を示す型で，癌細胞は円柱状で重積性がある．また癌細胞の核配列は不揃いで，間質に釘を打ち込んだように見え（打釘状配列），基底面には筋上皮細胞は認めない．

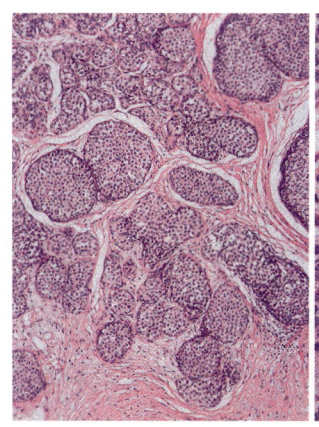

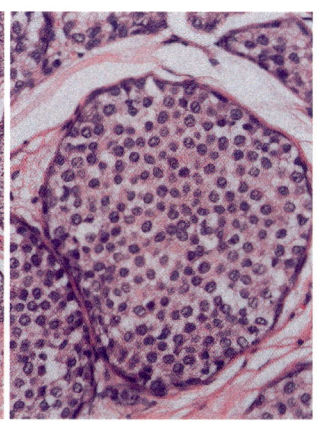

写真5-12 非浸潤性小葉癌の組織像
癌巣のほとんどが小葉内に限局した型で，癌細胞は小型で異型も乏しく，終末乳管内に充満するように増殖する．また細胞核は円形でクロマチンに乏しく，均一な染色性を示すのが特徴である．

表5-3 浸潤性乳管癌の性状〔文献9）より引用〕

浸潤性乳管癌	比率	進展形式	分化度	リンパ節転移	予後
乳頭腺管癌	1	管内進展性	高分化	低率	良好
充実腺管癌	1	管外圧排性	中〜低分化	中間	中間
硬癌	2	管外浸潤性	低分化	高率	不良

付）異型乳管過形成（ADH）と異型小葉過形成（ALH）

　乳癌検診の普及につれ，早期乳癌の発見率が増加しているが，それに伴い前癌病変あるいは良悪性境界病変と呼ばれる存在が注目を集めるようになってきている．特に細胞異型や構造異型を伴う増殖性病変として異型乳管過形成（atypical ductal hyperplasia：ADH）や，異型小葉過形成（atypical lobular hyperplasia：ALH）という病理診断を目にするようになってきた[7]．これらは細胞の均質性，構築，大きさ，そしてその病変全体に占める割合などから非浸潤性乳管癌，非浸潤性小葉癌と診断するのには十分にその診断基準を満たしていない病変として位置づけられているが，生物学的意義や臨床的意義はわが国では明確にされていないのが現状である．したがってADHやALHの診断は慎重に行い，必ずその根拠を臨床医に伝えることが重要であり，またこの診断名は安易に多用すべきではない．なお，ADHやALHとは異なる真の境界病変として異型嚢胞腺管（atypical cystic duct：ACD）が報告されている[8]．

2）浸潤癌

　浸潤癌は，癌細胞がたとえ一部でも周囲の間質結合織に浸潤しているものを指している．乳癌取扱い規約では，浸潤癌は浸潤性乳管癌（invasive ductal carcinoma）と特殊型（special type）の2つに大別されている．

a．浸潤性乳管癌

　乳癌取扱い規約では乳頭腺管癌，充実腺管癌，硬癌の3型に分類される．浸潤性乳管癌は乳癌全体の約80％を占め，乳頭腺管癌：充実腺管癌：硬癌の比率はおおよそ1（20％）：1（20％）：2（40％）である．これらの組織型はわが国独自の亜分類であり，その臨床的意義は，組織型によって生物学的性状（進展形式，組織学的分化度，リンパ節転移）や患者の予後に違いが見られる点にある[9]（表5-3）．組織学的にはこれらの3型は混在して見られることが多く，より広範囲な組織型を主診断とし，同程度の割合の場合には分化度の悪い組織型を優先する．

　乳頭腺管癌（papillotubular carcinoma；写真5-13）：乳頭状増殖と腺管形成を特徴とし，高分化で乳管内成分が多い癌である．乳管内成分（非浸潤巣）は乳頭型，篩状型，面疱型，充実型などが混在して見られるが，面疱型が優位の場合は予後との関連性から面疱癌（comedo carcinoma）として付記することがある．

　充実腺管癌（solid-tubular carcinoma；写真5-14）：充実性増殖を特徴とする中〜低分化の腫瘍で，圧排性〜

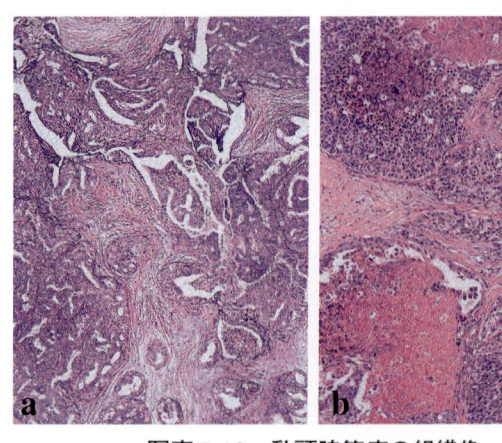

写真5-13 乳頭腺管癌の組織像
乳頭状増殖や腺管形成（a）が特徴で，種々の非浸潤巣が混在することが多い．また，面疱型が優位の場合は予後不良とされることから面疱癌（b）として付記する．

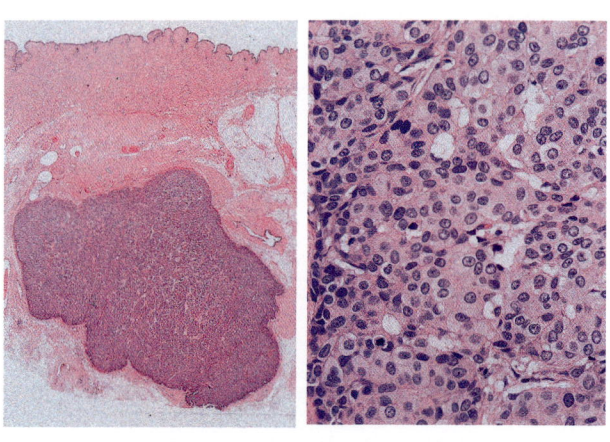

写真5-14 充実腺管癌の組織像
境界明瞭で，圧排性〜膨張性に発育する．癌細胞は充実性に増殖し，線維性結合織や腺管形成が乏しい．

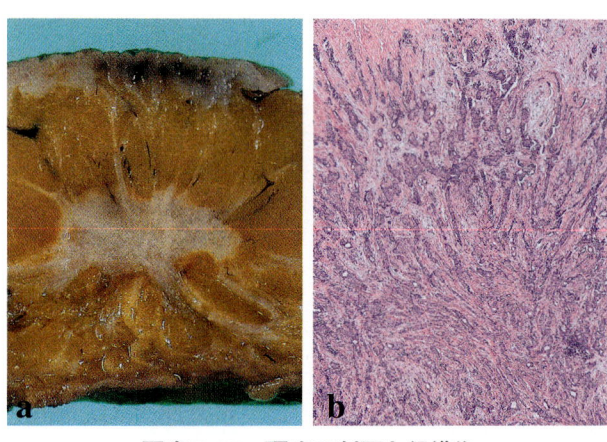

写真5-15 硬癌の割面と組織像
クーパー靱帯や脂肪織へ放射状に広がり（スピキュラ），腫瘍は間質結合織の増生と強い浸潤性増殖を示す．

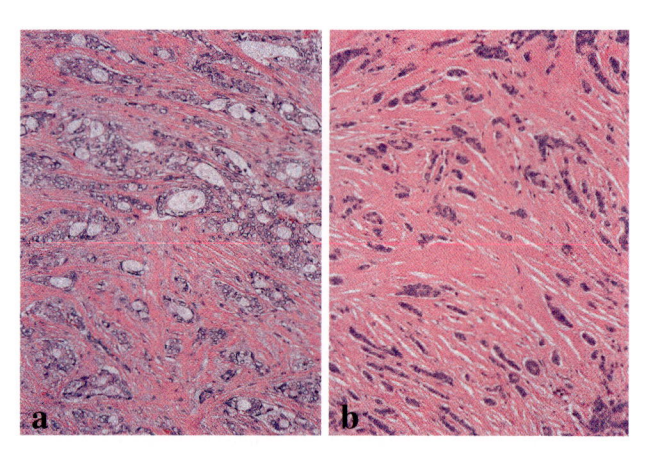

写真5-16 硬癌（広義と狭義）の組織像
乳頭腺管癌あるいは充実腺管癌由来の癌細胞がびまん性に間質へ浸潤を示す広義の硬癌（a）．乳管内成分がきわめて少なく，間質に索状，線状，小胞巣状に浸潤する狭義の硬癌（b）．

膨張性発育を示す．周囲との境界はほぼ明瞭で癌巣内は線維性結合織に乏しく，腺管形成も乳頭腺管癌ほど目立たない．

　硬癌（scirrhous carcinoma；**写真5-15, 5-16**）：周囲間質への強い浸潤性増殖を特徴とし，低分化で予後不良の組織型とされる．組織学的には2種類に大別されている．ひとつは狭義の硬癌で，間質に索状，線状，小胞巣状に浸潤し，乳管内成分がきわめて少ない型で，ほかのひとつは広義の硬癌と呼ばれるもので，乳頭腺管癌ないしは充実腺管癌由来の癌がびまん性に間質へ浸潤してきたものである．

b. 特殊型

　乳癌取扱い規約（第16版）では比較的まれで特異な組織形態を示す乳癌を特殊型とし，13種類に亜分類されている．また，特異な組織形態が癌巣の大部分（少なくとも2/3以上）を占める場合に本型とするが，一部に見られる場合は浸潤性乳管癌とし，その旨を所見に付記する．特殊型の頻度は全型合わせても浸潤癌の10％前後を占めるにすぎない．そのなかで比較的頻度が高いのは浸潤性小葉癌と粘液癌で，両者を合わせて約8％であり，ほかの特殊型はきわめてまれである．なお，浸潤性小葉癌とアポクリン癌は近年増加傾向にある．予後との関連では粘液癌，髄様癌，管状癌，腺様嚢胞癌は予後良好群で，扁平上皮癌，紡錘細胞癌，骨・軟骨化生を伴う癌は予後不良群として認識されている．また，浸潤性小葉癌や分泌癌は晩期再発傾向が多いことから長期の経過観察が必要であり，さらに前者は両側性および多中心性発生という臨床病理学的特徴を有していることから，温存術式の選択にあたっては十分な留意が必要である．また今回の取扱い規約（第16版）に初めて掲載された型として，浸潤性微小乳頭癌（invasive micropapillary carcinoma），基質産生癌（matrix-producing

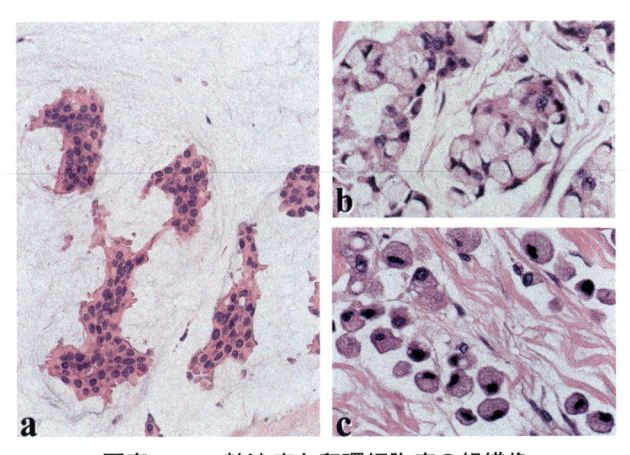

写真5-17 粘液癌と印環細胞癌の組織像
通常見られる粘液癌は癌巣周囲に多量の粘液が存在する(a).細胞内に粘液を貯溜する癌は印環細胞癌と呼ばれ,その発生には乳管癌由来(b)と小葉癌由来(c)がある.

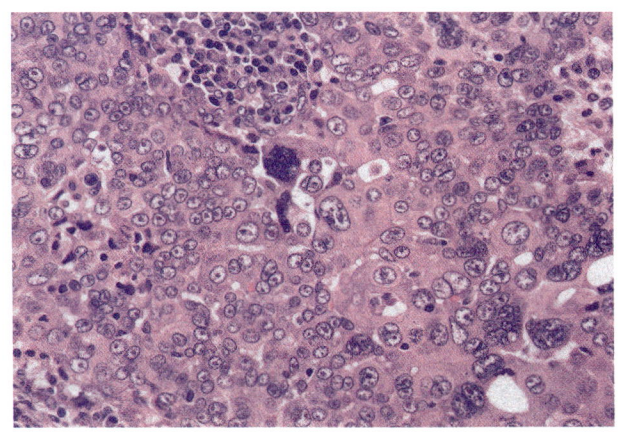

写真5-18 髄様癌の組織像
肉眼的には充実腺管癌に類似するが,癌細胞は大型できわめて異型の強い核と明るい細胞質および明瞭な核小体を有する点が異なる.

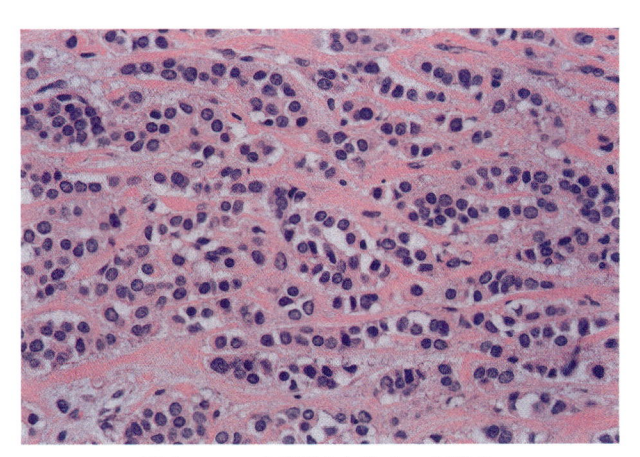

写真5-19 浸潤性小葉癌の組織像
癌細胞は小型で孤立散在性に増殖し,線状(indian file)配列を示すことが特徴である.また核は円形で,染色性は淡く均一である.

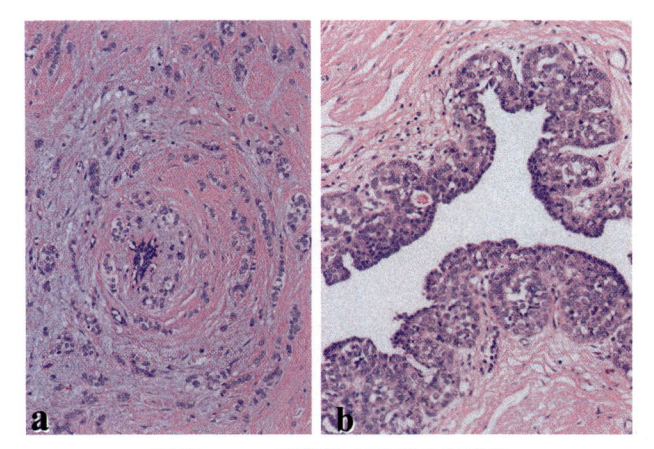

写真5-20 浸潤性小葉癌の組織像
浸潤形態の特徴としてtargetoid pattern(a)や太い乳管への進展(pagetoid spread)がしばしば見られる(b).

carcinoma)がある.前者はリンパ管侵襲やリンパ節転移が高度であることから,臨床的にも重要な組織型である.
　組織学的な鑑別診断には免疫組織学的方法[10]が有用な特殊型があるので,その鑑別ポイントも含め簡単に述べる.
　粘液癌(mucinous carcinoma;**写真5-17**):細胞外の粘液貯溜を特徴とする浸潤癌である.癌巣全体に粘液が見られる純型(pure type)と,癌巣の一部にほかの組織型を混じる混合型(mixed type)の2種類がある.また,粘液貯溜を示す乳癌として印環細胞癌(signet-ring cell carcinoma)があげられる.この組織型は細胞内に粘液を貯溜するのが特徴で,微細形態や免疫組織化学的に乳管癌由来と小葉癌由来があると考えられている[11].なお,印環細胞癌は取扱い規約では浸潤性小葉癌のなかに記載されている.
　髄様癌(medullary carcinoma;**写真5-18**):大型の異型の強い核と明るい細胞質および明瞭な核小体を有する腫瘍で,充実圧排性増殖を示す.癌巣周囲に著明なリンパ球浸潤を伴うものも見られるが,この所見は付随的なもので組織診断には必要条件ではない.髄様癌は細胞異型が強く,HER2(c-erbB2)蛋白の陽性率が高いにもかかわらず,予後が非常に良好である.
　浸潤性小葉癌(invasive lobular carcinoma;**写真5-19**):非浸潤性小葉癌が間質結合織に浸潤をきたした腫瘍で,腫瘍細胞は小型で孤立散在性,線状配列を示し,細胞質はおおむね好酸性で核はクロマチンに乏しく,異型も弱い.また浸潤形態として正常乳管を輪状に取り囲むように増殖するtargetoid patternや,癌細胞が小葉外乳管に進展した場合,正常の乳管上皮と筋上皮細胞の間に分け入るように増殖した像(pagetoid spread)がしばしば見られる(**写真5-20**).生物学的には,細胞接着因子であるE-カドヘリンの陽性率が乳管癌と比較し

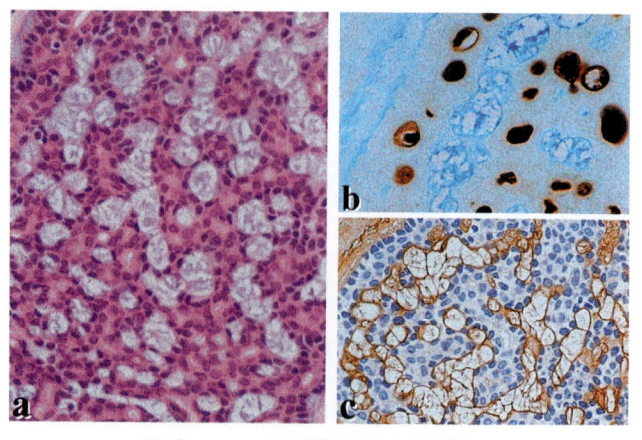

写真5-21 腺様嚢胞癌の組織像
癌胞巣内に真の腺管（腺上皮細胞）と偽嚢胞（筋上皮細胞）の2種類（biphasic pattern）を有している（a）．真の腺管はCEA（b）などが陽性で，偽嚢胞は基底膜物質であるフィブロネクチン（c）が陽性となる．

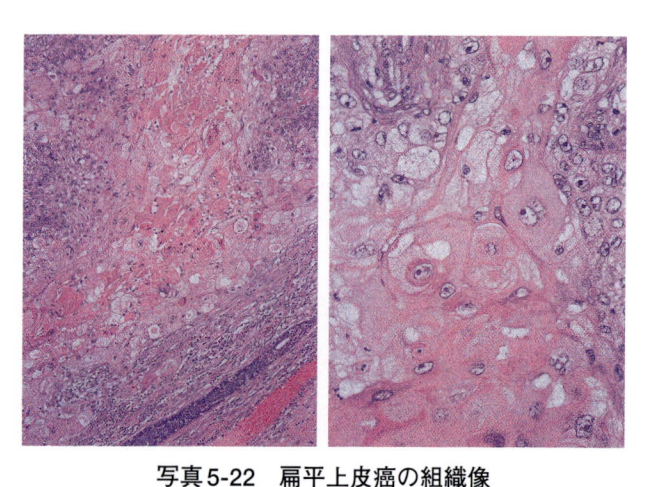

写真5-22 扁平上皮癌の組織像
扁平上皮の特徴である角化や癌真珠，あるいは細胞間橋を広範囲に認める．

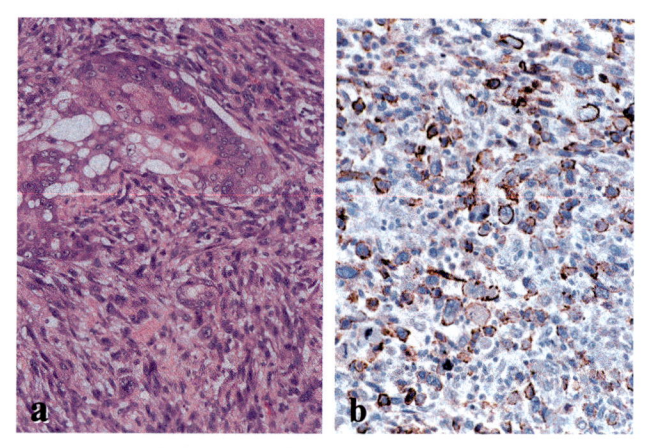

写真5-23 紡錘細胞癌の組織像
癌腫部分から肉腫様形態を呈する紡錘形細胞への移行像を認める（a）．また，肉腫様細胞は上皮性の性格を有している（EMA）（b）．

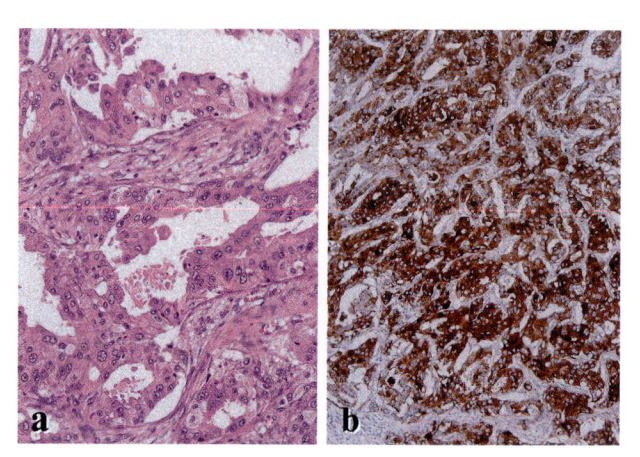

写真5-24 アポクリン癌の組織像
乳頭腺管癌の癌細胞がアポクリン化生を起こしたものが多い（a）．また，アポクリン癌はgross cystic disease fluid protein-15（GCDFP-15）が広範囲に陽性を示す（b）．

て有意に低いといわれている[12]．

　腺様嚢胞癌（adenoid cystic carcinoma；**写真5-21**）：唾液腺などに好発する腫瘍で，組織学的には真の腺管と偽の腺管（偽嚢胞）の2種類（biphasic pattern）を有している点が特徴で，篩状構造（cribriform pattern）を示す非浸潤性乳管癌や乳頭腺管癌との鑑別が必要となる．篩状型の癌には真の腺管のみが認められることから，腺管と偽嚢胞の違いを認識できるか否かが鑑別のポイントである．免疫組織化学的に，真の腺管には種々の上皮性マーカー（CEA，EMA，サイトケラチンなど）が陽性となる．一方，偽嚢胞にはⅣ型コラーゲン，フィブロネクチン，平滑筋アクチンおよびビメンチンが陽性となってくる[13]．

　扁平上皮癌（squamous cell carcinoma；**写真5-22**）：腺癌が扁平上皮化生を起こしてきたものであり，その特徴である角化傾向あるいは細胞間橋を認める癌巣が優位なものを本型とし，乳頭腺管癌や充実腺管癌の一部に扁平上皮化生を認める症例は扁平上皮癌としてはならない．

　紡錘細胞癌（spindle cell carcinoma；**写真5-23**）：肉腫様形態を呈する紡錘形細胞と上皮性配列を示す癌巣とが混在するのが特徴である．HE染色では肉腫様部分が主体を占めると，悪性葉状腫瘍，癌肉腫および間質肉腫との鑑別が難しいことがあり，診断にあたっては摘出材料から多くの標本を作製することに加えて，上皮性マーカーであるEMA，CEA，サイトケラチンなどで，肉腫様細胞が上皮性性格を有していることを確認することが重要である．

　アポクリン癌（apocrine carcinoma；**写真5-24**）：癌細胞がアポクリン化生を起こしたものであるが，アポ

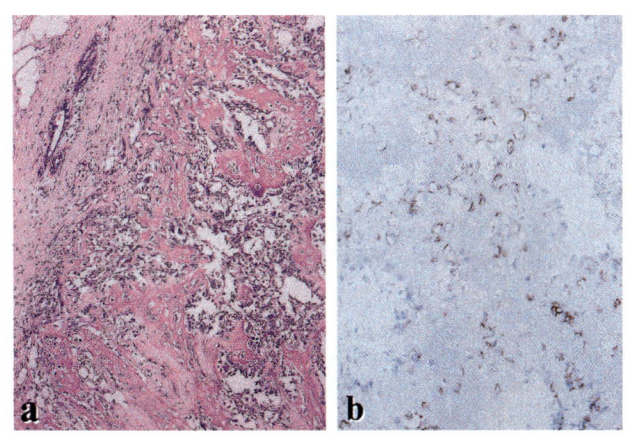

写真 5-25　骨・軟骨化生を伴う癌の組織像
癌巣内に骨や軟骨化生病変が広範囲に認められる（a）.
その細胞は上皮性マーカーが陽性となる（EMA；b）.

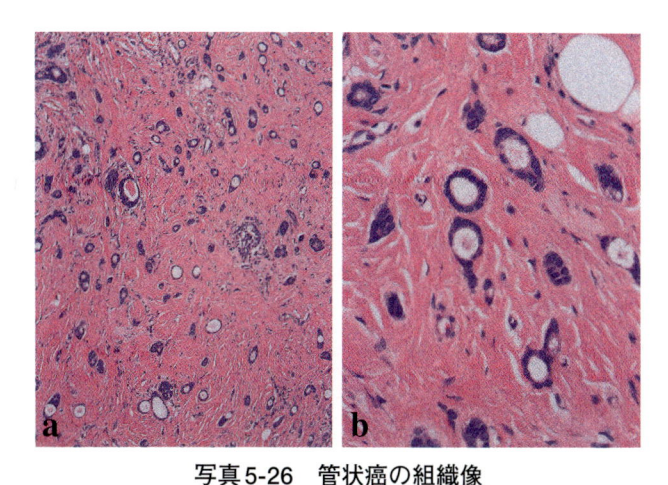

写真 5-26　管状癌の組織像
小管腔形成を示す癌細胞が線維性間質に散在性に認められる（a）.また癌細胞は異型が弱く,管腔面に沿ってほぼ1層に配列する（b）.

クリン化生自体は良性病変である乳腺症などにも存在することから,その良・悪性の鑑別には注意を要する.免疫組織化学的にはアポクリン細胞はgross cystic disease fluid protein-15（GCDFP-15）が陽性を呈する.

　骨・軟骨化生を伴う癌（carcinoma with cartilaginous and/or osseous metaplasia；**写真5-25**）：きわめてまれで,組織学的には癌巣内に骨あるいは軟骨化生病変が認められ,その細胞は上皮性マーカー（CEA, EMA,サイトケラチンなど）が陽性となる.

　管状癌（tubular carcinoma；**写真5-26**）：予後の良好な腫瘍であり,特に腫瘍面積の75％以上が管状癌である場合の10年生存率は100％に近い.発生頻度は1％前後で,年齢は閉経前が多いといわれている.腫瘍径は2cm前後と小さく,同側,対側乳房に多発する傾向があり,特に同側発生に関しては40％にのぼる管状癌がほかの乳癌とともに発見されていたとの報告もある.乳癌検診の普及につれて管状癌の乳癌に占める割合は増加している.組織学的には高分化で,管腔形成を特徴とする浸潤癌である.細胞は管腔面に沿ってほぼ1層に配列し,個々の異型性は弱く,周囲には線維性間質を伴っていることが多い.

　分泌癌（secretory carcinoma）：以前は若年性癌（juvenile carcinoma）とも呼ばれていた.授乳期乳腺や甲状腺の濾胞に類似し,腺腔内に著明な分泌物質が見られる.この分泌物質はPAS染色やα-ラクトアルブミンが陽性となる.

　カルチノイド腫瘍（carcinoid tumor；**写真5-27**）：特殊型の「その他」に分類されており,腫瘍細胞のほとんどが好銀性の神経内分泌顆粒を有していることが特徴である.最近はカルチノイド腫瘍という名称に代えて,神経内分泌細胞癌（neuroendocrine cell carcinoma）あるいはcarcinoma with neuroendocrine featuresなどの診断名が一般的になりつつある[14].好銀顆粒陽性細胞の証明には従来よりグリメリウス染色が行われてきているが,この染色法は非常に不安定であるため,現在ではクロモグラニンAなどの免疫染色による神経内分泌顆粒の同定がごく一般的となっている.

3）Paget病

　Paget病（パジェット病）は,臨床的には乳頭の湿疹,びらんを示し,発生頻度は0.5％程度と低く予後は良好である.取扱い規約では,Paget病に見られる乳癌は非浸潤癌もしくは軽度の浸潤癌と規定されている.一方,他の乳癌で乳管外浸潤を経由して皮膚に癌細胞が直接浸潤してきたものはpagetoid癌とし,Paget病と区別している.

　組織学的には乳管内に癌細胞が存在し,それが乳頭表皮に進展してきた組織型を指している.表皮内に認められる癌細胞はPaget細胞と呼ばれ,大型で明るい細胞質と大きな核小体が目立ち,これらが表皮の重層扁平上皮内に孤立散在もしくは集簇して存在している（**写真5-28a**）.また乳管内の癌細胞やPaget細胞は,HER2（c-erbB2）蛋白の発現率が高いのが特徴である（**写真5-28b, c**）.

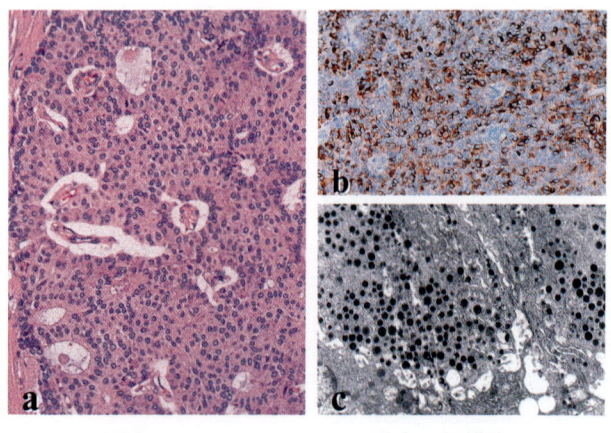

写真5-27　カルチノイド腫瘍の組織像
腫瘍は充実性に増殖し，小血管を囲んだ偽ロゼット構造などが見られる（a）．癌細胞は好酸性の細胞質と円形あるいは楕円形の核が主体である．また，神経内分泌顆粒を証明するにはクロモグラニンA（b）や電顕的観察（c）が必須である．

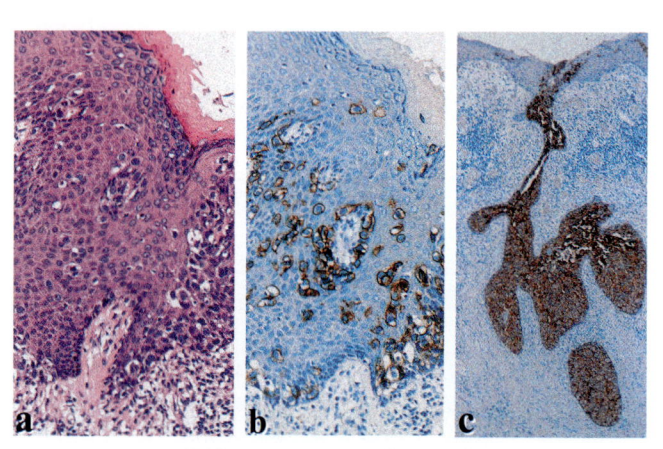

写真5-28　Paget病の組織像
乳頭表皮内にはPaget細胞が見られ（a），乳頭表皮に連続して非浸潤性乳管癌も認められる．これらの癌細胞はHER2（c-erbB2）蛋白の発現率が高い（b，c）．

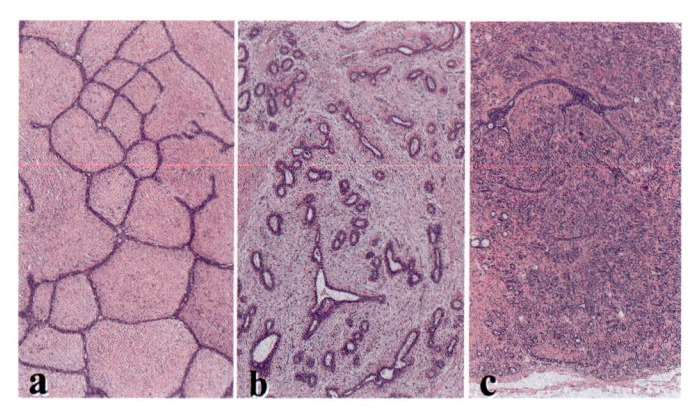

写真5-29　線維腺腫の組織像
a：管内型，b：管周囲型，c：類臓器型

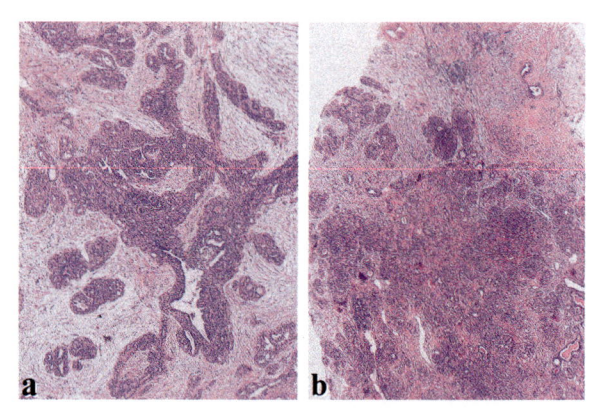

写真5-30　乳腺症型線維腺腫の組織像
線維腺腫内に乳腺症に見られる乳管乳頭腫症（a）や硬化性腺症（b）など著しい上皮増生が認められる．特に針生検での診断は注意が必要である．

3. 結合織性および上皮性混合腫瘍

　乳腺に特有な腫瘍で，上皮細胞と結合織細胞の両者からなる混合腫瘍を指している．これには線維腺腫（fibroadenoma），葉状腫瘍（phyllodes tumor），癌肉腫（carcinosarcoma）の3疾患がある．このなかでは線維腺腫が最も多く見られ，比較的若い女性に発生する良性腫瘍である．葉状腫瘍は中年以降に多く，発生は比較的まれで，良性，境界，悪性の3亜型に分けられている．

1）線維腺腫

　線維腺腫は20〜30歳代に好発する良性腫瘍とされていたが，発生年齢は上昇傾向にある．通常は単発で境界明瞭の腫瘤として認められ，画像で比較的容易に診断される．組織学的には管内型（intracanalicular type），管周囲型（pericanalicular type），類臓器型（organoid type）および乳腺症型（mastopathic type）[9]に分類されている（**写真5-29，5-30**）．乳腺症型線維腺腫は細胞診で悪性とされたり，組織診で非浸潤性乳管癌との鑑別が問題となり，癌と誤診されやすい良性疾患のひとつである．また若年者で10cm大（500g程度）の巨大な線維腺腫を見ることがあるが，これは巨大線維腺腫（giant fibroadenoma）と呼ばれている．なお，巨大線維腺腫は臨床的用語であり，葉状腫瘍と混同してはならない．

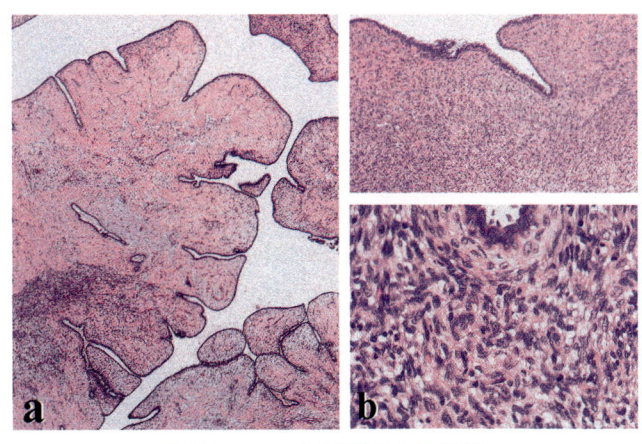

写真5-31　葉状腫瘍の組織像
良性葉状腫瘍（a）は間質結合織の増生や浮腫により葉状構造を呈する．悪性葉状腫瘍（b）は間質結合織の細胞密度や異型度が高く，核分裂像の増加が認められる．

2）葉状腫瘍

葉状腫瘍は比較的急速に大きくなる腫瘍で，phyllodesという名が示すとおり割面では充実状線維成分のなかにスリット状の狭い間隙が見られる．組織学的には良性，境界，悪性の3型に亜分類されるが，この診断は間質結合織の性状によってなされる（**写真5-31**）．すなわち，悪性葉状腫瘍は細胞異型・核分裂像の増加，周囲への浸潤，出血・壊死，上皮・間質成分のアンバランスが認められ，葉状腫瘍の約10％がこれに相当する．

3）癌肉腫

上皮成分（癌腫）と非上皮成分（肉腫）が共存ないし衝突したものを指し，特殊型の紡錘形細胞癌と区別しなければならない．

4．乳腺症

乳腺症（mastopathy, fibrocystic disease）は乳腺疾患のなかで最もポピュラーな病変であり，臨床的に遭遇する機会が多い．発生年齢は中年に最も多く，症状としては硬結あるいは境界不明瞭な腫瘤，疼痛（自発痛，圧痛），乳頭分泌などを呈する．乳腺症は月経周期に応じてエストロゲンやプロゲストロン分泌の変動が繰り返され，乳管上皮の不均衡な発育や歪み，授乳後の乳腺実質の退縮などが深く関わっている．組織学的には非炎症性，非腫瘍性病変の範疇に入り，単一の組織像から構成されることは少なく，上皮細胞ならびに間質結合織の増生が混在し，多彩な病変を形成してくる．乳腺症を構成する亜型には乳管過形成（ductal hyperplasia, duct papillomatosis, epitheliosis），小葉過形成（lobular hyperplasia），腺症（adenosis），嚢胞（cyst），アポクリン化生（apocrine metaplasia），線維腺腫性過形成（fibroadenomatous hyperplasia），線維症（fibrosis）がある．また，腺症はさらに硬化性腺症（sclerosing adenosis），閉塞性腺症（blunt duct adenosis）に分けられている．

5．腫瘍様病変

腫瘍様病変には乳管拡張症（duct ectasia），炎症性偽腫瘍（inflammatory pseudotumor）などに加えて，新たに乳腺線維症（fibrous disease）が追加された．これは組織学的には線維化あるいは硝子化した間質内に萎縮した小葉，乳管が散在している像を呈しているが，臨床あるいは画像にてしばしば浸潤癌の所見を示す良性病変である．

付）良悪性鑑別診断のポイント

　乳腺疾患における良・悪性の組織学的鑑別点として，腫瘍構成細胞の二相性（乳管上皮細胞と筋上皮細胞）が非常に重要な所見である．すなわち，良性疾患では二相性が保たれているが，乳癌，特に浸潤癌では癌細胞の単一増殖により一相性を呈してくる．筋上皮細胞は，通常のHE染色でも確認できるが，固定不良の標本や増殖性病変などではその同定が難しいことがあるので，α-平滑筋アクチン，CD10，p63抗体を用いた免疫染色が非常に有効である[10]．特に良悪性の鑑別が問題とされる乳頭状構造（乳管内乳頭腫と乳頭癌），管状構造（硬化性腺症と管状癌），偽浸潤像（硬化性腺症と硬癌），さらに非浸潤癌と浸潤癌などの病変に最も有力な染色法である（写真5-32〜5-34）．

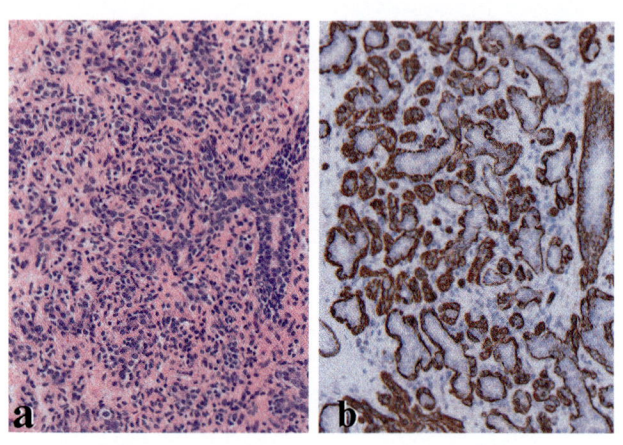

写真5-32　平滑筋アクチンによる免疫染色
乳管が不明瞭な場合（a）でも，平滑筋アクチンで二相性構造が明瞭となる（b）．

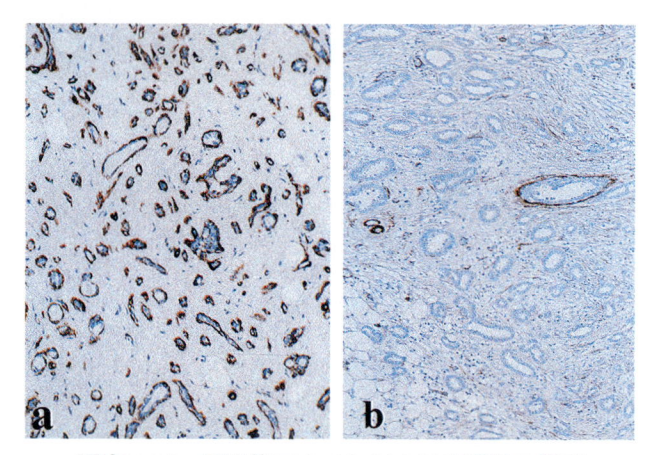

写真5-33　平滑筋アクチンによる良悪性の鑑別
良性病変（硬化性腺症；a）は腺管周囲の筋上皮細胞が明瞭に染色されるが，乳癌（管状癌；b）では筋上皮細胞は観察されない．

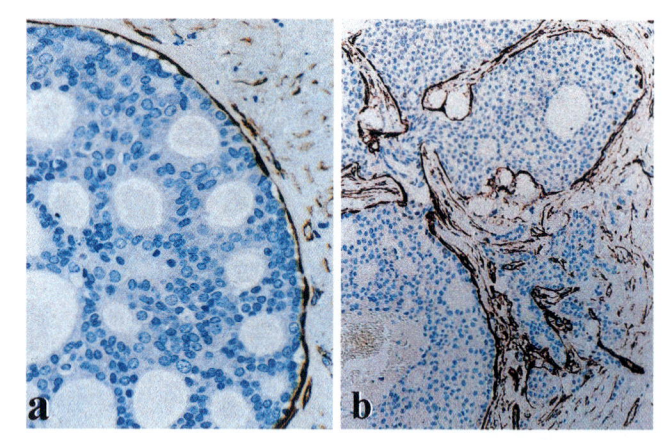

写真5-34　平滑筋アクチンによる非浸潤癌と浸潤癌の鑑別
非浸潤癌の癌巣周囲には非薄した筋上皮細胞が全周性に見られる（a）が，初期浸潤癌の浸潤部には筋上皮細胞は認められない（b）．

参考文献

1) 日本乳癌学会・編：臨床・病理 乳癌取扱い規約 第14版．金原出版，2000．
2) Fattaneh, A. T., Peter, D.: Pathology and Genetics of Tumours of Breast and Female Genital Organs. World Health Organization Classification of Tumours, Lyon, 2003.
3) 土屋眞一・特編：乳腺疾患Ⅰ—おさえておきたい組織像とその鑑別診断—．病理と臨床，4，351〜405，2001．
4) 土屋眞一・特編：乳腺疾患Ⅱ—おさえておきたい組織像とその鑑別診断—．病理と臨床5，459〜520，2001．
5) 土屋眞一，松山郁生，伊藤 仁：非浸潤性乳管癌の基礎と臨床（坂元吾偉，芳賀駿介・監），非浸潤性乳管癌（DCIS）の細胞診．65〜70，篠原出版新社，2001．
6) 坂元吾偉：非浸潤性乳管癌の基礎と臨床（坂元吾偉，芳賀駿介・監），非浸潤性乳管癌（DCIS）の病理組織像．38〜41，篠原出版新社，2001．
7) 森谷卓也，鈴木 貴，遠藤希之・他：ADH，ALHと乳腺上皮内増殖性病変．病理と臨床，5，460〜466，2001．
8) 草間 律，松山郁生，土屋眞一：異型嚢胞腺管（ACD）．病理と臨床，5，467〜473，2001．
9) 坂元吾偉：乳腺腫瘍病理アトラス改訂第2版，篠原出版，1995．
10) 土屋眞一，松山郁生：免疫組織・細胞化学検査 乳腺．臨床検査，11，177〜181，1995．
11) 土屋眞一，石井恵子，松山郁生・他：乳腺印環細胞癌—とくに粘液顆粒型印環細胞癌の特徴について—．乳癌の臨床，11，127〜133，1996．
12) Wiljo, J. F., De Leeuw, Geert Berx, Carla, B. J. Vos., et al.: Simultaneous loss of E-cadherin and catnins in invasive lobular breast cancer and lobular carcinoma in situ. J. Pathol., 185, 404〜411, 1997.
13) 松山郁生，丸山雄造，土屋眞一：乳腺腺様嚢胞癌（adenoid cystic carcinoma）の1例．乳癌の臨床，5，541〜548，1990．
14) 土屋眞一：乳腺カルチノイド腫瘍．病理と臨床，5，491〜495，2001．

第1部 総論

第6章 乳癌の治療法

　術前に乳癌と診断された場合，通常，手術療法，放射線療法，薬物療法（ホルモン療法，化学療法）が患者の病期により選択，施行される．

1．手術療法

　乳癌の手術術式には大きく分けて，乳房切除術と乳房温存治療がある．近年，乳房温存治療が急速に普及し，50％に迫る勢いであり，乳癌専門病院では60％を占めるという報告もある[1]．この手術療法が普及した最大の理由は，術後のボディ・イメージが保たれ，乳房喪失という精神的ダメージが軽減されることにある．

1）乳房温存治療

　乳房温存治療[2]には乳房温存手術（扇状あるいは円状部分切除）と腋窩郭清を行い，術後に乳房照射（放射線治療）を加える乳房温存療法と乳房照射を加えない乳房温存手術単独の2法がある．乳房照射は残存乳房内の再発を減らす目的で行われる．乳房温存治療の適応は腫瘍径，部位，腋窩リンパ節，術前所見，年齢などによって以前はかなり厳密に行われてきたが，現在はその適応範囲が拡大傾向にある．温存手術後の乳房内再発で最も大きな要因は，切除断端での癌の遺残であり，切除面から5mm以内に癌細胞が認められたときは断端陽性としている．この断端陽性，陰性を明らかにするために術中迅速組織診や細胞診が施行されるが，陽性部は乳管内進展巣（非浸潤巣）が多く，診断の難しさなどから偽陰性になることが少なくない．なお，術後の組織材料は必ず全割標本と切り出し図の癌巣マッピングを作成し，臨床へ提供することが肝要である．

2）センチネルリンパ節生検

　乳癌の早期発見率が向上し，リンパ節転移陰性の乳癌が増加したため，術後合併症（上肢浮腫，神経障害など）の原因となる腋窩リンパ節郭清を省略するための方法である．センチネルリンパ節（前哨リンパ節，見張りリンパ節）とは腫瘍からリンパ管に入った癌細胞が最初に到達するリンパ節であり，領域リンパ節のなかで最も転移の可能性が高いものを指す．したがって，そのリンパ節を同定，生検し，転移が見られなかった症例はそれより先の領域リンパ節郭清を省略することができるとされる[3]．具体的には腫瘍周囲に色素やラジオアイソトープを注入し，リンパ管を通過させ最終的にセンチネルリンパ節に到着することにより同定する．そのリンパ節を摘出し，迅速凍結切片（多数切片，サイトケラチン染色）や捺印細胞診で転移の有無を診断する．

2．薬物療法

　術後補助療法として，ホルモン療法と化学療法があり，転移やホルモン感受性の有無などにより単独または両者の組み合わせで治療を行う．さらにHER2遺伝子を標的とする分子標的療法が注目されている．治療の選択にあたっては，予後因子として重要視されている組織学的腫瘍径，組織型，リンパ節転移個数，組織学的異型度，ホルモンレセプターの有無（**写真6-1a**），HER2（c-erbB2）の発現（**写真6-1b**）などにより決定させる．

1）ホルモン療法

　乳癌の約60％は女性ホルモン，特にエストロゲンときわめて密接な関係にあり，癌の発生から増殖にわたって大きな影響を受けている（乳癌はホルモン依存性）．その根拠としては，幼少時期に卵巣摘出術を受けた女性の乳癌発生率はきわめて低いことやラット乳癌で卵巣摘出を行うと腫瘍は退縮するが，エストロゲンを投与すると再び腫瘍が増大することなどがあげられる．近年，エストロゲンによる乳癌細胞の増殖・抑制機構が遺伝

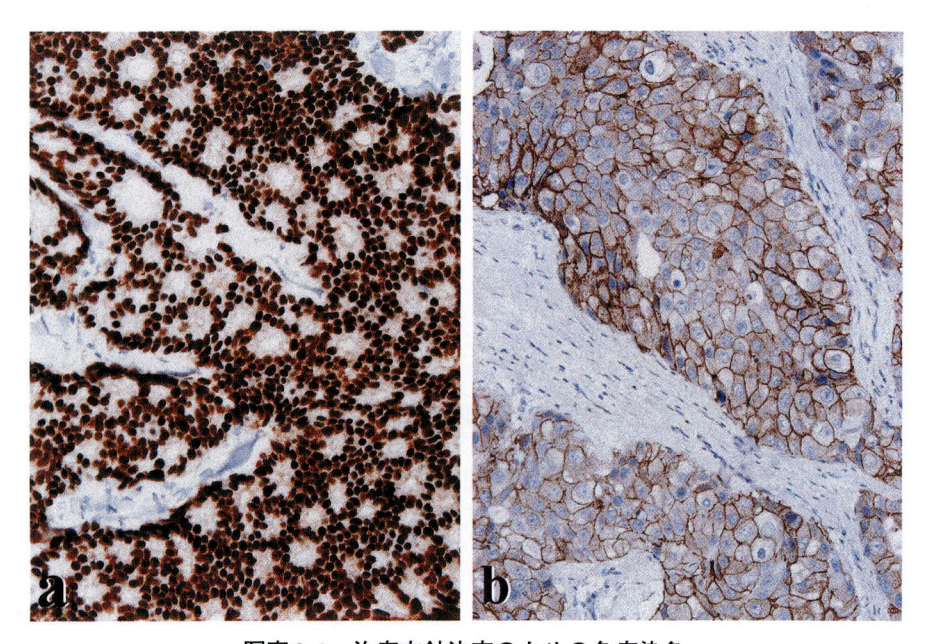

写真6-1 治療方針決定のための免疫染色
ER陽性（a）はホルモン療法の治療対象となる．またHER2過剰発現（b）が確認
された乳癌は，ハーセプチン治療が可能である．

子レベルでも急速に解明されている．さらにホルモン依存性乳癌に対するホルモン療法はその効果予測因子としての意義は確立しており，治療後の生存期間にも関与している．現在のホルモン療法は閉経後の患者には乳癌細胞内に存在するエストロゲンレセプター（ER）とエストロゲンとの結合を競合的に阻止する抗エスロゲン剤が使用されている．また，閉経前の患者はエストロゲンの絶対量が多いため，エストロゲンの生成を抑制するLH-RHアゴニスト（卵巣摘出と同様な効果）が第一に用いられている．さらに，閉経後に対して効果的なアロマターゼ阻害剤（エスロゲン合成を促進する脂肪織内のアロマターゼを阻害）が開発されている．ホルモン療法の適応はERあるいはPgR（プロゲステロンレセプター）が乳癌細胞に陽性であることが前提である．

検査法には乳癌新鮮組織を用いてEIA（enzyme immunoassay）法で測定する方法とホルマリン固定，パラフィン切片による免疫染色で判定する方法[4]がある．前者は測定した検体の性状（構成細胞や癌細胞量など）が識別できないなどの問題点が指摘されている．一方，後者は多数部位の検索や微小乳癌の判定，連続切片による種々の予後因子（HER2，p53，MIB-1など）との対比，さらに術前の針生検や細胞診材料で検索など多くの利点がある．しかし免疫染色法での判定は定量性が難しく，何％以上の腫瘍細胞が染まっているのを陽性とするかが問題として提起されていたが，2006年，日本乳癌学会班研究「適切なホルモンレセプター検索に関する研究[5]．班長：梅村しのぶ」にて判定基準の設定がなされた．

2）化学療法

ER，PgRがともに陰性の症例に対して行われる．代表的な化学療法として，CAF（シクロホスファミド，アドレアマイシン，フルオロウラシル），CEF（シクロホスファミド，塩酸エピルビシン，フルオロウラシル），CMF（シクロホスファミド，メトトレキサート，フルオロウラシル）など抗癌剤を複数使用する多剤併用療法がある．

3）分子標的療法

HER2遺伝子の増幅やHER2タンパクの過剰発現が見られる乳癌患者は予後不良といわれ，浸潤癌の約25％に認められる．ハーセプチン（トラスツズマブ；遺伝子組換え製剤）は，HER2過剰発現が確認された転移性乳癌に対する世界初の抗HER2ヒト化モノクローナル抗体治療薬（分子標的療法）である．欧米の臨床試験において，ハーセプチンと化学療法併用では，化学療法単独に比べ，生存期間の延長や奏効率の上昇などが認められ，日本においても2001年6月に薬価収載されている．また，この治療法の適応は「HER2過剰発現が確認された転移性乳癌」と規定されており，HER2過剰発現の有無を確認することが必要不可欠である．現在その検査法として，IHC法（Immunohistochemistry：免疫組織化学法）とFISH法（Flurescence in situ hybridization）がある．

付）乳癌治療や予後推定のための組織学的悪性度評価

病理学的な予後因子（prognostic factor）や乳房温存療法の局所再発の可能性，さらに術後補助療法の治療方針などに核異型度（nuclear grading）や組織学的悪性度（histological grading）を評価することも臨床から要求されることが多くなっている．下表にわが国の抗癌剤市販後研究班乳癌術後補助療法研究委員会（NSAS-BC）の評価基準[6]（**表6-1**），組織学的悪性度はElston and Ellisらの評価基準[7]（**表6-2**），および乳癌取扱い規約「組織学的効果判定基準」（**表6-3**）をあげる．

表6-1 核異型度 Nuclear grading〔文献6）より引用〕

①核異型[*1]
- Score 1　核の大きさ・形が均一で，クロマチン増量はない．
- Score 2　Score 1と2の中間
- Score 3　核の大小不同，形態不整が目立ち，クロマチンが増量し，粗で不均一な分布を示し，しばしば肥大した核小体を有する．

②核分裂像の数[*2]
- Score 1　5個未満/HPF
- Score 2　5～10個/HPF
- Score 3　11個以上/HPF

核異型度（NG）の判定
- NG 1　①＋②が2または3点
- NG 2　①＋②が4点
- NG 3　①＋②が5または6点

[*1]：異型度が不均一な場合は，異型度が高い癌要素が10％以上なら高い方を，10％未満なら低い方をとる．
[*2]：核分裂像を多く含む部位を選んで，400倍（high power field：HPF）で10視野観察する．

表6-2 組織学的悪性度 Histological grading〔文献7）より改変〕

①腺管形成[*1]
- Score 1　＞75％
- Score 2　10～75％
- Score 3　≦10％

②核異型[*2]
- Score 1　正常乳管上皮と同程度の核の大きさとその均一性を示す．
- Score 2　核の大きさ・形の不同が中等度．正常乳管上皮細胞よりも大きく，より泡沫状を呈してしばしば単一の核小体が観察できる．
- Score 3　核の大きさ・形の不同が著しい．非常に大きく奇怪な核を有する．泡沫状を呈して肥大し，しばしば複数個の核小体が目立つ．

③核分裂像の数[*3]

視野の直径（mm）	0.44	0.59	0.63
視野面積（mm^2）	0.152	0.274	0.312
Score 1	0～5	0～9	0～11
Score 2	6～10	10～19	12～22
Score 3	11以上	20以上	23以上

組織学的悪性度（HG）の判定
- HG 1　①＋②＋③が3～5点
- HG 2　①＋②＋③が6, 7点
- HG 3　①＋②＋③が8, 9点

[*1]：真の腺管腔の形成を評価
[*2]：正常の乳管上皮の核と比較
[*3]：光学顕微鏡の種類（視野面積）によりscoreは異なる．測定は癌組織の辺縁部を中心に10視野の核分裂像を数える．

表6-3 組織学的効果判定基準（乳癌取扱い規約第16版掲載予定）

Grade 0　無効
　　癌細胞に治療による変化がほとんど認められない場合．

Grade 1　やや有効
　1a）軽度の効果
　　　面積に関係なく，癌細胞に軽度の変化が認められる場合．
　　　約1/3未満の癌細胞に高度の変化が認められる場合．
　1b）中等度の効果
　　　約1/3以上2/3未満の癌細胞に高度の変化が認められる場合．

Grade 2　かなり有効
　2a）高度の効果
　　　約2/3以上の癌細胞に高度の変化が認められる場合．ただし，明らかな癌巣を認める．
　2b）きわめて高度の効果
　　　完全効果（Grade 3）に非常に近い効果があるが，ごく少量の癌細胞が残存している．

Grade 3　完全効果
　　すべての癌細胞が壊死に陥っているか，または，消失した場合．肉芽腫様組織あるいは線維化巣で置き換えられている場合．

参考文献

1) 三瀬圭一，児玉　宏：乳癌の手術―乳房温存療法―．外科，61，1256～1261，1999．
2) 日本乳癌学会学術委員会：乳房温存療法ガイドライン．1999．
3) 元村和由，菰池圭史，稲治英生・他：Sentinel Node Biopsy．癌の臨床，46，613～623，2000．
4) 土屋眞一，松山郁生：乳癌ホルモンレセプター検査の役割．DAKO Newsletter，16，2001．
5) Umemura, S., Kurosumi, M., Moriya, T., Oyama, T., Arihiro, K., Yamashita, H., Umekita, Y., Komoike, Y., Shimizu, C., Fukushima, H., Kajiwara, H., Akiyama, F.: Immunohistochemical evaluation for hormone receptors in breast cancer. A practically useful evaluation system and handling protocol. Breast Cancer. 13, 232-235, 2006.
6) Tuda, H., Akiyama, F., Kurozumi, M., et al.: Establishment of histological criteria for highrisk node-negative breast carcinoma for a multi-institutional randomized clinical trial of adjuvant therapy. Japan National Surgical Study of Breast cancer (NSAS-BC) Pathology Section, Jpn. J. Clin. Oncol. 28, 486～491, 1998.
7) Elston, C. W., Ellis, I. O.: Pathological prognostic factors in breast cancer I. The value of histological grade in breast cancer; experience from a large study with long-term followup, Histopathology, 19, 403～410, 1991.

第7章
基本的な画像所見の見方と考え方

第1部 総論

　乳癌の診断には，簡便で非侵襲的なマンモグラフィ（以下MMG）と超音波検査（以下US）が主軸となるが，乳房温存手術の増加とともに，癌の広がりや副病変検出のためのMRI検査が積極的に行われるようになっている．本章では，US，MMG，MRIに限定してこれらの考え方・見方を概説する．

I．乳房超音波検査

1．超音波の基本原理

　超音波とは"人の耳に聞こえないほどの高い音程（周波数）の音"と定義される．探触子（プローベ）から発した超音波が，生体組織の微粒子の振動を繰り返し，音響エネルギーを伝播していく．音響的に性質の異なる組織の境界面で反射が起こり，反射波としてはね返り，もとの探触子で受信される．探触子の先端では，超音波の発信と受信が交互に繰り返され，発信してから受信されるまでの時間から，皮膚から反射した組織の境界面までの距離が計測され画像に反映される．さらに反射して受信された超音波は，その強度を輝度として画像化される．反射信号が大きくなるほど高エコー（白），小さくなるほど低エコー（黒）に描かれる．
　超音波で描出されるエコーレベルを理解するために必要な，反射，散乱，減衰について述べる．

1）反射（図7-1）
　超音波は媒質が異なる境界面を通過するとき，その一部が反射し，反射した残りは透過していく（a）．媒質が似た物質では反射は弱く（b），媒質が同じものでは反射は生じない（c）．

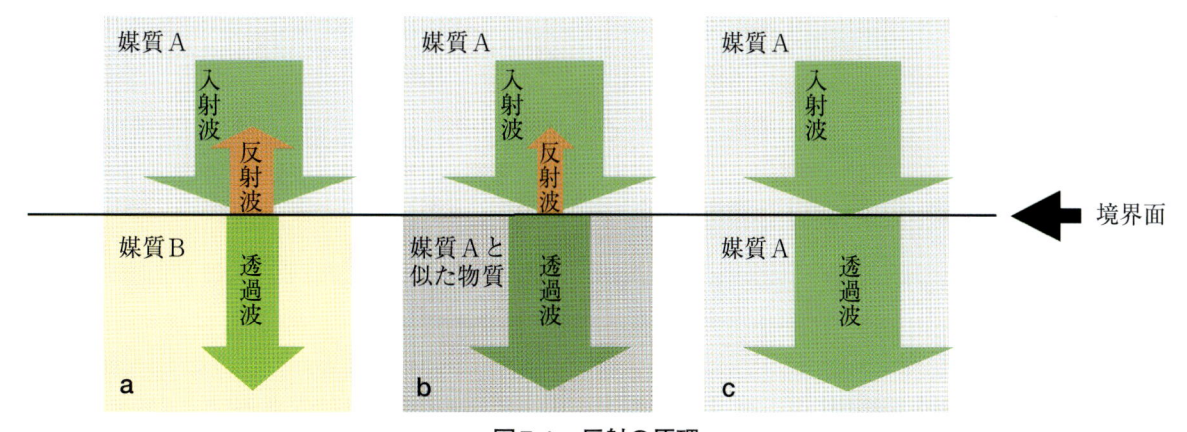

図7-1　反射の原理

2）散乱（図7-2）

　大きな物質との境界面で生じる通常の反射と異なり（a），超音波の波長より小さい，不均一な物質内では超音波は反射せずに散乱する（b）．細かい散乱の超音波が重なり合い，探触子に受信される．乳腺実質，線維腺腫や粘液癌の内部エコーは，この現象によって高エコー（白）に描出される．

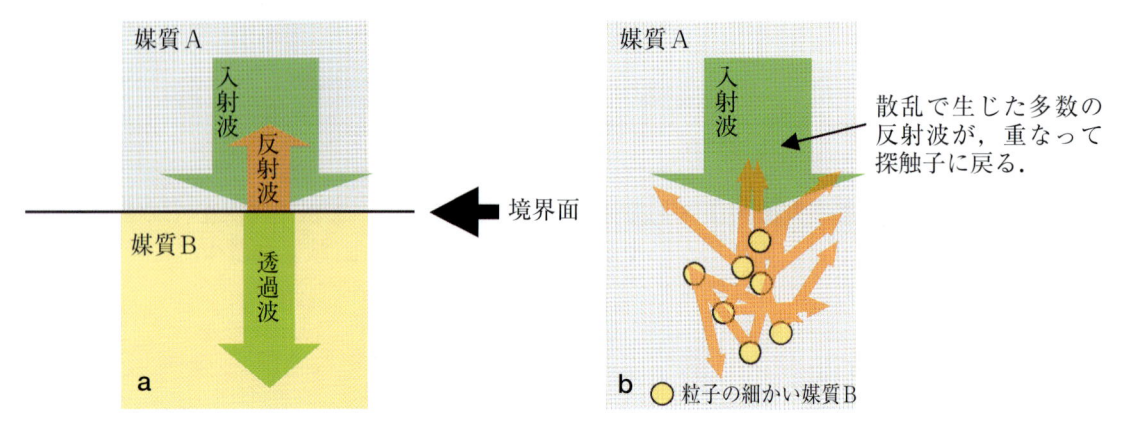

図7-2　散乱の原理

3）減衰（図7-3）

　減衰とは，物質内を透過するなかで超音波が弱くなることで，水分の多い組織では少なく（a），金属，カルシウム，線維性組織，脂肪を含む組織では大きい（b）．

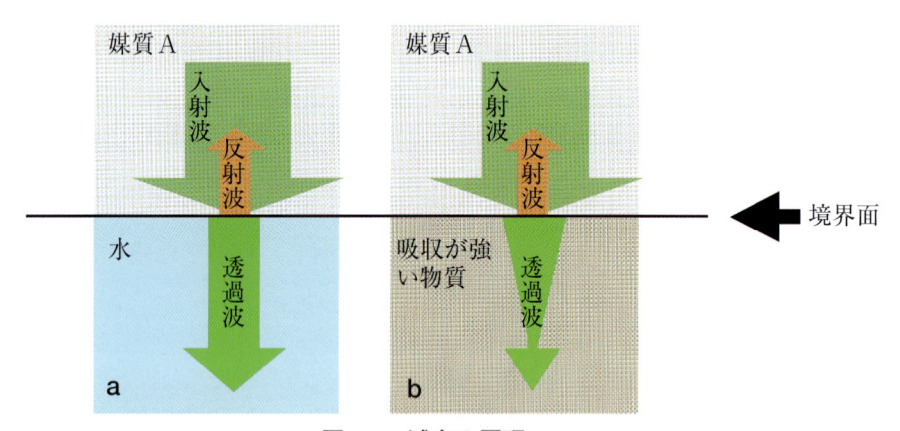

図7-3　減衰の原理

2. 正常乳房のUS像

　乳房は皮膚，脂肪組織，乳腺組織，結合織から構成される．正常乳房のUS像と断面図を比較して見ると,画面の上から皮膚（高エコー，白く描出される），その下に皮下脂肪組織（低エコー，黒く描出される）と線状に走行するクーパー靱帯（白く描出），その下に乳腺組織（白），乳腺後脂肪織（黒），大胸筋（白）が描出される．

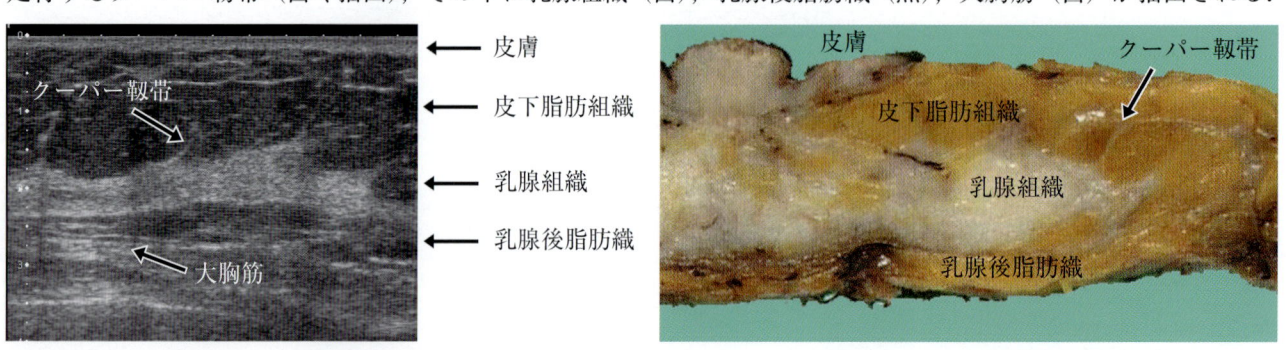

写真7-1　正常乳房のUS像

写真7-2　正常乳房の断面図

3. 乳房超音波の診断基準

乳腺の病変は腫瘤を形成する腫瘤性病変と，腫瘤像を形成しない非腫瘤性病変に大別される．多くは腫瘤性であり，USではその形態的所見を評価して診断が行われる．

1）腫瘤性病変

「乳腺疾患超音波診断のためのガイドライン」[1]に基づき，所見用語は**表7-1**に掲げてあるものを用いる．本項では，腫瘤性病変の組織型推定の判断材料になる形状，内部エコー，後方エコーについて説明する．

表7-1 乳腺疾患超音波診断のためのガイドライン─腫瘤像形成病変について─

超音波所見	良性 ←――――――→ 悪性	
形状	円形・楕円形／分葉形 多角形 不整形	
境界　明瞭性 　　　性　状	明瞭 平滑	不明瞭 粗糙
ハロー	なし	あり
乳腺境界線の断裂	なし	あり
内部エコー　均質性 　　　　　　高エコースポット	均質 粗大	不均質 微細
硬さ	軟	硬
縦横比	小	大
バスキュラリティ	無～低	高

a. 形状（図7-4）

形状が円形・楕円形のものは良性で，不整形のものは悪性であることが多いが，乳腺腫瘍ではしばしば円形の癌，不整形の良性疾患が見られるため，その診断には十分な注意が必要である．

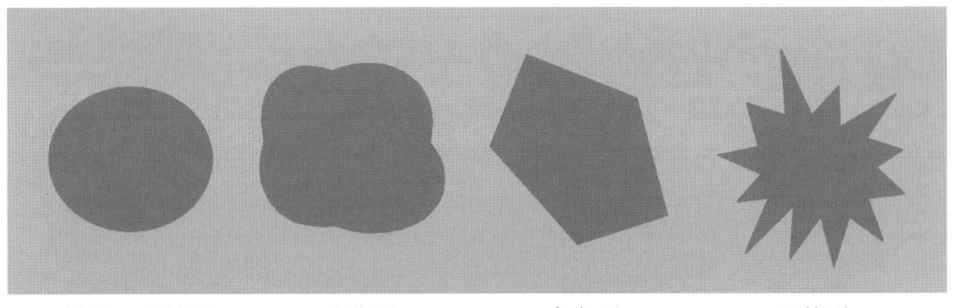

円形・楕円形　　分葉形　　多角形　　不整形

図7-4 腫瘤の形状

b. 内部エコー（図7-5）

　内部エコーとは腫瘍内部のエコー像を意味する．内部の性状は，エコーのレベルと均質性で表現される．エコーレベルの評価は，周囲の乳腺組織ではなく皮下脂肪層と比較して，無，低，等，高エコーと表現する（a）．内部エコーレベルは，腫瘍内部の構成成分の均質性に関係する（b）．音響的に同じ物質で構成される腫瘍（囊胞，充実腺管癌など）は，内部の反射が少ないため低エコー（黒），異なる物質から構成される腫瘍（粘液癌など）は逆に高エコー（白）に描出される．

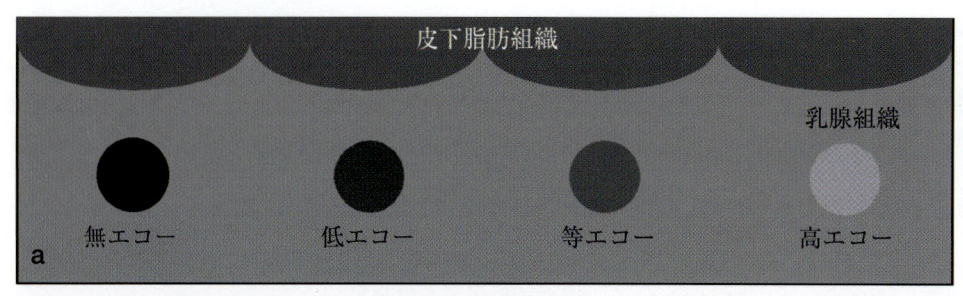

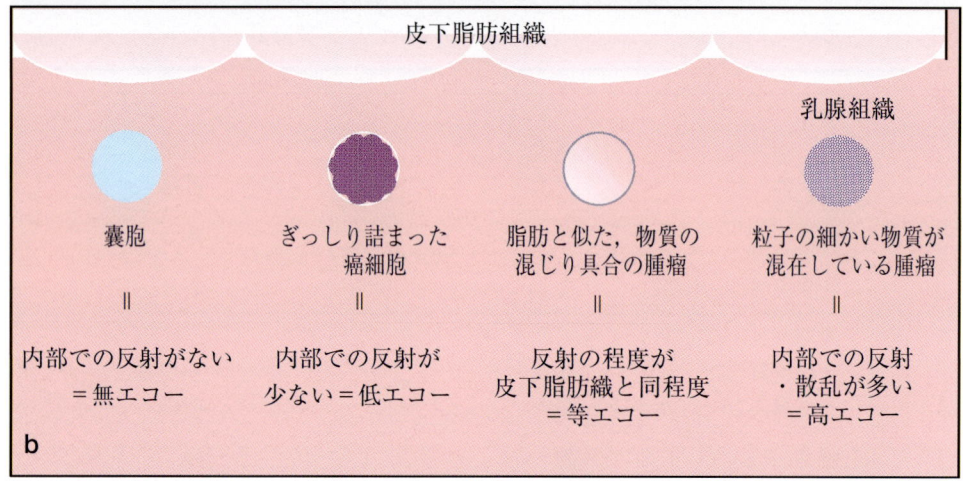

図7-5　a：内部エコーレベルの分類　　b：内部エコーレベルを決める要因

3）後方エコー

　後方エコーとは腫瘍の後方（深層）のエコー像であり，隣接する同じ深さの周囲組織のエコーレベルと比較して判定される（**図7-6**）．超音波が腫瘍内部を通過した後の，反射の程度が後方エコーに反映されるため，腫瘍内部の減衰・反射が関連する．腫瘍内部が液体や粘液のときは超音波が減衰しにくく，腫瘍の後方では相対的に強い反射が生じるため後方エコーは増強する．一方，腫瘍内部に線維組織の増生があると超音波は減衰し，後方エコーは減弱する．また腫瘍内部に粗大な石灰化がある場合は，超音波は石灰化の表面で強く反射し，その後方には超音波が到達しないため後方エコーは消失する（**写真7-3a**）．しかし，非浸潤性乳管癌で見られる微細な石灰化は，サイズが小さいため，石灰化の場所では点状の高輝度エコーとして抽出されるが，深層には超音波が到達するため後方エコーは消失しない（**写真7-3b**）．

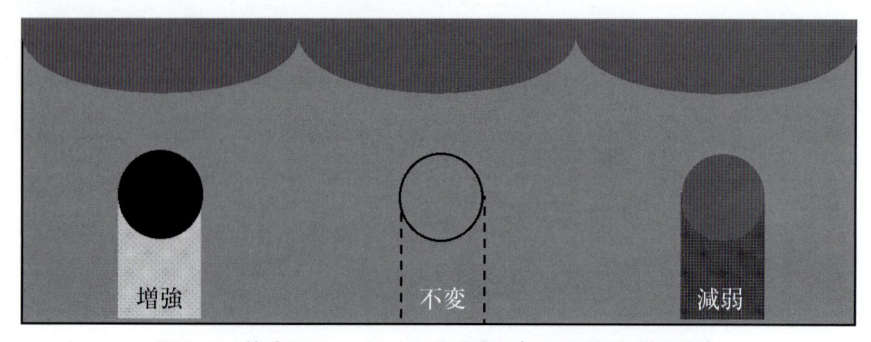

図7-6　後方エコーレベルの分類（US画像の模式図）

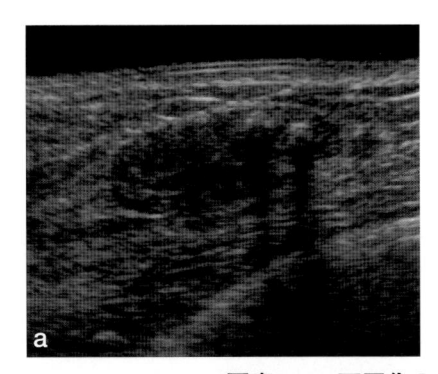

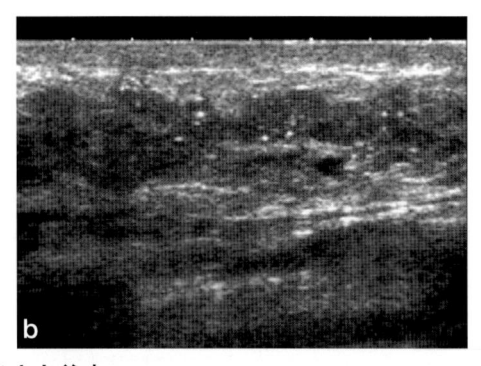

写真7-3 石灰化の大きさと後方エコー
(a：粗大な石灰化を伴う線維腺腫，b：微細な石灰化を伴う非浸潤性乳管癌)

2) 非腫瘤性病変

　腫瘤を形成しない病変は，乳管内病変と間質の病変に大別される．臨床的に接する機会が多いのは，非浸潤性乳管癌との鑑別が必要となる乳管内の病変である．

II．マンモグラフィ

1．マンモグラフィの基本原理

乳房X線撮影をマンモグラフィ（以下MMG）という．MMGは組織によるX線の吸収率の違いによって画像を描出する．吸収率の高いもの（水分，線維，金属）ほど，フィルムに到達するX線は減少し高濃度（白く）となり，逆に吸収率の低いもの（空気，脂肪）は低濃度（黒く）となる．乳癌は，一般的に正常乳腺組織と若干異なるX線吸収率を持つため，高濃度の（白い）腫瘍として描出される．また，癌に付随して出現する石灰化（カルシウム）は乳腺よりX線透過性が著しく低いため，白く描出され識別しやすい．

2．検査方法

乳房を圧迫板とフィルムの入った支持台で圧迫して撮影する．2方向で撮影する方法が標準的で，内外斜位方向（MLO：Mediolateral oblique）撮影と頭尾方向（CC：Craniocaudal）撮影がある（**図7-7**）．乳房検診では経済性・簡便性の点から，MLOの1方向撮影が一般的であるが，病変（腫瘍や石灰化）が疑われ精密検査を行う際には，上記2方向に加えて病変の拡大撮影，スポット撮影が行われる．

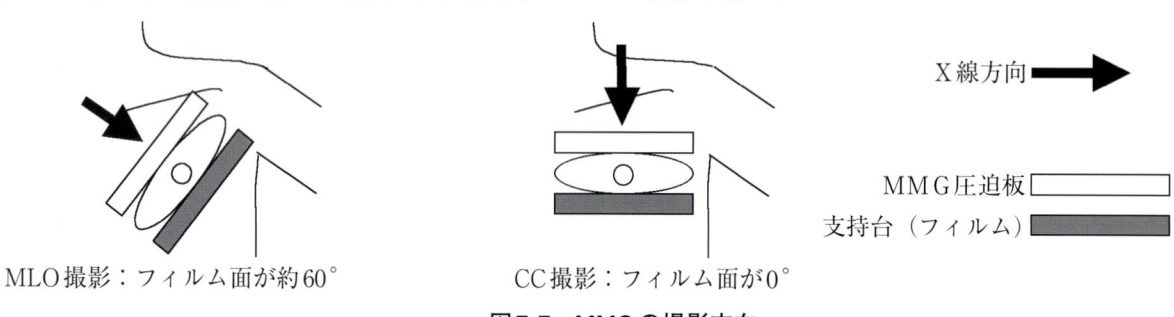

図7-7　MMGの撮影方向

3．正常乳房のMMG

乳房割面図の淡黄白色の乳腺組織（**写真7-4**）は，MMG（**写真7-5**）では乳頭を中心に三角形の広がりを示す白色で描出される．皮下脂肪，乳腺後脂肪織はX線透過性が高いため黒く描出されてくる．

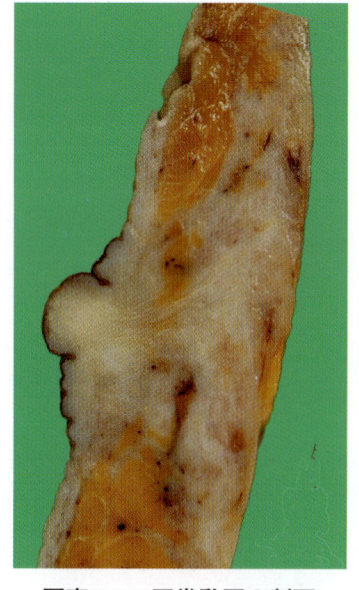

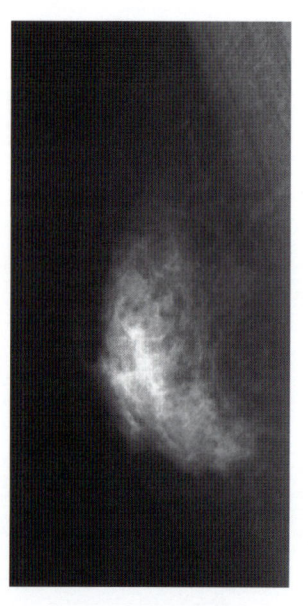

写真7-4　正常乳房の割面　　　　**写真7-5　MLO方向で撮影したMMG**

4. MMGの診断基準

1999年にマンモグラフィ精度中央委員会によって「マンモグラフィガイドライン」[2]が刊行された．読影に関する用語の統一，判定のカテゴリー分類が導入され，現在広く使われている．

異常所見としては主に腫瘤と石灰化があげられ，診断のフローチャートに従い，**表7-2**のように5つに分けられたカテゴリーに分類される．

表7-2　マンモグラフィガイドラインのカテゴリー分類

カテゴリー		
1	異常なし	異常所見はない． 乳房は左右対称で，腫瘤，構築の乱れも悪性を疑わせる石灰化も存在しない． 血管の石灰化，正常大の腋窩リンパ節はこのカテゴリーに入る．
2	良性	明らかに良性と診断できる所見がある． 退縮，石灰化した線維腺腫，乳管拡張症による多発石灰化，オイルシスト，脂肪腫，乳瘤のような脂肪含有性病変や過誤腫のような混合性濃度の病変，乳房内リンパ節，豊胸術などがこれに含まれる．
3	良性，しかし悪性を否定できず	良性の可能性が非常に高いが，悪性も否定できない．圧迫スポット・拡大撮影や超音波検査などの追加検査が必要である． 境界明瞭かつ平滑な病変（嚢胞，線維腺腫など）や，ごく淡い良・悪性の判定困難な微細石灰化などが含まれる．
4	悪性の疑い	乳癌に典型的な形態ではないが悪性の可能性が高い病変で，細胞診や生検も含めた精査が必要である．
5	悪性	ほぼ乳癌と考えられる病変． スピキュラを有する高濃度腫瘤や区域性分布を示す微細線状・分枝状石灰化などが含まれる．

1）腫瘤について

腫瘤とは，周囲乳腺組織と明確な境界で区別される高濃度の部分をいう．実際の読影に際しては，フィルム上の濃度の高い部分が腫瘤なのか，単なる乳腺の重なりを見ているのかを濃度勾配，境界，内部構造に着目して判定する（**表7-3**）．

表7-3　腫瘤と乳腺の重なりの判定

	腫瘤　←――――→　乳腺の重なり	
濃度勾配	中心高濃度	中心低濃度
境界	スピキュラなど評価できる辺縁を持つ	脂肪で切り取られた辺縁を持つ
内部構造	均一	周囲乳腺と同一

腫瘤なのか，乳腺の重なりなのか判断に迷うようなものは，局所的非対称性陰影（focal asymmetric density：FAD）とし，精密検査の対象となる（カテゴリー3と判定）．

腫瘤が存在すると判定した際には，その辺縁の所見を評価してカテゴリー分類が行われる（**表7-4**）．腫瘤の組織型推定を進めるうえで，非常に重要な腫瘤の形状，境界・辺縁の所見について説明を加える．

表7-4　腫瘤の辺縁の判定によるカテゴリー分類

腫瘤の辺縁の所見	カテゴリー	備考
明瞭平滑	カテゴリー3	粗大な石灰化を有するもの（線維腺腫疑い） 明らかな脂肪を有するもの（過誤腫疑い）はカテゴリー2と判定される
微細分葉状・微細鋸歯状	カテゴリー4	
スピキュラを有する	カテゴリー5	

a. 腫瘤の形状

腫瘤の形状は，その全体像を見て決定されるが，超音波で用いられる定義と基本的には同じである（**図7-4**参照）．

b. 腫瘤の境界・辺縁

腫瘤が周囲組織と接する面を境界，境界付近の腫瘤部分を辺縁としている．以下の5つの用語を用いて表現する．
　(a) 境界明瞭平滑：境界が明瞭で腫瘤の辺縁が平滑であるもの．
　(b) 微細分葉状：境界は比較的明瞭で辺縁は細かく凹凸不整があるもの．
　(c) スピキュラを伴う：辺縁に棘上の線状影，スピキュラが見られるもの．
　(d) 境界不明瞭：脂肪と接している部分がぼやけているもの（白矢印）．
　(e) 評価困難：正常乳腺と接するところでぼやけているもの（黒矢印）．

a：境界明瞭平滑　　b：微細分葉状　　c：スピキュラを伴う　　d：境界不明瞭，e：評価困難

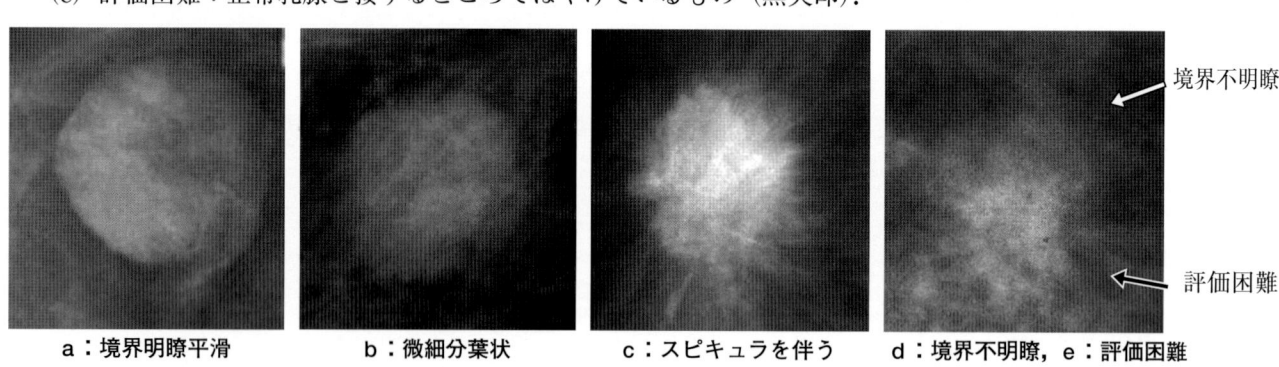

写真7-6　腫瘤の辺縁

2) 石灰化について

石灰化とは，乳腺内組織へのカルシウムの沈着を指している．石灰化はX線透過性が非常に低いため，フィルム上では白く描出されてくる．診断を行ううえでの最初のポイントは「明らかな良性の石灰化」と「良悪性の鑑別を要する石灰化」を判別することである．前者はその成因によって特徴的な形態を示し，多くは粗大な石灰化を呈してくる．一方，後者は微細（1mm以下が多い）で，その形態と分布から悪性度の評価が行われる（**表7-5**）．以下に，石灰化の形態，分布の用語について解説する．

表7-5　石灰化の形態，分布によるカテゴリー分類

分布＼形態	微小円形	淡く不明瞭	多形性不均一	微細線状　微細分枝状
びまん性・領域性	カテゴリー2	カテゴリー2	カテゴリー3	カテゴリー5
集簇性	カテゴリー3	カテゴリー3	カテゴリー4	カテゴリー5
線状・区域性	カテゴリー3, 4	カテゴリー4	カテゴリー5	カテゴリー5

a. 良悪性の鑑別を要する石灰化の形態(写真7-7)

「明らかな良性石灰化」にあてはまらない石灰化を,以下の4つの用語を用いて表現する.
- (a) 微小円形:1mm以下の円形または楕円形の辺縁明瞭な石灰化で孤立性のものを除く.
- (b) 淡く不明瞭な石灰化:多くは円形または薄片(フレーク)状の石灰化で,非常に小さいか淡いために,明確な形態分類ができないもの.
- (c) 多形性あるいは不均一な石灰化:さまざまな大きさ,形および濃度を呈する不整形石灰化で,通常0.5mm以下である.
- (d) 微細線状,微細分枝状石灰化:細長い不整形の石灰化で,線状に見えるが断裂しており,幅は0.5mm以下である.

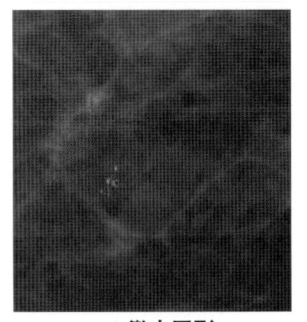

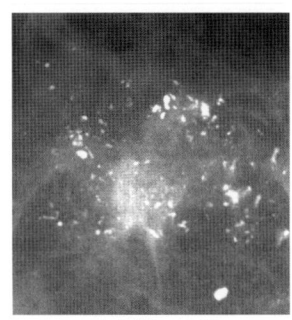

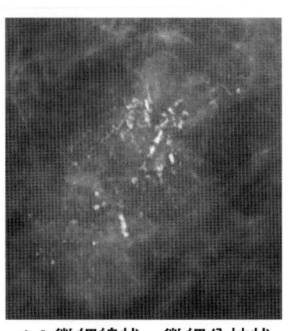

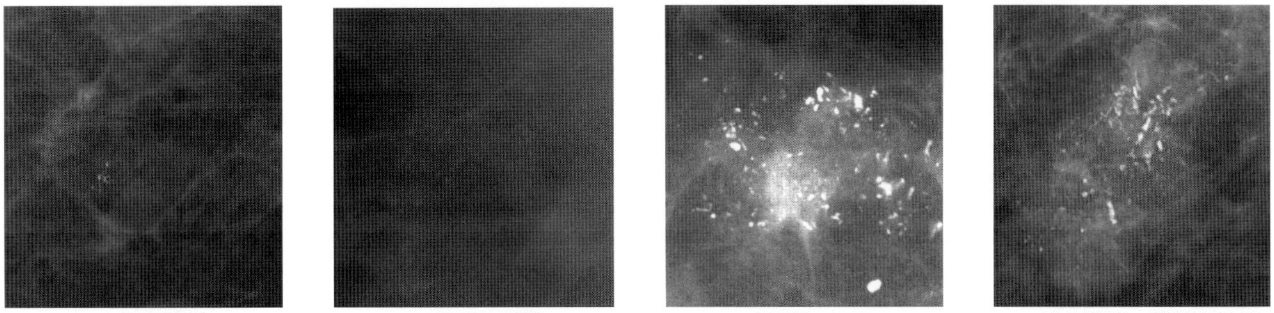

a:微小円形　　　b:淡く不明瞭　　　c:多形性,不均一　　　d:微細線状,微細分枝状

写真7-7　良悪性の鑑別を要する石灰化の形態

b. 良悪性の鑑別を要する石灰化の分布(図7-8)

形態が類似した複数の石灰化があるとき,その配列を以下の5つの用語を用いて表現する.
- (a) びまん性/散在性:乳房全体に一定の分布傾向を持たずに散在する石灰化で,通常は両側性である.
- (b) 領域性:広範囲に広がる石灰化であるが,乳腺全体に広がるわけではない.乳管腺葉系の分布に一致せずに広がるもの.
- (c) 集簇性:小範囲に限局して石灰化が存在するもの.
- (d) 線状:石灰化が線状に配列するもの.
- (e) 区域性:乳管腺葉系に一致した区域に石灰化が広がるもの.

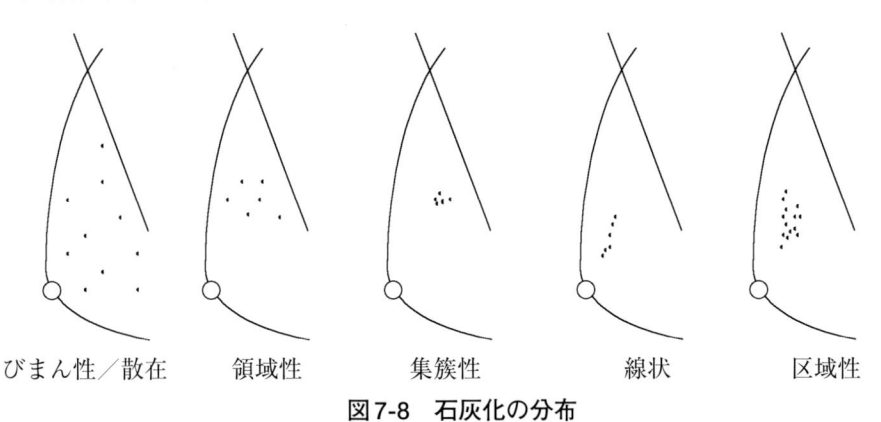

びまん性/散在　　領域性　　集簇性　　線状　　区域性

図7-8　石灰化の分布

c. 石灰化の分類と組織型推定

乳腺に生じる石灰化は,その成因より壊死型,分泌型,間質型に大別される.MMGは,非常に微細な石灰化の濃淡を描出する能力に長けており,石灰化の大きさ,形態,内部構造,境界の評価によって石灰化を分類することが組織型を推定するポイントとなる.

a) 壊死型の石灰化

壊死型の石灰化とは,乳管内部で重積した癌細胞の中心部が壊死に陥り,壊死物質にカルシウム沈着が生じてきたものである.非浸潤性乳管癌の面皰型や,乳頭腺管癌の乳管内病変に見られる石灰化である.乳管の走行に沿った線状,分枝状,角の尖った多形性を示し,沈着物の濃度や析出の密度の差により濃淡が認められる点が特徴である.

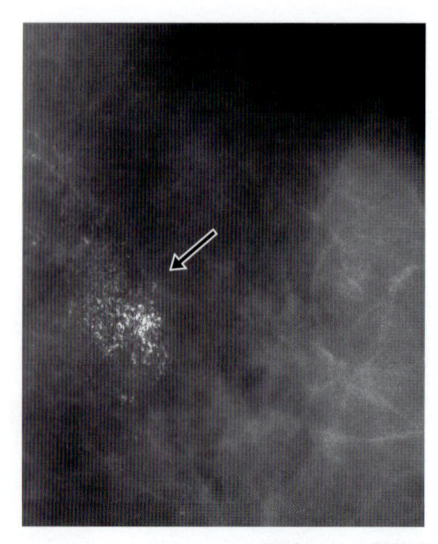

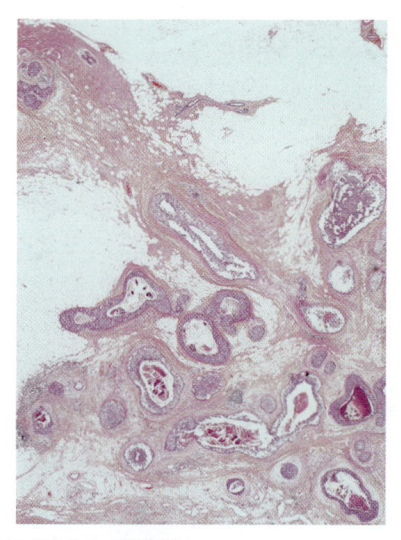

写真7-8　壊死型の石灰化と組織像

b）分泌型の石灰化

分泌型の石灰化とは，乳管，小葉内に生じた分泌物の結晶化による石灰化である．小円形で輝度が高いのが特徴で，良性では乳腺症を構成する腺腔内などに見られ，悪性では非面疱型の非浸潤性乳管癌の管腔内，粘液癌の粘液湖内に見られる．一般的に，良性病変では両側性びまん性の分布を示し，癌では集簇性，区域性の分布を示すことが多い．

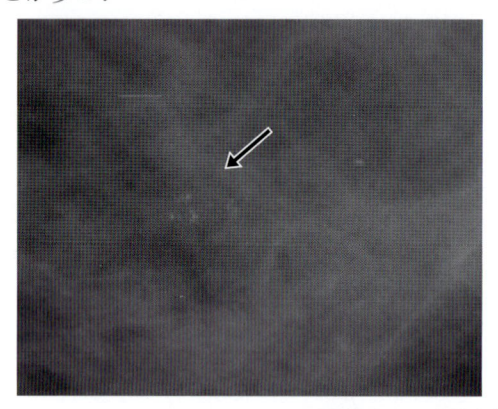

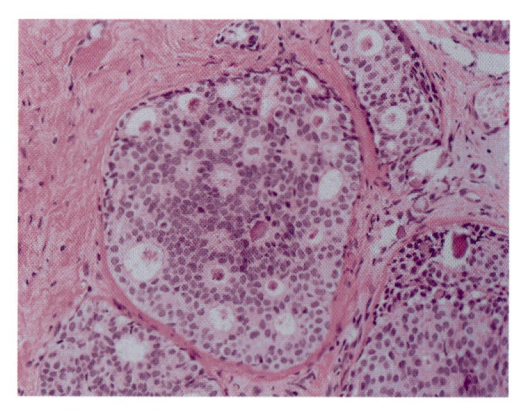

写真7-9　分泌型の石灰化と組織像

c）間質型の石灰化

乳腺組織の間質が硝子化して生じる石灰化である．境界が明瞭で粗大な石灰化が，乳管の走行に関係なく存在する点が特徴である．線維腺腫，乳管内乳頭腫，生検後の縫合部，外傷後の脂肪壊死部（異栄養性の石灰化）などの良性病変に見られることが多い．

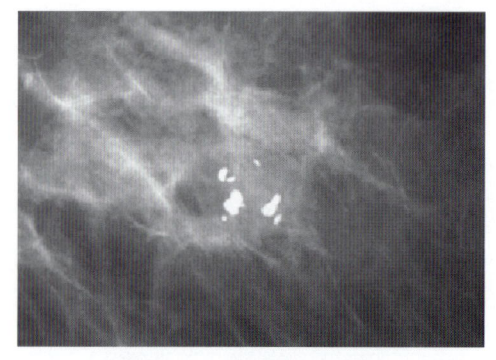

写真7-10　間質型の石灰化

3）その他の所見

MMGで指摘される，腫瘤，石灰化以外の異常所見を「その他の所見」という．乳腺実質，皮膚，リンパ節の所見に分類されるが，そのなかでも臨床的に重要な所見である乳腺実質の「構築の乱れ」について述べる．

「構築の乱れ」とは「腫瘤は明らかでないが，正常の乳腺構築が歪んでいるもの」と定義される．MMG撮影時に，圧迫板で引き伸ばした乳腺組織がうまく伸展しない状態で，正常乳腺より線維成分が多い硬化性の病変で出現してくる．良性では硬化性腺症や放射状瘢痕に，悪性では浸潤性小葉癌などで見られる．

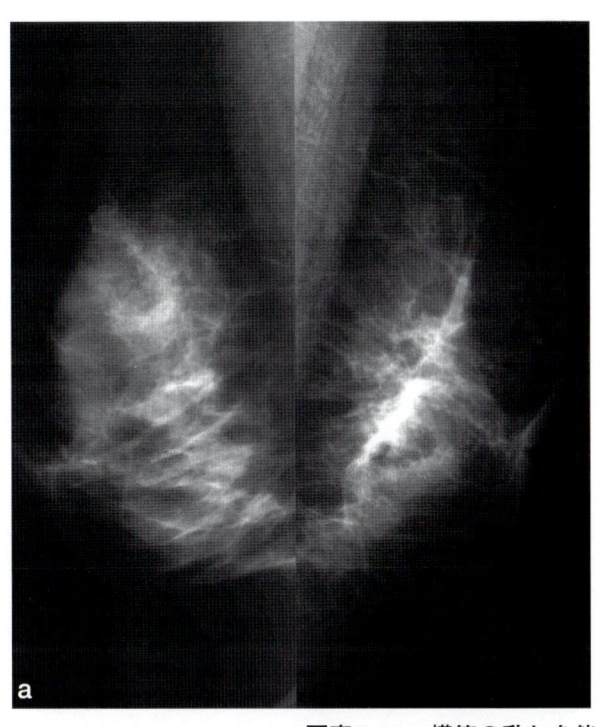

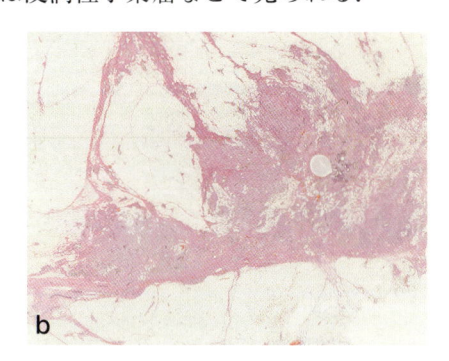

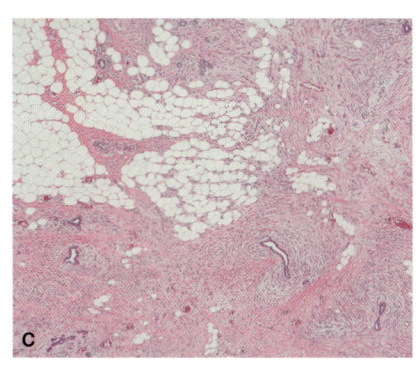

写真7-11　構築の乱れを伴う浸潤性小葉癌

（a）：MMG：左乳腺全体が，右に比べて濃度が高い．腫瘍として境界を追える部分はないが，濃度上昇部に歪みを認める．
（b）：ルーペ像：乳腺組織やクーパー靭帯の構造は保たれている．写真上部の皮下脂肪組織と乳腺との境界部に毛羽立ちを伴う引きつれが観察される．
（c）：組織像：正常な乳管を破壊することなく，間質と脂肪織内に線維増生を伴う浸潤性小葉癌の広範囲浸潤をみる．

Ⅲ. 代表的な乳腺疾患のMMG, US像

乳腺疾患は，腫瘤形成性と腫瘤非形成性病変に大別される．多くの疾患は腫瘤を形成してくるが，画像診断を進めるうえで腫瘤の形状を，限局型，中間型，浸潤型に分類すると理解しやすい（図7-9）．この考え方はMMGでもUSでも同様で，われわれが最も目にする機会の多い浸潤性乳管癌の3つの分類に関係してくる．

限局型＝充実腺管癌系
鑑別診断
線維腺腫，葉状腫瘍
嚢胞，嚢胞内乳頭腫
粘液癌，髄様癌，
嚢胞内癌

中間型＝乳頭腺管癌系
鑑別診断
乳管内乳頭腫

非浸潤性乳管癌

浸潤型＝硬癌系
鑑別診断
硬化性腺症
放射状瘢痕
浸潤性小葉癌

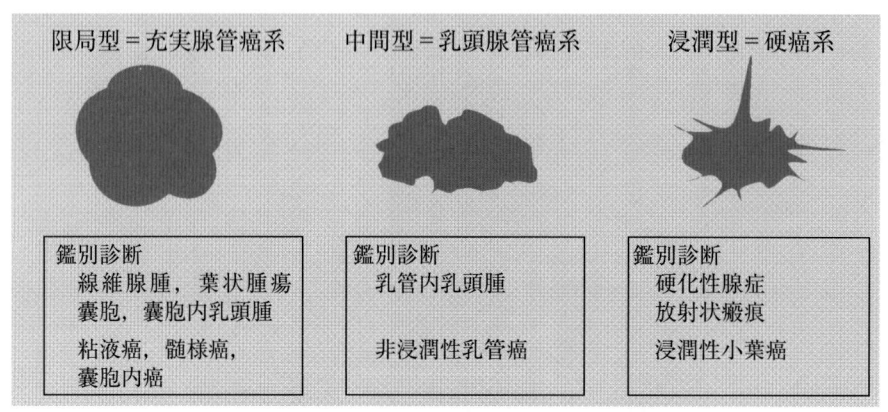

図7-9　腫瘤の形状による分類と推定組織型

乳癌取扱い規約では，通常型の浸潤性乳管癌は，乳頭腺管癌（乳頭状増殖＋乳管内進展性発育），充実腺管癌（充実性の増殖＋圧排膨張性発育），硬癌（間質結合織の増生を伴う索状，小塊状増殖＋間質浸潤性発育）の3型に分類されている．これらの組織構築の違いは，画像所見においても特徴的な像を呈し，その増殖形式の違いが，細胞診等の検査にも反映される．そのため，各検査における組織型推定の整合性を参考にする総合診断にきわめて有用である．

すなわち，形状から腫瘤の概観を把握したうえで，MMGであれば境界や付随する石灰化の所見，USであれば境界，内部エコーおよび後方エコーの所見などから，組織型を絞り込んでいく．

表7-6に，代表的な乳腺疾患の典型的な所見を提示するとともに，各症例の画像，組織所見について解説したい．

表7-6　代表的な乳腺疾患のMMG, US所見

	MMG所見			US所見			
	形状	境界	石灰化	形状	境界	内部エコー	後方エコー
乳腺症	—	—	微小円形 両側びまん性分布	豹紋状	—	—	—
嚢胞	円〜楕円	明瞭平滑	—	円〜楕円	明瞭平滑	無	増強
線維腺腫	楕円〜分葉	明瞭平滑	（ポップコーン状）	楕円〜分葉	明瞭平滑	低〜等	不変〜増強
葉状腫瘍	分葉	明瞭平滑	—	分葉	明瞭平滑	不均一な低〜等 裂隙形成	不変〜増強
非浸潤性乳管癌	—	—	微小円形〜線状 分枝状まで多彩	横長不整 （乳腺組織内に収まる）	不明瞭（前方境界線の断裂なし）	低（不均一） 点状高エコー	不変〜増強
乳頭腺管癌	横長不整	微細分葉	腫瘍内外に壊死型の石灰化	横長不整	明瞭粗糙	低（不均一） 点状高エコー	不変
充実腺管癌	楕円〜分葉	明瞭平滑〜微細鋸歯・分葉	まれに腫瘍内に＋	楕円〜分葉	明瞭平滑〜微細鋸歯・分葉	低	不変〜増強
硬癌	不整	スピキュラ	—	不整	不明瞭　粗糙 境界高エコー	低	減弱
浸潤性小葉癌	不整もしくは構築の乱れ	スピキュラ	ときに＋	不整もしくは構築の乱れ	不明瞭	低	不変〜減弱
粘液癌	楕円〜分葉	明瞭平滑	（多彩な石灰化）	楕円〜分葉	明瞭平滑	等〜高	増強

1. 良性

1）乳腺症

　乳腺症とは非腫瘍性病変で，乳腺組織の増殖・退行性病変が複合して出現してくる．坂元ら[3]がその構成部分像を①アポクリン化生，②嚢胞，③閉塞性腺症，④乳管乳頭腫症，⑤線維腺腫症，⑥小葉増生症，⑦硬化性腺症の7亜型に分類しており，きわめて多彩な病理像を示す（a）．画像では，両側乳房にびまん性変化として出現するが，部分的に強い増殖・退行性変化が生じ，癌との鑑別が必要な症例が見られる．MMGでは，乳腺が全体に白く（高濃度）なり，時に両側乳房にびまん性の石灰化が見られる（b）．非浸潤性乳管癌の鑑別のために，マンモトーム生検が行われるカテゴリー3の石灰化（微小円形，淡く不明瞭な石灰化の集簇）（c）は，しばしばこの乳腺症でみられ，アポクリン嚢胞や，閉塞性腺症の腺腔内などに分泌型の石灰化として観察される．US像では，両側びまん性に豹紋状，小斑エコー（mottled pattern）といわれる，2〜5mm程度の低エコー（d）を呈するものが典型であるが，癌との鑑別が問題となる限局性変化を呈するものもある．

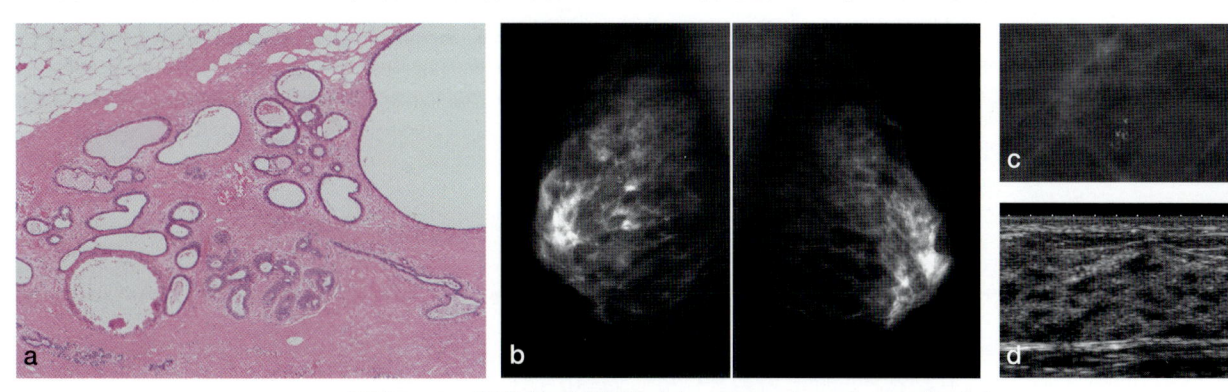

写真7-12　乳腺症の組織像（a），MMG（b, c），US像（d）
(a)：乳管乳頭腫症，嚢胞，アポクリン化生，線維腺腫症などの多彩な細胞成分の増生が見られる．
(b)：微小円形の石灰化が両側にびまん性に広がる（カテゴリー2）．
(c)：微小円形の石灰化の集簇（カテゴリー3）．
(d)：豹紋状の低エコーが広がる（mottled pattern）．

2）嚢胞

　嚢胞は内部が液体成分で構成される腫瘤で，MMGでの形状は円形〜楕円形，境界・辺縁は明瞭，平滑である（a）．一方，嚢胞内に腫瘤を形成する嚢胞内腫瘍（嚢胞内癌）も，MMGでは嚢胞と同様な像を呈してくるため，嚢胞が疑われる症例であっても，カテゴリーは3として必ずUSを施行する必要がある．USでは，一般的に嚢胞の内部は無エコーで，後方エコーは増強する（b）．一方，濃縮嚢胞（嚢胞内容が蛋白成分に富んだもの）は，内部が無エコーとならず低〜等エコーを呈し（c），充実性腫瘤や嚢胞内腫瘍と鑑別が困難なことがあるため，穿刺吸引細胞診が行われることが多い．

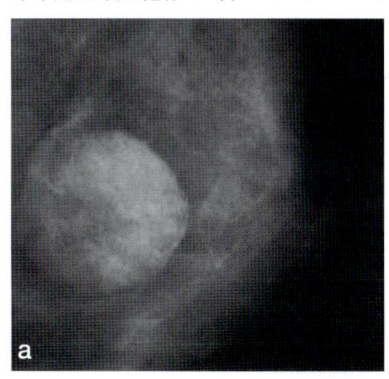

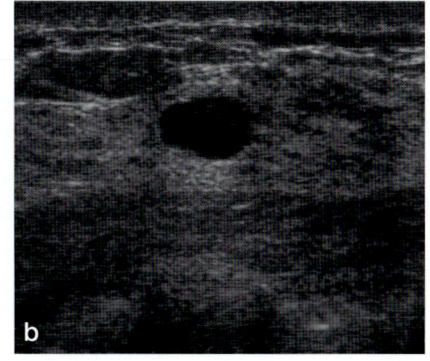

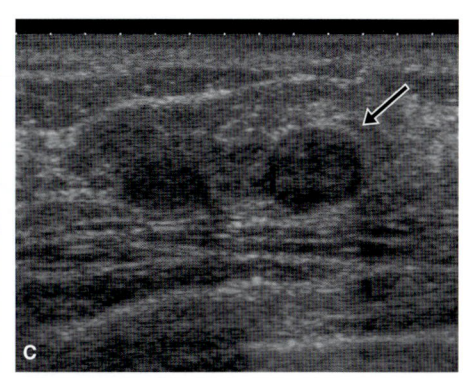

写真7-13　嚢胞のMMG（a），US像（b），濃縮嚢胞のUS像（c）
(a)：境界明瞭平滑な高濃度腫瘤（カテゴリー3）．
(b)：楕円形で境界明瞭，内部は無エコーで後方エコーは増強している．
(c)：楕円形で境界明瞭，内部濃度を有する低エコー腫瘤で，後方エコーの増強を認める（→）．
　　 穿刺吸引細胞診にて混濁した黄白色の内容が吸引され，濃縮嚢胞と診断される．

3）線維腺腫

　組織学的には円～楕円形，ときに分葉状で境界明瞭・辺縁平滑な腫瘤である（a）．MMGでは，等～高濃度の腫瘤として認められることが多く（b），間質型の粗大な石灰化（ポップコーン状）を伴う場合には線維腺腫の診断は容易である．USでは，腫瘤内部は低～等エコーの境界明瞭な楕円形の腫瘤像を示す（c）．後方エコーは腫瘤内部の性状によるが，間質の粘液状～浮腫状の程度が強くなるほど増強する．

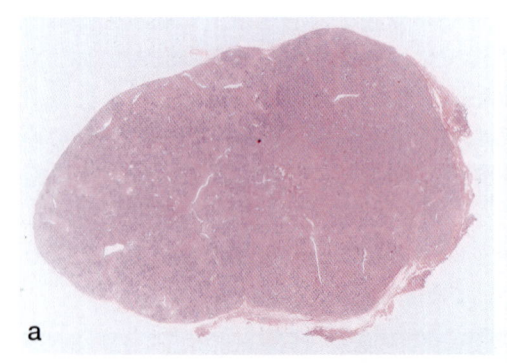

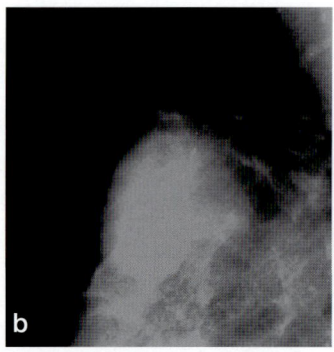

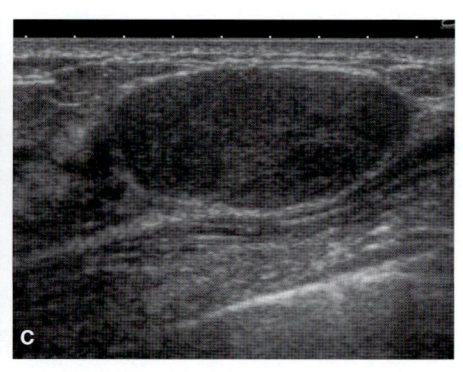

写真7-14　線維腺腫の組織像（a），MMG（b），US像（c）

(a)：境界が明瞭な楕円形の腫瘤で，管周囲型の線維腺腫である．
(b)：境界明瞭平滑な高濃度腫瘤（カテゴリー3）．
(c)：楕円形で境界明瞭な腫瘤．内部は均一，低エコーで後方エコーは増強している．

4）葉状腫瘍

　円形～分葉状の境界明瞭平滑な腫瘤であり，組織学的には葉状の構造を示す（a）．間質細胞の細胞密度・異型，分裂像等から良性，境界，悪性に分類されるが，画像では良悪性の判定は困難である．MMGでは等～高濃度，ほぼ境界明瞭な腫瘤であり，線維腺腫との鑑別は難しい（b）．USでは一般に内部エコーは線維腺腫より不均一で低～等濃度を示し，後方エコーは増強することが多い．なお，腫瘍内部に液体が貯留した裂隙を伴う場合には，同部位がUSで無エコーのスリット構造として認められ，葉状腫瘍を疑う所見となる（c）．

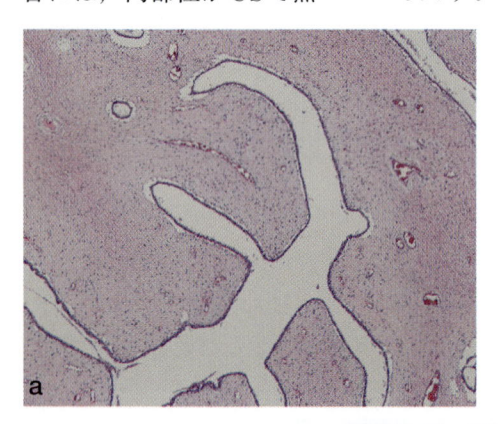

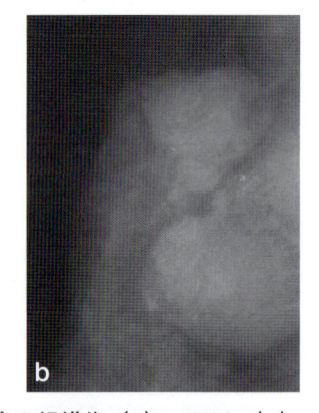

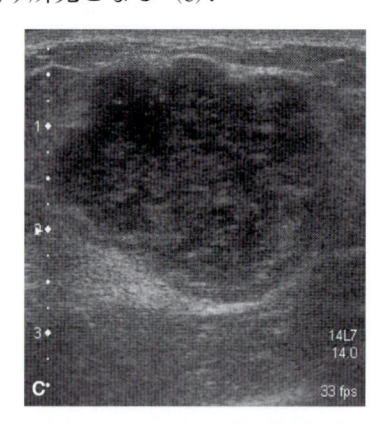

写真7-15　葉状腫瘍の組織像（a），MMG（b），US像（c）

(a)：間質成分の増殖によって，葉状の構造を呈している．
(b)：境界明瞭な円形の腫瘤がいくつか連なって描出されている（カテゴリー3～4）．
(c)：分葉状腫瘤で境界は明瞭平滑，内部は不均一な低エコーで，後方エコーは増強してくる．
　　 内部に裂隙（液体）を伴う葉状腫瘍が疑われる．

2. 悪性

1) 非浸潤性乳管癌；面疱型と非面疱型

　非浸潤性乳管癌（DCIS）は乳管内に限局した病変であり，浸潤癌と異なり腫瘤像を形成しないものが多い．MMGで描出される非浸潤性乳管癌は，石灰化像がその所見の中心である．面疱型DCISの典型的な石灰化は微細線状，分枝状の形態をとる壊死型の石灰化（**写真7-16a**）であり，これらが区域性，集簇性といった同一腺葉内に分布している点が特徴である．一方，非面疱型のDCISは，小型円形〜淡く不明瞭な石灰化（分泌型の石灰化）として描出される（**写真7-17a**）．なお，US単独では乳腺症の所見と区別が難しい症例が多い．しかし，MMGやMRIで，病変の位置が前もって同定されている場合には，DCISの大半は描出可能である．その描出パターンとしては，多い順から扁平不整低エコー像（**写真7-16b**），充実性腫瘤像，嚢胞内腫瘤像，拡張乳管内病変像（**写真7-17b**），拡張乳管集合像の5つに分類されている[4]．

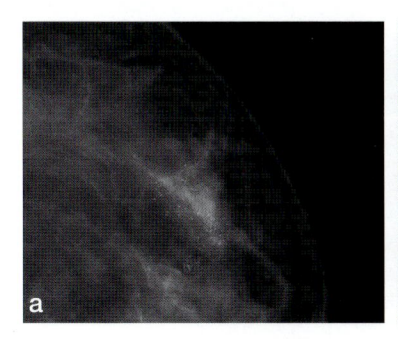

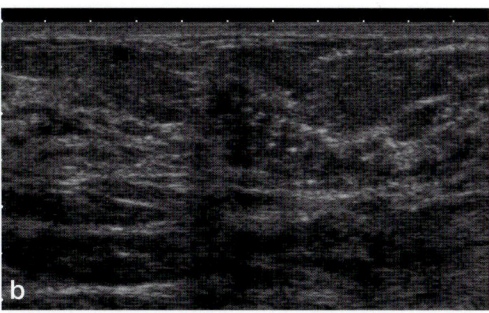

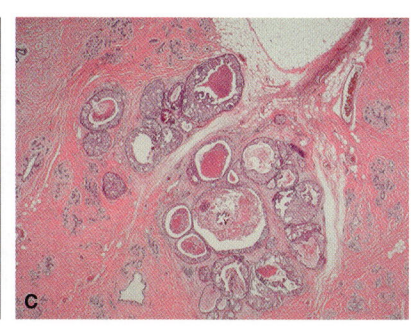

写真7-16　非浸潤性乳管癌（面疱型）のMMG（a），US像（b），組織像（c）
(a)：微細線状，分枝状の石灰化が区域性に広がる（カテゴリー5）．背景の濃度上昇は見られるが，明らかな腫瘤影は見られず非浸潤性乳管癌が疑われる．
(b)：乳腺組織内に，内部に高輝度エコーを伴う扁平な低エコー域を認める．
(c)：中心部に壊死型の石灰化を伴う癌胞巣を認める．

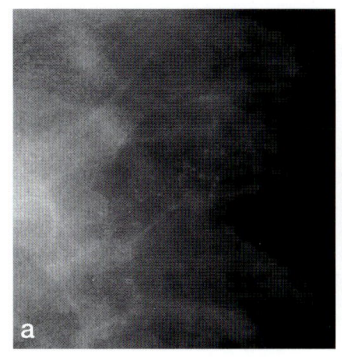

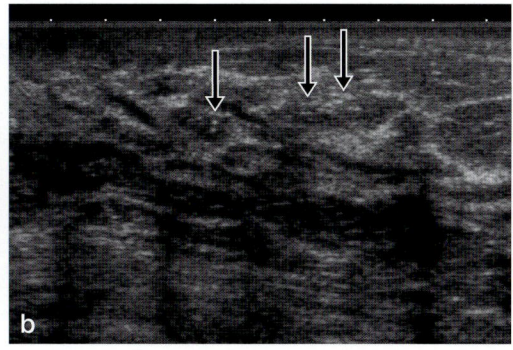

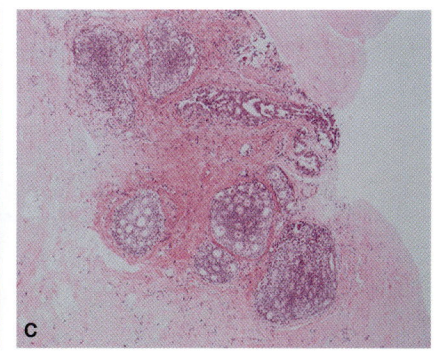

写真7-17　非浸潤性乳管癌（非面疱型）のMMG（a），US像（b），組織像（c）
(a)：微小円形石灰化の集簇が認められる（カテゴリー3）．
(b)：拡張した乳管が一部の領域に目立ち，内部の高輝度エコー（↓）や内部エコーの見られる乳管拡張（↓↓）があり，非浸潤性乳管癌の存在が疑われる．
(c)：篩状構造の腺腔内部に，小さな分泌型の石灰化が見られる．

2）浸潤性乳管癌
a. 乳頭腺管癌

組織学的に，乳頭状増殖と乳管内進展を特徴とする（a）．MMGでは，形状不整な腫瘤を呈し，腫瘤内外に多形性～線状分枝状の石灰化像を伴う（b）．USでは，乳管内進展傾向が強いため，縦横比が小さい横長の腫瘤を呈する（c）．形状はDCISに似るが，腫瘍が乳腺内にとどまらず，前方の脂肪織への浸潤を疑う所見（前方境界線の断裂）がDCISとの鑑別に有用である．

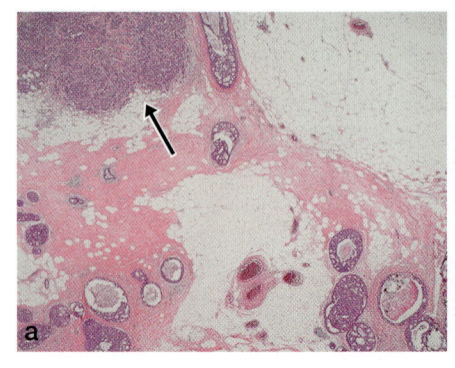

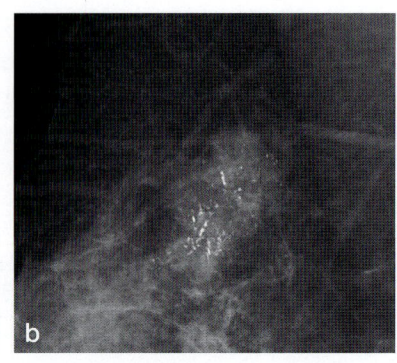

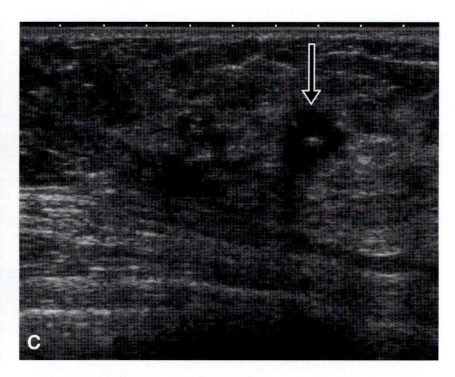

写真7-18 乳頭腺管癌の組織像（a），MMG（b），US像（c）

(a)：腺管形成を伴う浸潤部（↑）とその周囲の壊死型の石灰化を有する乳管内進展巣が見られる．
(b)：境界が微細分葉状な不整形腫瘤で，内部に線状分枝状の石灰化を呈し乳管内進展の併存が疑われる（カテゴリー5）．
(c)：不整形で境界が不明瞭な多結節状の低エコー腫瘤を認める．前方の脂肪組織との境界（前方境界線）が一部不明瞭（↓）なところがあり，浸潤癌が考えられる．

付）囊胞内癌（乳頭腺管癌）

囊胞内の乳頭状増殖を特徴とする癌で，囊胞内乳頭腫との鑑別が重要である．US像が特徴的で，診断に有用な所見を呈することから付記した．MMGでの形状，辺縁は囊胞（a）に順じるが，微細鋸歯状の辺縁が，囊胞内癌（乳頭腺管癌）の浸潤部を描出している可能性がある．USでは，囊胞壁から乳頭状の充実性の結節が認められ，その基部が広い（広基性）所見（b）が良性との鑑別点になる．

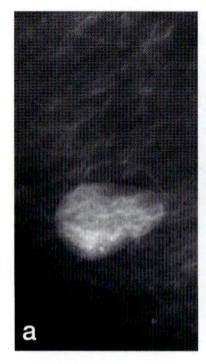

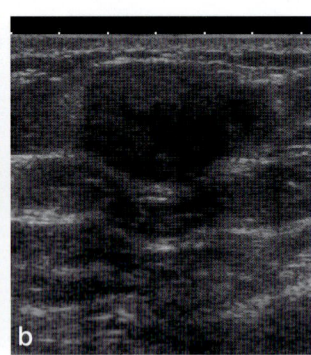

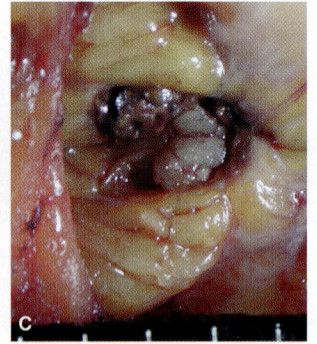

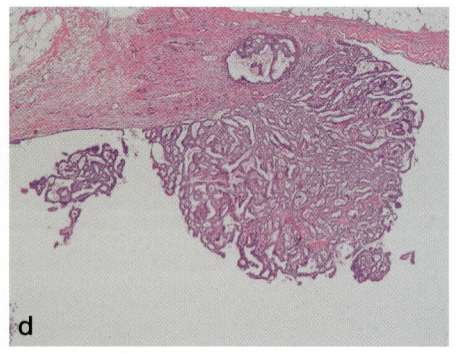

写真7-19 囊胞内癌のMMG（a），US像（b），割面像（c），組織像（d）

(a)：境界明瞭平滑な楕円形腫瘤で，一般的には良性腫瘍が疑われるが，高齢者の萎縮性乳腺内に出現していることを考慮すると，限局型の悪性腫瘍（充実腺管癌，粘液癌，囊胞内癌）の可能性が高い（カテゴリー4）．
(b)：だるま型の境界明瞭平滑な腫瘤である．内部に広基性の乳頭状増殖病変を認め，囊胞内腫瘍が考えられる．
(c)：囊胞内に突出する乳頭状病変を認める．
(d)：病理学的には乳頭状増殖を主体とする囊胞内癌（乳頭腺管癌）である．

b. 充実腺管癌

　組織学的に，周囲組織に圧排性の増殖を示す点が特徴とされ，腫瘍の形状は楕円形〜分葉状を呈している（a）．MMGでは，楕円形〜分葉状の高濃度腫瘤で，辺縁は比較的明瞭平滑で一部に微細鋸歯状，分葉状の部分を有する（b）．USでは，縦横比の高い分葉状の腫瘤を示す．境界は比較的明瞭で，内部エコーは充実性の癌細胞増生を反映し，線維腺腫より低いエコーレベルを示す．後方エコーは内部が比較的均一な細胞成分で，間質の増生が少ないことから不変，ときに増強している（c）．

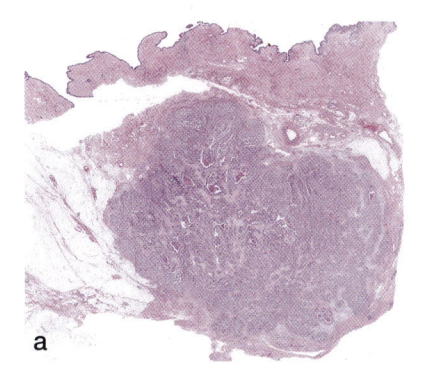

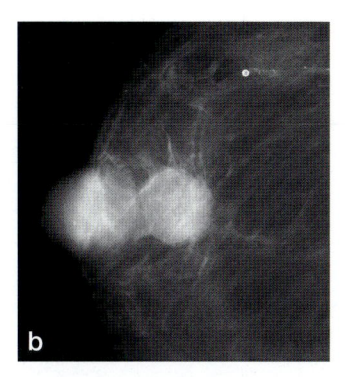

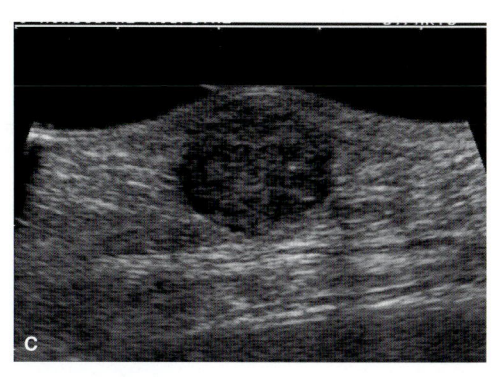

写真7-20　充実腺管癌の組織像（a），MMG（b），US像（c）
- （a）：充実性の癌胞巣が周囲に圧排性の増殖を示している．
- （b）：楕円形の高濃度腫瘤で，境界は明瞭平滑であるが，一部微細鋸歯状を有している（カテゴリー4）．
- （c）：楕円形で境界が比較的明瞭な低エコー腫瘤を認める．後方エコーはやや増強している．

c. 硬癌

　組織学的に間質結合織の線維増生を伴う癌胞巣が，周囲組織に浸潤する像が特徴である（a）．MMGでは，形状は不整形で，辺縁はスピキュラを呈する高濃度の腫瘤を示す（b）．USでは，腫瘍内部の線維性間質により内部は低エコーを示し，後方エコーは減弱する（b）．腫瘍の境界はびまん性の浸潤を反映して，高濃度帯（hallo）をきたすことがある．

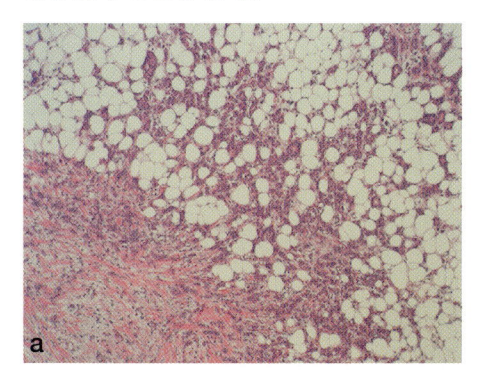

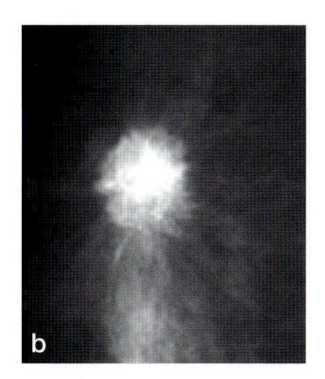

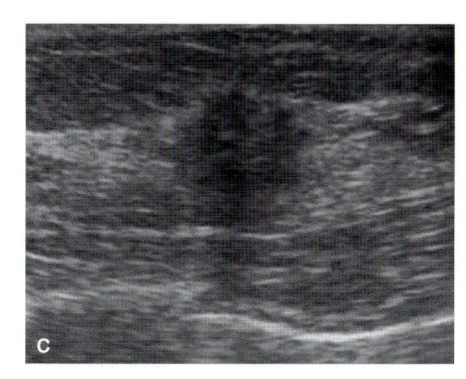

写真7-21　硬癌の組織像（a），MMG（b），US像（c）
- （a）：周囲脂肪織に小型の癌胞巣の浸潤が見られる．腫瘍内部には間質増生が目立つ．
- （b）：スピキュラを有する不整形高濃度腫瘤（カテゴリー5）．
- （c）：不整形で境界は不明瞭な低エコー腫瘤．後方エコーは減弱している．

3) 特殊型
a. 浸潤性小葉癌

組織学的には，小型の癌細胞が集塊をつくらず，周囲間質にびまん性に浸潤する点が特徴である（a）．明らかな腫瘤を形成しない症例では，画像をはじめ臨床的に癌と認識できないことがある．MMGでは，腫瘤を形成しないで構築の乱れ（architectural distortion）として描出されるものと（b），スピキュラを伴う境界不明瞭な腫瘤として認められるものがある．USでも同様に，腫瘤を形成しないで境界不明瞭な低エコー域として描出されるものと（b），硬癌に類似した不整形の低エコー腫瘤を示すものがある．周囲にびまん性に浸潤する場合も，正常の乳管の構築を壊さずに広がることから（d），その広がり診断には十分な留意が必要である．

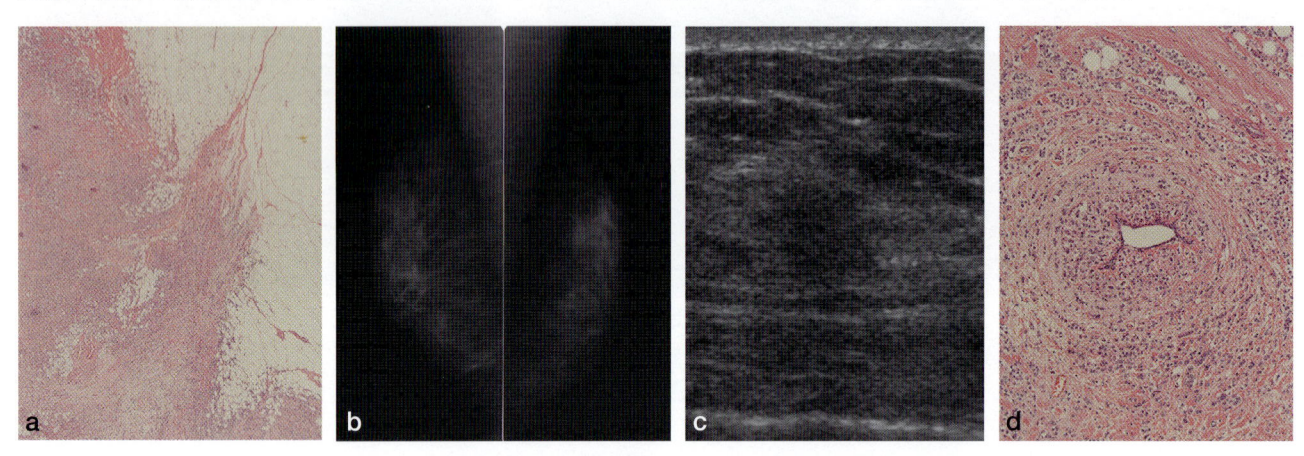

写真7-22 浸潤性小葉癌の組織像（a, d），MMG（b），US像（c）
- （a）：小型の癌細胞が，周囲の間質結合織，脂肪組織にびまん性に浸潤している．
- （b）：右乳腺と比較して，左乳腺上部に局所的な濃度上昇と正常乳腺組織の下方への引き込み，短縮が見られる．構築の乱れ（カテゴリー4）として認識できる．
- （c）：境界が不明瞭な不整形低エコー域を認める．周囲間質に広がる低エコー部は小葉癌の進展が疑われる．
- （d）：正常乳管の構築を壊さずに，間質結合織内に広範に広がる浸潤性小葉癌症例．

付）放射状瘢痕

MMGでスピキュラ様の引き込み像を呈する良性病変として，放射状瘢痕がある．硬癌，浸潤性小葉癌との鑑別がきわめて重要である．MMGでは，スピキュラを伴う病変であるが，明らかな腫瘤を呈さず，境界も不明瞭であることから，構築の乱れ（Spiculation）に分類されることもある．

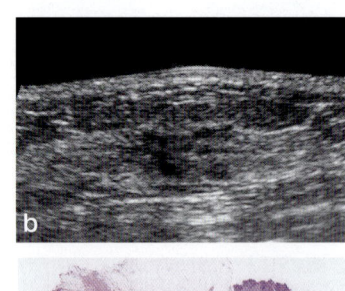

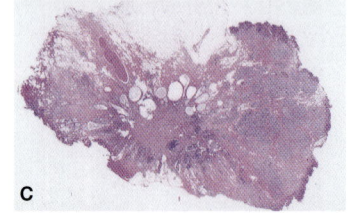

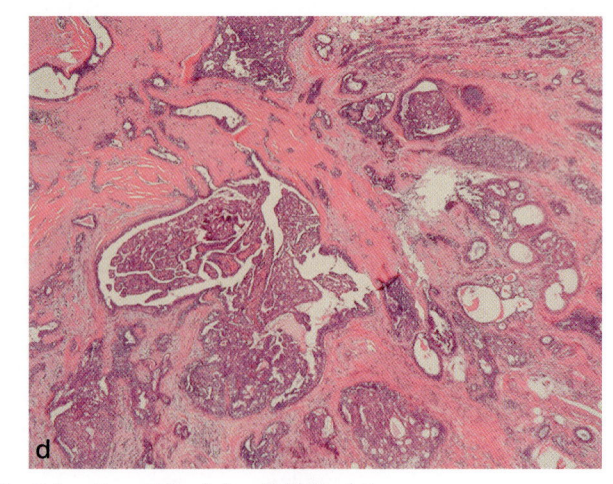

写真7-23 放射状瘢痕のMMG（a），US像（b），ルーペ像（c），組織像（d）
- （a）：脂肪織優位な乳腺内に，引きつれを伴う濃度上昇部を認める（カテゴリー4）．
- （b）：1点から放射状に広がるスピキュラ様の腫瘤像を認める．
- （c）：中央部の間質線維組織の増生部より放射状に広がる病巣を認める．
- （d）：中央部に線維組織の増生とそこから外側に伸びる乳管内の増殖病変（乳管乳頭腫症），アポクリン嚢胞などが認められる．

b. 粘液癌

　組織学的には，多量の粘液内に癌巣が散在する腫瘍（a）で，純粋型と他の組織型が並存する混合型に分類される．形状は一般的に円形，楕円形，分葉状を示すことが多いが，混合型症例では多彩な形態を示す．MMGでは円形から分葉状，境界明瞭平滑から微細分葉状の腫瘤像を呈し，限局型を呈する他の腫瘤との鑑別を要する（b）．腫瘤内外に，微細から粗大なものまで多彩な石灰化を伴うことがある．これは，粘液内に析出する分泌型の石灰化である．USでは，粘液内に散在する癌巣がUSの反射，散乱を生じることから，内部は高エコーとなり，さらには粘液の存在が超音波の透過性を増すために後方エコーが増強する（c）．

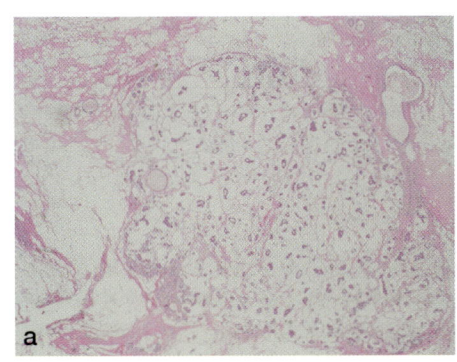

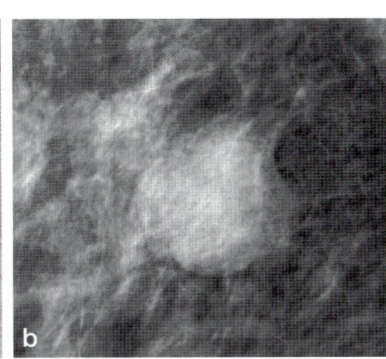

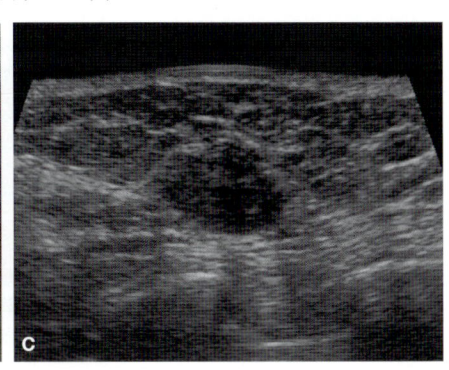

写真7-24　粘液癌の組織像（a），MMG（b），US（c）
(a)：境界明瞭な粘液のなかに小型の癌胞巣が浮かんでいる．
(b)：境界明瞭平滑な円形高濃度腫瘤である．一部突出する辺縁を有することから，限局型を呈する悪性病変が疑われる（カテゴリー4）．
(c)：境界明瞭な楕円形腫瘤で，内部は等～低エコーであるが，後方エコーは増強している．

Ⅳ. MRI

　MRIは核磁気共鳴現象を利用した検査であり，今日では臨床の多方面において活用される検査法となっている．乳腺領域においては，マンモグラフィと超音波検査が一般的に行われているが，乳房温存術の施行される症例の増加につれ，癌巣の広がりや副病変の検出の必要性が増し，より精度の高いMRIやヘリカルCTが乳腺領域でも用いられるようになってきた．

1. MRIとヘリカルCTとの違い

　MRIとCTの比較（表7-4）とそれぞれの実際の画像（写真7-22）を示した．MRIでは，X線を使用せずに生体内の水素原子の磁場を用いて画像を作成している点がヘリカルCTとの大きな違いである．また，CTでは水平断で撮影するがMRIではさまざまな方向（水平断，矢状断，冠状断）での撮像が可能であるほか，T1，T2強調像といった組織成分を多角的に画像化することができる．しかし，MRIの欠点として手術体位と異なる腹臥位で撮像することによる影響（乳房変形）があげられ，この影響を抑える工夫として乳房にテガダームを貼る方法が考案されている[5]．

2. 正常乳房のMRI解剖

　われわれは水平断方向でT1強調像，脂肪抑制T2強調像，ダイナミックMRI，ダイナミック後脂肪抑制T1強調像を撮像している．以下に水平断でのT1強調像の模式図と実際のT1強調像，脂肪抑制T2強調像（写真7-23），さらには矢状断，冠状断のMRI模式図と実際の画像を示す（写真7-24，7-25）．

　MRIは信号強度の差を利用した画像である．信号強度は低信号（黒く見える：low signal intensity），高信号（白く見える：high signal intensity）という表現が用いられ，乳腺の場合は大胸筋が基準（等信号）となる．表7-5は乳腺を構成する各組織別のT1，T2強調像での信号強度を示している．

表7-4　MRIとCTの比較

	MRI	CT
被曝	なし	あり
撮像体位	腹臥位	仰臥位
撮影・撮像時間	長い	短い
方向	水平断，冠状断，矢状断	水平断
画像の種類	T1，T2，造影	単純，造影
特別に必要なもの	乳腺コイル	なし
コスト	高い	低い

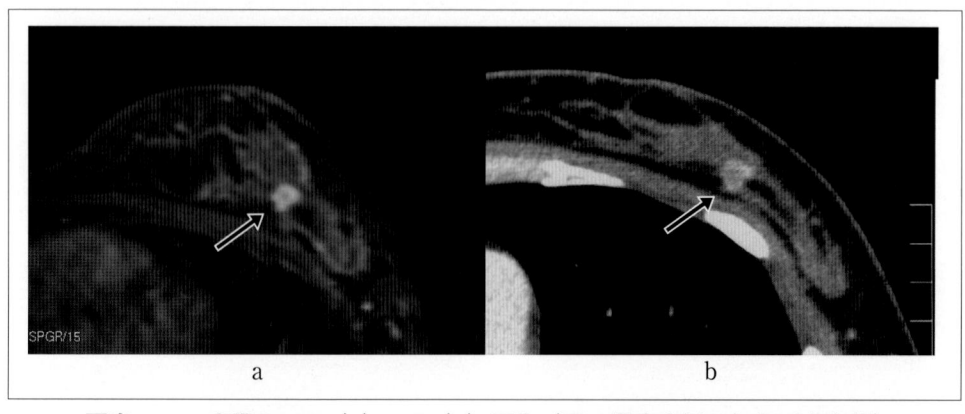

写真7-22　実際のMRI（a），CT（b）画像（同一硬癌症例で矢印が病変部）

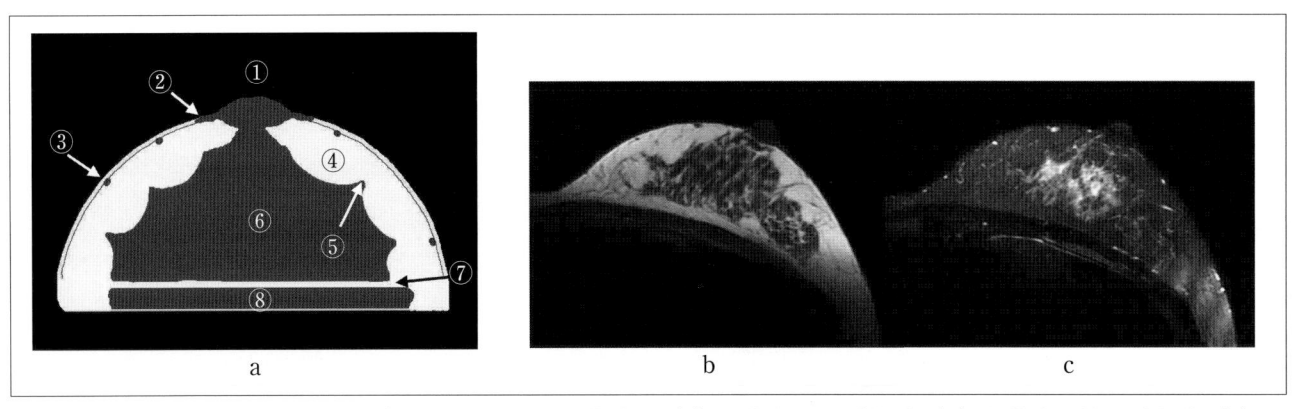

写真7-23 水平断（乳頭レベル）でのT1強調像の模式図（a）と実際のT1強調像（b）と脂肪抑制T2強調像（c）
①乳頭，②乳輪，③皮下血管，④皮下脂肪，⑤クーパー靱帯，⑥乳腺，⑦乳腺後脂肪層，⑧大胸筋

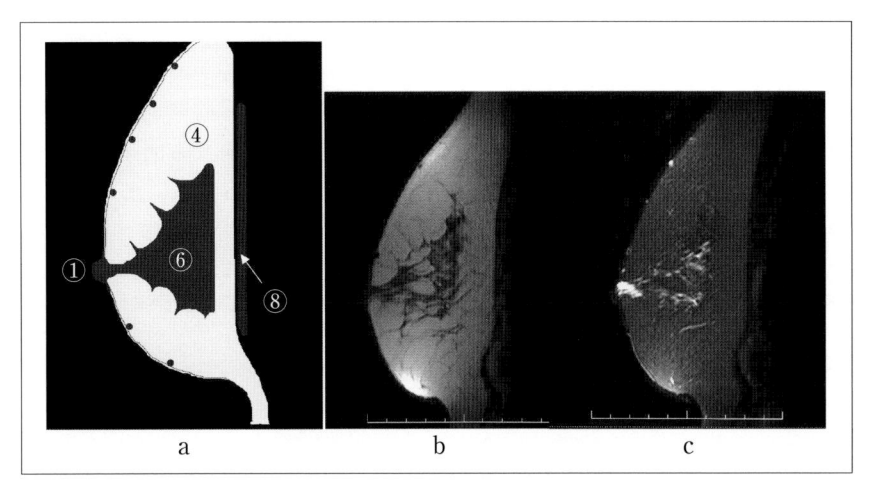

写真7-24 矢状断（乳頭レベル）のT1強調像の模式図（a），実際のT1強調像（b），脂肪抑制T2強調像（c）
番号は写真7-23と同じものを指す．

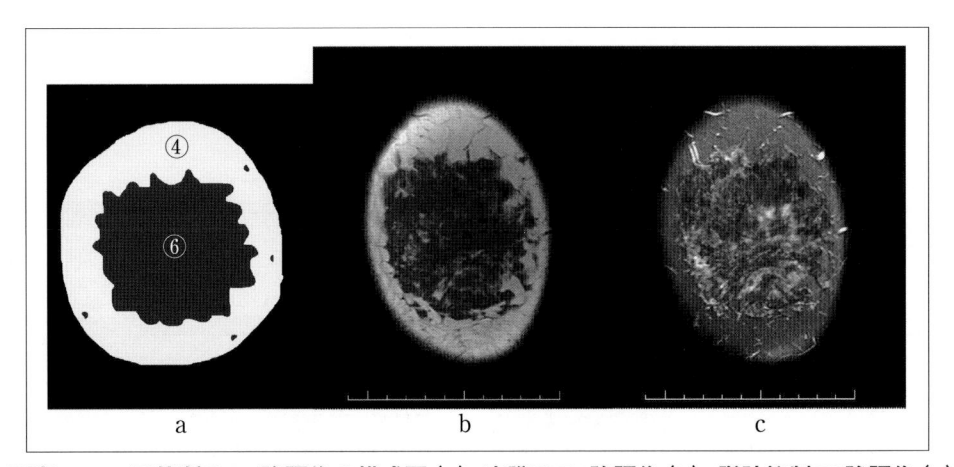

写真7-25 冠状断のT1強調像の模式図（a），実際のT1強調像（b），脂肪抑制T2強調像（c）
番号は写真7-23と同じものを指す．

表7-5 各組織成分とT1，T2強調像での信号強度

	脂肪	乳腺	水（嚢胞）	線維化	腫瘍
T1強調像	著明な高信号	等信号	低信号	低～等信号	低信号
T2強調像	高信号*	高信号	著明な高信号	低～等信号	高信号

＊ただし，脂肪抑制T2強調像では，脂肪は低信号となる．

3. ダイナミックMRI

　一般に造影剤を注入すると，正常乳腺はゆっくりと造影されるが，乳癌は新生血管が増生しているため早期から白く（高信号）なる．さらには，造影効果の経時的変化をグラフ化したダイナミックカーブを作成し質的診断に用いている．

1）ダイナミックカーブ
　通常，ダイナミックカーブは病変内で最も強い造影効果を呈する部位と，正常乳腺部での経時的な信号強度の変化をグラフ化したものである．縦軸に信号強度，横軸は時間とし，カーブによって4型に分けている（図7-1）．一般に悪性腫瘍は120秒以内に造影効果が最大になることから3,4型を示すことが多い．
- 1型：平坦なダイナミックカーブで造影効果がほとんどないもの．——正常乳腺，囊胞，脂肪，石灰化，高度な線維化など
- 2型：右肩上がりのダイナミックカーブで，ダイナミック撮像時間内で造影効果が漸増するもの．——良性腫瘍の大部分，乳腺症の多く，炎症性病変または乳癌（粘液癌の多く，非浸潤性乳管癌，浸潤癌の一部）など
- 3型：ダイナミックカーブが急峻に立ち上がり，途中から平坦またはやや漸増するもの．悪性の場合は一般に造影早期（120秒以内）に急峻に立ち上がる．——乳癌，一部の良性腫瘍など
- 4型：造影早期に急峻に立ち上がり，ピークをつくって下がるもの．——乳癌（ただし乳腺症型線維腺腫はこのような型を呈することがある）

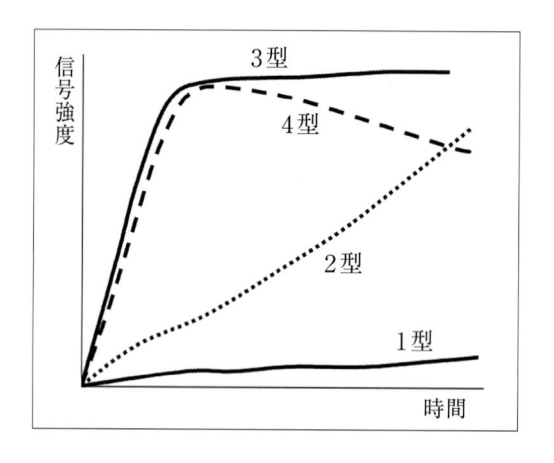

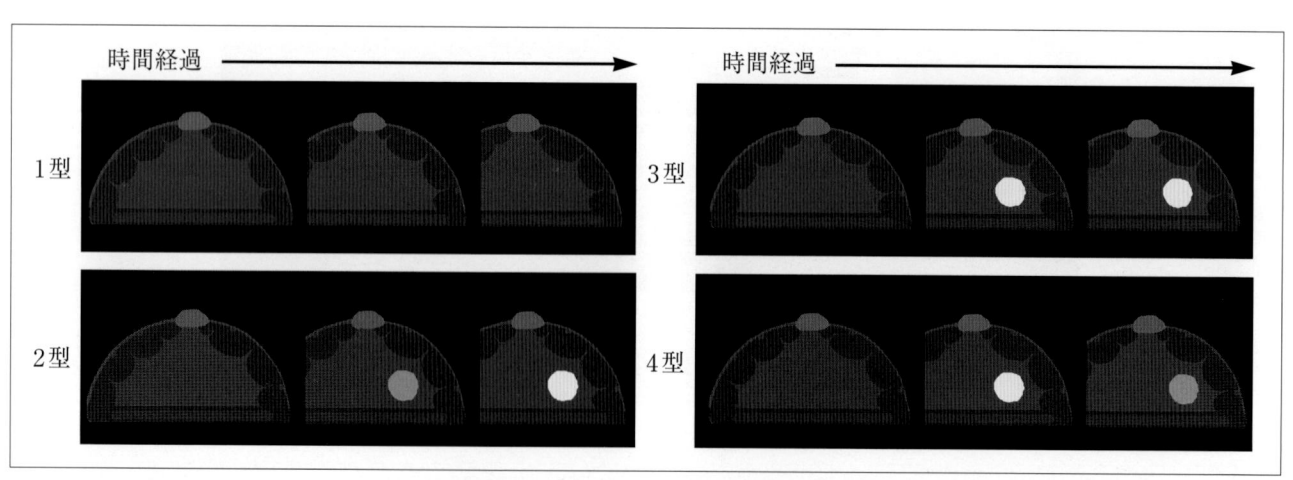

図7-1　ダイナミックカーブの分類
造影早期，中期，後期の模式図を示した．

2) 病変の形状と造影パターン

病変の形状は「腫瘤性」と「非腫瘤性」に分けられる．また，病変内部がどのように造影されるかを評価したものが造影パターンである．これらの所見は，良悪性診断のみならず病変内の組織構築が推定できるため乳癌の組織型推定の参考となる．

「腫瘤性」は腫瘤（mass）として認めるもので，造影パターンは主に5つに分類される（図7-2）．peripheral enhancementは造影後早期に，腫瘍中心部よりも辺縁部の造影効果が高いことからリング状に描出されるものを指し，この所見が認められる場合には悪性が強く疑われる．

一方，「非腫瘤性」は病変が乳腺を置換するように分布しているように認められるもので，2つに分類される（図7-3）．

4. ダイナミック後脂肪抑制T1強調像

ダイナミックMRIの後に脂肪抑制T1強調像を撮像することは，腫瘤性病変の質的診断に有用である．ポイントは腫瘤の境界と辺縁の性状で，境界明瞭，境界不明瞭と辺縁線状高信号の3つに分類している（図7-4）．境界不明瞭もしくは辺縁に線状高信号がある場合には乳癌が強く疑われる．一方，線維腺腫をはじめとする多くの良性腫瘍は境界明瞭である．非腫瘤性病変では，その病変自体の境界や辺縁の評価は困難であるため良悪性の診断には用いられない．

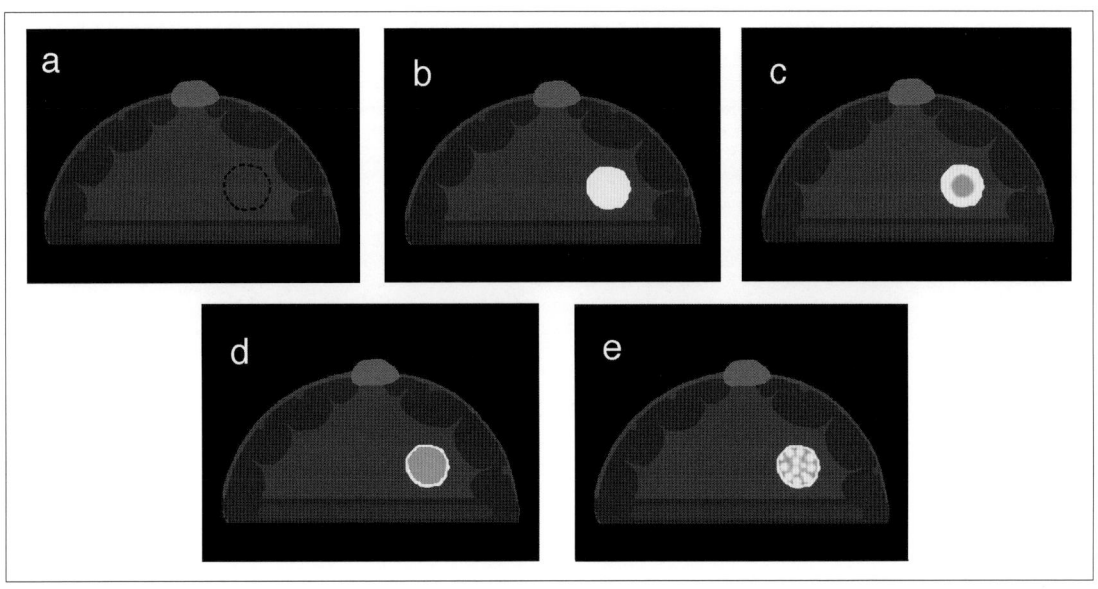

図7-2 腫瘤性病変の造影パターン
造影効果のないもの（a），均一（b），厚いPE（c），薄いperipheral enhancement（d），網目状（e）に分類される．

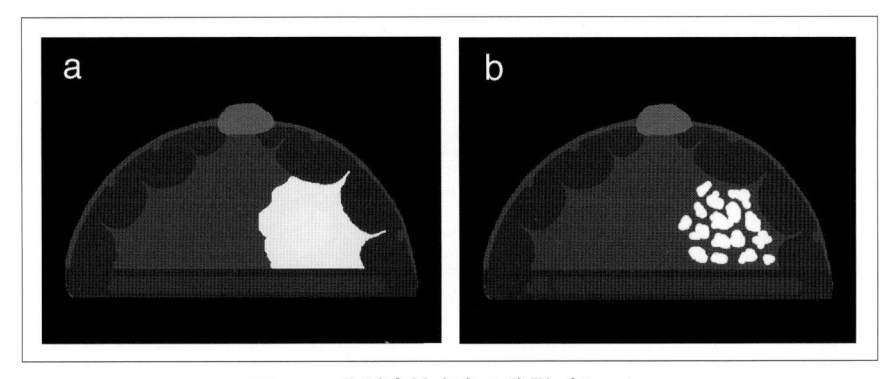

図7-3 非腫瘤性病変の造影パターン
均一またはまだら状（a）と網目状（b）に分類される．まだら状は早期相で造影されない部分が後期相で造影されてくることで網目状と区別される．

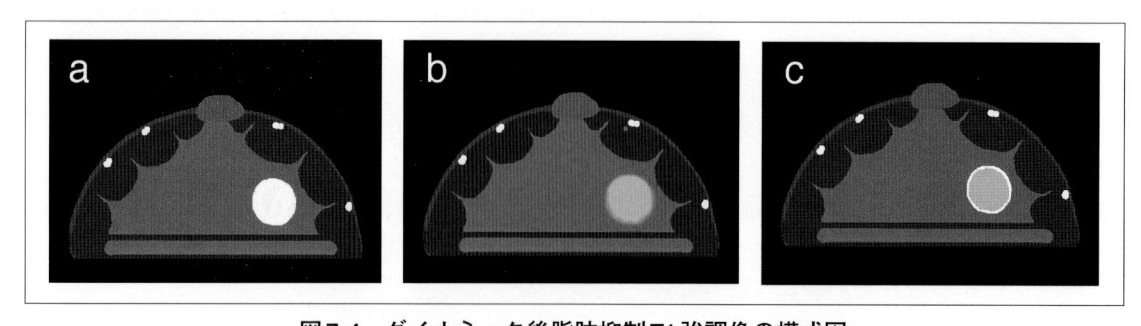

図7-4　ダイナミック後脂肪抑制T1強調像の模式図
境界明瞭（a），境界不明瞭（b），辺縁線状高信号（c）の3つに分類される．

5. 診断のすすめ方

　MRIは画像診断のひとつであり，実際の診療では，触診，マンモグラフィ，超音波検査，細胞診などとの整合性を常に念頭に置いた慎重な対応が肝要である．
　図7-5にMRI診断の全体的な流れを示した．

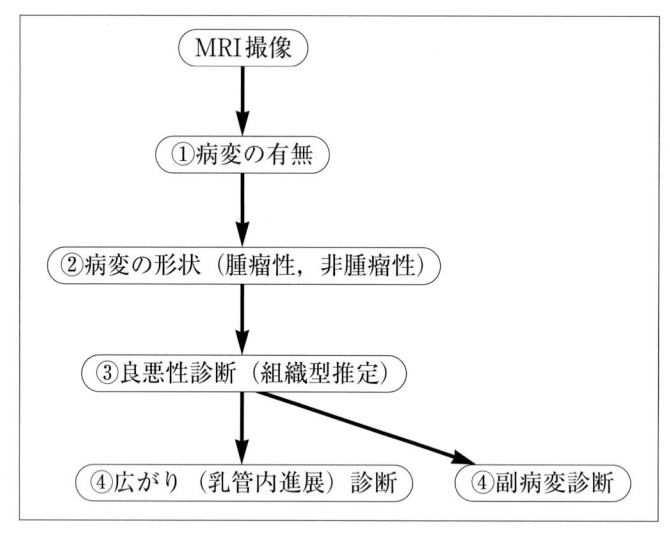

図7-5　MRI診断の全体的な流れ

6. 代表的な乳腺疾患のMRI像

1）囊胞
　囊胞は造影効果を認めず，液状成分を反映して脂肪抑制T2強調像にて著明な高信号を呈する（**写真7-26**）．

2）線維腺腫
　線維腺腫には4つの亜型があるが，一般的に見られる管周囲型，管内型では，ダイナミックカーブは2型を呈する．ダイナミック後脂肪抑制T1強調像で境界明瞭となる（**写真7-27b**）．
　一方，類臓器型，乳腺症型は腺成分の増生のためダイナミックカーブは4型を示すことが多い．ダイナミック後脂肪抑制T1強調像では乳腺症型の一部で境界不明瞭になり，乳癌との鑑別が困難なことがある．

3）非浸潤性乳管癌
　非浸潤性乳管癌では，ダイナミックMRIにて非腫瘤性で網目状の造影パターンを呈し（**写真7-28a**），ダイナミックカーブは3，4型を示すことが多い．網目状部の造影されない部分は非浸潤癌部に介在する間質に由来する．

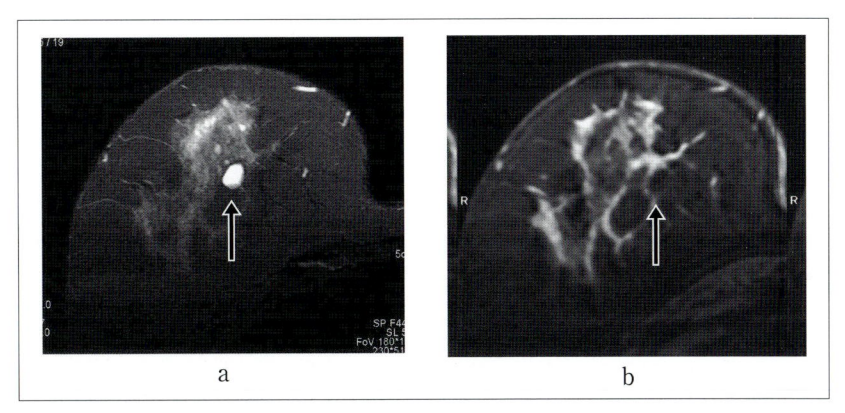

写真7-26 囊胞の脂肪抑制T2強調像（a）で高信号を示し，ダイナミックMRI（b）では造影されない
矢印は囊胞部を指す．

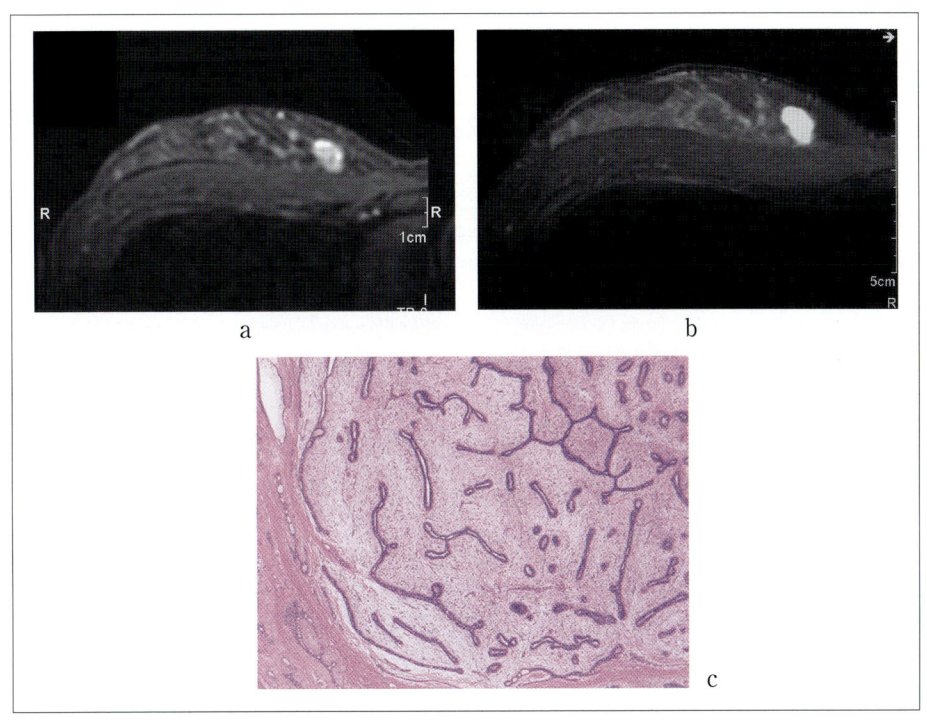

写真7-27 線維腺腫のダイナミックMRI（a）とダイナミック後脂肪抑制T1強調像（b）．組織像（c）は管内型の線維腺腫である（挿入図はルーペ像）
ゆっくりとした造影効果（a）と境界は明瞭（b）になる．

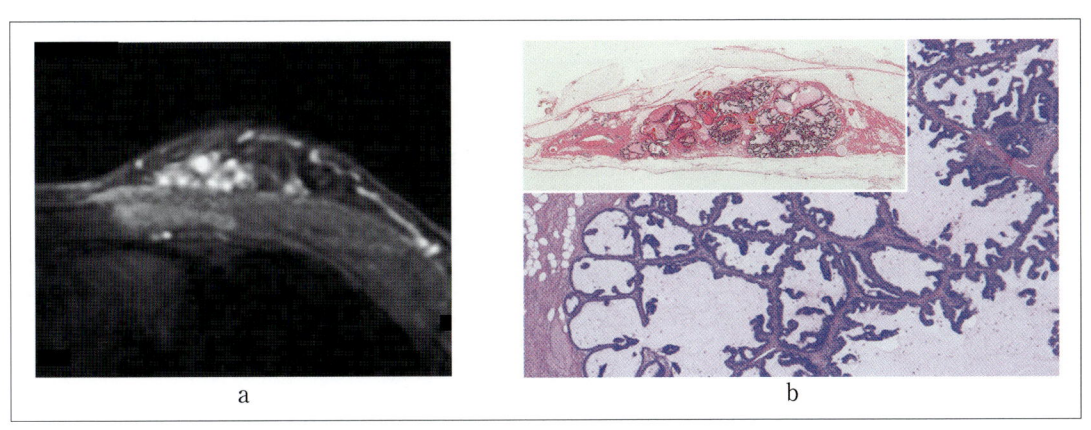

写真7-28 非浸潤性乳管癌のダイナミックMRI（a）と組織像（b，挿入図はルーペ像）
病変の内部に造影されない部分が存在し，網目状を呈する．

4）乳頭腺管癌

乳頭腺管癌は腫瘍性病変を形成し，内部が網目状に造影される点が特徴である（**写真7-29a**）．ダイナミックカーブは4型を呈することが多い．

5）充実腺管癌

充実腺管癌では，ダイナミックMRIで腫瘍辺縁に薄いperipheral enhancementを認め，腫瘍内部は均一で淡い造影パターンを呈することが多い（**写真7-30**）．また，細胞量の多さを反映して脂肪抑制T2強調像にて病変内部が高信号を示すことが多い．

6）硬癌

ダイナミックMRIで均一な造影効果を呈するタイプ（**写真7-31**）と厚いperipheral enhancementを示すタイプ（**写真7-32**）の硬癌がある．前者は組織学的に癌細胞が腫瘍内で均一に分布している型で，後者は中心に強い線維化を呈している型である．

7）浸潤性小葉癌

浸潤性小葉癌はダイナミックカーブで2型を示すことが多い．また，腫瘍細胞が散在あるいは線状のパターンで浸潤することから，非腫瘍性病変として描出される（**写真7-33**）．

8）粘液癌

本型はその粘液成分に由来して脂肪抑制T2強調像で著明な高信号を呈し，ダイナミックカーブは2型のパターンを示すことが多い（**写真7-34**）．囊胞との鑑別点としてダイナミックMRIで病変内部が造影されるかがポイントである．また浮腫状の間質が見られる線維腺腫で，脂肪抑制T2強調像において著明な高信号を呈するものがあるが，ダイナミック後脂肪抑制T1強調像での腫瘍の境界が粘液癌では不明瞭になることが鑑別点である．

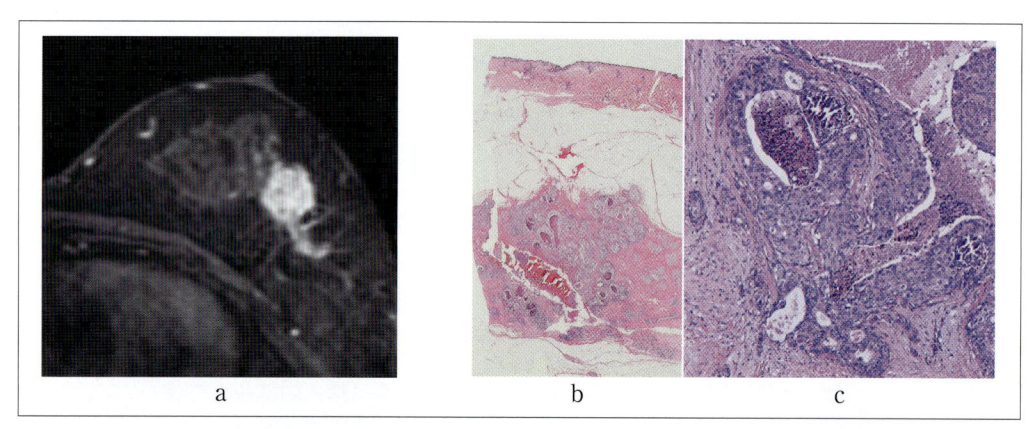

写真7-29 乳頭腺管癌のダイナミックMRI（a）とルーペ像（b），組織像（c）
病変内部の間質，腺管内成分を反映して網目状となる（a）．

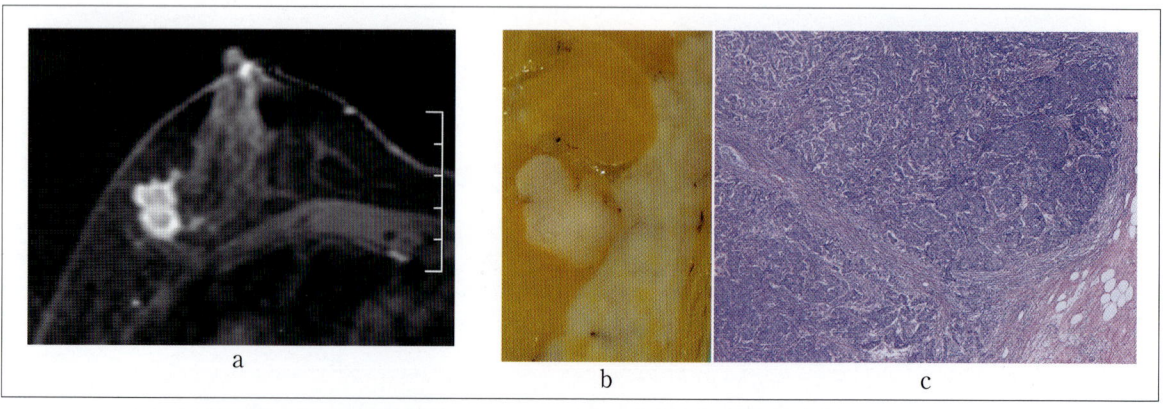

写真7-30 充実腺管癌のダイナミックMRI（a）と割面像（b），組織像（c）
薄く，内縁が比較的明瞭なperipheral enhancementを示す（a）．

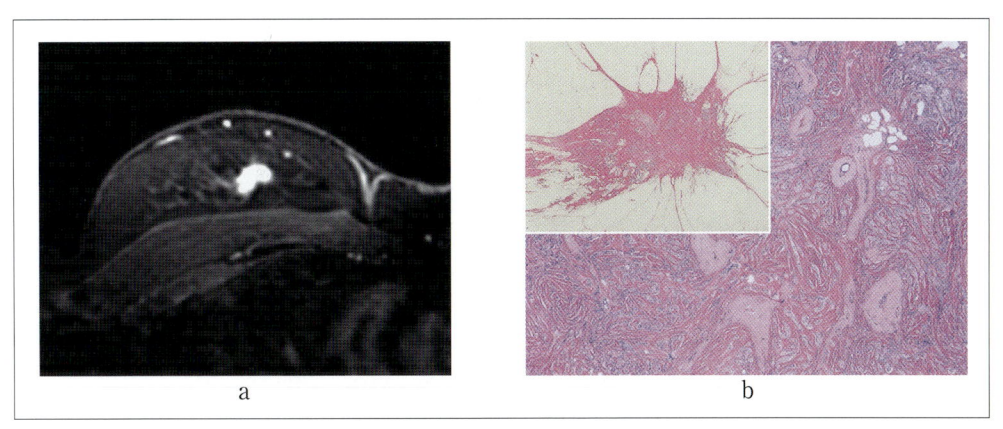

写真7-31 均一な造影パターンの硬癌のダイナミックMRI（a）と組織像（b, 挿入図はルーペ像）
組織像では腫瘍細胞が比較的均一に分布している硬癌を呈する．

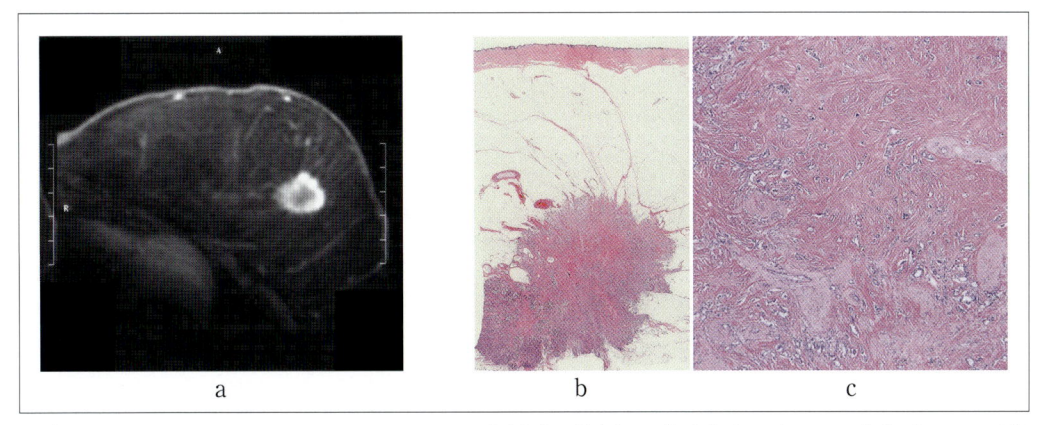

写真7-32 厚いperipheral enhancementを呈する硬癌のダイナミックMRI（a）とルーペ像（b）と組織像（c）
ダイナミックMRIで中心部の造影効果が低下し，厚いperipheral enhancementを呈している．中心部はT1強調像，脂肪抑制T2強調像で低信号となる．組織像では，中心部は線維化を認める．

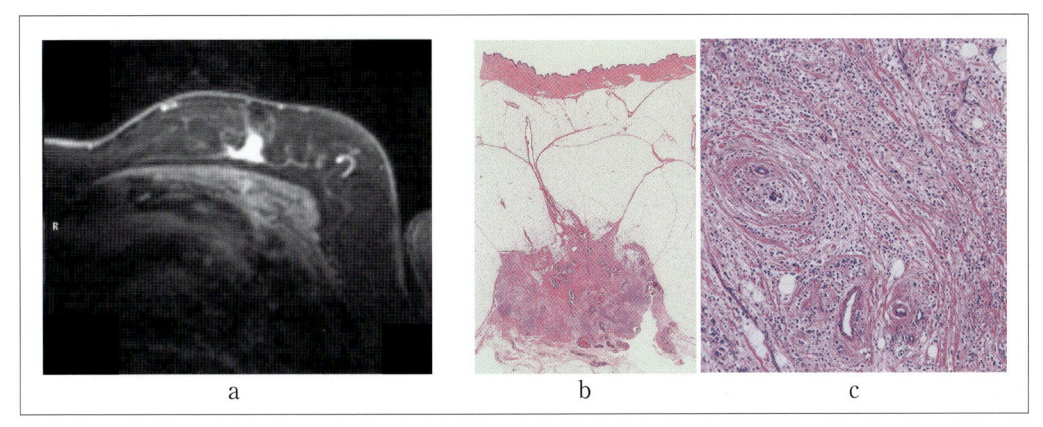

写真7-33 浸潤性小葉癌のダイナミックMRI（a）とルーペ像（b）と組織像（c）
ダイナミックMRI後期で非腫瘤性で均一な造影効果を示す（a）．

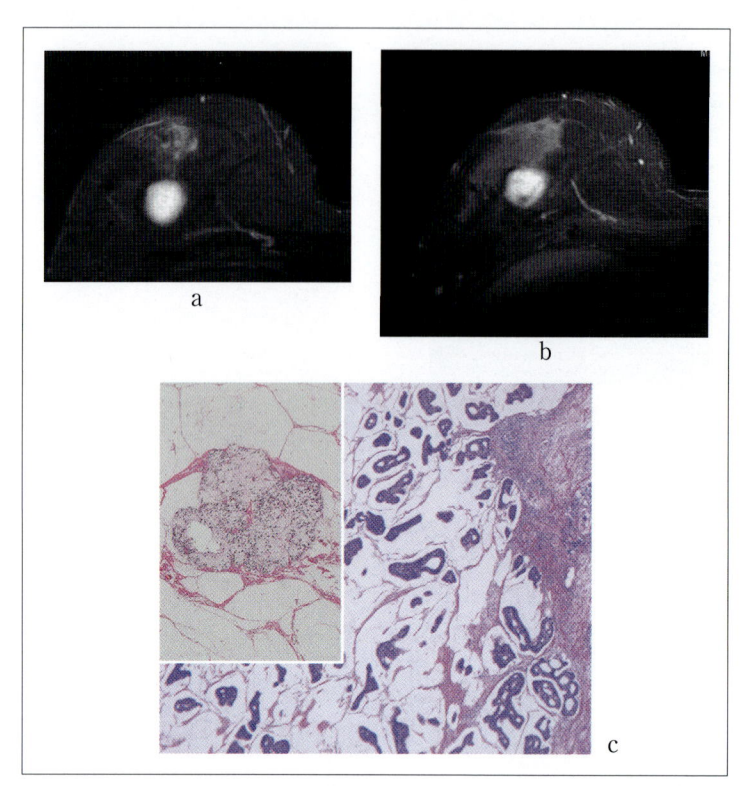

写真7-34　粘液癌の脂肪抑制T2強調像（a）とダイナミック後脂肪抑制T1強調
　　　　　像（b）．組織像は純粋型粘液癌である（c，挿入図はルーペ像）
　　　　　粘液を反映して著明な高信号を呈する（a）．

参考文献

1) 日本乳腺甲状腺超音波会議・編：乳房超音波ガイドライン，南江堂，2004．
2) 日本医学放射線学会，日本放射線技術学会，マンモグラフィガイドライン委員会・編：マンモグラフィガイドライン第2版，医学書院，53〜57，2004．
3) 坂元吾偉：乳腺腫瘍病理アトラス　第2版．篠原出版，111〜124，1995．
4) 佐久間浩：乳房アトラス　改訂版．ベクトル・コア，176〜191，2004．
5) 堀井理絵，坂元吾偉，秋山　太・他：微細石灰化で発見された腫瘤非触知乳癌の特徴．乳癌の臨床，16・3，284〜286，2001．
6) 佐久間浩：組織像を意識した乳腺超音波診断．第12回乳腺診断フォーラム記録集，20〜28，2003．
7) 坂元吾偉：乳腺画像診断のための病理．乳腺診断フォーラム特別講演集第1回，4〜11，2001．
8) 草間　律，土屋眞一，高山文吉・他：乳腺MRI検査における乳房変形を防ぐ工夫—Transparent Dressing（Tegaderm）の使用経験とその有用性について．乳癌の臨床，17・1，83〜90，2002．

第1部 総論

第8章
基本的な細胞の見方と考え方

　本章では，乳癌取扱い規約「乳腺細胞診の報告様式」に準じた細胞診断を行ううえでの基本的な細胞像の見方（背景，構造異型，筋上皮細胞との二相性判定，細胞異型）について解説する．

1. 背景

1）壊死物質
　壊死物質は，乳癌では面疱癌（comedo carcinoma）や充実腺管癌（solid-tubular carcinoma）などに見られ，良性病変では梗塞壊死を伴う良性病変（乳管内乳頭腫や葉状腫瘍など），あるいは炎症性囊胞に観察される．したがって，壊死物質を認めただけでは悪性とは判定できない．このため，診断に際しては壊死物質の周囲に見られる有核細胞，すなわち，面疱癌（写真8-1）や充実腺管癌では乳癌細胞，梗塞壊死を伴う乳管内乳頭腫（intraductal papilloma）（写真8-2）では乳管上皮細胞，葉状腫瘍（phyllodes tumor）では乳管上皮細胞と間葉系細胞，炎症性囊胞では炎症性細胞などを考慮して診断する必要がある．
参照症例：第2部 Case 3, 4「梗塞を伴う乳管内乳頭腫」90〜93頁，Case 16「乳頭腺管癌：面疱型」116〜117頁

2）石灰化小体（砂粒体）
　標本中に石灰化小体を認める場合の多くは，非浸潤性乳管癌（noninvasive ductal carcinoma）や乳頭腺管癌（papillotubular carcinoma）（写真8-3a），あるいは粘液癌（mucinous carcinoma）（写真8-3b）などの悪性病変である．しかし，石灰化小体は，乳腺症（mastopathy）や乳管内乳頭腫（写真8-4），さらには乳管拡張症（duct ectasia）においても認められる．したがって，その存在は組織推定する場合での副所見（高分化な乳癌細胞とともに見られた場合での乳頭腺管癌や非浸潤性乳管癌の組織推定．また，壊死物質とともに認められた場合での面疱癌や粘液内に見られたときでの粘液癌の組織推定など）としてとらえることが望ましい．
参照症例：第2部 Case 11「非浸潤性乳管癌」106〜107頁

3）粘液
　乳腺病変での粘液は，悪性病変では粘液癌や非浸潤性乳管癌（写真8-5）などに，良性病変では，mucocele-like tumor，あるいは線維腺腫（fibroadenoma），葉状腫瘍，多形腺腫（pleomorphic adenoma）（写真8-6）などに認められる．このため，診断に際しては粘液癌では粘液内部に癌細胞や石灰化小体を認めることが，非浸潤性乳管癌では粘液上部にN/C比増大やクロマチン増量を示す癌細胞が見られることが，さらにmucocele-like tumorでは稀薄な粘液上に変性傾向を示す乳管上皮が見られることを確認して診断する．なお，非浸潤性乳管癌やmucocele-like tumorに認められる粘液内部には乳管内成分である泡沫細胞がしばしば観察されることを考慮する必要がある．また，線維腺腫，葉状腫瘍では粘液内部に見られる間質細胞の細胞異型について，多形腺腫では周囲に認める硝子様の細胞質を持つ筋上皮細胞の存在などを加味して診断することが肝要である．
参照症例：第2部 Case 23「粘液癌：純型」130〜131頁，Case 43「葉状腫瘍：良性」170〜171頁，Case 54「Mucocele-like tumor」192〜193頁

4）軟骨基質および類骨
　軟骨基質，および類骨は良性病変では多形腺腫（写真8-7）に，悪性病変では骨・軟骨化生を伴う癌（carcinoma with cartilaginous and/or osseous metaplasia）（写真8-8）あるいは基質産生癌（matrix-producing carcinoma）において認められる．また，軟骨基質はヘマトキシリンやライトグリーン，あるいはその両者に染色される粘液様物質として，類骨はライトグリーンに強染する蠟様物質として観察される．しかし，軟骨基質

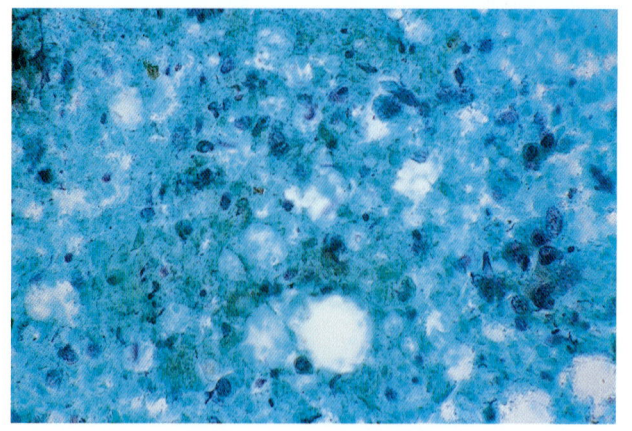

写真8-1　面皰癌の壊死

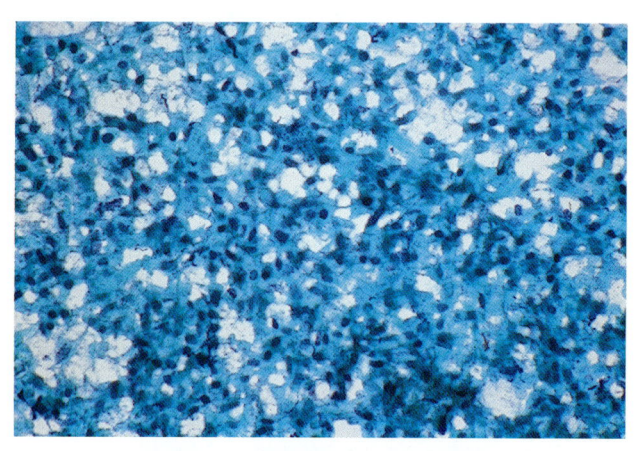

写真8-2　梗塞壊死を伴う乳頭腫

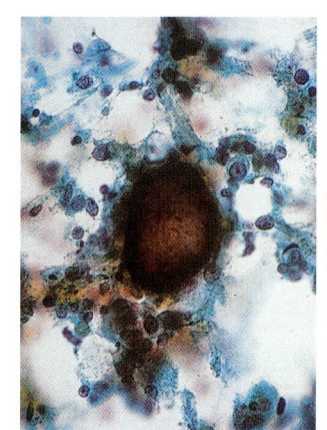

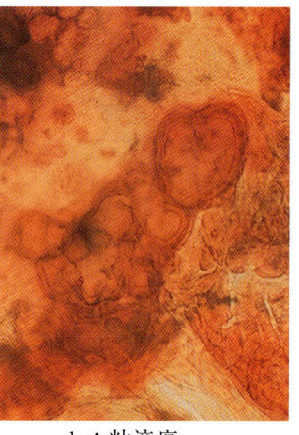

a：面皰癌　　b：粘液癌
写真8-3　砂粒体

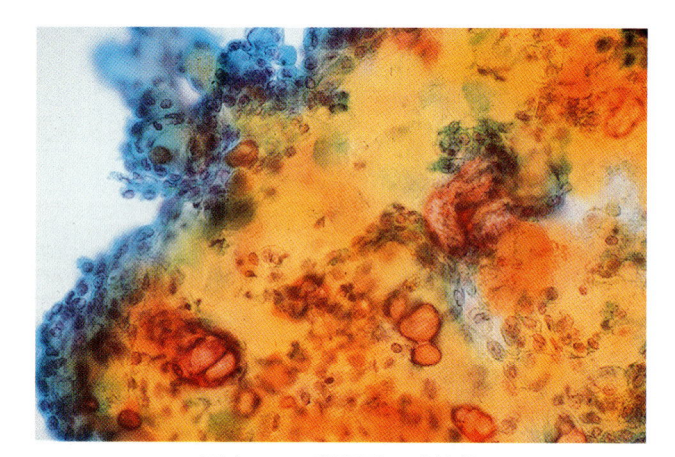

写真8-4　乳頭腫の砂粒体

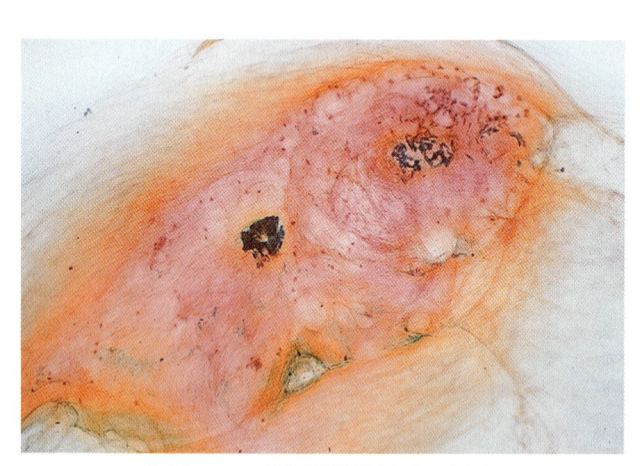

写真8-5　非浸潤性乳管癌の粘液

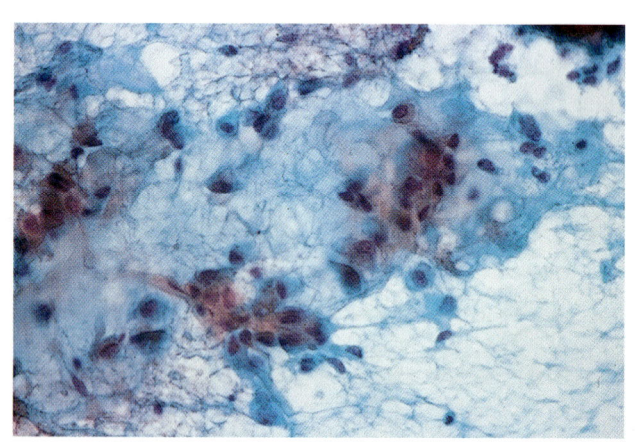

写真8-6　多形腺腫の粘液

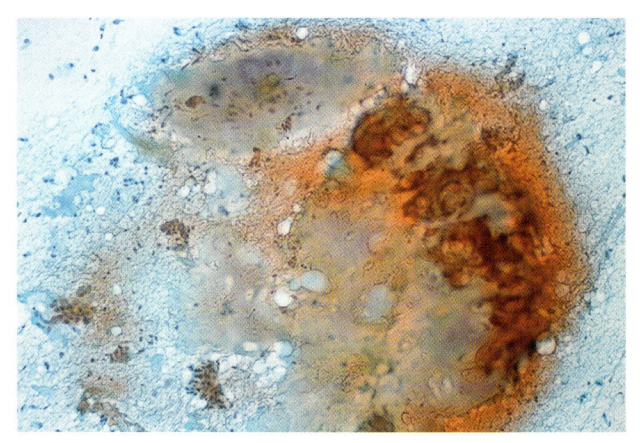

写真8-7　多形腺腫の軟骨基質 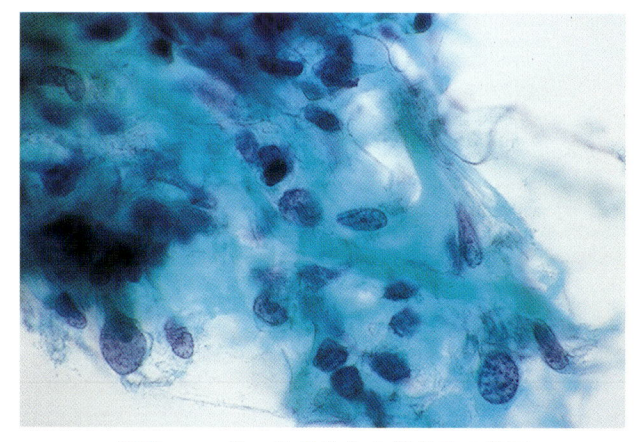　　　　　　　　写真8-8　骨・軟骨化生を伴う癌の類骨

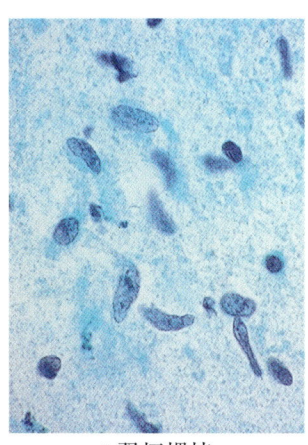

a：双極裸核 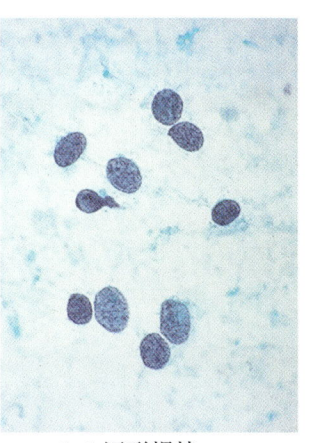　　　　b：円形裸核　　　　　　a：アポクリン化生細胞 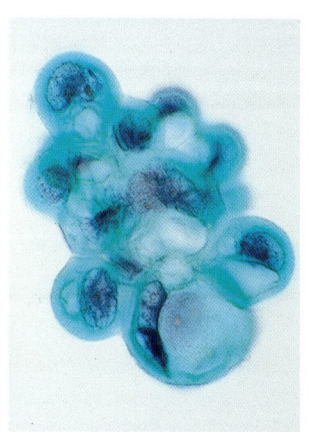　　b：扁平上皮様細胞
　　　写真8-9　　　　　　　　　　　　　　　　　　　　写真8-10

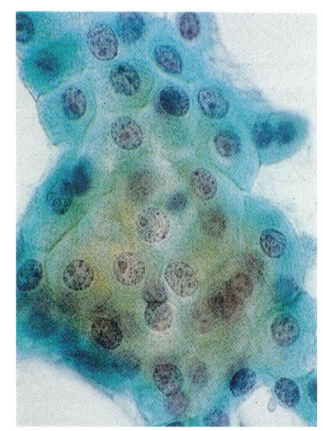

や類骨は一般的に穿刺吸引細胞診では採取されにくく，認めたとしてもごく少量である．
参照症例：第2部 Case 31「基質産生癌」146〜147頁，Case 33「骨・軟骨化生を伴う癌」150〜151頁

5）双極裸核，アポクリン化生細胞，扁平上皮様細胞，泡沫細胞

　従来から良性病変の指標とされる双極裸核（naked bipolar nuclei）は，その名が示すように紡錘形の裸核細胞（**写真8-9a**）であり，線維芽細胞および筋上皮細胞に由来する．また，線維腺腫において円形の裸核細胞（**写真8-9b**）が散在性あるいは対を形成（pair naked nucleus）して見られる場合があるが，本細胞の多くは増殖傾向を示す筋上皮細胞に由来する．したがって，腺上皮細胞とともに紡錘形あるいは円形裸核のいずれかの増加が認められた場合は，良性腫瘍（特に線維腺腫）が疑われる．

　アポクリン化生細胞（**写真8-10a**）も乳腺症，乳管内乳頭腫，乳頭部腺腫（adenoma of the nipple），乳管腺腫（ductal adenoma），乳腺症型線維腺腫などの良性病変に認められるため，良性を疑うひとつの重要な指標となる．

　扁平上皮様細胞（**写真8-10b**）は嚢胞形成を伴う乳管内乳頭腫，あるいは葉状腫瘍（良性・境界・悪性）などに見られることから，標本上に出現するほかの細胞所見を総合判定して診断する必要がある．なお，オレンジG好性を示す化生細胞様の扁平上皮細胞は乳輪下膿瘍（subareolar abscess）にエオジン好性を示す無核の表層型扁平上皮細胞は表皮嚢胞（epidermal cyst）にしばしば認められる．

　泡沫細胞は良性病変では乳腺症，乳管内乳頭腫，乳腺症型線維腺腫，良性葉状腫瘍などに，悪性病変では非浸潤性乳管癌，乳頭腺管癌，悪性葉状腫瘍などに認められる．したがって，良・悪性の判定に際しては重要な所見とはならないが，組織型を推定する場合においてはひとつの指標となる．

参照症例：第2部 Case 1「乳管内乳頭腫」86〜87頁，Case 9「乳管腺腫」102〜103頁，Case 40「線維腺腫：管内型」164〜165頁，Case 50「アポクリン硬化性腺症」184〜185頁

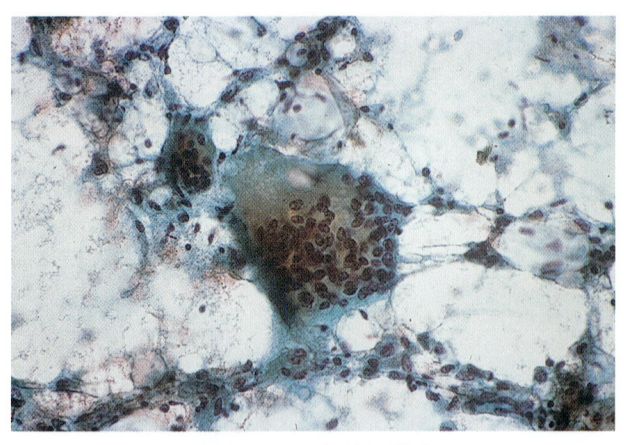

写真8-11　多核組織球

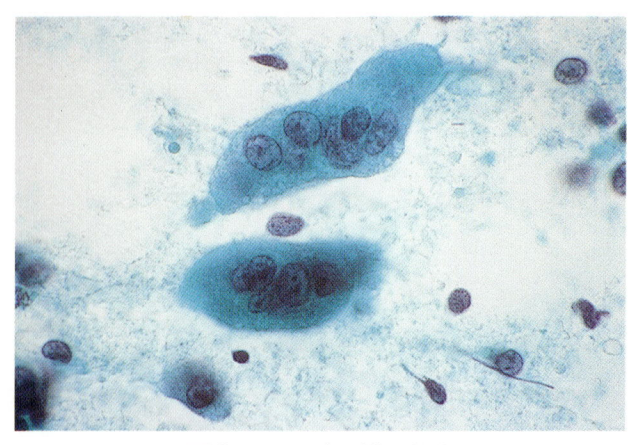

写真8-12　破骨様巨細胞

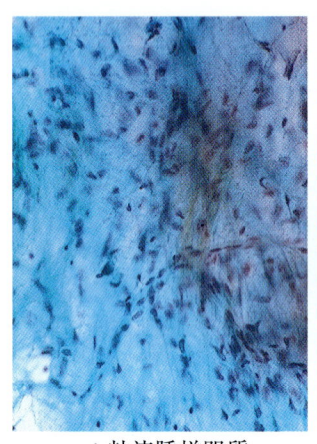

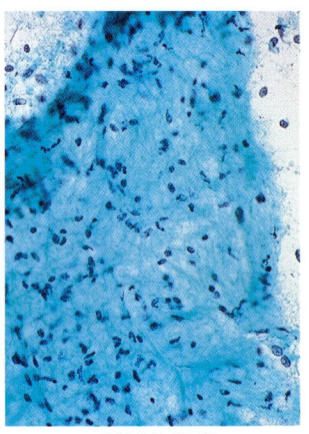

a：粘液腫様間質　　b：浮腫状間質
写真8-13　線維腺腫

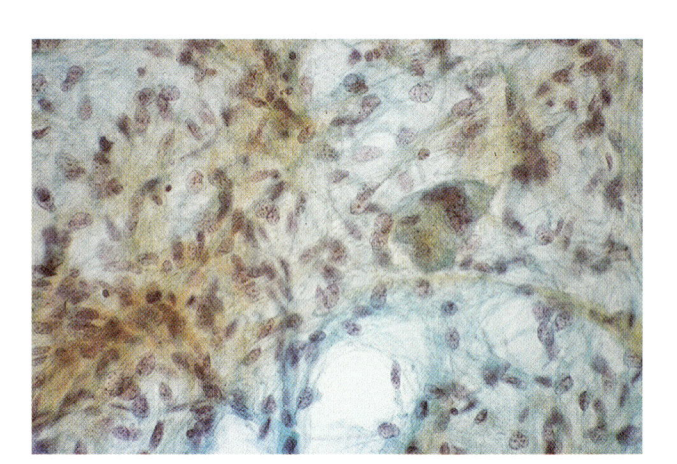

写真8-14　悪性葉状腫瘍

6）多核組織球，破骨様巨細胞

　多核組織球は異物肉芽腫（foreign body granuloma），乳輪下膿瘍，脂肪壊死（fat necrosis），肉芽腫性乳腺炎（granulomatous mastitis）などに出現する．特に異物肉芽腫（パラフィン腫）に見られる多核組織球の細胞質内には貪食したシリコン由来の大小の空胞が認められる（**写真8-11**）．また，破骨様巨細胞（**写真8-12**）は骨・軟骨化生を伴う乳癌やcarcinoma with osteoclast-like giant cellに出現するが，本細胞は組織球に比して細胞質がライトグリーン濃染性を示すのが特徴である．
参照症例：第2部 Case 33「骨・軟骨化生を伴う癌」150～151頁，Case 55「脂肪壊死」194～195頁

7）間質結合織，脂肪織

　間質結合織は正常乳腺にも存在するため，多くの場合では良・悪性病変を鑑別する所見とはならない．しかし，上皮増生を示す乳腺症型線維腺腫と高分化な乳癌を鑑別する場合や，硬癌を組織推定する場合には重要な所見となりうる．すなわち粘液腫様（**写真8-13a**）あるいは浮腫状（**写真8-13b**）の間質結合織の存在は，間質増生を伴う線維腺腫あるいは良性葉状腫瘍を疑う所見となり，悪性葉状腫瘍ではこれらの間葉系細胞に異型が認められる（**写真8-14**）．さらに，上皮性悪性腫瘍細胞とともに乳頭腺管癌（**写真8-15a**）などには認めない器質化（緑色～黄色調で濃染する）した間質結合織（**写真8-15b**）が見られた場合は，硬癌を疑う所見となりうる．
　脂肪織の存在の有無は，同様の細胞像を呈する過誤腫や線維腺腫様過形成（fibroadenomatous hyperplasia）と線維腺腫を鑑別するのに有用である．一般的に過誤腫や乳腺症の一亜型である線維腺腫様過形成の細胞標本には脂肪細胞の混入が見られる場合があるが，腫瘍性病変である線維腺腫には通常は認めることはない．
参照症例：第2部 Case 40「線維腺腫：管内型」164～165頁，Case 43～45「葉状腫瘍：良性，境界，悪性」170～175頁

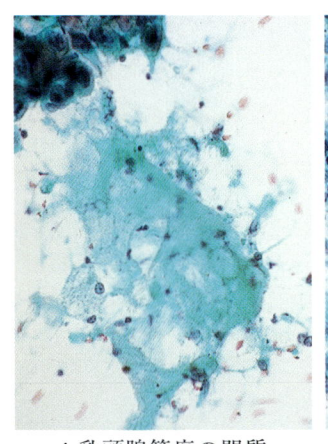

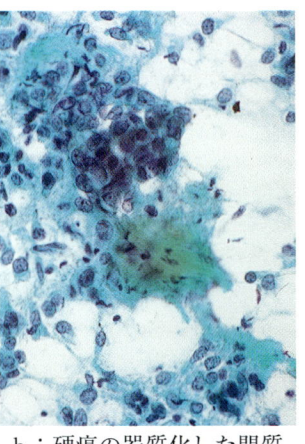

a：乳頭腺管癌の間質　　b：硬癌の器質化した間質
写真8-15　間質結合織

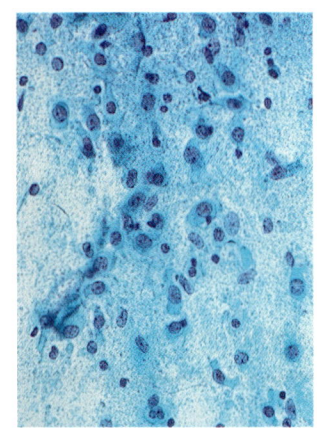

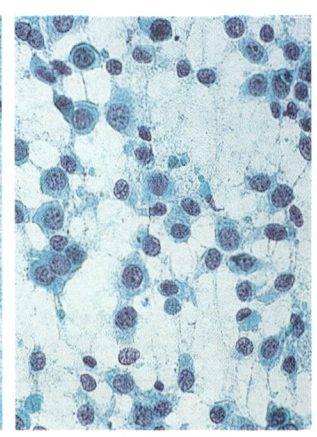

a：乳腺症型線維腺腫　　b：充実腺管癌
写真8-16　散在性傾向

2. 構造異型

1）細胞採取量，および散在性傾向

　細胞採取量を決定する因子としては，"腫瘍内での上皮成分が占める割合"と"間質成分の状態"が大きな要因としてあげられる．一般的に，腫瘍内での上皮成分（良性病変での乳管，あるいは非浸潤癌および浸潤癌での癌細胞巣）の占める割合が高いほど採取量は多い．また間質成分については，間質結合織がゲル状（浮腫状，あるいは粘液腫様）を呈する場合は上皮成分の占める割合に関係なく細胞採取量は多い．したがって，細胞異型の有無に関係なく，背景に間葉系細胞の増加を認めず，上皮細胞の採取量が多い場合には出現性の異常としてとらえることができる．

　散在性傾向は良性では乳腺症型線維腺腫（**写真8-16a**）などの上皮増生を示す良性病変に，悪性では充実腺管癌（**写真8-16b**）や乳頭腺管癌，あるいは浸潤性小葉癌（invasive lobular carcinoma）にしばしば認められる所見である．乳腺症型線維腺腫では，ライトグリーンに好染する細胞質を持つ腺上皮細胞と細胞質不明瞭な円形裸核細胞（筋上皮細胞），あるいは紡錘形裸核（線維芽細胞）が混在しており，充実腺管癌では多辺形の腫瘍細胞，乳頭腺管癌では円柱状の腫瘍細胞，さらに浸潤性小葉癌では小型類円形の腫瘍細胞からなる単調な細胞像を呈する．

参照症例：第2部 Case 18「充実腺管癌」120〜121頁，Case 26「浸潤性小葉癌：古典型」136〜137頁

2）脂肪織内浸潤

　脂肪織内浸潤像（**写真8-17**）は周囲に浸潤性増殖を示す硬癌にしばしば見られる所見である．その細胞像では脂肪織内に焦点を合わせると，脂肪細胞に挟まれるように辺縁が直線的で鋳型状を呈する癌細胞が観察される．

3）線状配列

　線状配列は組織学的に硬癌や浸潤性小葉癌に見られる線状〜索状浸潤像に由来する．本集塊は細胞がほぼ一列に並ぶことを特徴とするが，硬癌と浸潤性小葉癌では形態が若干異なっている．すなわち，狭義の硬癌（**写真8-18a**）での線状配列には集塊辺縁の直線化や，核の縦並び配列（相互の核の圧排像）が認められるが，浸潤性小葉癌（**写真8-18b**）での核は円形〜類円形を保ち，腫瘍細胞は数珠状に配列（rosary-like appearance）する．また，柵状配列を示す腺上皮細胞も一見，本集塊と類似するが，柵状配列での核は一方に偏在し，その対側（分泌面）には凹凸が認められる．

参照症例：第2部 Case 21, 22「硬癌」126〜129頁，Case 26「浸潤性小葉癌：古典型」136〜137頁，Case 27「浸潤性小葉癌：多形細胞型」138〜139頁

4）クサビ状配列

　クサビ状配列は組織学的に硬化性腺症（sclerosing adenosis）での不整形小腺管，あるいは硬癌に見られる浸

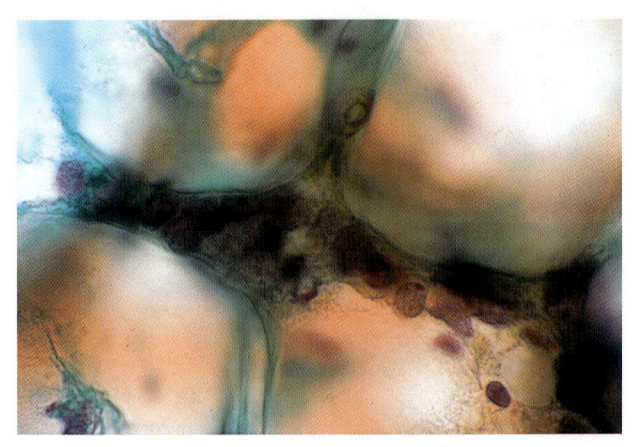

写真8-17　脂肪織内浸潤像

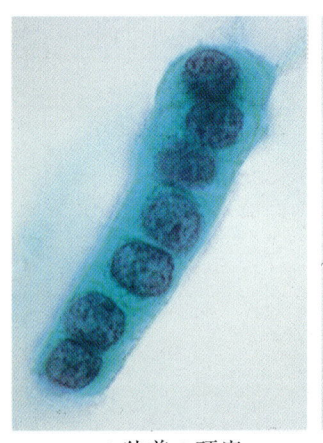

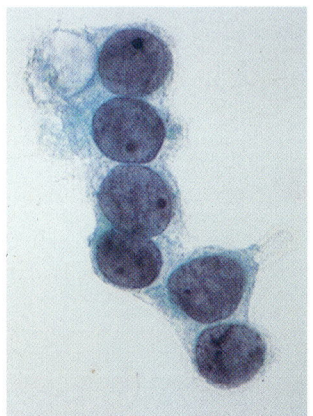

a：狭義の硬癌　　b：浸潤性小葉癌
写真8-18　線状配列

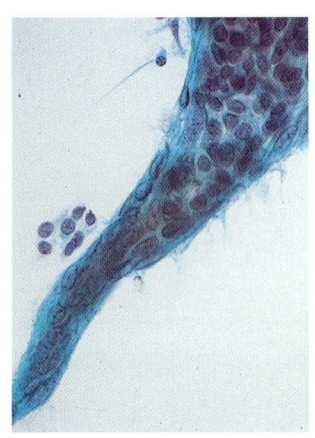

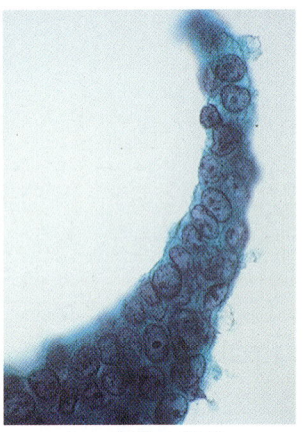

a：硬化性腺症　　b：広義の硬癌
写真8-19　クサビ状配列

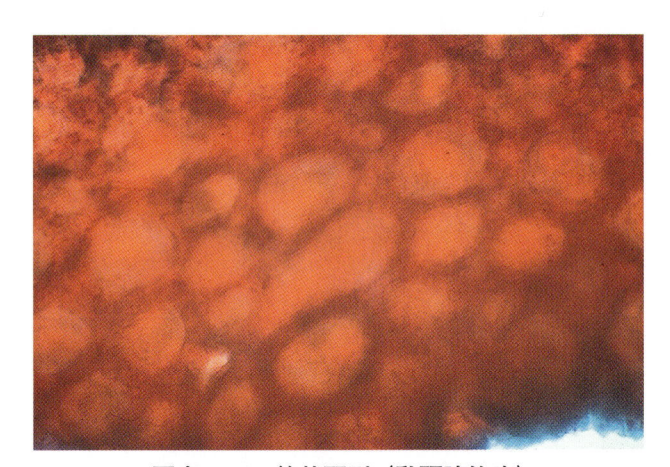

写真8-20　篩状配列（乳頭腺管癌）

潤性癌胞巣に由来し，集塊先端部が鋭角状となっていることを特徴とする．良性では乳腺症（硬化性腺症）のほかに乳管内乳頭腫，乳頭部腺腫，乳管腺腫に見られ，悪性では広義の硬癌に観察される．良・悪性の鑑別点としてはクサビ状配列先端部の核配列や筋上皮細胞との二相性，管腔形成の有無などがあげられる．すなわち，良性のクサビ状配列（**写真8-19a**）では先端部の細胞（主に筋上皮細胞）が集塊辺縁に平行に配列するのに対し，悪性（**写真8-19b**）では癌細胞が直角に並ぶ（縦並び）ものが多い．さらに良性では集団辺縁部に筋上皮細胞が認められるが，悪性では観察されない．また，硬化性腺症や充実腺管癌に由来した硬癌に見られるクサビ状配列は集塊内での管腔形成が不明瞭であるが，乳頭腺管癌に由来した硬癌でのクサビ状配列には管腔形成が明瞭である．
参照症例：第2部 Case 49「硬化性腺症」182〜183頁

5）篩状配列

　篩状配列は組織学的に非浸潤性乳管癌あるいは乳頭腺管癌の篩状型に見られる特徴的な細胞集塊で，重積傾向のある細胞集塊のなかに円形の中空構造（腺腔）が多数見られる配列を指す（**写真8-20**）．この中空構造は顕微鏡の焦点を上下することによって観察可能で，構成細胞には腔に向かっての細胞極性が認められる．なお，上皮増生を示す線維腺腫（乳腺症型）においても，このような構造が観察される場合もあり，篩状構造が見られた場合は細胞異型や間質増生所見など線維腺腫を疑わせる所見がないことを確認したうえで診断することが望ましい．
参照症例：第2部 Case 14「乳頭腺管癌：篩状型」112〜113頁

6）円形核で構成される規則正しい重積集塊

　小型で異型に乏しい腫瘍細胞からなる非浸潤性乳管癌，あるいは乳頭腺管癌（**写真8-21a**）に見られる重積集

a：乳頭腺管癌　　　b：乳管内乳頭腫
　　　　　写真8-21　重積集塊

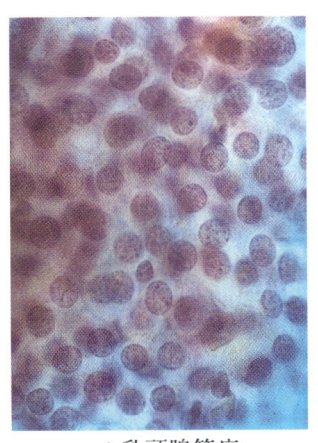

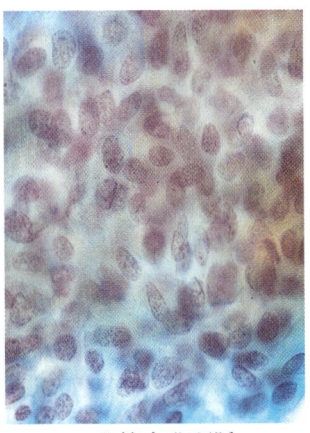

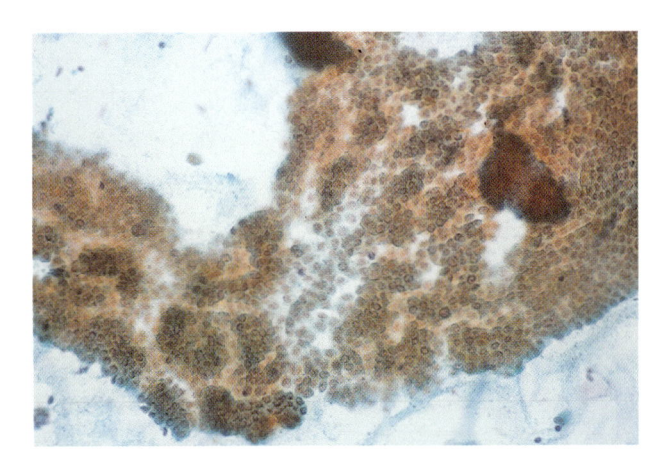

写真8-22　低乳頭状配列（乳頭腺管癌）

塊では，腫瘍細胞の核が円形を示し核間距離も均等で，その重積性は比較的規則正しい．一方，乳管内乳頭腫（**写真8-21b**），あるいは乳管乳頭腫症（duct papillomatosis）などに出現する重積集塊を構成する細胞の核は紡錘形から楕円形で，核の長軸の方向性も一定しない．加えて核間距離は不均等であり，その重積性も不規則である．したがって，小型細胞からなる重積集塊が見られた場合は，強拡大にて核形や核長軸の方向性，さらにフォーカスを上下することにより，立体的な核間距離を観察したうえで構造異型として捉えることが望ましい．

7）低乳頭状配列

　低乳頭状配列は悪性乳頭状病変（非浸潤性乳管癌，あるいは乳頭腺管癌）の低乳頭型に見られる細胞配列で，シート状集団から充実性，あるいは内部に腔を認めるドーム状の隆起突出像が見られることを特徴とする（**写真8-22**）．悪性乳頭状病変に見る低乳頭状配列での突出部分は円形～類円形を示し，シート状部分の細胞と突出尖端部分の細胞は，ほぼ同様な形態を示している．また良性疾患においても類似の集塊が見られるが，このような集塊でのシート状部分の細胞と突出尖端部分の細胞には，N/C比，核形態，細胞質の染色性などに差が認められる．
参照症例：第2部 Case 15「乳頭腺管癌：低乳頭型」114～115頁，Case 51「乳腺症：乳管乳頭腫症」186～187頁

8）間質結合織を伴う乳頭状配列

　乳頭状配列には集塊内部に間質結合織を認める真の乳頭状増殖と，間質結合織を認めない偽乳頭状増殖（後述）の2つに分けられる．間質結合織を伴う乳頭状増殖は乳管内乳頭腫や乳頭癌（**写真8-23**）に観察され，両型の鑑別点には①細胞の結合性（上皮細胞相互，間質と上皮細胞），②集塊内での筋上皮細胞の有無，③細胞異型などがあげられる．乳管内乳頭腫では上皮細胞相互，あるいは上皮細胞と間質の結合性が高く，散在性を示す上皮細胞はごく少数で，集塊内には有尾状を呈する筋上皮細胞が認められ，集塊を構成する腺上皮細胞に細胞異型は見られない．これに対して乳頭癌では腫瘍細胞相互，腫瘍細胞と間質結合織の結合性は低く，クロマチン増量，およびN/C比増大などの細胞異型が見られる円柱状の腫瘍細胞（ラケット細胞を含む）が散在性に多数出現する．また，腫瘍細胞の接着がまったく見られないか，あるいは一部に接着を伴う間質結合織も観察される．なお，このような集塊の間質結合織と腫瘍細胞との間には筋上皮細胞の介在は認められない．
参照症例：第2部 Case 1「乳管内乳頭腫」86～87頁，Case 12「囊胞内乳頭癌」108～109頁

9）間質結合織を伴わない乳頭状配列

　乳頭腺管癌に見られる増殖形態であり，比較的結合性の強い不定形の重積集塊として出現し，しばしば集塊内に細胞極性を認めない腔（隙間）が観察される（**写真8-24**）．悪性病変以外にも上皮増生を示す良性病変（乳管内乳頭腫，乳頭部腺腫など）においても認められることがある．乳頭腺管癌と良性疾患でのこのような細胞集塊における良・悪性の鑑別点としては，集塊内での化生変化の有無があげられる．悪性病変に由来する乳頭状集塊は比較的単一な腫瘍細胞から構成されるのに対して，良性病変では集塊を構成する細胞にアポクリン化生細胞や扁平上皮様細胞などへの化生変化を伴うことが多い．
参照症例：第2部 Case 17「乳頭腺管癌：乳頭型」118～119頁

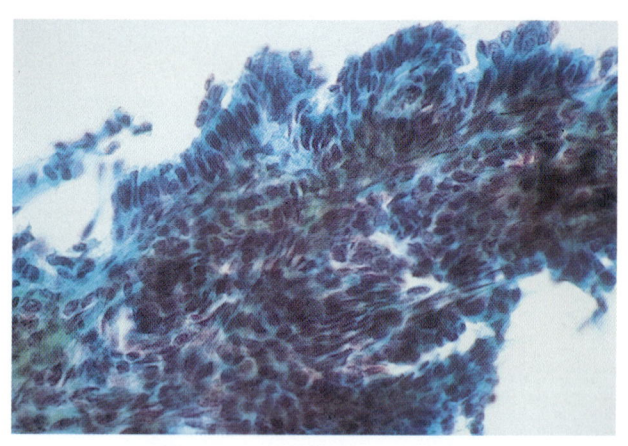

写真8-23　乳頭状配列（乳頭癌）

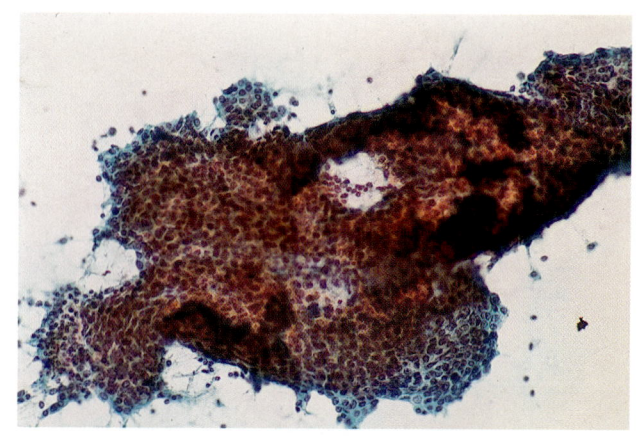

写真8-24　乳頭状配列（乳頭腺管癌）

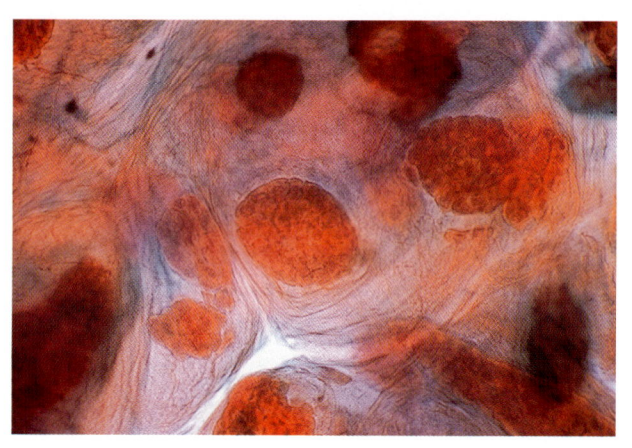

写真8-25　繭玉状配列（粘液癌）

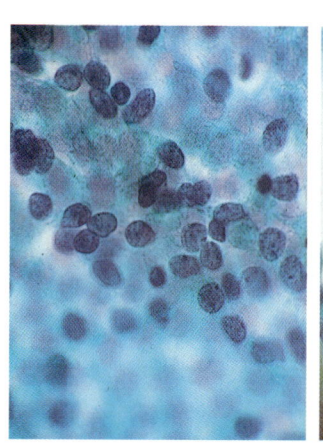

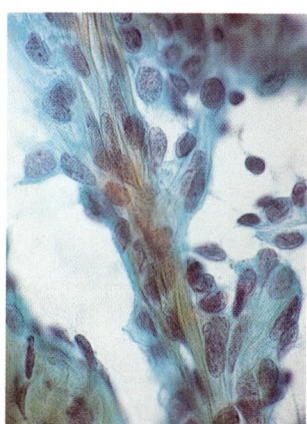

a：末梢乳管型　　　　　b：大乳管型
写真8-26　筋上皮細胞

10）繭玉状配列

　粘液内部にマリモ状，あるいは不定形の細胞集塊を認めるものを指している（**写真8-25**）．この配列は粘液癌に特徴的なもので，純型の粘液癌に見られ，その粘液内部には腫瘍細胞のみならず石灰化小体が観察されることもある．

参照症例：第2部 Case 23「粘液癌：純型」130〜131頁

3. 筋上皮細胞との二相性判定

　乳腺に見られる筋上皮細胞は末梢乳管型筋上皮細胞（**写真8-26a**）と大乳管型筋上皮細胞（**写真8-26b**），および腺筋上皮腫に観察される腫瘍性筋上皮細胞（**写真8-27**）に大別される．末梢乳管型筋上皮細胞は主に裸核細胞として観察され，すべての良性病変や乳管癌の非浸潤巣に由来した細胞集塊などに認められる．さらに線維腺腫などでは背景に円形の裸核細胞として観察されてくる．一方，大乳管型筋上皮細胞はライトグリーン好性の細胞質を持つ多辺形から有尾状の細胞として見られ，主に乳管内乳頭腫や乳頭部腺腫，あるいは硬化性腺症や女性化乳房症（gynecomastia）などに認められる．また，腫瘍性筋上皮細胞は豊富な細胞質を持つ多辺形細胞でしばしば核内封入体が見られる．

　このように多彩な形態を示す筋上皮細胞を同定する場合には，それぞれの筋上皮細胞の形態的特徴を把握することに加え，集塊での筋上皮細胞の局在（組織学的に筋上皮細胞は乳管腺上皮細胞と間質結合織との間に存在する）を踏まえて判定する必要がある．すなわち，乳管内乳頭腫における乳頭状集塊での大乳管型筋上皮細胞は，腺上皮細胞と間質結合織の間（**写真8-28a**），あるいは腺上皮細胞（**写真8-28b**）や間質細胞に隣接（**写真8-29a**）して認められる．さらに硬化性腺症（**写真8-29b**）では管腔形成不明瞭な腺細胞（小型核）を取り囲むように観察される（裸核状を呈する末梢乳管型筋上皮細胞の形態を示す場合もある）．

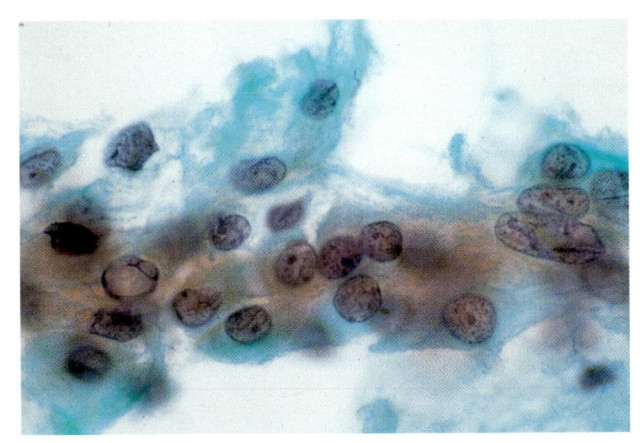

写真8-27　腫瘍性筋上皮細胞（腺筋上皮腫）

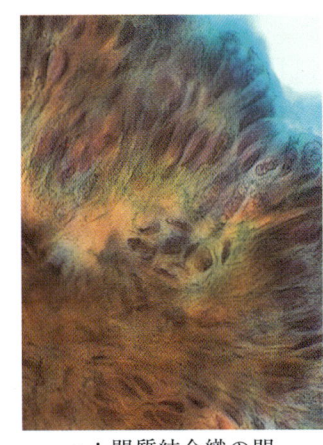

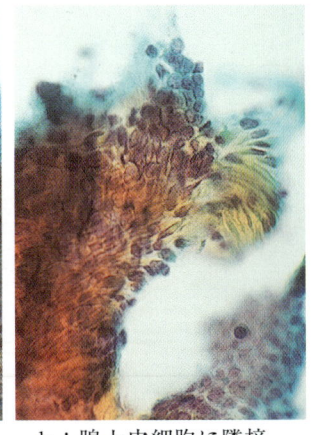

a：間質結合織の間　　b：腺上皮細胞に隣接
写真8-28　大乳管型筋上皮の局在

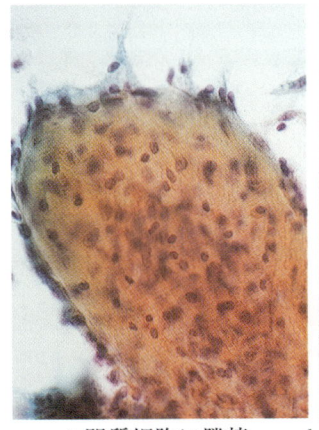

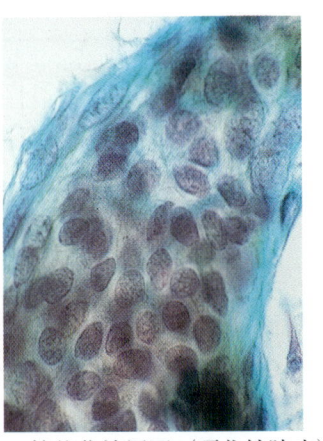

a：間質細胞に隣接　　b：管状集塊周囲（硬化性腺症）
写真8-29　大乳管型筋上皮細胞の局在

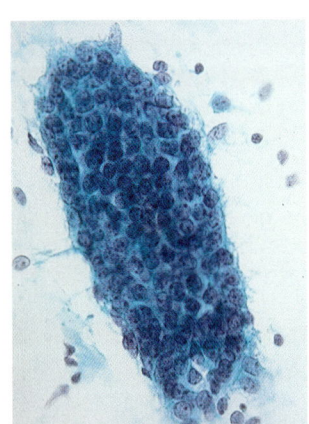

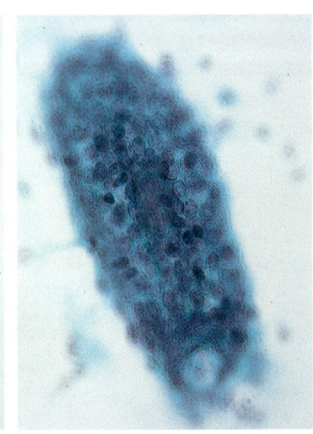

a：管状集塊周囲　　b：管状集塊上部
写真8-30　末梢乳管型筋上皮細胞の局在

　末梢乳管型筋上皮細胞は管状構造を示す集塊周囲では腺細胞に隣接するように（写真8-30a），あるいは腺上皮細胞集塊上部では一定のフォーカス（油浸レンズを用いて微動で1cmほど）を上げたところに観察され（写真8-30b），同一フォーカス上に両者の細胞が見られることはない．このように腺上皮細胞と筋上皮細胞には，ある一定の距離が存在することを認識する必要がある．
　前述したように，大乳管型筋上皮細胞や腫瘍性筋上皮細胞は比較的限られた良性病変において観察されるため，その存在が確認されればある程度，由来する病変を推測することが可能である．しかし，末梢乳管型筋上皮細胞は，良・悪性病変の双方に観察されるため，特定の細胞集塊にてその存在が欠如する場合（出現性の有無）や，悪性病変には存在し得ない形態を示す筋上皮細胞が見られた場合において良・悪性判定の重要な所見となりうる．
　末梢乳管型筋上皮細胞の出現性の有無からの判定では，小腺管状集塊の出現を認める管状癌や乳頭腺管癌由来の硬癌"いわゆる広義の硬癌"などと，良性病変との鑑別に有用である．悪性病変での小腺管状集塊は筋上皮細胞を伴わない浸潤性腺管に由来し，筋上皮細胞の付着は認められない（写真8-31a）．一方，良性病変に出現する小腺管状集塊は筋上皮細胞を伴い増生する新生腺管に由来するため，多くの集塊では裸核状の筋上皮細胞が観察されてくる（写真8-31b）．したがって，小腺管状集塊に筋上皮細胞を認めない場合は悪性を疑う根拠となる（中〜大型腺管状集塊に見られない場合は悪性を疑う所見となるが，見られたとしても後述する非浸潤性乳管癌などを否定する根拠とはならない）．
　筋上皮細胞の形態については，非浸潤性乳管癌など筋上皮細胞を認める悪性病変と良性病変との鑑別に有用である．すなわち，悪性病変に見られる筋上皮細胞は既存の乳管に存在する筋上皮細胞であり，癌の進展（乳管は拡張）とともに筋上皮細胞は間質側に圧排される．したがって，筋上皮細胞は変性傾向を有する核形態（紡錘形，濃染核）を呈し点在性に出現する（写真8-32a，b）．一方，良性増殖性病変では腺細胞とともに筋上皮細胞も増殖を示すことから，筋上皮細胞の形態には増殖を示唆する所見，①増殖性の核形態：円形核で明瞭

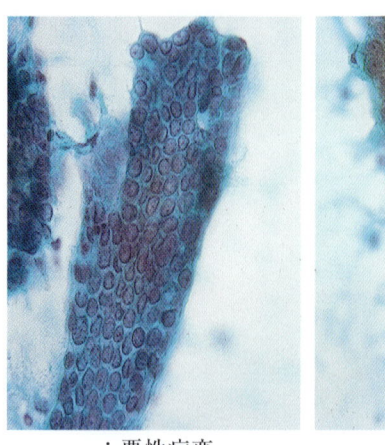

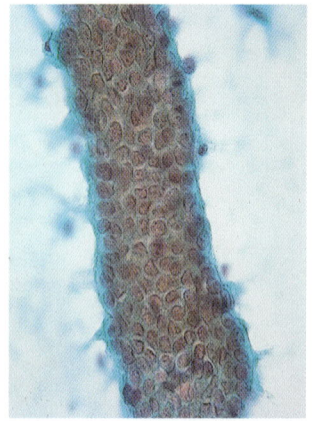

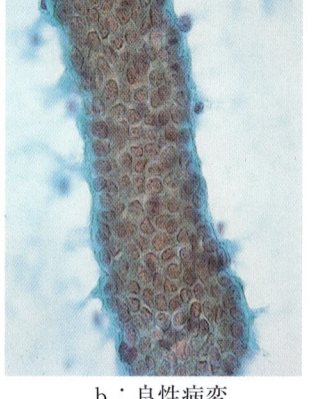

a：悪性病変　　　　　　b：良性病変
写真 8-31　小腺管の二相性

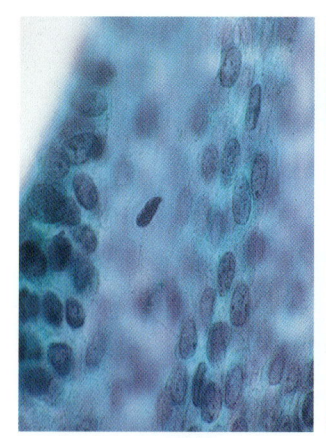

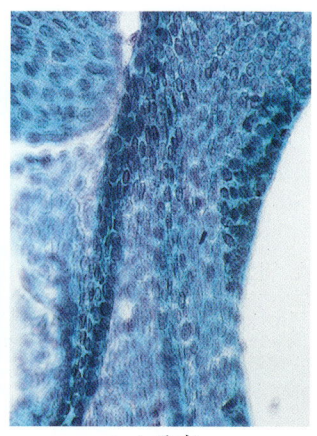

a：形態　　　　　　b：分布
写真 8-32　非浸潤癌の筋上皮細胞

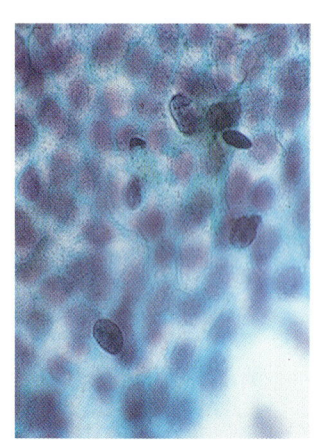

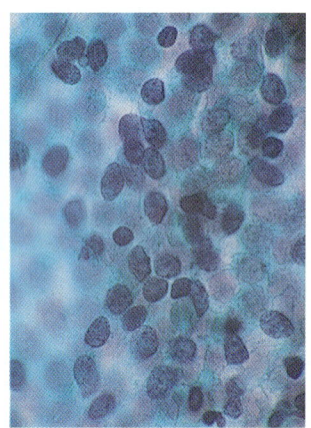

a：形態　　　　　　b：分布
写真 8-33　良性病変の筋上皮細胞

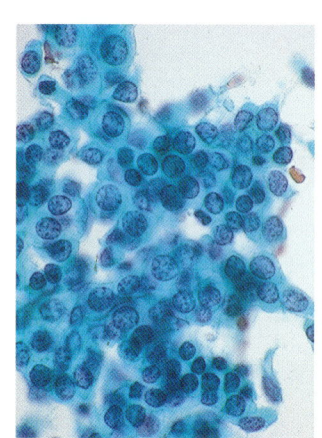

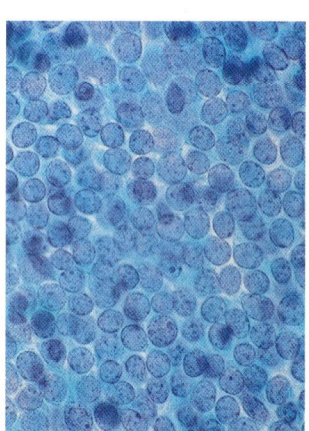

a：悪性病変　　　　　　b：良性病変
写真 8-34　クロマチン形態

な核小体を持つ筋上皮細胞（**写真8-33a**），②数の増加：一定のフォーカス上に多数の筋上皮細胞（**写真8-33b**）が見られてくる．このことから細胞異型を伴う集塊が見られても，その集塊内に筋上皮細胞の増殖を示唆する上記の所見のいずれかを認めた場合は，良性と判断することが可能である．

参照症例：第2部　Case 1「乳管内乳頭腫」86～87頁，Case 6「腺筋上皮腫」96～97頁，Case 8「管状腺腫」100～101頁，Case 20「非浸潤性乳管癌巣を伴う広義の硬癌」124～125頁，Case 34「管状癌」152～153頁，Case 40「線維腺腫：管内型」164～165頁，Case 49「硬化性腺症」182～183頁

4. 細胞異型

　細胞異型の判定は複数の所見からの総合判断で行われる．観察すべき所見としては，①クロマチン増量，②核径，③N/C比，④核形，⑤核の大小不同，⑥多核悪性細胞の有無，⑦粘液保有細胞の有無，⑧細胞質内小腺腔（intracytoplasmic lumen：ICL）の有無，などがあげられる．

　クロマチン増量は乳癌細胞を診断するうえで最も重要な所見である．一般的に見る悪性細胞の核は適切な検体処理がなされた場合，微細なクロマチンが充満し核全体が濃染し，核縁の肥厚は見られない（**写真8-34a**）．一方，良性細胞のクロマチンは細顆粒状を示し，核縁も軽度に肥厚する（**写真8-34b**）．したがって弱拡大で観察した場合，核縁は目立つが核全体が濃染している印象は受けない．このような乳腺穿刺細胞診でのクロマチンの評価は経験に委ねられ，日常的に乳癌細胞を見る機会のある施設では判定が容易であるが，症例が少ない施設では判定に苦慮することが少なくない．このような場合は典型的な乳癌細胞の染色標本（自施設染色標本）を対照として常備しておくことが推奨される．

　核径（**写真8-35**）については，良性病変の腺上皮細胞の核が10μm前後であることから，出現する細胞の大多数の核が15μmを超える場合は悪性を疑う根拠となる．また，20μmを超える核を有する細胞が見られたと

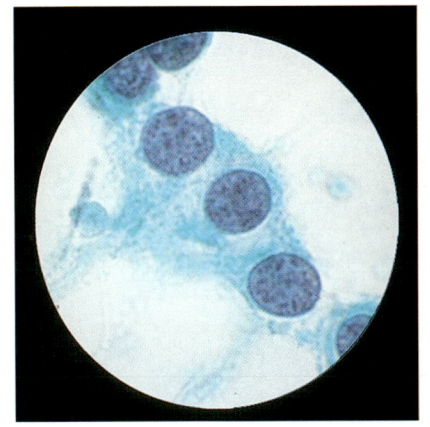

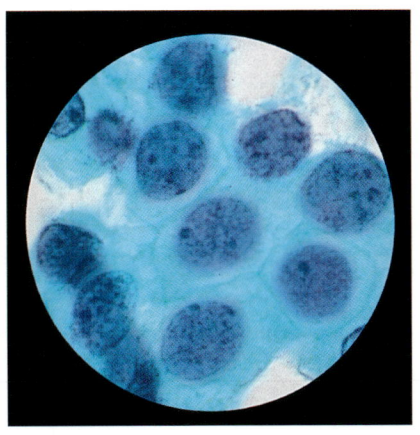

核径 a：10 μm　　　　　　　　b：15 μm　　　　　　　　c：20 μm

写真 8-35　乳癌細胞の核径

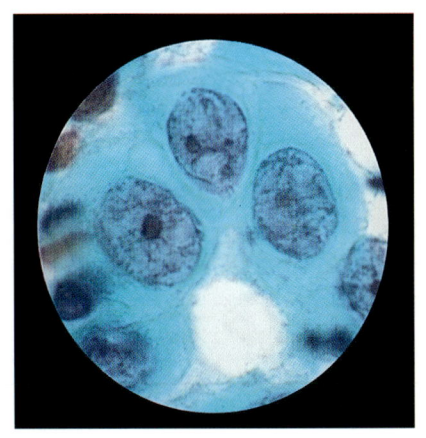

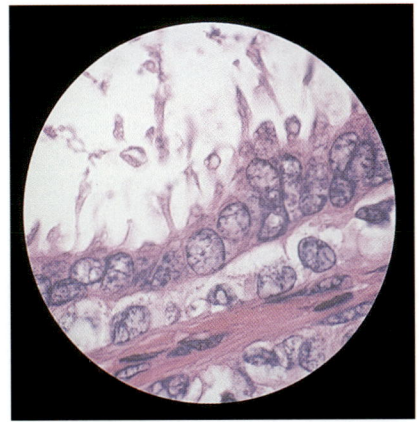

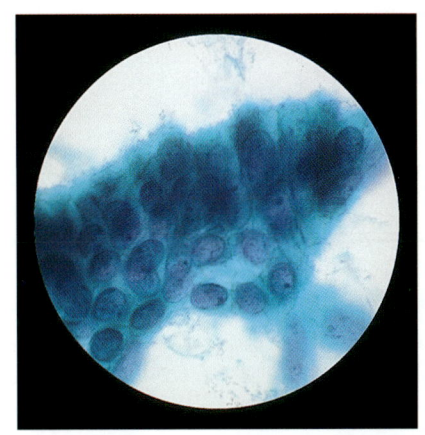

a：組織像　　　　　　　　b：細胞像

写真 8-36　アポクリン分泌を示す良性乳管腺細胞（乳腺症型線維腺腫）

きは悪性の可能性が高い．ただし，囊胞の壁細胞や腺筋上皮腫に認められる腫瘍性筋上皮細胞において 20 μm を超える核を有する細胞が観察される場合があるため，クロマチン増量の存在を前提とする．

　N/C 比の観察においては孤立散在性に出現する細胞で判定する必要がある．一般的に悪性細胞の N/C 比は高い傾向があるが，アポクリン分泌を示す良性の腺上皮細胞（**写真 8-36**）においても N/C 比が高い場合があるため注意を要する．したがって，類似した形態を示す非浸潤性乳管癌や乳頭腺管癌，あるいは小葉癌との鑑別はラケット状を呈する細胞質が乏しい腫瘍細胞（**写真 8-37a**）や核の飛び出し像（**写真 8-37b**）の存在が診断の根拠となることが少なくない．

　核形は，良性病変においても陥入や切れ込みなどの不整形核を認めることがあり（**写真 8-38a**），不整形核が見られても悪性と断定する根拠とはならない．しかし，著しい核形不整（涙滴状，分葉状）を認める細胞が散在性に多数見られた場合は悪性の可能性が高い（**写真 8-38b**）．

　核の大小不同は程度の差こそあれ，良・悪性病変の双方に認められる所見である．このため本所見から悪性を疑う目安としては，隣接した細胞間（固定条件が同じ）で 3 倍程度の核の大小不同（**写真 8-39**）が見られる場合とすることが望ましい．

　多核悪性細胞（**写真 8-40a**）は乳腺での上皮性悪性腫瘍や非上皮性悪性腫瘍において観察され，本細胞が見られた場合は悪性と診断できる．多核悪性細胞は多核組織球や破骨様巨細胞と異なり，同一細胞内での核の形態（大きさ，形，核小体の数や大きさ）が異なる．さらに乳腺には粘液を産生する良性細胞は見られないため，細胞質内に粘液を有する細胞が見られた場合は悪性と診断可能である．また粘液保有細胞は粘液癌のみならず印環細胞癌（signet-ring cell carcinoma）や非浸潤性乳管癌（**写真 8-40b**）においても認められる．

　細胞質内小腺腔（ICL）は硬癌細胞や浸潤性小葉癌細胞の細胞質内にしばしば観察される円形の構造物で，腺腔内部に分泌物を有する A type（**写真 8-41a**）と分泌物を認めない B type（**写真 8-41b**）に分けられる．特に B

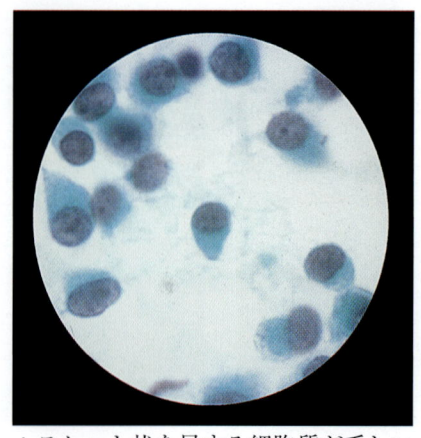

a：ラケット状を呈する細胞質が乏しい　　b：核の飛び出し像（浸潤性小葉癌）
　　腫瘍細胞（乳頭腺管癌）

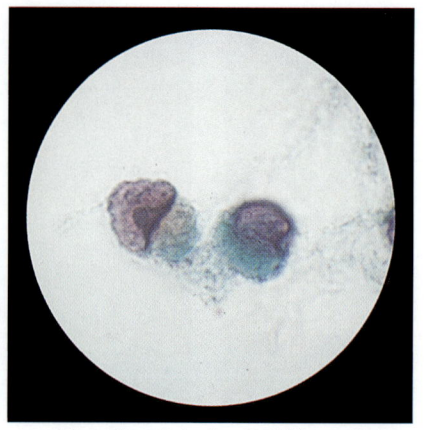

写真 8-37　乳癌細胞の N/C 比

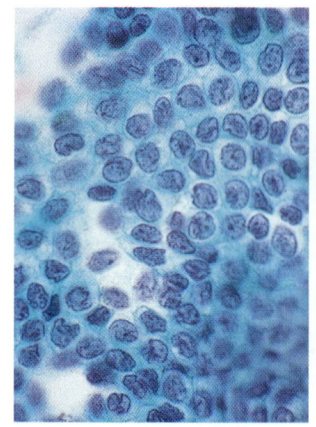

a：乳管内乳頭腫 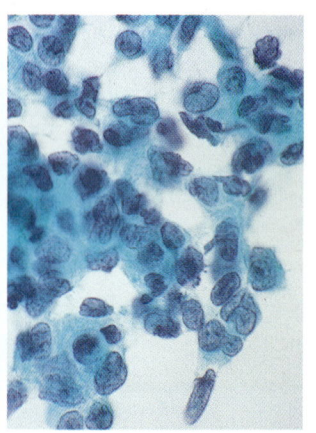　　　　b：硬癌

写真 8-38　不整形核

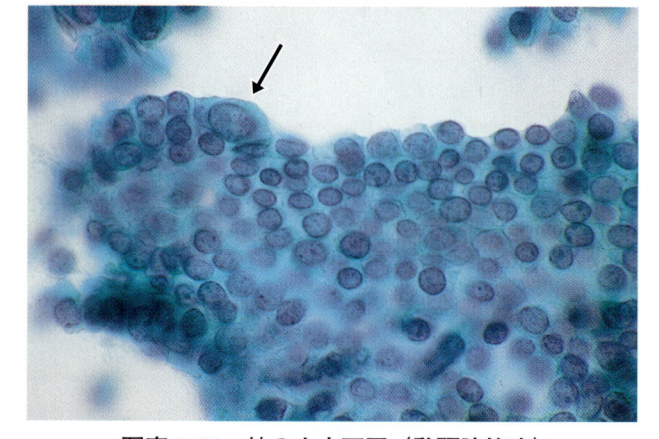

写真 8-39　核の大小不同（乳頭腺管癌）

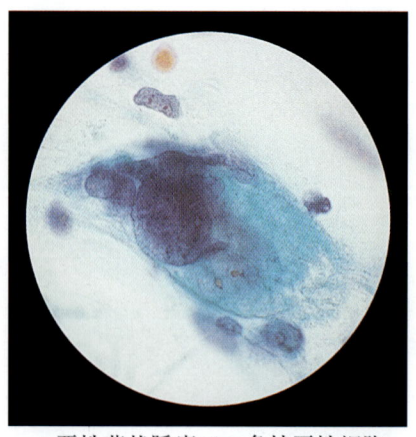

a：悪性葉状腫瘍での多核悪性細胞 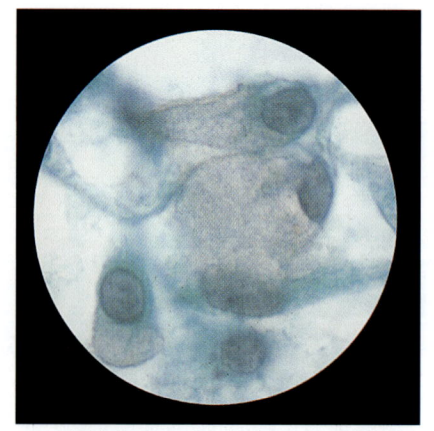　　b：粘液保有細胞（非浸潤性乳管癌）

写真 8-40　多核悪性細胞と粘液保有細胞

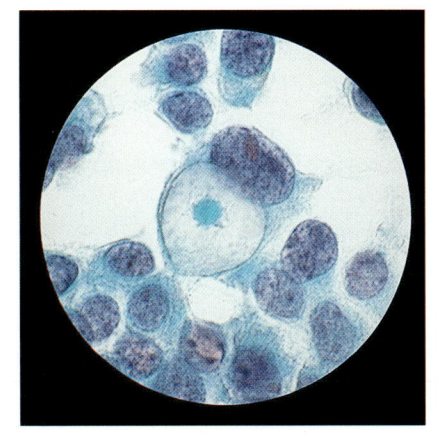

a：A type 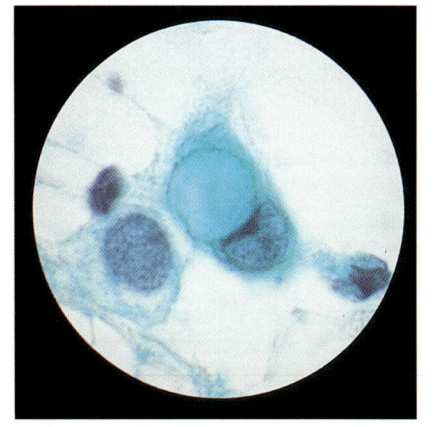　　　　　　　　　　b：B type

写真8-41　細胞質内小腺腔（ICL）

typeのICLは変性空胞との鑑別が問題となるが，B typeのICLは変性空胞と比べて微絨毛の存在により細胞質との境界が不明瞭である点が異なる．また，ICLは前述のように細胞採取量が少なく小型の腫瘍細胞で構成されることの多い硬癌細胞や浸潤性小葉癌細胞において出現率が高く，さらにICLそのものの大きさも大小さまざまであるため，観察に際しては油浸レンズを用いた観察が望まれる．なお，組織学的にICLに類似した構造はまれに硬化性腺症などの良性病変に観察されることから注意が必要である．

　細胞異型観察の概略を解説した．乳腺穿刺細胞診の診断において特定の所見のみから悪性と診断できることは少ないが，①多核悪性細胞が見られる場合，②粘液保有細胞を認める場合や出現する多くの細胞にICLが確認される場合，などの所見が認められたときは特定の所見のみからの診断が可能である．しかし，多くの場合では，まず核の大きさを判定し，出現細胞の多くが中型から大型（15〜20μm前後）であるときはクロマチン増量を確認することにより，さらに小型細胞（10μm前後）が主体である場合は，①クロマチン増量，②N/C比，③著しい核形不整，④3倍程度の核の大小不同など複数の所見を勘案したうえで判定する必要がある．

付）適正標本と不適正標本（クロマチンの所見について）

　乳腺穿刺細胞診の診断において，クロマチン増量の判定は重要な所見である．しかし，適切な検体採取や塗抹固定操作が行われていない場合は，この判定が困難となる．

　クロマチンの主成分はDNA-塩基性タンパク（ヒストン）複合体であり，適切に湿固定された場合には，アルコール固定によりヒストンが変性し，DNAのリン酸基はフリーとなる．このリン酸基（負荷電）とヘマテインアルミニウムレーキ（正荷電）とが結合して診断に適した染色性（**写真8-42a**）を示し，正確なクロマチンの判定が可能となる．これに対して血液混入（**写真8-42b**）や乾燥（**写真8-42c**）した場合は，フリーとなったDNAリン酸基の量が種々の程度で異なるため，血液が混入し細胞変性を起こした場合は通常より核は濃染し，乾燥した場合は淡染する．したがって，このような細胞では正確なクロマチン判定は不可能である．

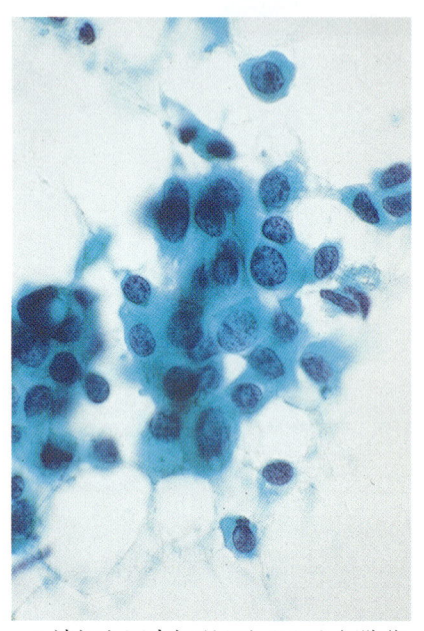

a：適切な固定処理がなされた細胞像 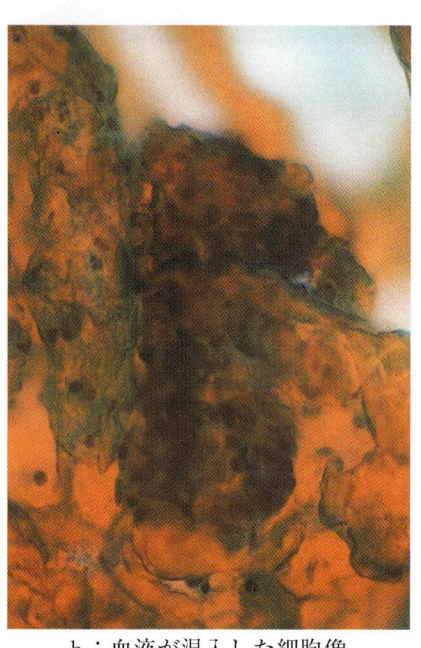　　b：血液が混入した細胞像 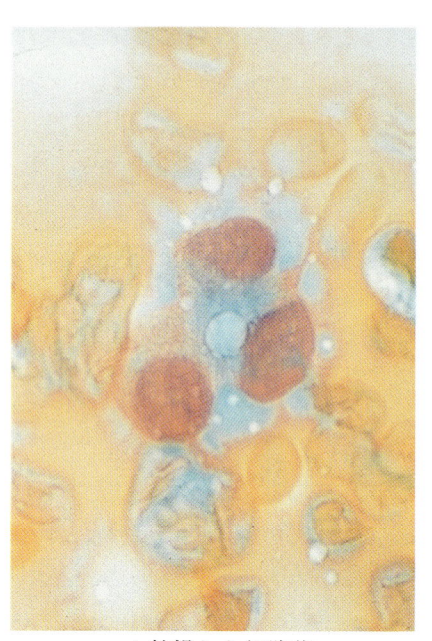　　c：乾燥した細胞像

写真8-42　適正標本と不適正標本

新版 乳腺細胞診カラーアトラス

第2部
Case Study

Case 1

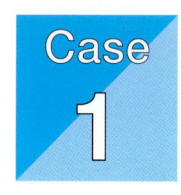

患者：39歳，女性．

主訴：左乳房腫瘤．EBD領域に約2.5cmの腫瘤を触知．超音波にて嚢胞内に乳頭状に突出する腫瘤像を見る（**写真1**）．

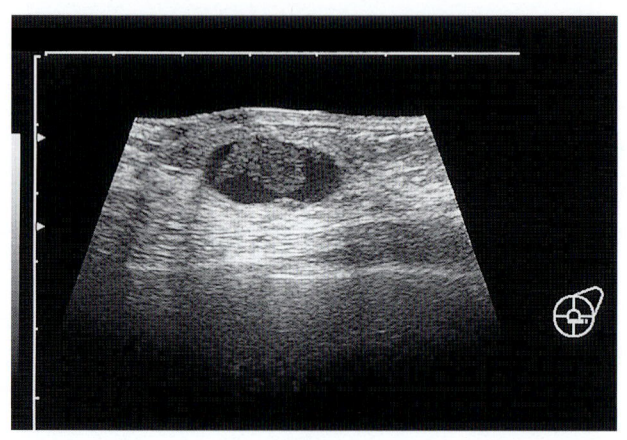

写真1

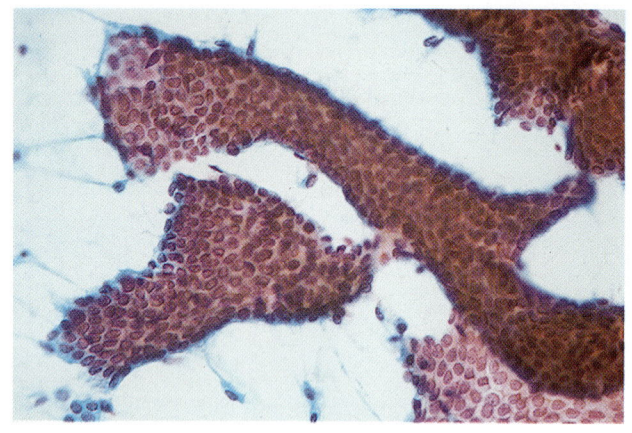

写真2

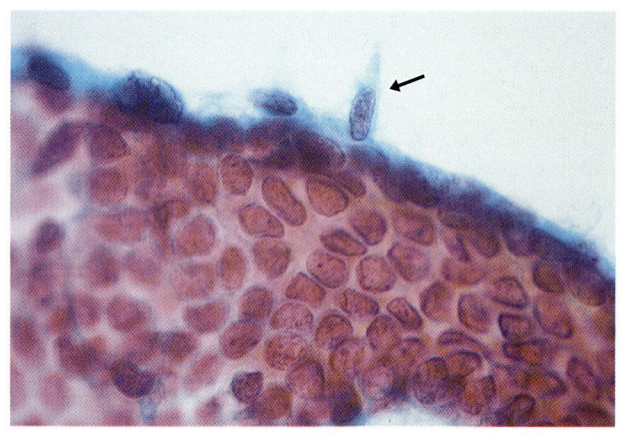

写真3

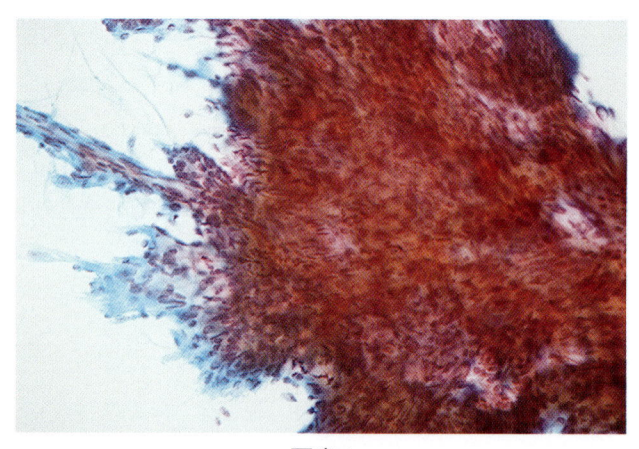

写真4

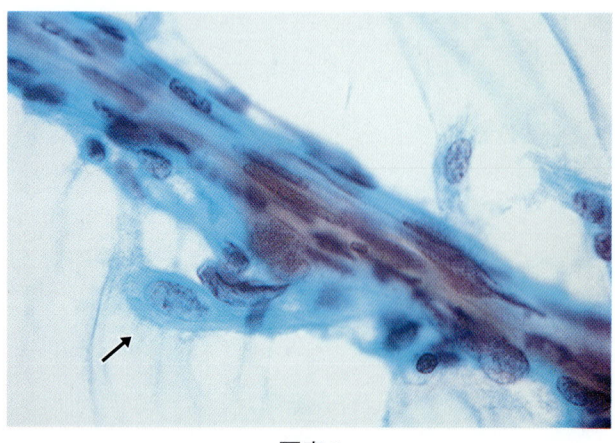

写真5

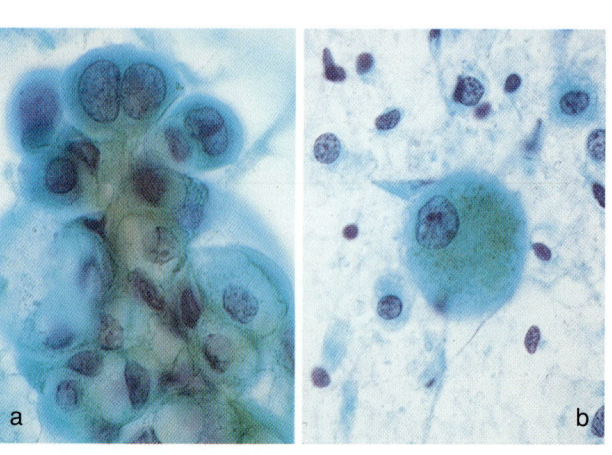

写真6

判定区分	推定組織型
■ 正常あるいは良性 □ 鑑別困難 □ 悪性の疑い □ 悪性	乳管内乳頭腫 組織診断 **乳管内乳頭腫**（Intraductal papilloma）

解説　穿刺細胞像では腺管状集塊の出現が目立ち（**写真2**），集塊周囲には乏しい細胞質を持つ筋上皮細胞（**写真3**；矢印）が観察される．個々の細胞にはクロマチン増量などの異型も認められない．また，標本上には血管間質と細胞集塊が密に混在する集塊（**写真4**）も見られ，その血管間質周囲には比較的豊富な細胞質を有するいわゆる"大乳管型筋上皮細胞"が観察される（**写真5**；矢印）．さらに細胞集塊周囲には扁平上皮様細胞（**写真6a**）やヘモジデリンを貪食した組織球（**写真6b**）なども認められる．本所見からは良性の診断は容易であるが，乳頭状集塊が出現する典型例と異なり本型は乳管腺腫に類似した像を示している．組織学的には囊胞内に認められる腫瘍は筋上皮細胞との二相性を保持し，腺管の増生が目立つ乳管内乳頭腫であった（**写真7, 8**）．

　腺管の増生が著しい乳管内乳頭腫の細胞診断は，前述のように増殖形態が類似する乳管腺腫との鑑別を要するが，集塊内部に間質結合織（**写真9**）や筋上皮細胞（**写真10**；矢印）を有する乳頭状集塊が見られない場合は画像所見（乳管内乳頭腫：囊胞内病変，乳管腺腫：限局性病変）を加味した総合的な判定が必要である．

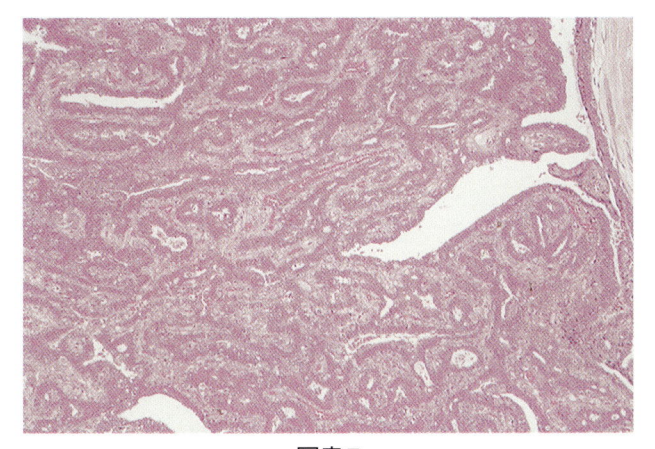

写真7

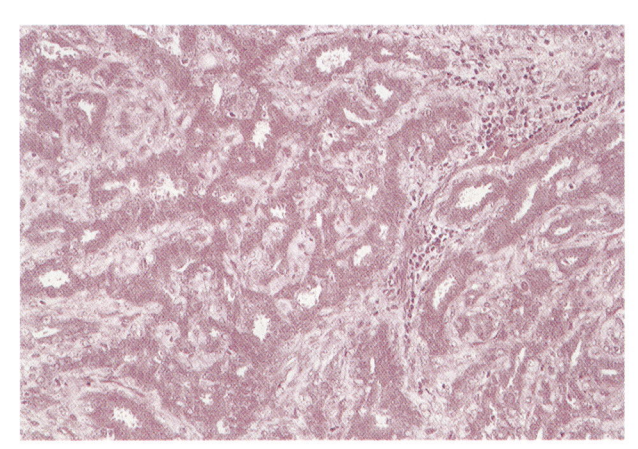

写真8

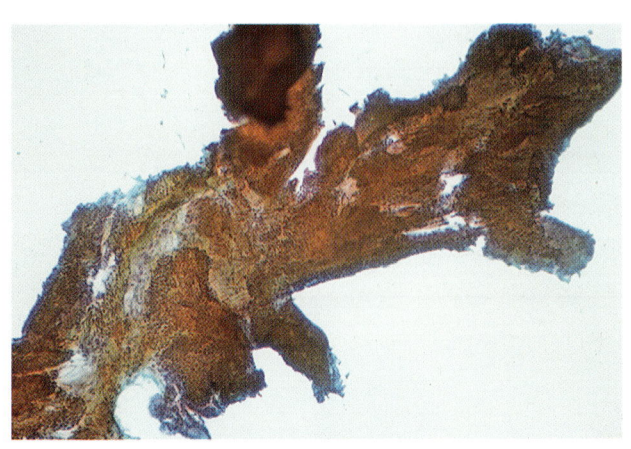

写真9（参考例）

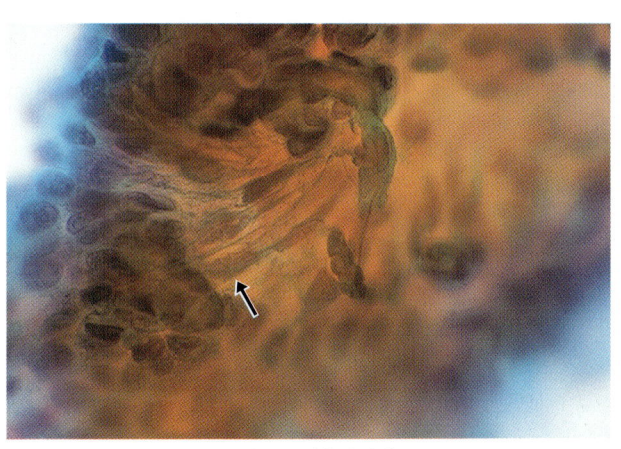

写真10（参考例）

Case 2

患者：46歳，女性．

主訴：右乳房に約1.2cmの硬い腫瘤を触知．

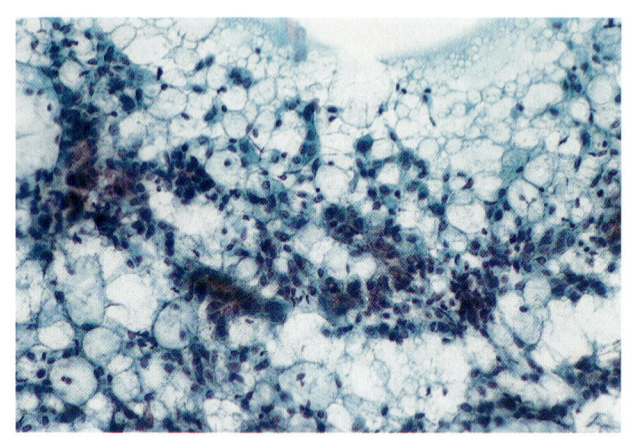

写真1

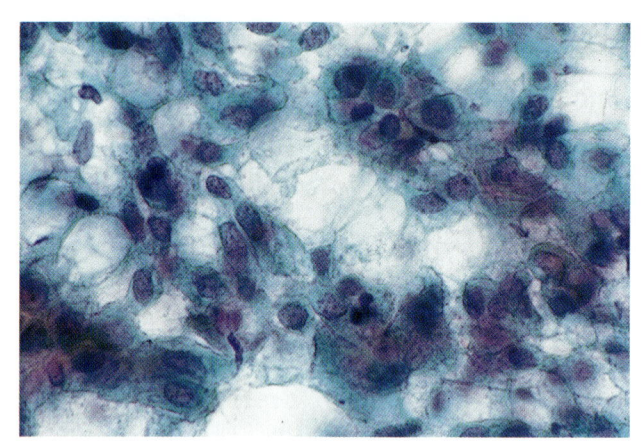

写真2

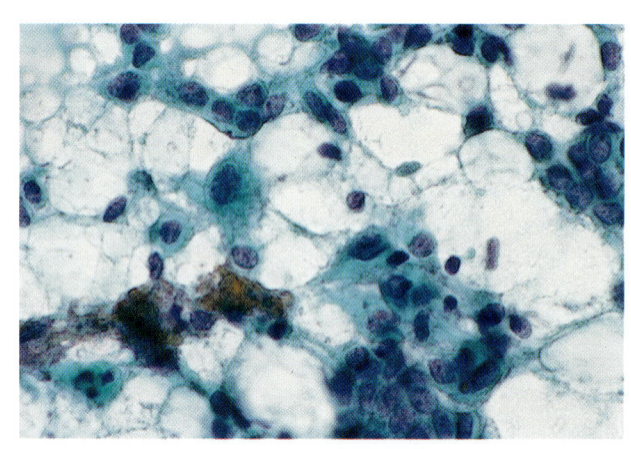

写真3

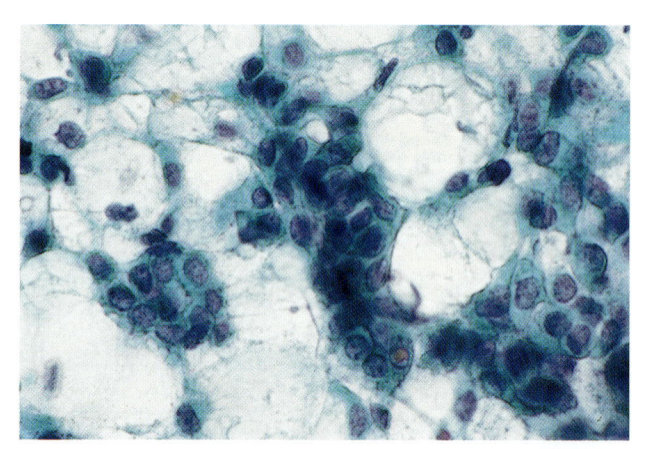

写真4

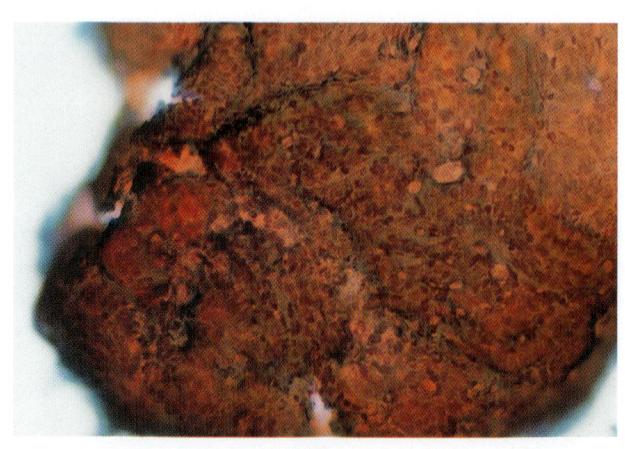

写真5

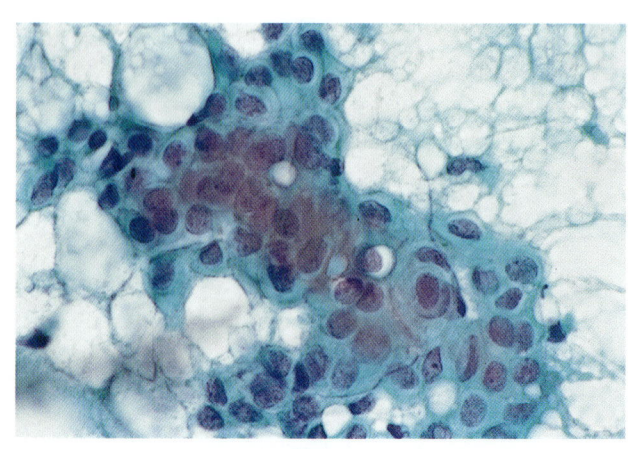

写真6

判定区分	推定組織型
□ 正常あるいは良性 ■ 鑑別困難 □ 悪性の疑い □ 悪性	乳頭腺管癌あるいは乳管内乳頭腫 組織診断 **乳管内乳頭腫**（Intraductal papilloma）

解 説　豊富な細胞量である（**写真1**）．腫瘍細胞は類円形～円柱状で粗い顆粒状の増量したクロマチンを有しており，柵状および管状の配列を示す小集塊とともに結合性の低下を疑わせる孤在性細胞も認められる（**写真2～4**）．硬性浸潤が目立つ乳頭腺管癌を疑わせる像である．しかし，結合性の強い上皮細胞集塊（**写真5**）や乾燥のため断定はできないが化生変化（扁平上皮様細胞）を示唆させる所見（**写真6**）が観察され，乳管内乳頭腫も考えられる．このように良・悪性を疑わせるような所見が混在して認められた場合は，過剰診断を防ぐ意味でも無理に診断せず「鑑別困難」と判定するのが適当である．

　組織学的に本例は乳管内乳頭腫（**写真7，8**）である．特に**写真1～4**は，上皮細胞が充実性に増殖した部分（**写真8b**）から採取されたものと推測される．

　一般的に乳管内乳頭腫は，強い結合性を示す立体的な集塊として採取され，背景には孤在性細胞が少ないことが特徴といわれている．また集塊を構成する細胞成分は血管を含む間質結合織を取り囲むように筋上皮細胞，腺上皮細胞が存在している．しかし，乳管内乳頭腫の一部には間質が細く上皮細胞が著しい充実性増殖を示すものがあり，このような部分から細胞が採取されると，間質成分が目立たず筋上皮細胞も不明瞭となった大小の集塊とともに孤在性細胞が認められる傾向にあり，乳頭腺管癌などとの鑑別が困難なことがある．両者の集塊における相違点は，乳管内乳頭腫では主に核間距離が不均等な楕円形核を有する細胞の不規則重積性集塊であるのに対して，乳頭腺管癌は円形核の均等な配列を示す重積性集塊である．また，背景に出現している孤在性細胞も乳管内乳頭腫では微細なクロマチンを有するN/C比の低い細胞であるが，乳頭腺管癌ではN/C比が高くクロマチンの増量が著明である．さらに，乳管内乳頭腫ではしばしばアポクリン化生細胞あるいは扁平上皮様細胞への化生変化が認められるのに対して，乳頭腺管癌由来の集塊ではまず見られないことが特徴である．

　結合性の強い細胞集塊内に間質結合織と筋上皮細胞が認められれば乳管内乳頭腫としての診断も可能であるが，細胞密度の高い集塊では内部の観察が困難なことも多く，加えて本例のように充実性増殖を示す部分が存在する場合は，大小の集塊とともに細胞の散在傾向も強くなるためさらに判定が困難になることが予想される．乳管内乳頭腫の組織学的な特徴を十分認識したうえで詳細な細胞観察を心がけ，慎重に診断することが望まれる．

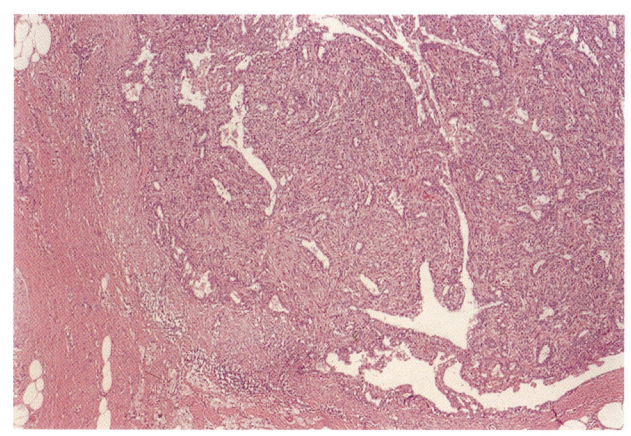

写真7

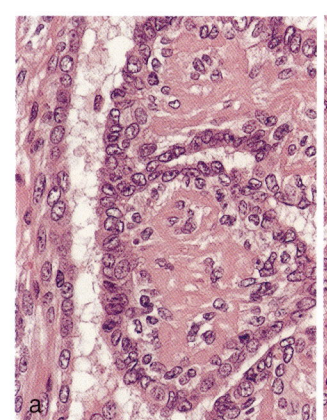

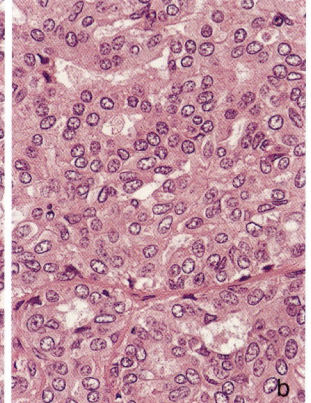

写真8

Case 3

患者：47歳，女性．

主訴：左乳房C領域に約2cmの腫瘤を触知．視触診では良性．マンモグラフィにてカテゴリー3（**写真1**）．超音波検査において良性（**写真2**，乳管内乳頭腫）．MRI検査にて良・悪性診断困難．

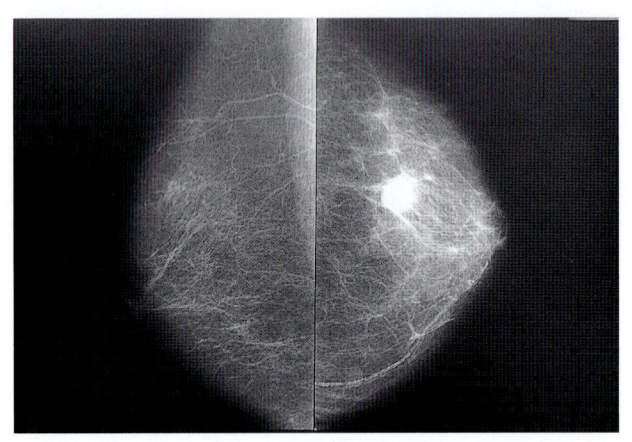

写真1

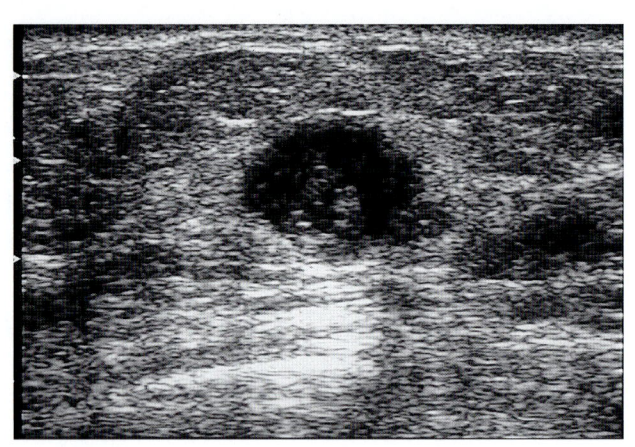

写真2

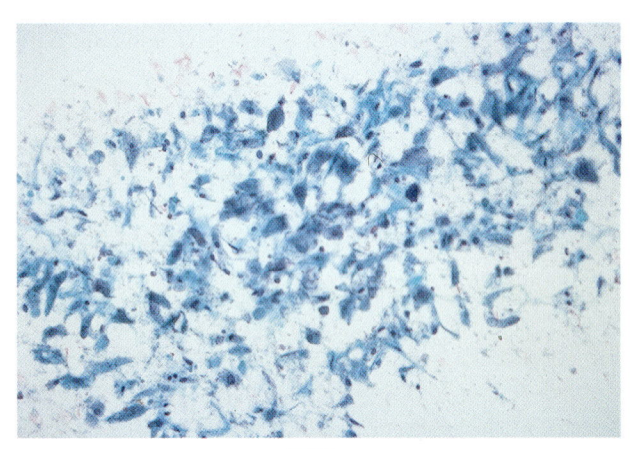

写真3

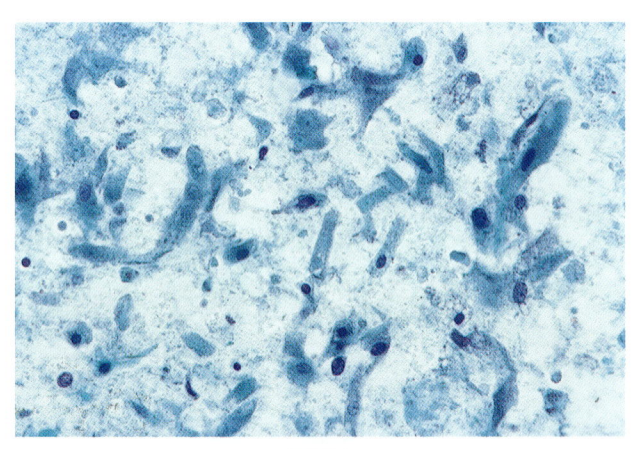

写真4

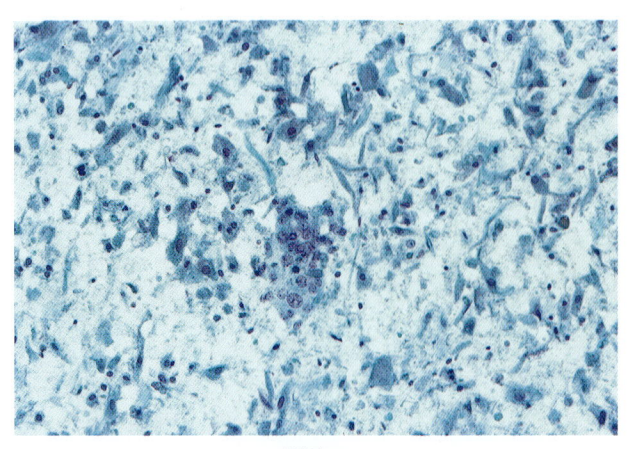

写真5

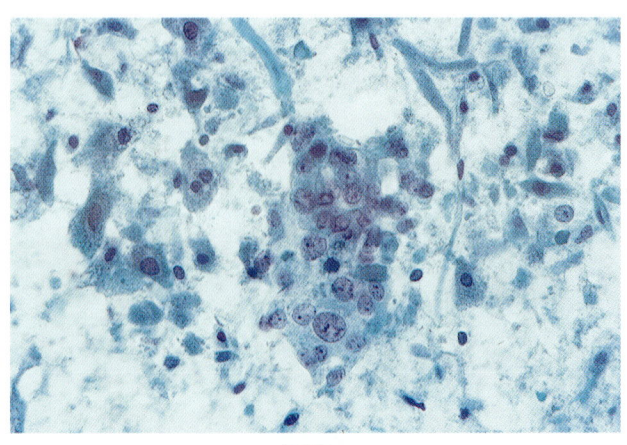

写真6

判定区分	推定組織型
□ 正常あるいは良性 ■ 鑑別困難 □ 悪性の疑い □ 悪性	梗塞を起こした腫瘍の疑い **組織診断** **梗塞を伴う乳管内乳頭腫** （Intraductal papilloma with infarction）

解 説　画像診断では良性病変が疑われている（**写真1，2**）．穿刺吸引細胞診では大量の変性細胞，壊死物質が採取されている（**写真3，4**）．変性細胞は円柱状，多角形，類円形，紡錘形，線維状など多彩な形態を示し，クロマチン分布は均一無構造で染色性は弱く，核小体は認められない．上記細胞所見は良・悪性を問わず腫瘍に梗塞が発生した際に観察される所見であり，変性細胞からは良・悪性を鑑別することはほとんど不可能である．標本をくまなく観察し，壊死に陥っていない細胞で診断することがポイントであり，本例では比較的細胞形態の保存された上皮細胞集塊が散見されたが，良・悪性を確定するに至らず「鑑別困難」と判定した症例である（**写真5，6**）．その後生検が行われ，梗塞を起こした乳管内乳頭腫と診断されている（**写真7，8**）．乳管内乳頭腫は梗塞の発生しやすい病変の1つである．**写真9**は乳頭腺管癌に梗塞が発生した例の細胞像であるが，変性細胞は乳管内乳頭腫のそれと鑑別できない．参考例（**写真10**）として面疱癌に観察された変性細胞，壊死物質を示している．変性・壊死物質のみが観察される標本は鑑別困難として判定することが妥当であろう．

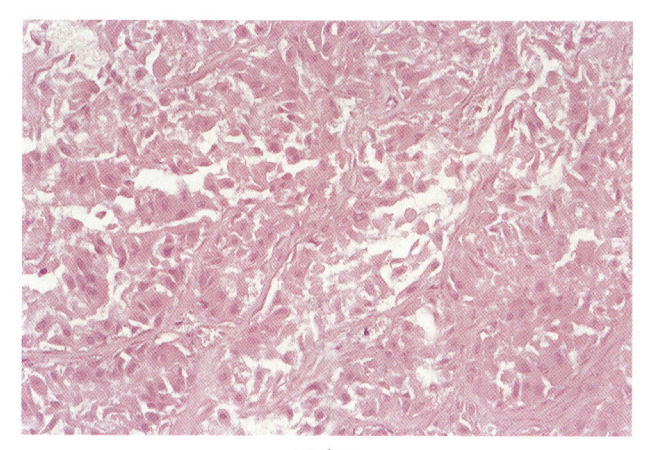

写真7

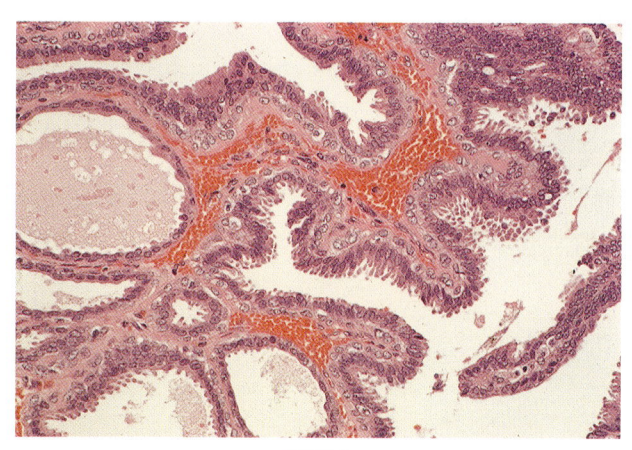

写真8

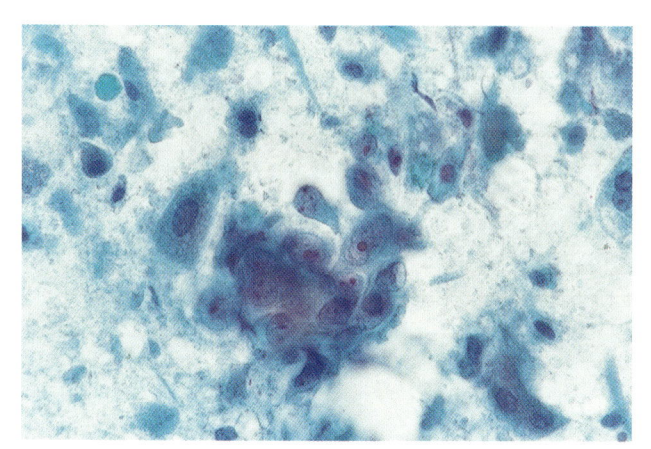

写真9（参考例）

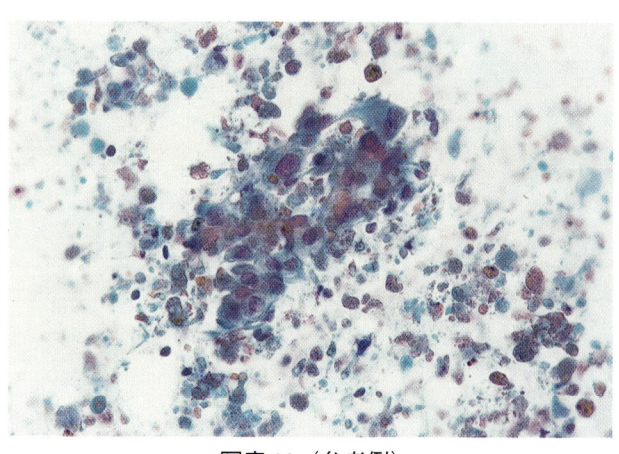

写真10（参考例）

Case 4

患者：57歳，女性．

主訴：検診時，左乳房腫瘤を指摘．

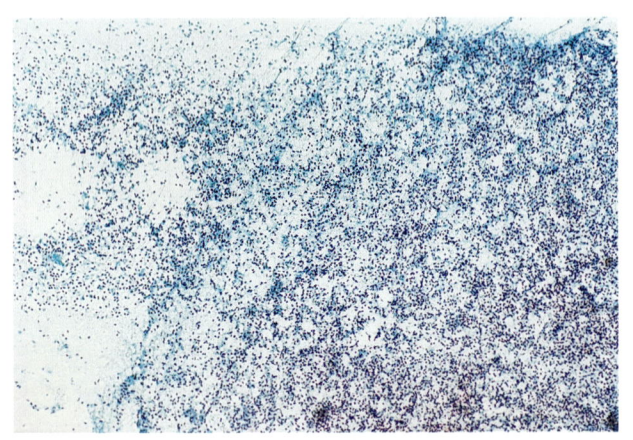

写真1

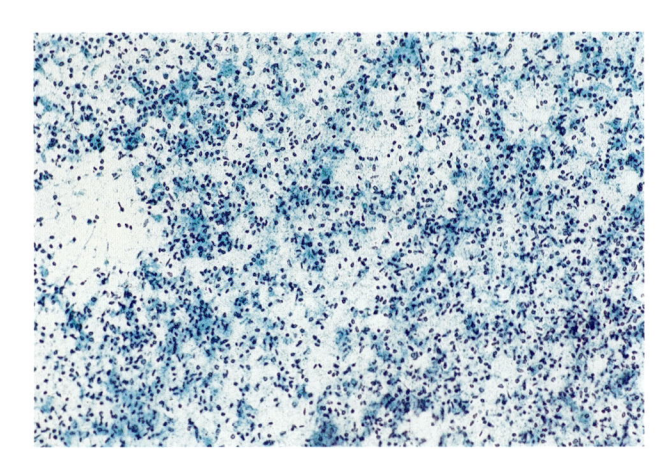

写真2

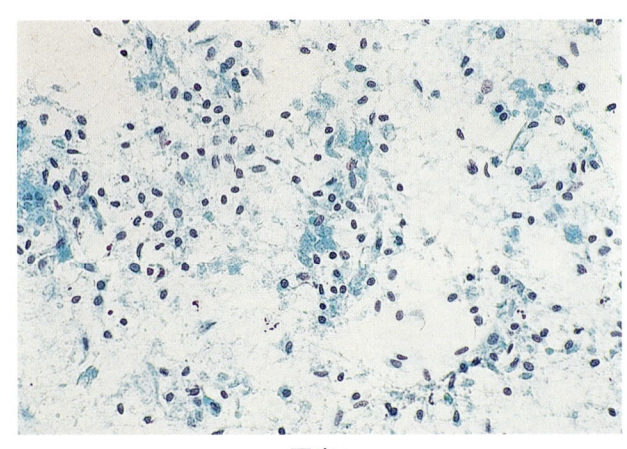

写真3

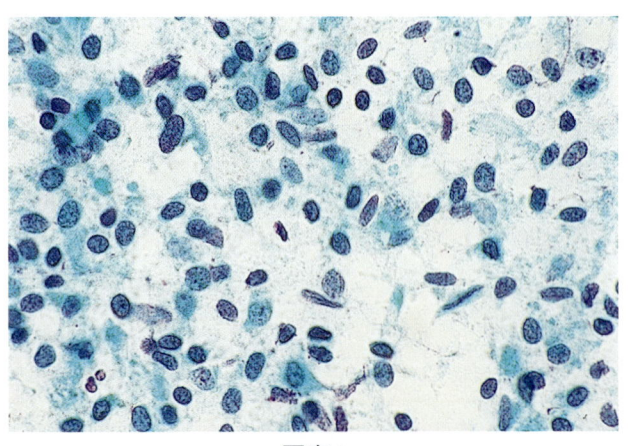

写真4

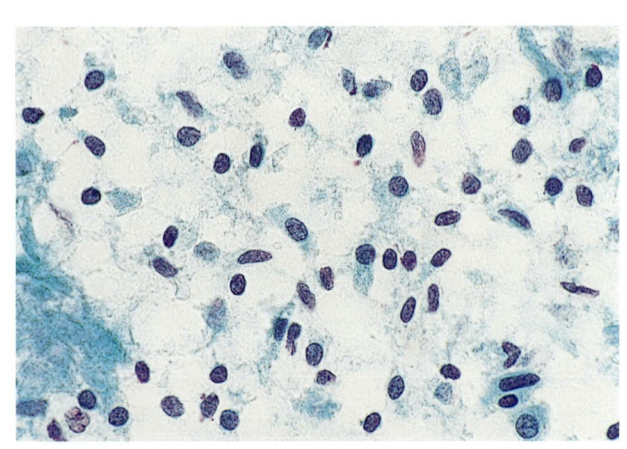

写真5

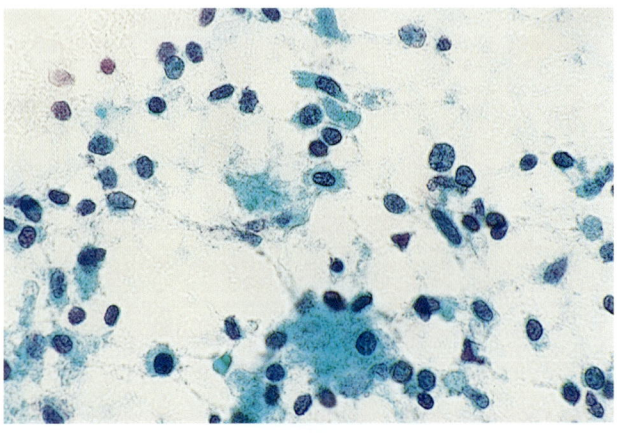

写真6

判定区分	推定組織型
□ 正常あるいは良性 ■ 鑑別困難 □ 悪性の疑い □ 悪性	梗塞を伴う病変 **組織診断** **梗塞を伴う乳管内乳頭腫** (Intraductal papilloma with infarction)

解説 結合性をほとんど示さない孤立散在性細胞が多量に採取されている（**写真1，2**）．壊死様の背景に，リンパ球大で変性の著しい小型，濃縮状を呈する裸核状細胞が特定の配列を示さずに散在性に認められる．強拡大では，腺細胞様と間質細胞様の裸核が混在している（**写真3，4**）．細胞質は不明瞭であるが，詳細に観察するとライトグリーンに淡染する円柱形〜紡錘形の細胞質が確認できる像が見られる（**写真5，6**）．梗塞を起こした病変部から採取された特徴的な細胞像であるが，病変，組織型の推定は困難である．

組織学的には境界明瞭な腫瘍であり，腫瘍中心部には広範な凝固壊死が認められる（**写真7**）．構造的に乳管内乳頭腫の像を呈しており，壊死周囲には乳管内乳頭腫にしばしば見られる小腺管の偽浸潤像が観察される（**写真8**）．乳腺の梗塞は，妊娠中や授乳期あるいは乳管内乳頭腫や線維腺腫において発生することが知られている．また，まれではあるが癌にも見られるとの報告がある（**写真9，10**）．梗塞による壊死部分から採取された場合，良・悪性を問わずその細胞像はきわめて類似し鑑別は困難である．梗塞による壊死の推定は可能であるが，良・悪性の判定，組織型推定は組織診に委ねるべきである．

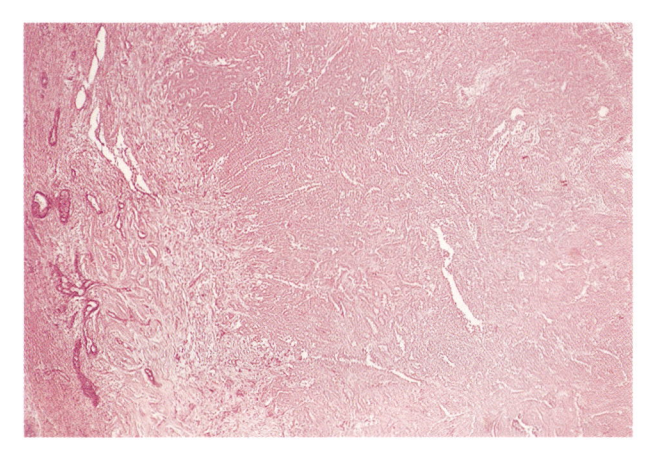

写真7

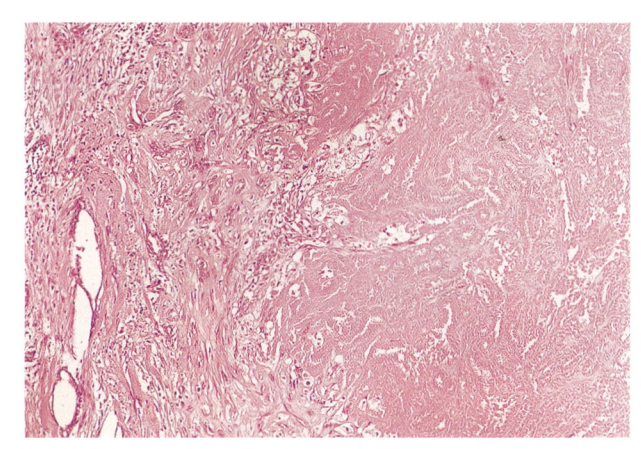

写真8

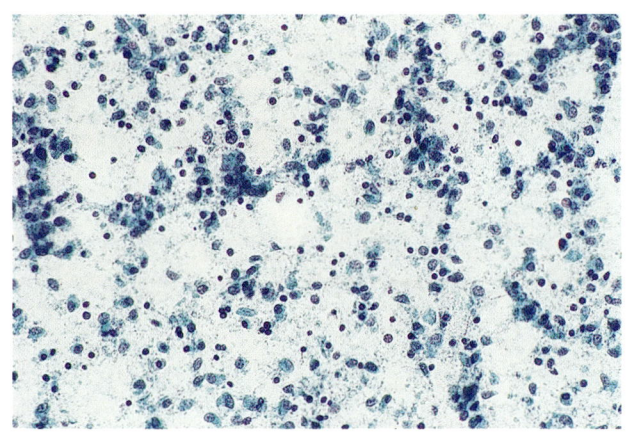

写真9（参考例）

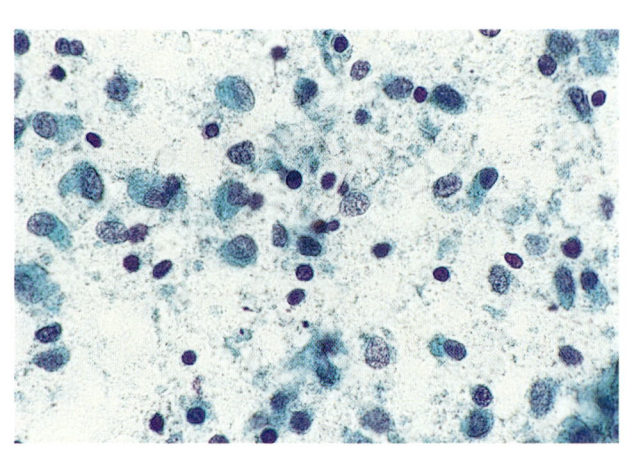

写真10（参考例）

Case 5

患者：52歳，女性．

主訴：血性分泌物，乳輪直下の腫瘤．

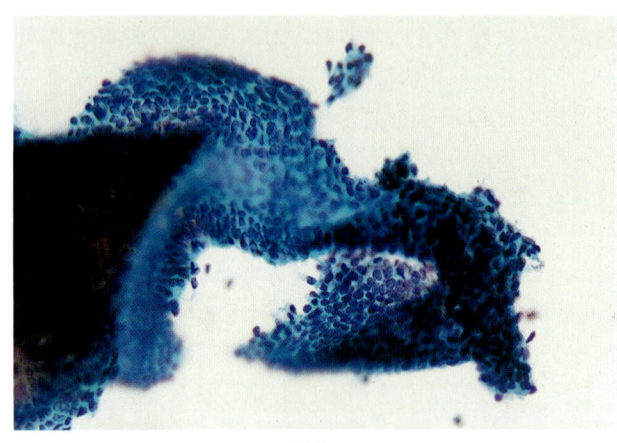

写真1

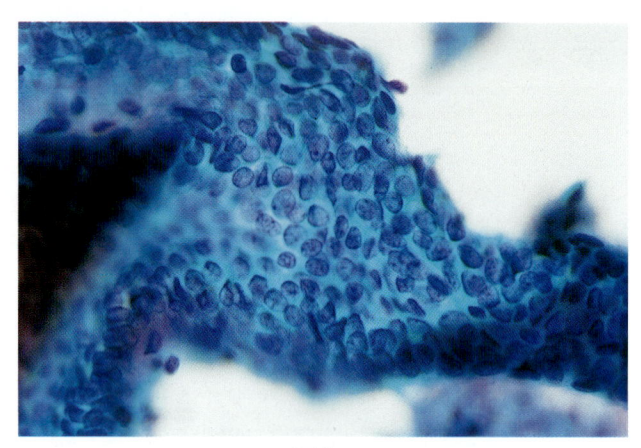

写真2

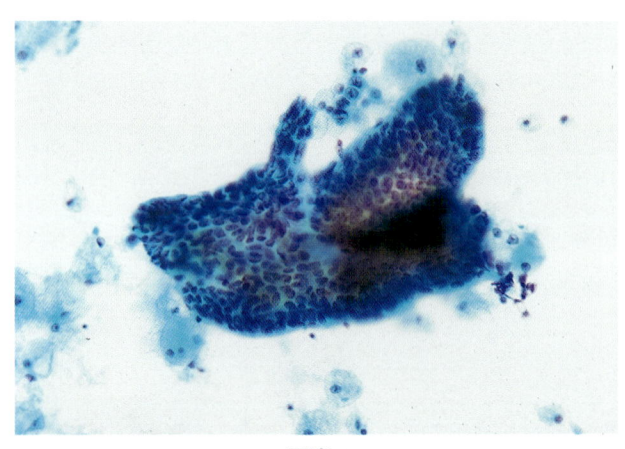

写真3

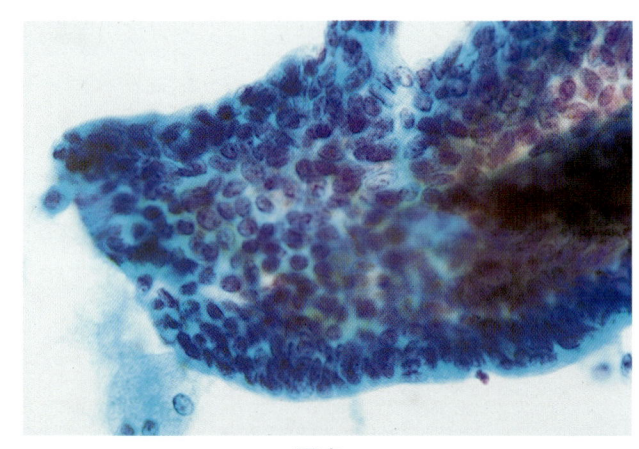

写真4

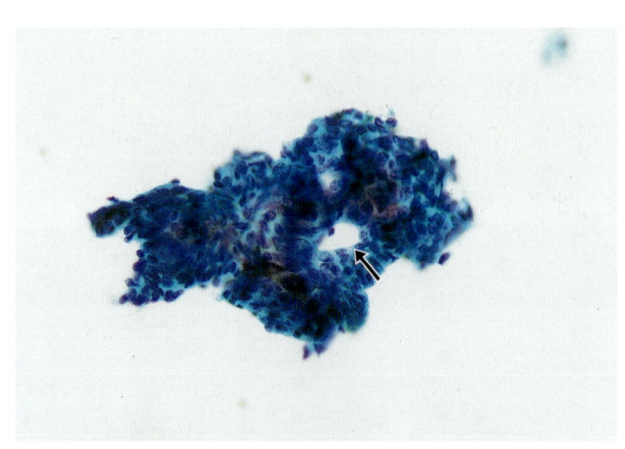

写真5

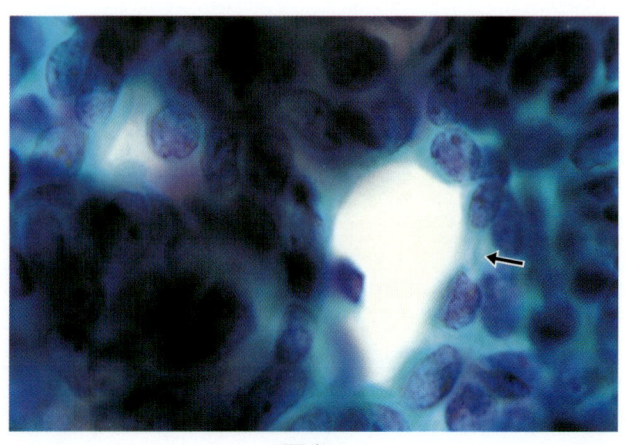

写真6

判定区分	推定組織型
■ 正常あるいは良性 □ 鑑別困難 □ 悪性の疑い □ 悪性	乳管内乳頭腫または乳頭部腺腫 組織診断 **乳頭部腺腫**（Adenoma of the nipple）

解説

穿刺吸引材料では採取細胞量がきわめて多く，大型の細胞集塊が得られている．シート状に配列する結合性の強い細胞集塊（**写真1, 2**）や乳頭状集塊が観察される（**写真3**）．乳頭状集塊は血管間質を伴わない乳頭状配列を呈している（**写真4**）．また，重積性を呈する不規則な細胞集塊内には腺管状構造が見られ，いわゆる偽腺腔状の配列を示している（**写真5, 6**；矢印）．これらの集塊を構成する細胞群には腺上皮細胞に加えて，筋上皮細胞（**写真7**；矢印）も見られ，二相性の存在がうかがわれる．腺上皮細胞の核は類円形均一，クロマチンは微細顆粒状で，核小体は目立たない（**写真8**）．

組織像は，線維性間質を伴った上皮細胞の密な増殖像を認める（**写真9**）．囊胞状に拡張した乳管内の充実性病変は乳管内乳頭腫を思わせる不規則な乳頭状増殖を示す（**写真10**）．本例は乳頭またはその直下（乳輪下を含む）の乳管内に上皮細胞の旺盛な増殖が見られる点が特徴である．鑑別診断としては浸潤性乳管癌，乳管内乳頭腫，乳管内乳頭腫症，男性の場合には女性化乳房症がある．乳頭部腺腫に特徴的な細胞所見は見られないが，乳頭またはその直下の限局性腫瘤であるときは，乳頭部腺腫を鑑別疾患の1つにあげておく必要がある．

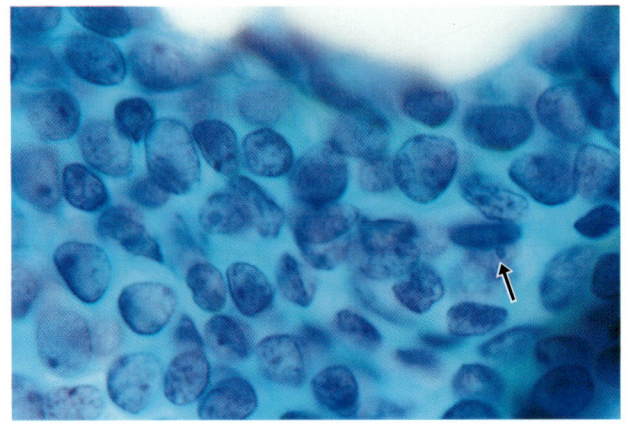

写真7

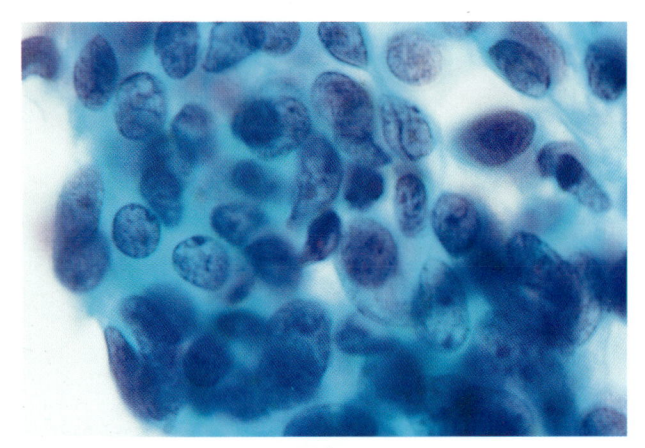

写真8

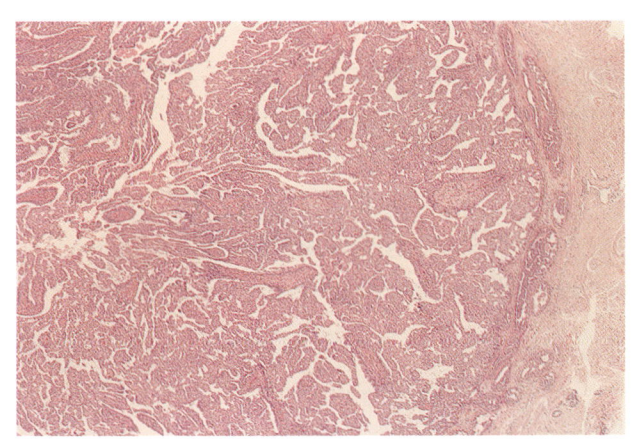

写真9

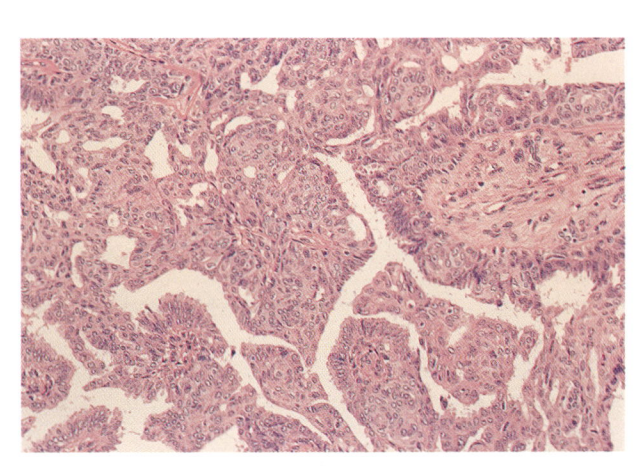

写真10

Case 6

患者：69歳，女性．

主訴：近医にて乳房腫瘤を指摘．
　　　超音波検査にて右乳房C領域，1.1×1.1×0.9cmで境界明瞭な線維腺腫様腫瘤．

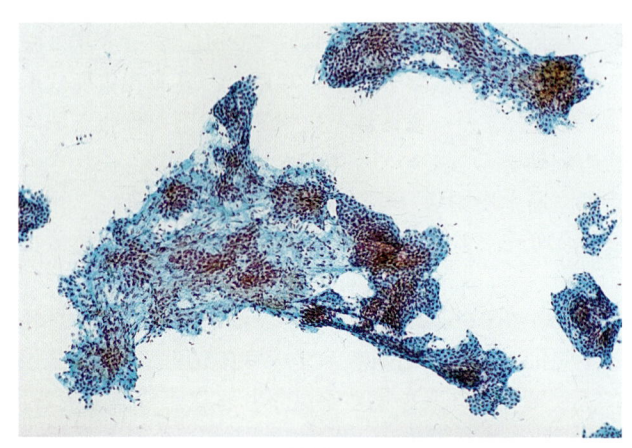

写真1

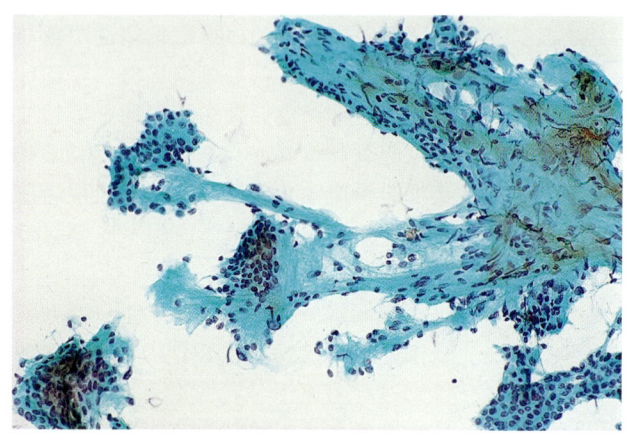

写真2

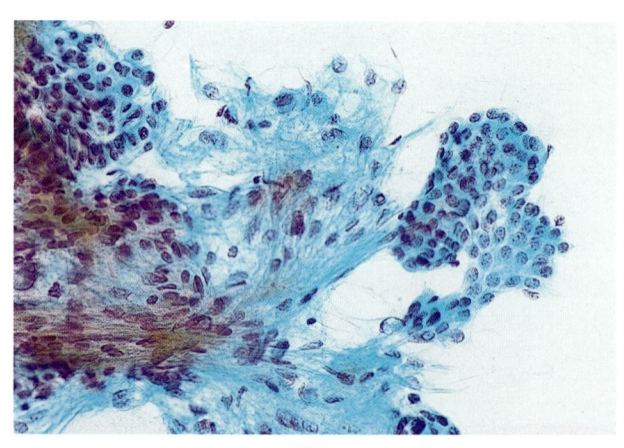

写真3

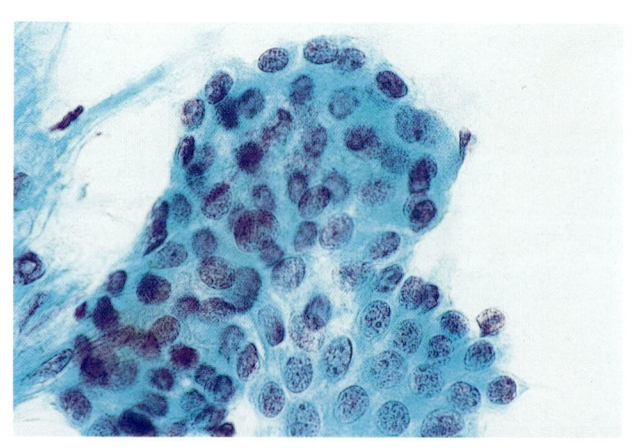

写真4

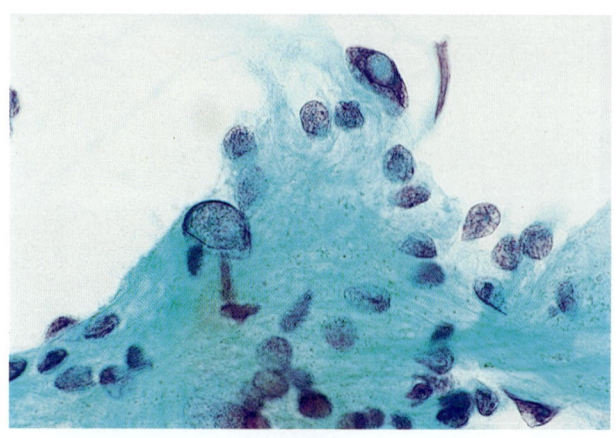

写真5

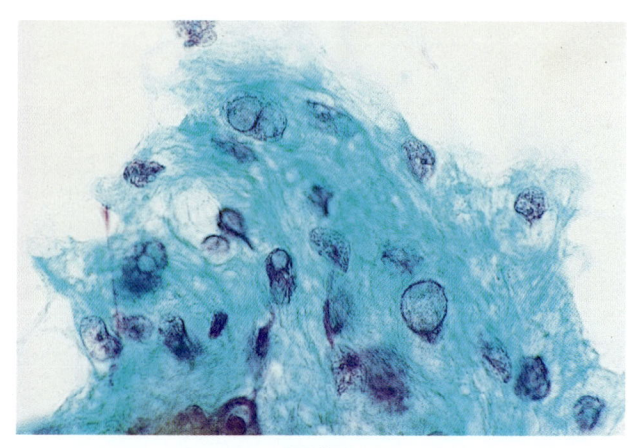

写真6

判定区分	推定組織型
■ 正常あるいは良性 □ 鑑別困難 □ 悪性の疑い □ 悪性	腺筋上皮腫 **組織診断** **腺筋上皮腫（Adenomyoepithelioma）**

解説 乳管内乳頭腫に類似した間質を伴う細胞集塊が出現している（**写真1，2**）．細胞の結合性は保たれており，散在性細胞はほとんど認められない．集塊には核密度が高い腺細胞部分と核密度が低い間質様部分が認められる（**写真3**）．前者は核異型に乏しい小型核を有する腺上皮細胞で構成され（**写真4**），後者はN/C比が低く，細胞境界不明瞭，多稜形〜紡錘形の広く淡明な細胞質を有する腫瘍性筋上皮細胞である．腫瘍性筋上皮細胞の核は大小不同を伴い，核形不整を示し，しばしば核内細胞質封入体が観察される（**写真5，6**）．上記から腺上皮細胞と筋上皮細胞がともに腫瘍性増殖を示す腺筋上皮腫が推定される．

組織学的には境界明瞭な腫瘍で，内部は狭い線維血管性の間質で境界される充実性腫瘍である（**写真7**）．腺腔を形成する腺上皮細胞とその周囲を取り巻く明るい細胞質を持つ筋上皮細胞が，ともに腫瘍性の増殖を示している（**写真8**）．筋上皮細胞は，大型で核異型を有し，しばしば核内には封入体が認められてくる（**写真9**；矢印）．免疫組織化学的には腺腔を形成する細胞はCA15-3，EMAなどのマーカーが腺腔表面に陽性を示し，その周囲に増殖する細胞には平滑筋アクチン（SMA）などの筋上皮細胞マーカーが陽性を示す（**写真10**）．

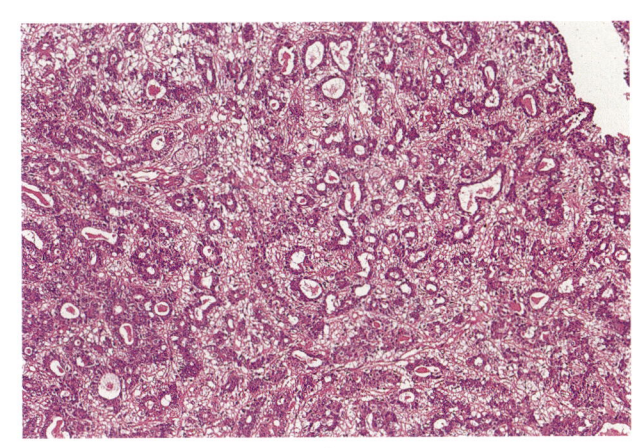

写真7

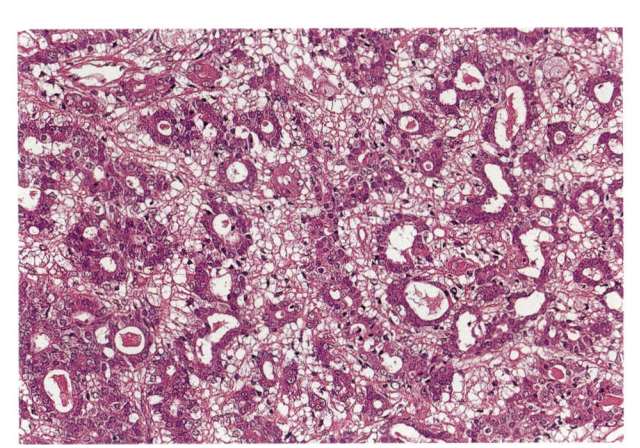

写真8

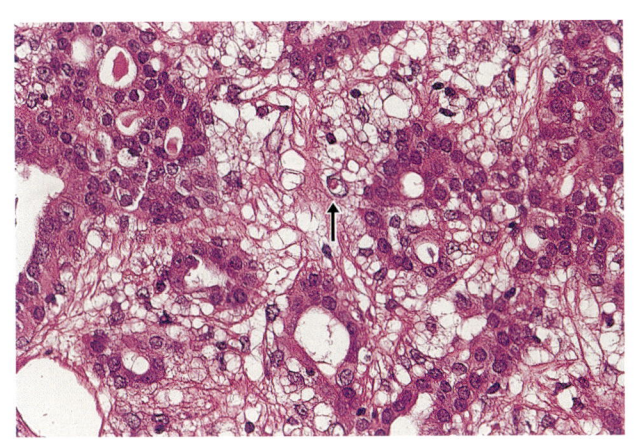

写真9

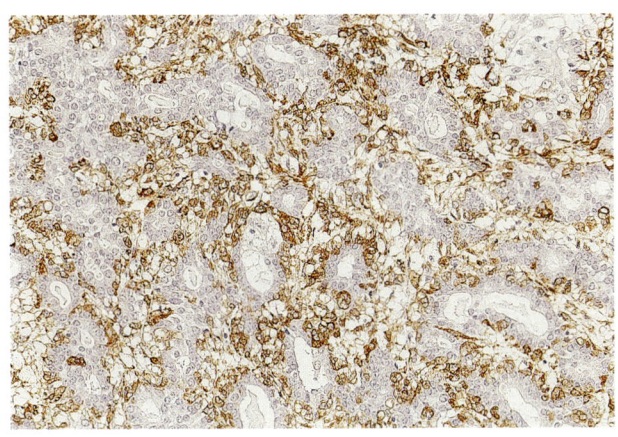

写真10（SMA染色）

Case 7

患者：57歳，女性．

主訴：左乳腺A領域に約1cmの腫瘤を触知．臨床的には癌の疑い．

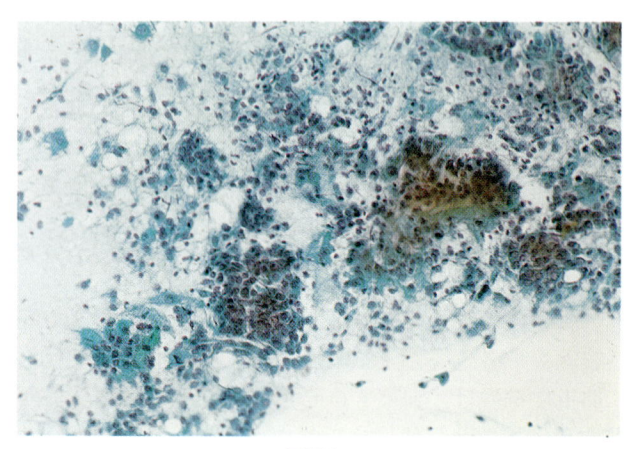

写真1

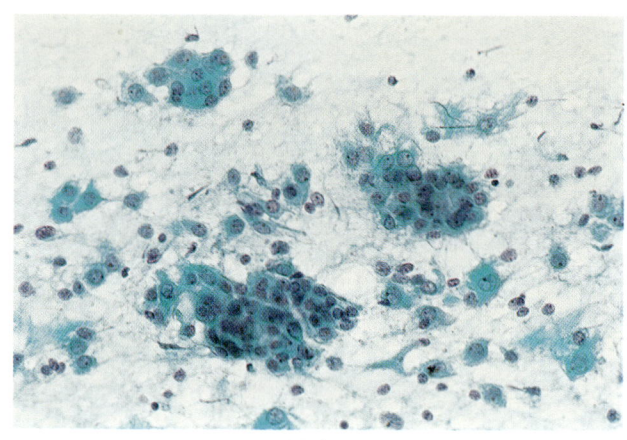

写真2

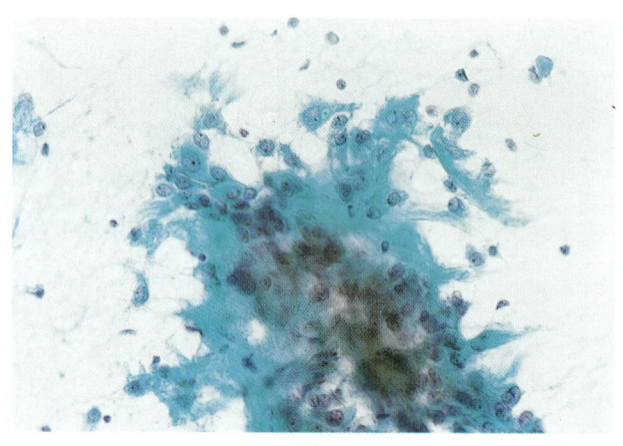

写真3

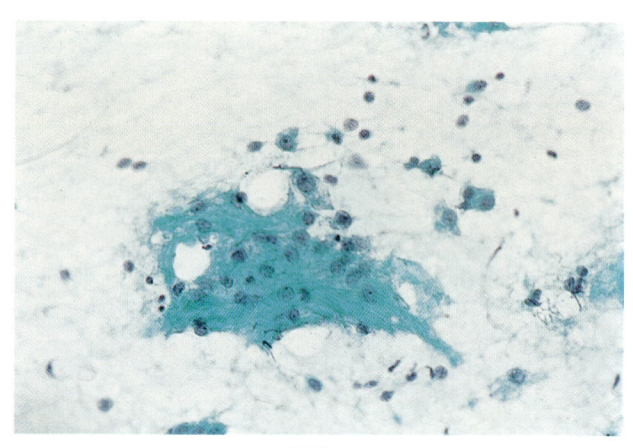

写真4

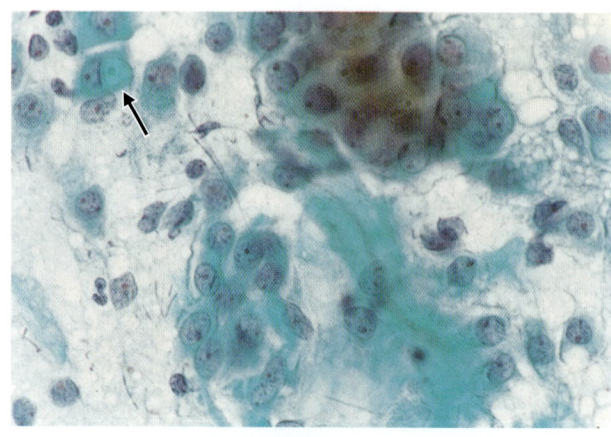

写真5

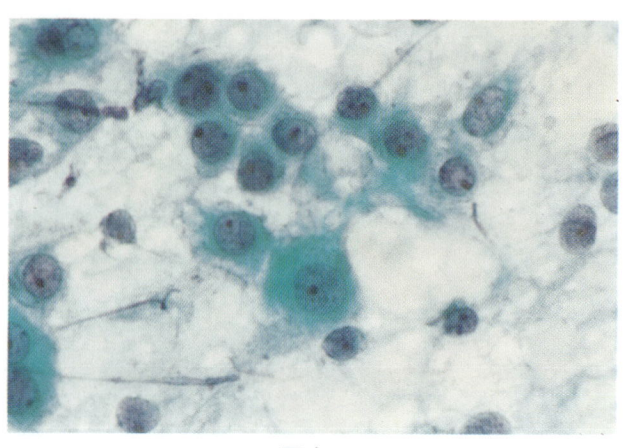

写真6

判定区分
□ 正常あるいは良性
■ 鑑別困難
□ 悪性の疑い
□ 悪性

推定組織型
　上皮-間質混合腫瘍あるいは乳管癌

組織診断
　腺筋上皮腫（Adenomyoepithelioma）

解説

　腺筋上皮腫はまれな乳腺良性腫瘍である．病理組織学的には境界明瞭な腫瘍（写真7）で，その内部は腺上皮と筋上皮の2種類の細胞が同時に増殖している（写真8）．上皮胞巣の内側には1～2層の腺上皮があり，その周囲を淡明な胞体を有する筋上皮が覆っている．定型的な症例では，細胞の局在と細胞質の染色性から2種類の細胞が増殖していることは容易に認識することができる．2種類の細胞から構成されていることの判断が難しい症例には，免疫組織学的に両者の細胞を染め分けることにより診断が確定できる．すなわち，腺上皮細胞はEMAなどが陽性で，筋上皮はα-平滑筋アクチン（α-SMA）が陽性となる．また腺筋上皮腫は基本的には良性腫瘍であるが，きわめてまれに転移を伴う症例も報告されている．

　細胞学的には採取細胞量はきわめて豊富で，重積性を示す上皮細胞集塊と孤立散在性細胞が混在して出現してくる（写真1，2）．構成細胞は形態的に2種類の細胞に分けられ，1つは管状や小型充実性の構造をとる腺上皮細胞（写真2，5）であり，細胞質はライトグリーンに好染，軽度の核腫大とN/C比の増大や小型核小体が認められる（写真6）．もう1つはライトグリーン好性の淡い基質様の物質とともに出現する筋上皮細胞群で，前述の腺上皮細胞集塊を取り囲むように（写真1，3），あるいは集塊を形成してくる（写真4）．これらの所見は組織像をよく反映しており，基質様の物質は筋上皮細胞の細胞質あるいは付随する基底膜様物質であり，腺上皮細胞と筋上皮細胞の二相性が保たれた病変であることが理解される．しかし，一般的には二相性の上皮が出現することは良性乳腺疾患を推定する大きな手掛かりにはなるが，本型のような筋上皮細胞の出現パターンは乳管内乳頭腫や線維腺腫のそれとは様相が異なっており，初めて遭遇した場合は，良性の診断に到達することは容易ではない．また文献的に指摘されているが，腺筋上皮腫に見られる筋上皮細胞には核内細胞質封入体を認めることがあり，その有無に着目することも診断の一助となる．

　なお，本例の穿刺吸引細胞像では腺筋上皮腫が最も疑われたが，一部の腺上皮細胞に細胞質内小腺腔（写真5；矢印）を認め，乳管癌の共存を否定できないため「鑑別困難」とした．

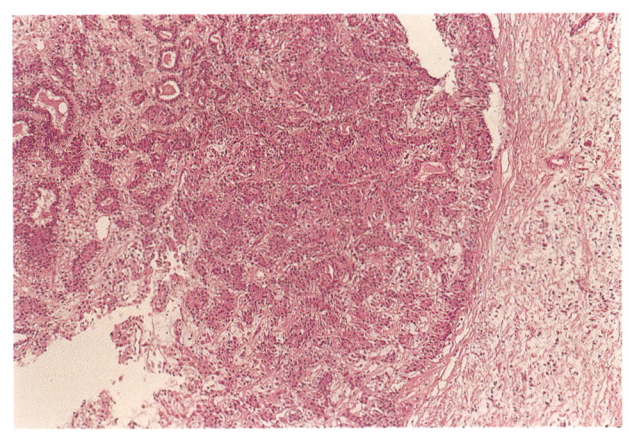

写真7

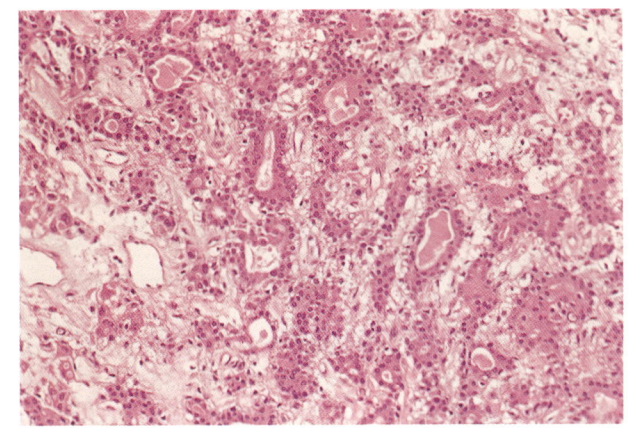

写真8

Case 8

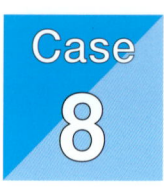

患者：46歳，女性．

主訴：左乳房BD領域，大きさ約1.5cmの悪性を疑わせる腫瘤．

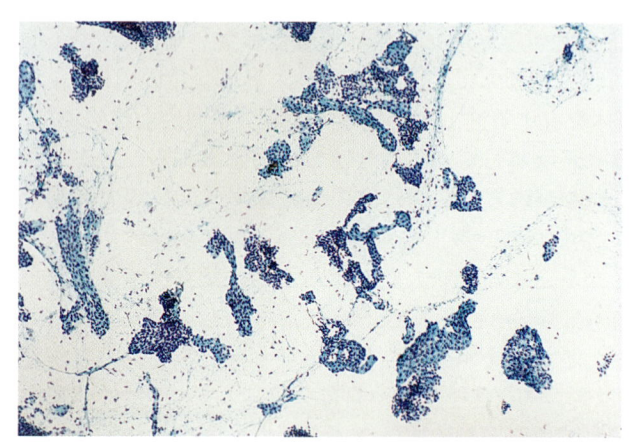

写真1

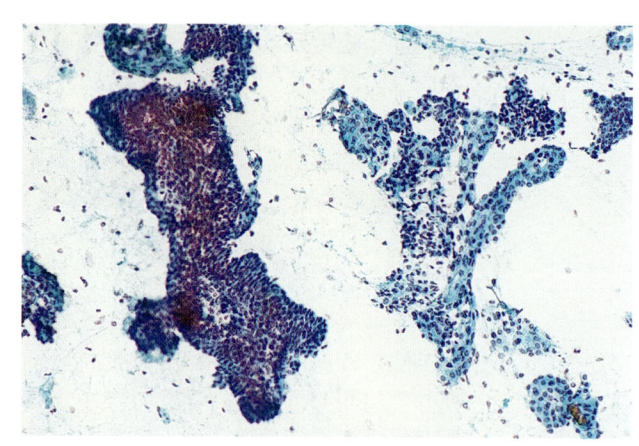

写真2

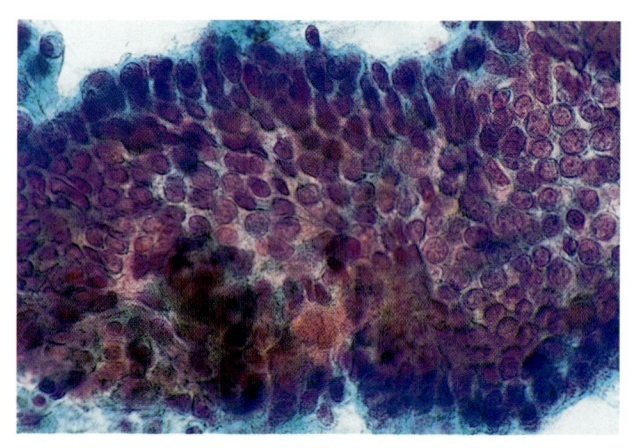

写真3

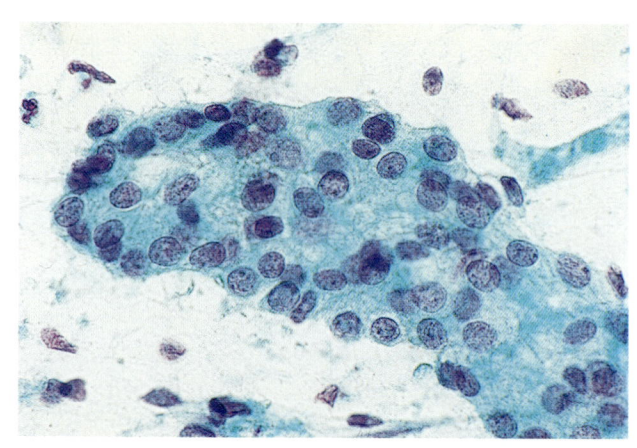

写真4

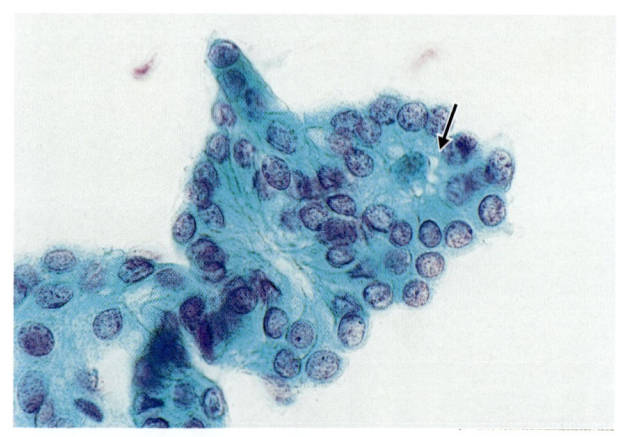

写真5

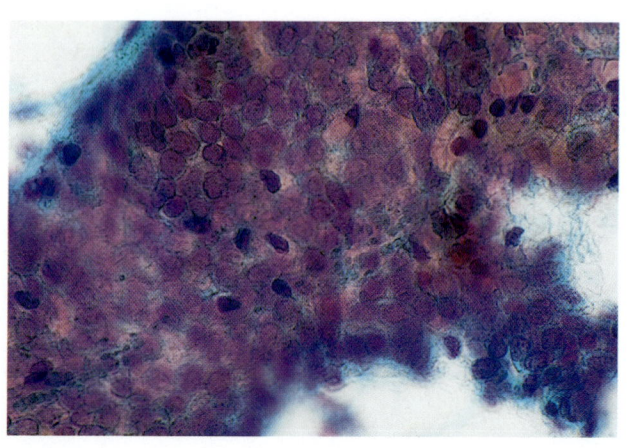

写真6

判定区分	推定組織型
■ 正常あるいは良性	腺管形成を伴う良性腫瘍
□ 鑑別困難	
□ 悪性の疑い	組織診断
□ 悪性	**管状腺腫**（Tubular adenoma）

解 説　線維腺腫の細胞像に類似するが，背景に見られる間質性の裸核細胞は少ない（**写真1**）．乳管由来と考えられる細胞集塊と末梢の小葉内細乳管上皮細胞に類似する細胞集塊が認められる（**写真2**）．前者はヘマトキシリンに濃染する核を有し，N/C比が高い（**写真3**）．後者は豊富な細胞質を有し，N/C比は低く，微細な柔らかいクロマチンを有する（**写真4**）．また狭小な腺腔内には分泌物が見られ，腺腔側の細胞質内にICL様の空胞様構造が観察される（**写真5**）．両者ともに結合性が強く散在性の上皮細胞は認められず，二相性も明瞭であり（**写真6**），良性腫瘍が推定される．組織型としては腺腫，線維腺腫などの腺管構造を示す腫瘍が疑われるが，線維腺腫では通常後者のような末梢乳管由来（小葉）の特徴は示さない（**写真7**）．しかし，管状腺腫がまれな腫瘍であることを考慮すると，管腔形成を伴う良性腫瘍と判定するのが妥当であろう．

　組織学的に，腫瘍は周囲の乳腺組織と線維性組織で明瞭に境界される充実性腫瘍である（**写真8**）．実質は増殖した上皮細胞が密な小腺管状〜腺房状構造を示し，間質成分はきわめて少なく管状腺腫と診断された．腫瘍細胞は均一で異型性に乏しく，その周囲には筋上皮細胞が認められる（**写真9，10**）．

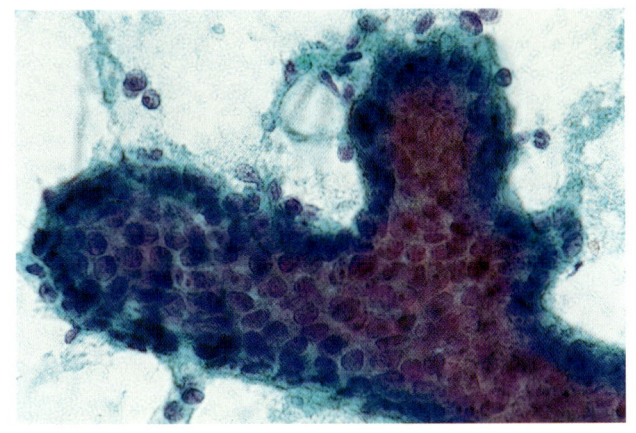

写真7（参考例）

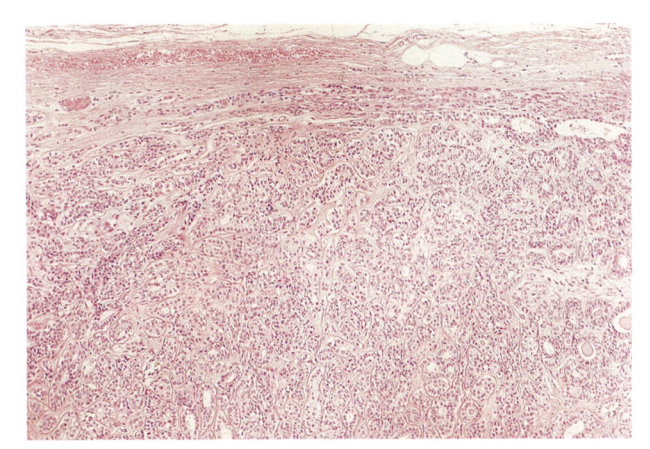

写真8

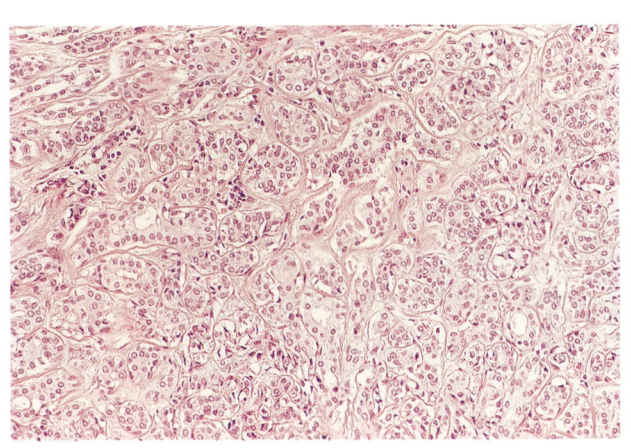

写真9

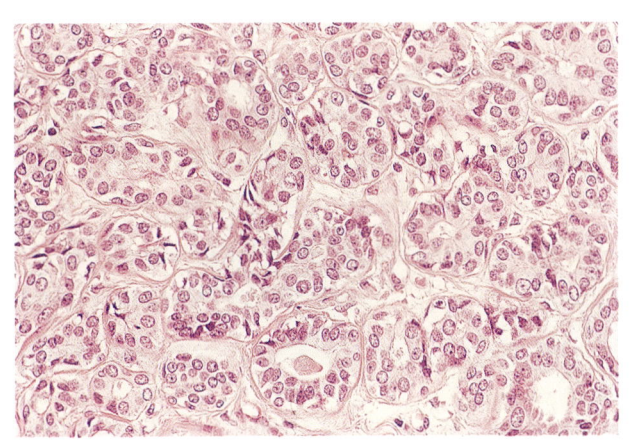

写真10

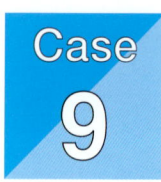

102 ── 新版 乳腺細胞診カラーアトラス

Case 9

患者：64歳，女性．

主訴：右乳房CD領域，約1.5cmの腫瘤．触診では悪性．マンモグラフィはカテゴリー4．超音波検査では悪性疑い（**写真1**）．MRI検査では悪性．

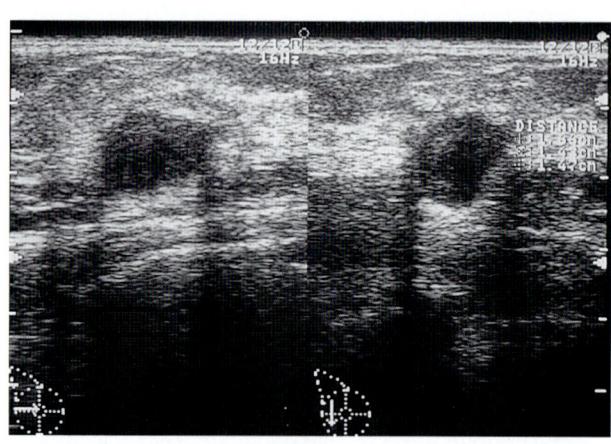

写真1

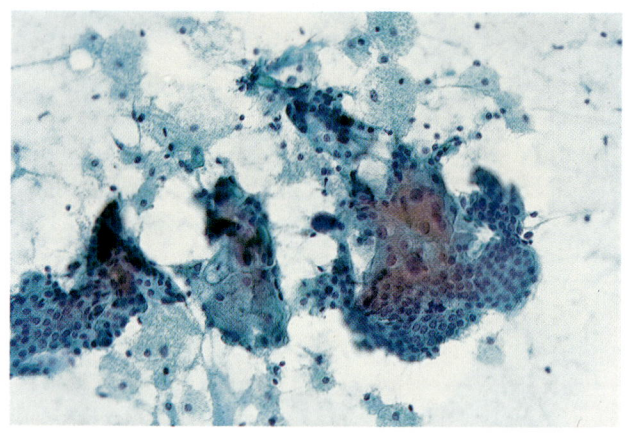

写真2

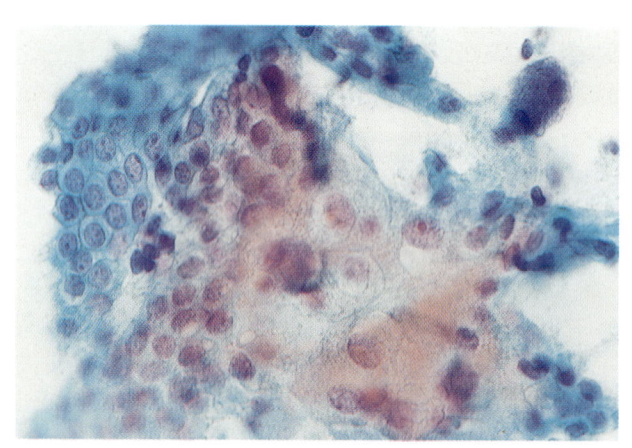

写真3

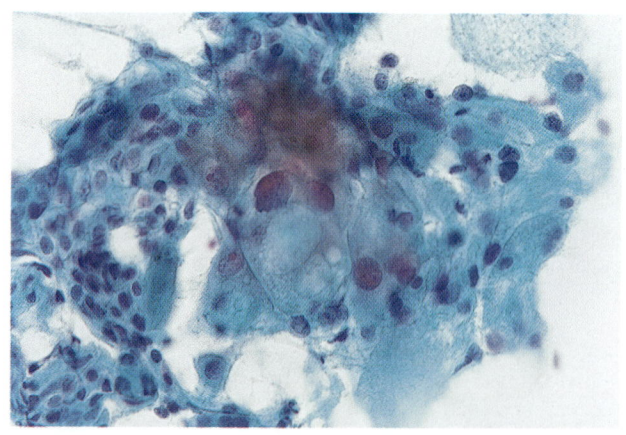

写真4

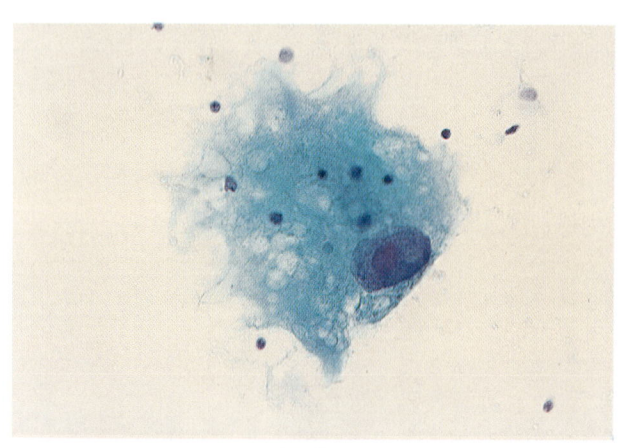

写真5

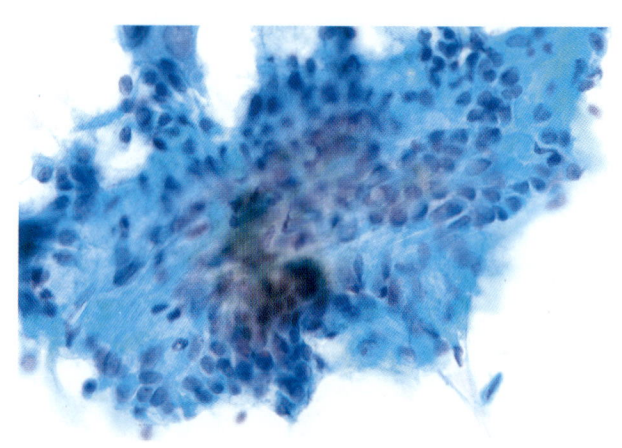

写真6

判定区分	推定組織型
□ 正常あるいは良性 ■ 鑑別困難 □ 悪性の疑い □ 悪性	腺筋上皮腫またはアポクリン癌の疑い 組織診断 **乳管腺腫**（Ductal adenoma）

解説　乳管腺腫は，画像および組織診断でしばしば悪性と診断されることがある良性腫瘍である．多数の泡沫細胞を背景にシート状配列および腺腔形成を示す腺上皮細胞と，そこから連続性に移行する核異型（核腫大，核小体肥大）を伴う異型アポクリン化生細胞が観察される．二相性を認めることから良性病変が推定されるが，異型アポクリン化生細胞（**写真2～4**）や大型異型細胞（**写真5**）の存在からアポクリン癌を否定できず，また**写真6**に示すような豊富な細胞質を持つ筋上皮細胞が腺上皮細胞を取り囲む像も認められたため腺筋上皮腫も考えられ，「鑑別困難」とした．

　乳管腺腫は採取部位により良性，鑑別困難あるいは悪性の疑いと判定される可能性がある．特に異型の強いアポクリン化生細胞が多数認められる場合は，アポクリン癌と診断されることがある．組織学的に鑑別すべき病変としては乳頭状増殖を示す乳管内乳頭腫があげられるが，乳管腺腫は基本的には腺管増殖がその主体を占める．組織像は異型アポクリン化生を伴う腺増殖（**図7，8**）および腺筋上皮腫様の像（**図9**）が認められる．本例は画像診断と細胞診断に整合性が見られなかったため生検が行われ，乳管腺腫と診断された（**写真10**）．

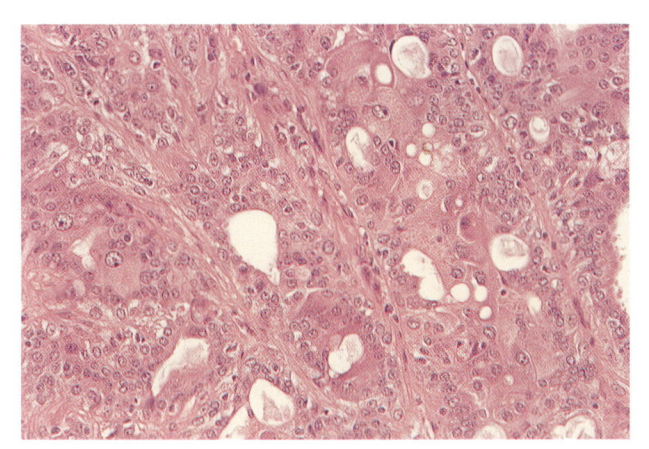

写真7

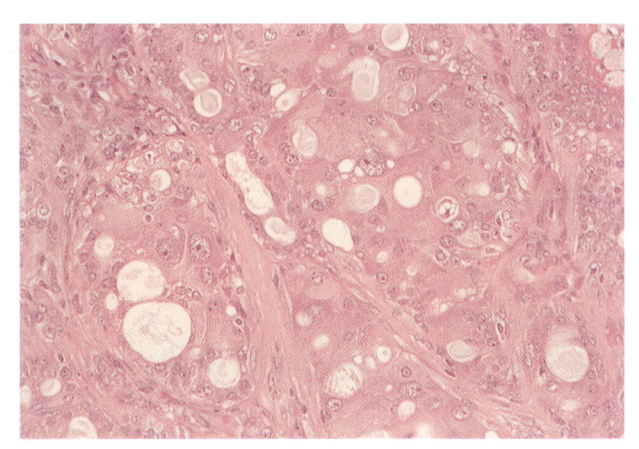

写真8

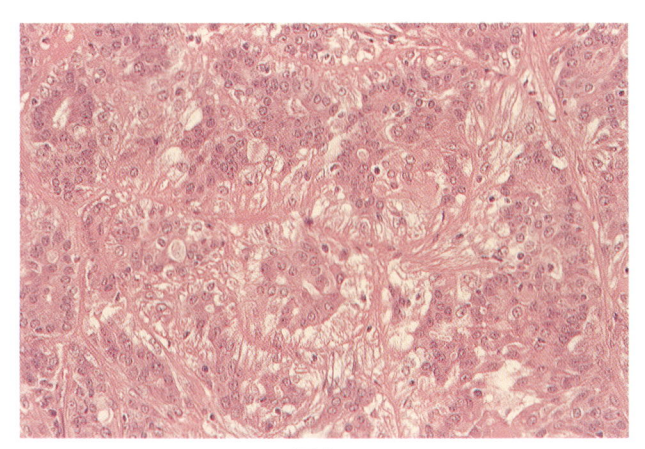

写真9

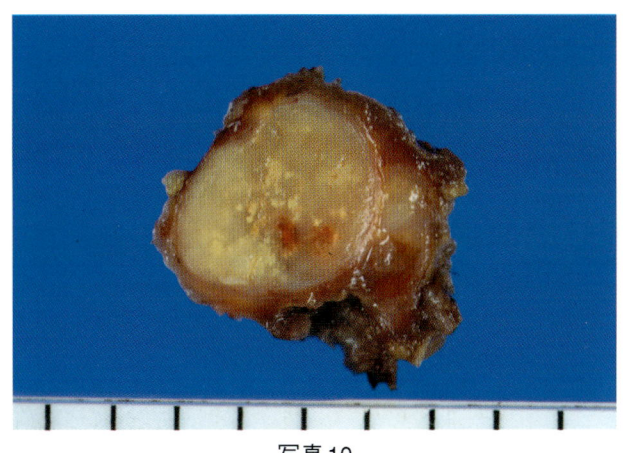

写真10

Case 10

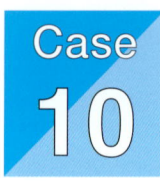

患者：39歳，女性．

主訴：検診で腫瘤を指摘（触診：線維腺腫の疑い）．精検にて左乳房D領域に約1.1cmの腫瘤（超音波検査：悪性の疑い）．

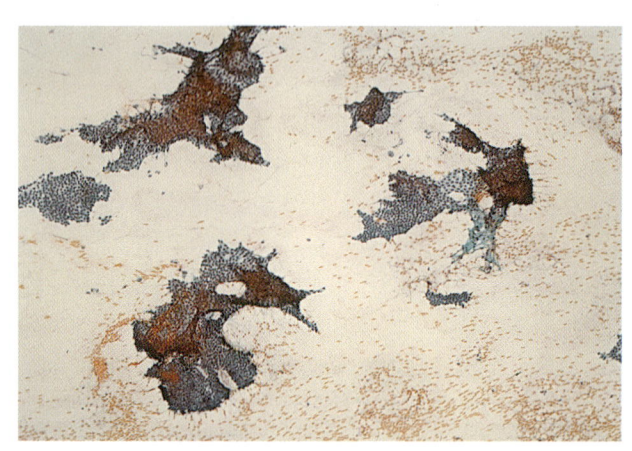

写真1

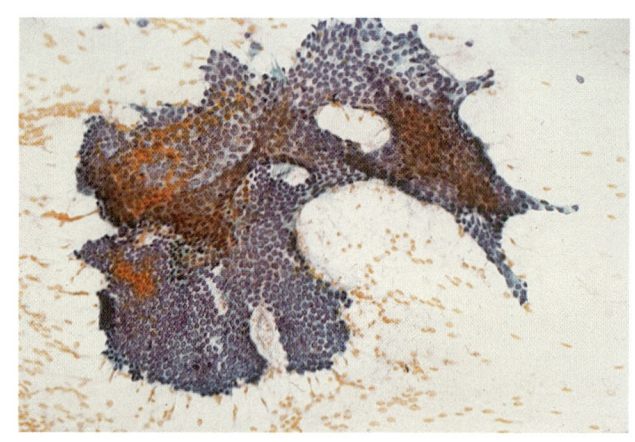

写真2

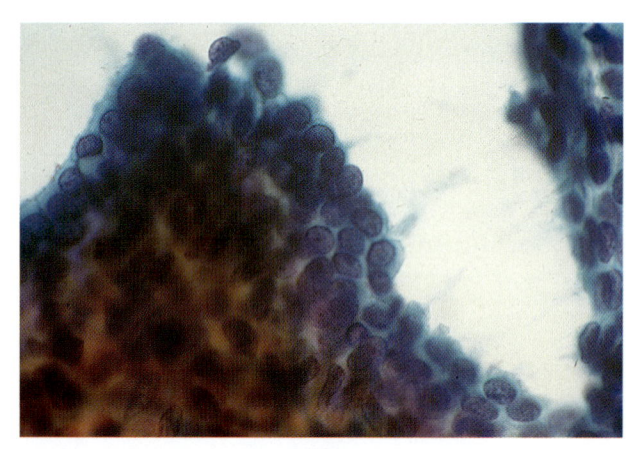

写真3

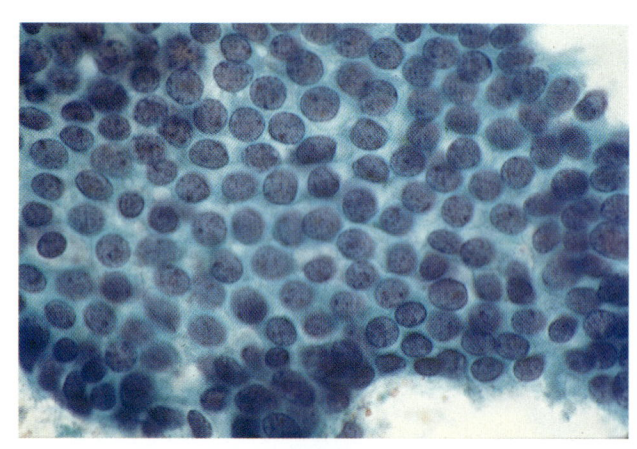

写真4

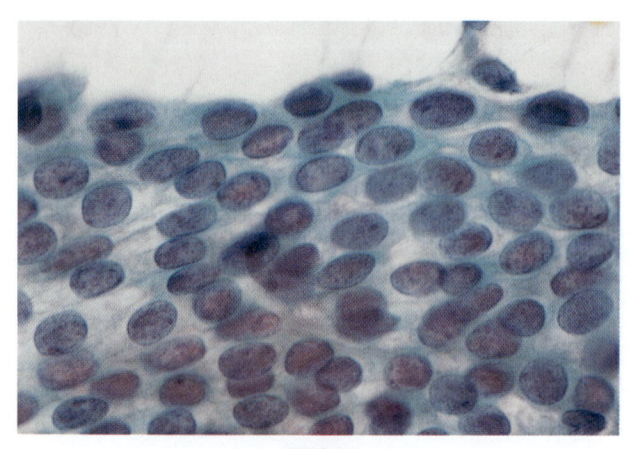

写真5

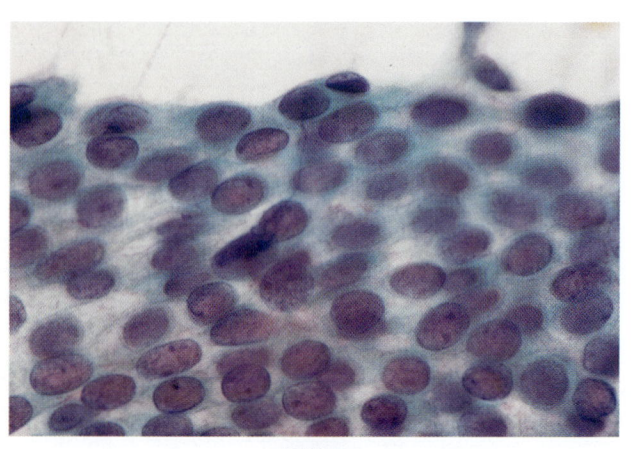

写真6

判定区分	推定組織型
□ 正常あるいは良性 ■ 鑑別困難 □ 悪性の疑い □ 悪性	乳癌あるいは線維腺腫 組織診断 **非浸潤性乳管癌** （Noninvasive ductal carcinoma）

解説

　穿刺吸引標本には，比較的結合性良好で一見シート状に見える大～中型の上皮細胞集団が認められる（写真1，2）．強拡大では不整な重積が見られ（写真3，4），個々の細胞にはクロマチン増量が目立ち，腺上皮細胞と筋上皮細胞との二相性は明らかでない（写真5，6）．

　乳房温存術の結果，組織学的には非浸潤性乳管癌であり，6mm大に拡張した乳管内を充満するように癌細胞が認められた（写真7）．立方～円柱状細胞が小管腔を形成し，一部ではback to back patternを伴うような密な増殖を示す像も見られ，ごく一部では小乳頭状構造を呈していた（写真8）．癌細胞はN/C比の増大，クロマチンの増量など軽度の異型性を示したが多形性は見られず，また管腔にも筋上皮細胞は認められない．

　小型で異型性の弱い細胞からなる乳癌は，しばしば良性疾患との細胞学的鑑別が困難である．しかし，出現パターンに注目し鑑別が問題となる良性疾患を具体的にあげることで細胞判定が容易となることがある．例えば本例で見られたように，癌細胞が結合性良好で平面的な上皮細胞集団として出現し，かつ背景に少数の裸核細胞を伴う場合には，良性疾患として線維腺腫があげられる．この判定ポイントは，集団の形，不規則重積性の有無，筋上皮細胞との二相性の有無および核所見である．弱拡大では一見，線維腺腫に類似した出現パターンを示しているが，通常線維腺腫では土管状～分岐状の上皮集団が見られるのに対し本例では集団の形が不整であり（写真1，2），筋上皮細胞との二相性が不明瞭なことが多い（写真5，6）．強拡大では上皮細胞が2～3層以上に重なることによる立体的な厚み（写真4）や隣同士の核のフォーカスがずれるなどの不規則重積性（写真6）が見られる．クロマチン増量により核膜は目立たなくなっている（写真5）．これに対し線維腺腫ではほぼ1層のシート状配列を示し隣同士の核のフォーカスがよく合い，筋上皮細胞との明瞭な二相性を示し，クロマチンが疎に分布するため核膜が明瞭で，むしろ核小体が目立つ点に留意すれば鑑別可能である．また本例の穿刺標本では鑑別の対象にならなかったが，乳頭状に出現する癌細胞集団を認めた場合は乳管内乳頭腫などの良性乳頭状病変との判定が問題となる．癌例の場合には良性乳頭状病変に比べ，集団には大小不同が目立ち，結合性低下を伴う．さらに集団辺縁には核の飛び出しを認め，筋上皮細胞との明瞭な二相性を欠くことが両者の鑑別に役立つ．

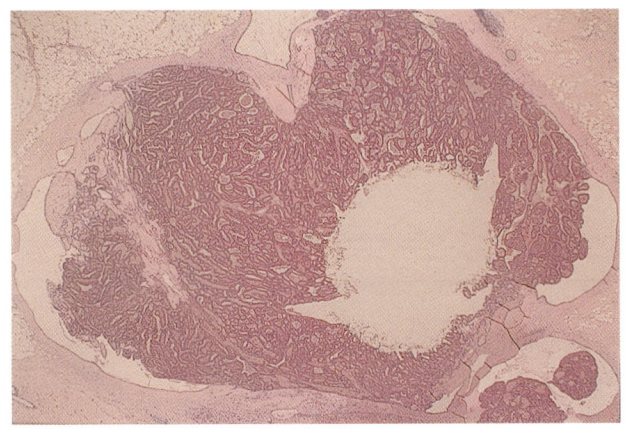

写真7

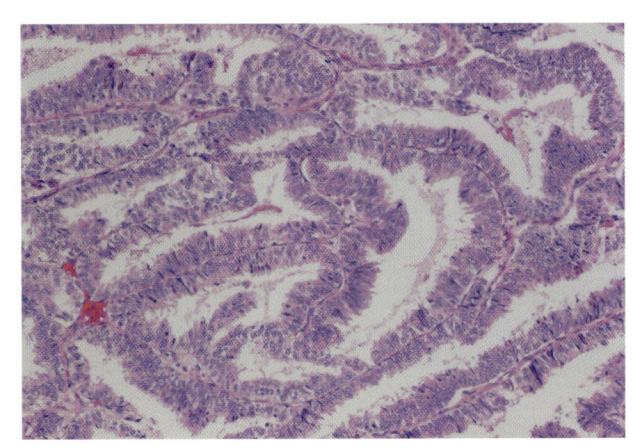

写真8

Case 11

患者：45歳，女性．

超音波検査にて広汎な腫瘤様陰影を認める．

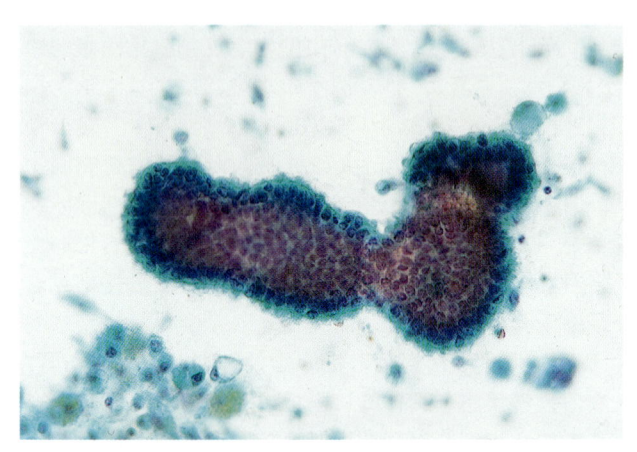

写真1

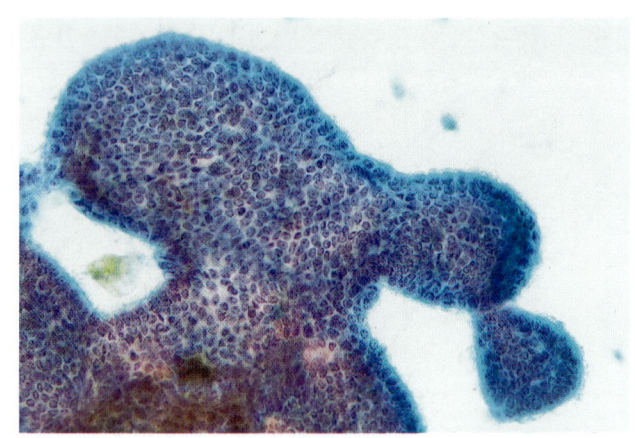

写真2

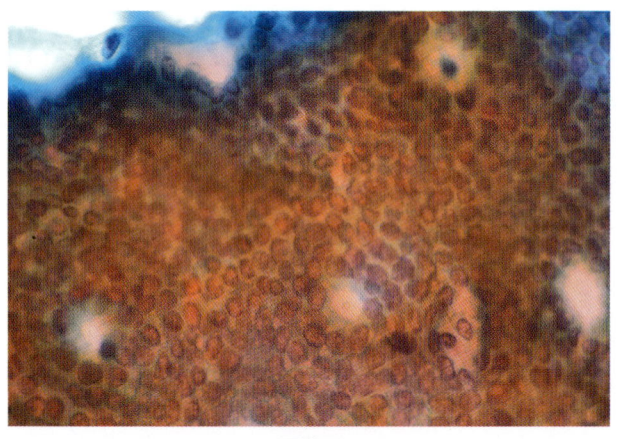

写真3

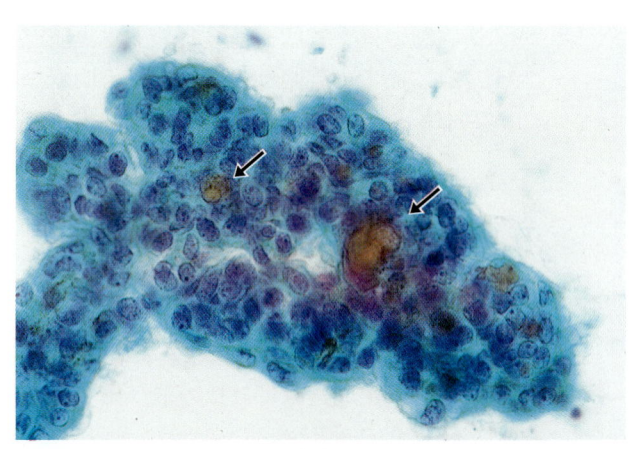

写真4

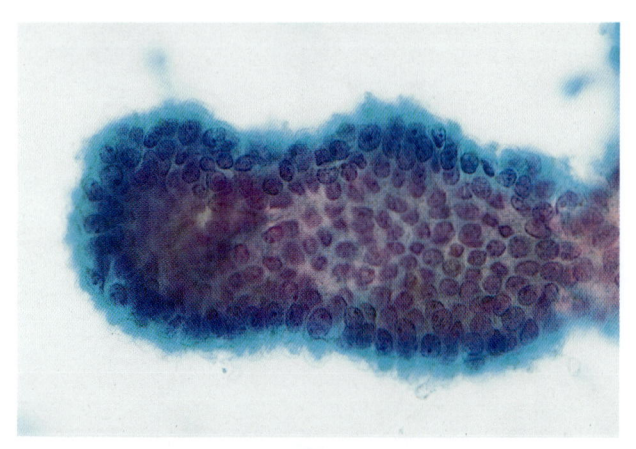

写真5

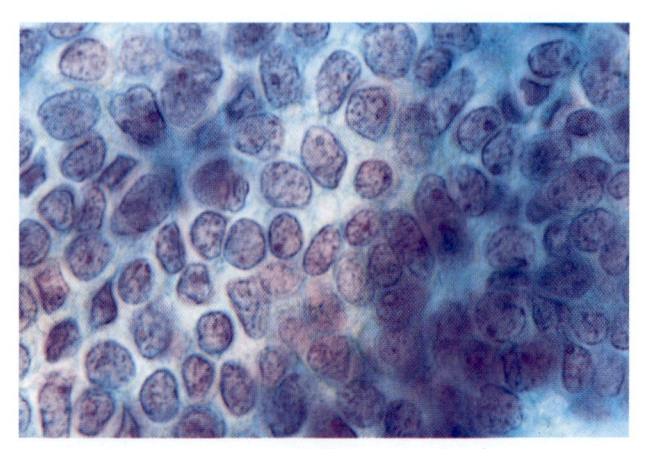

写真6

判定区分	推定組織型
□ 正常あるいは良性 □ 鑑別困難 □ 悪性の疑い ■ 悪性	乳頭腺管癌ないし非浸潤癌 組織診断 **非浸潤性乳管癌** (Noninvasive ductal carcinoma)

解 説　強固な細胞結合を有し，集塊辺縁が円滑な曲線を描く乳頭状ないし球状の大型細胞集塊（写真1，2）として観察される．集塊内には多くの腺腔が見られ，篩状構造（cribriform pattern）を呈している（写真3）．また集塊内には微小な石灰化物質が存在している（写真4；矢印）．出現しているいずれの細胞集塊もそれを構成する細胞は単一であり，筋上皮細胞は認められない．乳頭状および球状集塊を形成するものでは細胞密度がきわめて高く，単調な核が密に配列している（写真5）．核は類円形で均一な大きさ，クロマチンは微細顆粒状で密に増量し，小型核小体を有している（写真6）．

　組織像は，篩状構造を呈する非浸潤性乳管癌である（写真9，10）．篩状構造は癌としての有力な所見であることから，乳管内細胞増殖に見られる腺腔形成性の変化が"真の篩状構造"か"偽りの篩状構造"かの鑑別には細心の注意が必要である．真の篩状構造は，円柱ないしは立方状の一層の細胞が円形の腔に向かって極性を示して配列する．細胞像においても典型例では集塊内に多数の腺腔が見られる（写真7，8）．

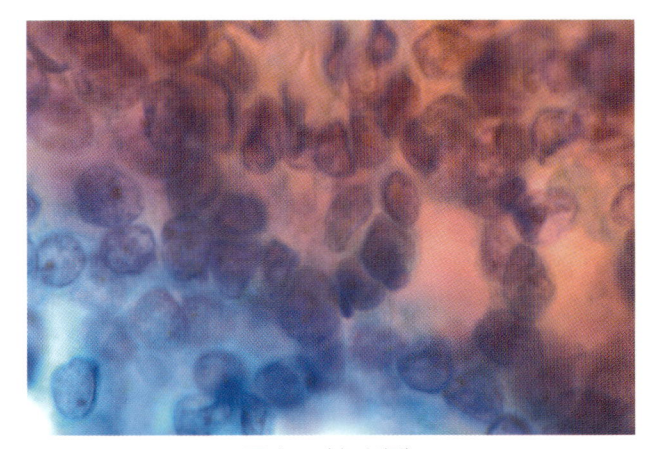

写真7（参考例） 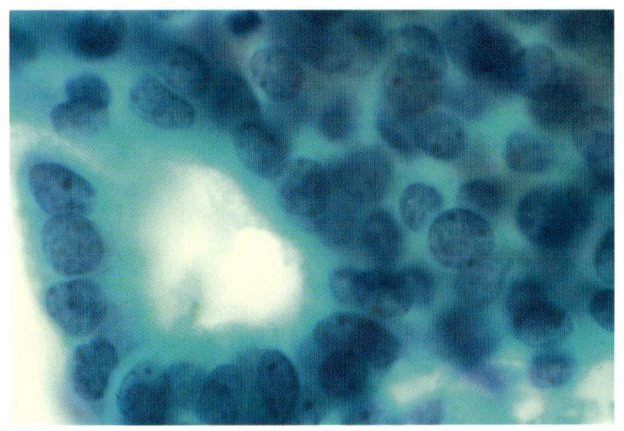　　写真8（参考例）

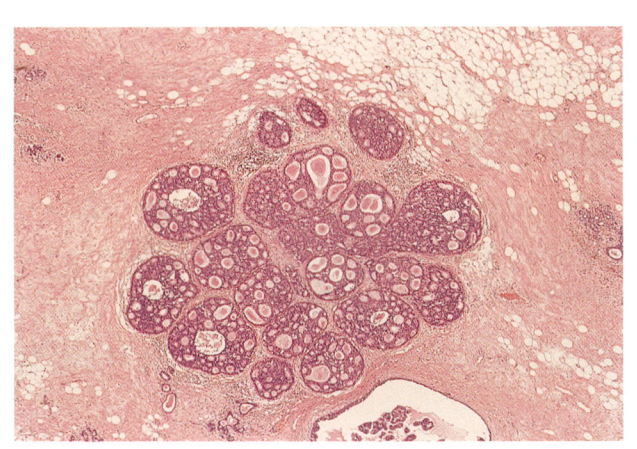

写真9 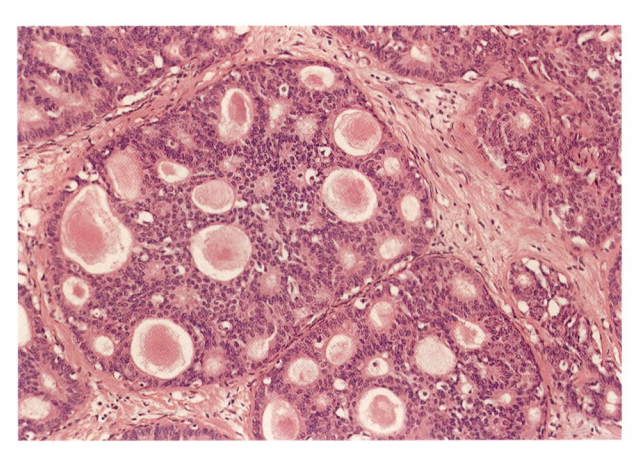　　写真10

Case 12

患者：74歳，女性．

主訴：左乳房に約8cmの腫瘤を触知．
　　　超音波検査では，囊胞状の一部に内部エコーを有する囊胞内病変が疑われる（**写真1**）．

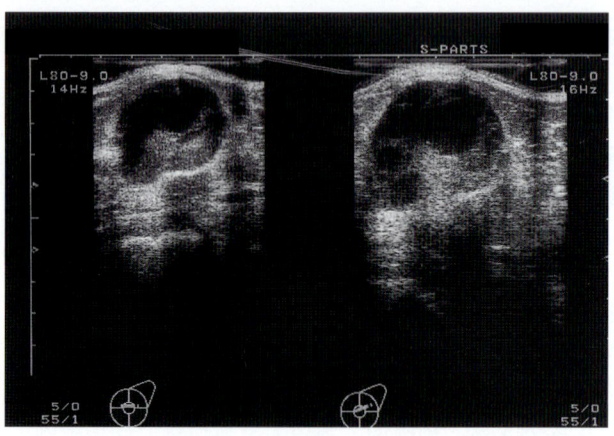

写真1

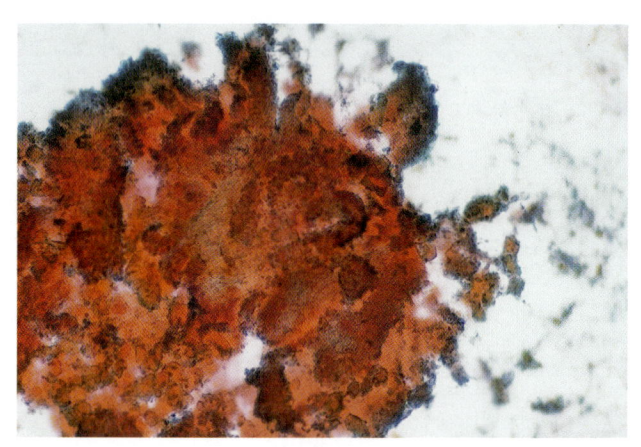

写真2

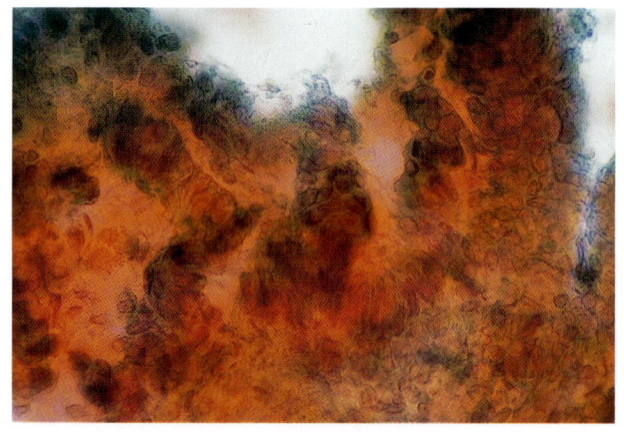

写真3

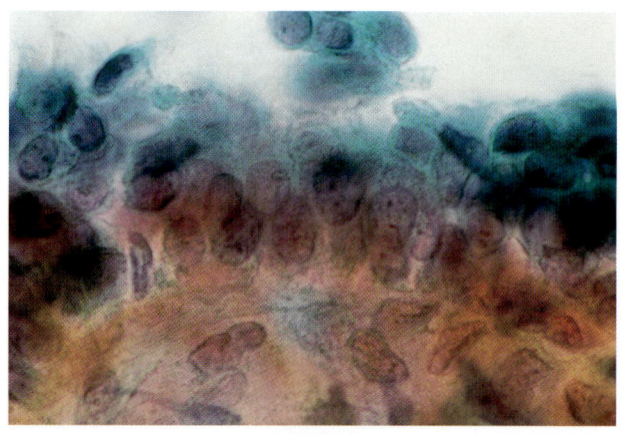

写真4

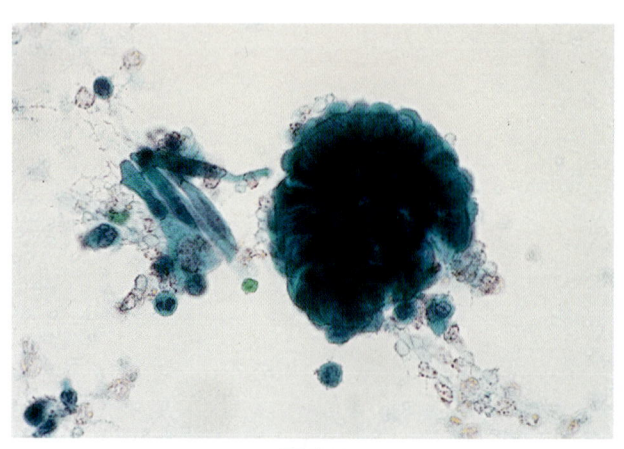

写真5

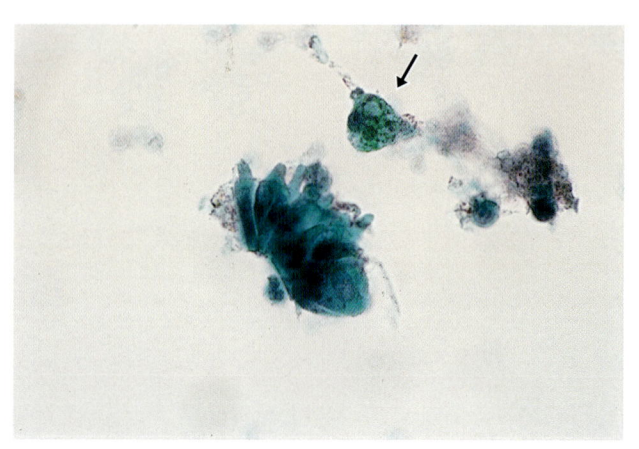

写真6

判定区分	推定組織型
□ 正常あるいは良性 □ 鑑別困難 □ 悪性の疑い ■ 悪性	囊胞内乳頭癌 **組織診断** **囊胞内乳頭癌（Intracystic papillary carcinoma）**

解説　大型の乳頭状集塊（**写真2**）の出現や背景に見られるヘモジデリンを貪食した組織球（**写真6**；矢印）の存在から，囊胞内乳頭状病変が示唆される細胞像である．集塊を構成する細胞は，紡錘形〜楕円形の核と多彩性に乏しい円柱状の細胞質を有している（**写真3**）．結合性は比較的ゆるく，散在性を示す数個の細胞集塊として観察されることも多い．乳頭状集塊内に筋上皮細胞は認められず，線維性間質から直接円柱状の細胞が立ち上がる像（**写真4**）が見られる．またN/C比が高く（80〜90％），クロマチン増量を示す円柱状細胞からなる菊花状集塊（**写真5**）や柵状配列も認められる（**写真6**）．以上の所見より囊胞内乳頭癌を組織推定できる．

　肉眼的には血性の内容物を入れた単胞性囊胞で，内壁には乳頭状に突出する腫瘍が多発している（**写真7**）．組織学的に腫瘍は線維性の壁から囊胞内腔に向かって二相性の欠如した乳頭状の増生を示しており，典型的な囊胞内乳頭癌の像といえる（**写真8**）．

　一般的に，乳頭癌は高円柱状の癌細胞が細い血管間質結合織を伴いながら内腔に乳頭状に増殖している点が特徴である．通常，癌細胞と結合織の間には筋上皮細胞は認められず，間質結合織に直接癌細胞が接している．なお乳頭癌は非浸潤癌が大部分で浸潤性傾向が軽微であり，比較的予後の良い組織型と考えられている．このため，WHO分類では独立した組織型として，intracystic papillary carcinomaの項目が設けられているが，乳癌取扱い規約では乳頭腺管癌のなかに分類されている．

　囊胞内乳頭癌と鑑別すべき代表的な良性疾患としては，乳管内乳頭腫があげられる．乳管内乳頭腫は細胞採取量が多く，乳頭状あるいは重積状集塊で出現するため，乳頭癌との鑑別が問題となるが，上皮細胞に加えて太い血管結合織から構成される結合性の強い大型集塊が採取されること，集塊内に有尾状の細胞質を持つ大乳管型の筋上皮細胞が認められること，アポクリン化生細胞や扁平上皮様細胞などを伴うことが多いこと，さらに出現細胞に多彩性が見られることから両者の鑑別は可能である．

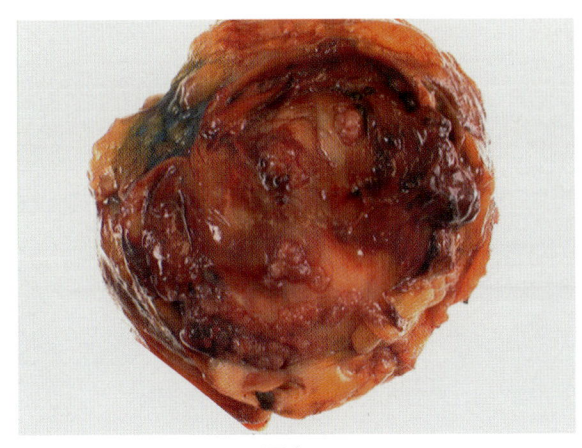

写真7

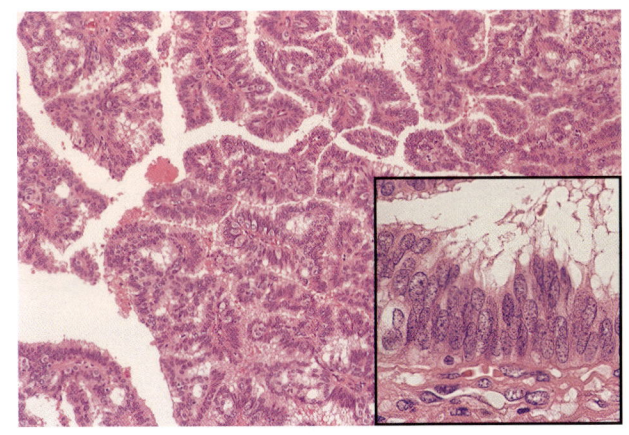

写真8

Case 13

患者：51歳，女性．

主訴：左乳房腫瘤．D領域に約1.3cmの腫瘤を触知．超音波検査で後方エコー増強を伴う内部エコー不均一な不整形腫瘤像が観察される（**写真1**）．

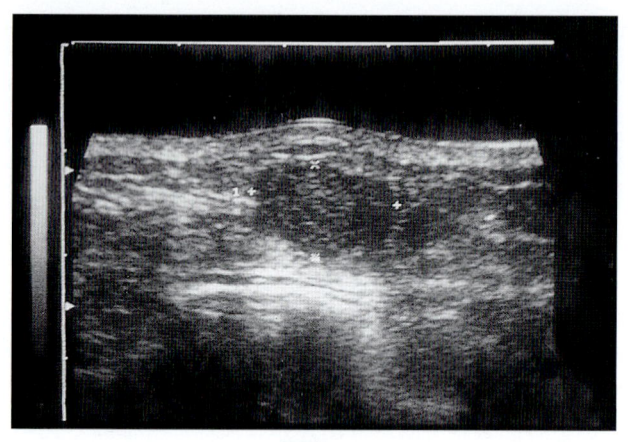

写真1

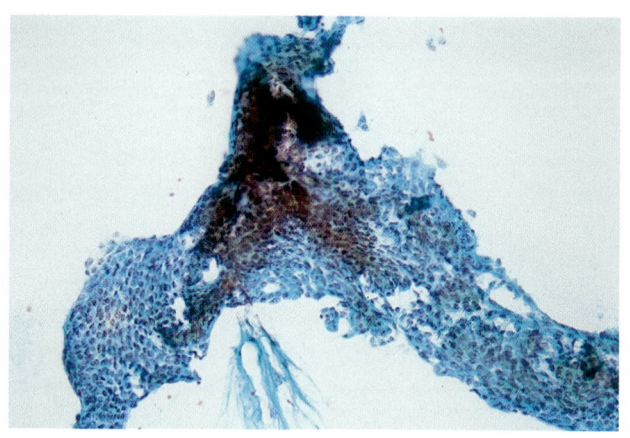

写真2

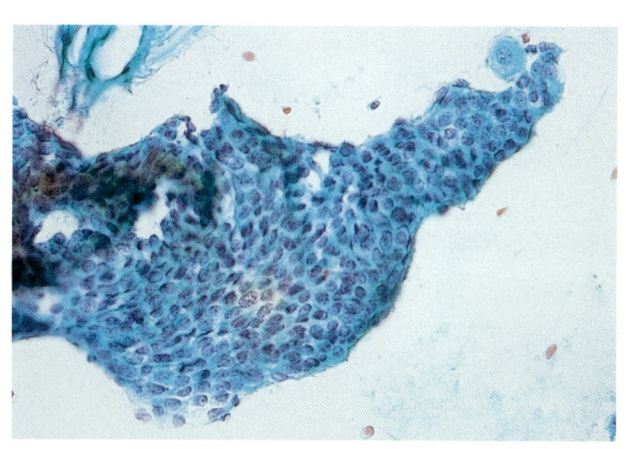

写真3

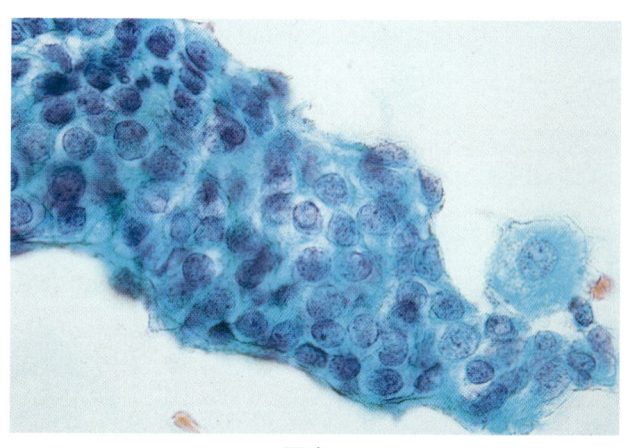

写真4

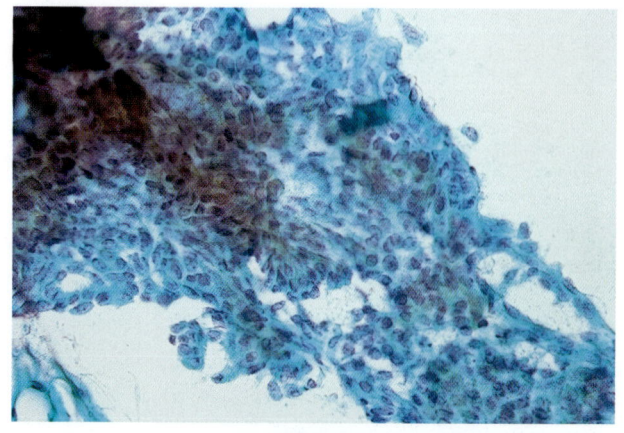

写真5

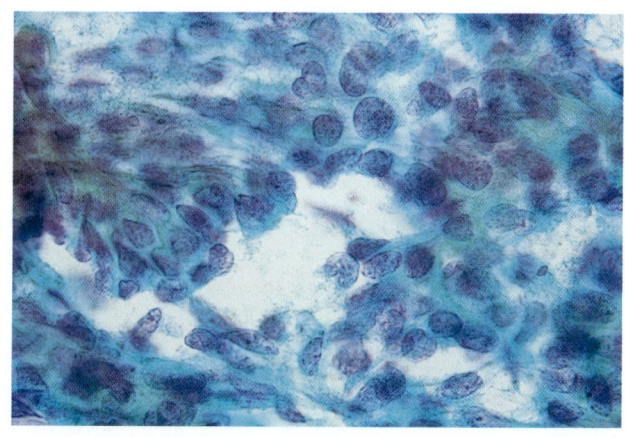

写真6

判定区分	推定組織型
□ 正常あるいは良性 ■ 鑑別困難 □ 悪性の疑い □ 悪性	乳頭状病変 組織診断 **乳頭腺管癌**（Papillotubular carcinoma）

解 説　結合性の強い細胞集塊が多数出現しており，背景はきれいで線維芽細胞や散在性細胞は見られない（写真2）．また集塊内には細胞極性のない隙間が認められる（写真3）．これらの細胞所見と画像所見（後方エコーの増強）を総合的に判定すると病変は上皮性成分の占める割合が高く，間質成分の乏しい腫瘍で乳頭状増殖を主体とする腫瘍であることが示唆される．個々の細胞には明らかなクロマチン増量，核の大小不同，核形不整などの細胞異型は認められず（写真4～6），背景にも悪性を疑わせる所見は観察されない．以上の所見から，本例は悪性乳頭状病変との鑑別が必要であり，細胞診断は「鑑別困難」とし，推定病変は乳頭状病変に止めた症例である．なお組織学的には限局性腫瘍を形成し，間質成分に乏しい乳頭腺管癌であった（写真7，8）．

　このように細胞異型に乏しい乳頭腺管癌の診断は，同様な出現形態を示すが核異型が強い症例（写真9a，b）とは異なり，乳頭状増殖を伴う良性病変（乳管内乳頭腫，乳頭部腺腫，乳腺症型線維腺腫）との鑑別が非常に大切である．乳管内乳頭腫や乳頭部腺腫との鑑別点としてはアポクリン化生細胞の存在であり（写真10a；矢印），また，乳腺症型線維腺腫は周囲に見られる円形裸核（筋上皮細胞）や紡錘形裸核（線維芽細胞）の存在が鑑別点となる（写真10b）．

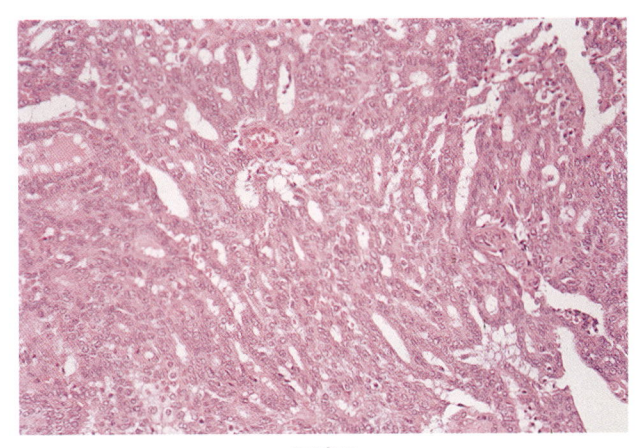

写真7

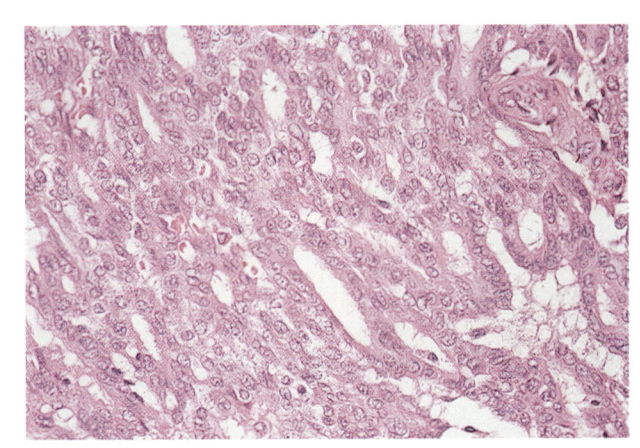

写真8

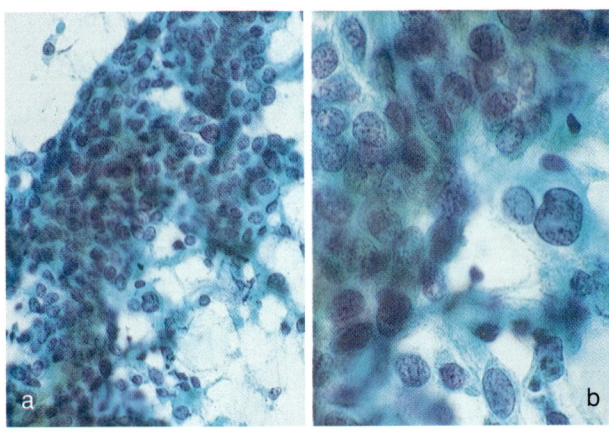

写真9（参考例）

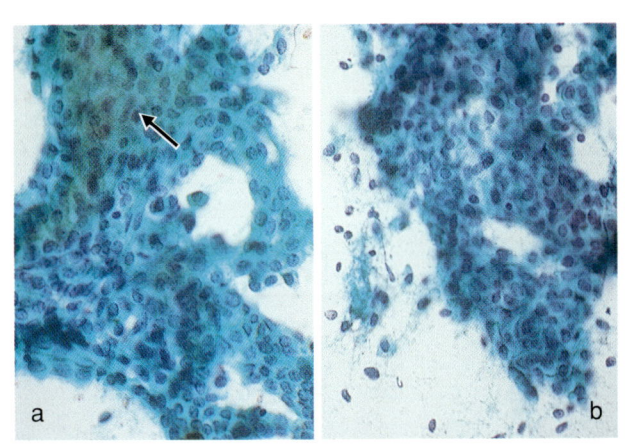

写真10（参考例）

Case 14

患者：68歳，女性．

主訴：左乳房C領域，3×2cmの腫瘤．視触診では悪性疑い．マンモグラフィにおいてはカテゴリー4（**写真1**）．超音波検査では悪性（**写真2**）．MRI検査では悪性疑い．

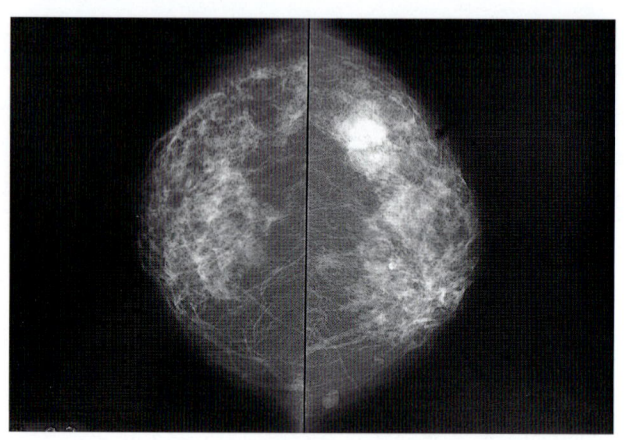

写真1

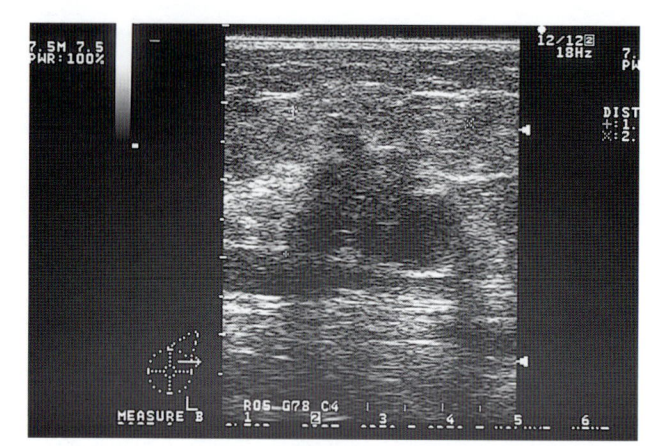

写真2

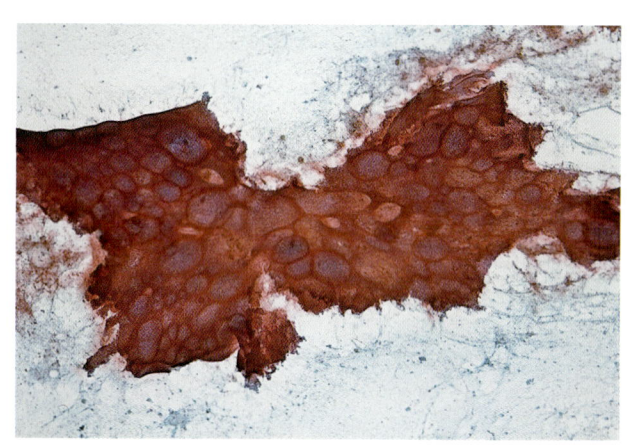

写真3

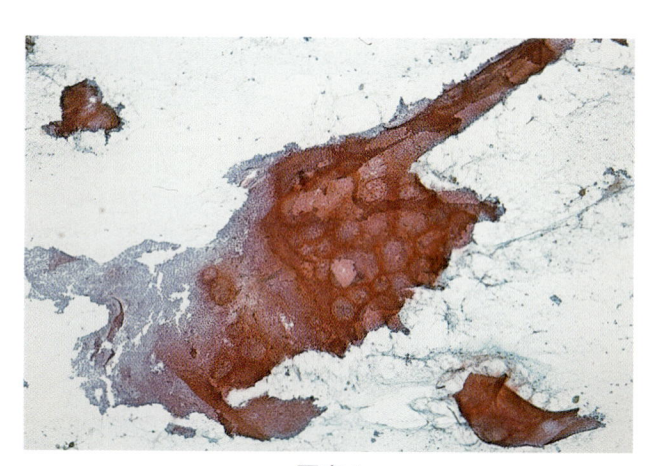

写真4

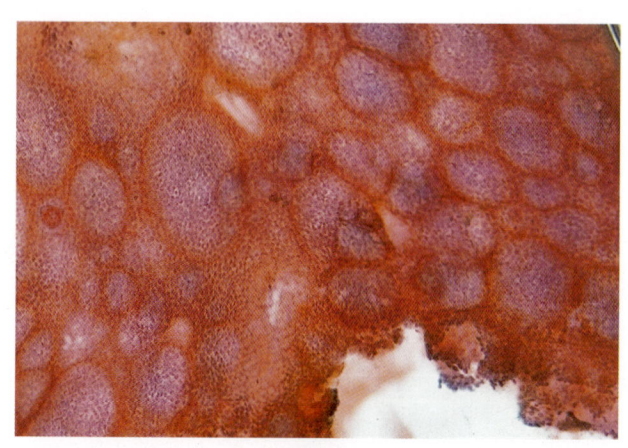

写真5

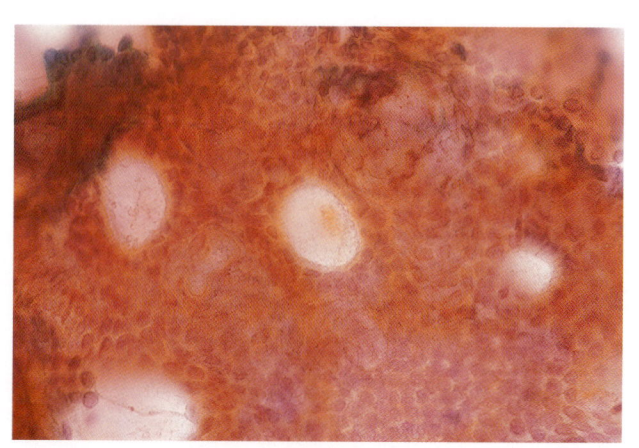

写真6

判定区分	推定組織型
□ 正常あるいは良性 □ 鑑別困難 ■ 悪性の疑い □ 悪性	乳頭腺管癌：篩状型の疑い **組織診断** **乳頭腺管癌：篩状型** （Papillotubular carcinoma: cribriform type）

解説　平面的で結合性のある大型の細胞集塊が観察され，多数の類円形の腺腔構造からなる篩状構造が認められる（写真3～5）．上皮細胞は腔にそって規則正しく一列に配列しながら明瞭な腺腔を形成し，核は腺腔に向かって極性を保って配列しており，篩状型に特徴的な所見である（写真6）．腫瘍細胞は小型で均一であり異型は弱く，判定は悪性の疑いとされることが多い．壊死物質，石灰化を伴うことがある．組織像は典型的な篩状構造を示し，腫瘍細胞および核ともに小型で異型は弱い．明瞭な腺腔にそって腫瘍細胞が配列している（写真7，8）．

　篩状構造に類似した所見（偽篩状構造）は良性病変でも観察されるので注意を要する．写真9は乳管乳頭腫症の細胞像で偽篩状構造が見られる．真の腺腔ではなく細胞間の空隙であるため核に極性は見られず，細胞の規則正しい配列は見られない．筋上皮細胞が多数観察されることも良性を示唆する所見である．写真10は乳管乳頭腫症の組織像で，偽篩状構造は乳管内に腺増生を伴う病変（線維腺腫など）にも観察される．また，腺様嚢胞癌に見られるball-like structureとも鑑別が必要である．本例のように篩状構造を有する大型の細胞集塊が観察され，筋上皮細胞が少数見られる場合は，乳管内癌巣の存在を念頭に置くことが大切である．

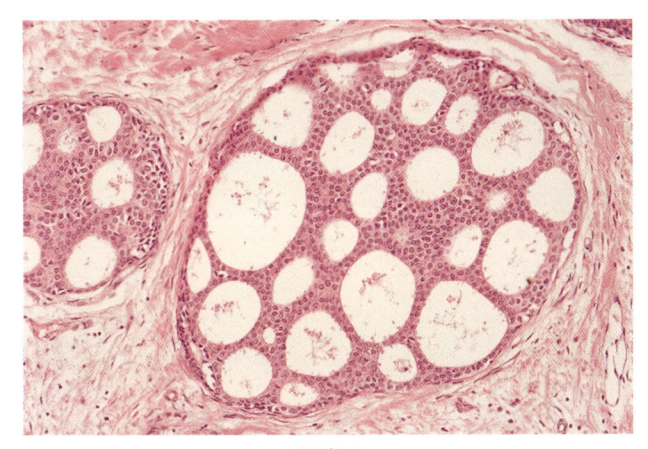

写真7

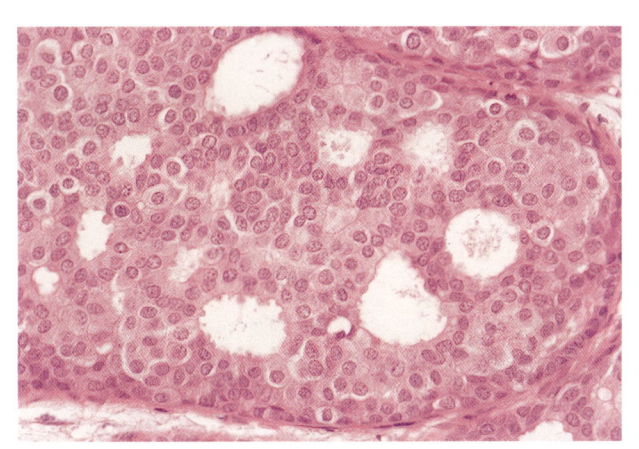

写真8

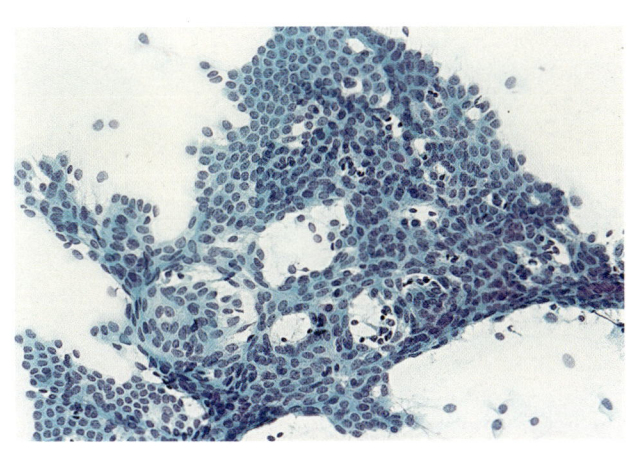

写真9（参考例）

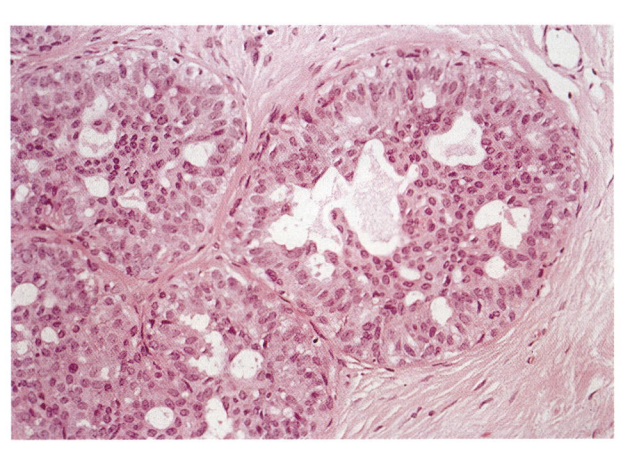

写真10（参考例）

Case 15

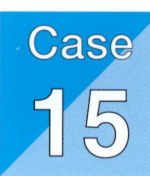

患者：60歳，女性．

主訴：右乳房AB領域，約2cmの腫瘤．触診では悪性疑い．マンモグラフィにおいてはカテゴリー4（**写真1**）．超音波検査にて悪性疑い（乳管内乳頭状病変，**写真2**）．

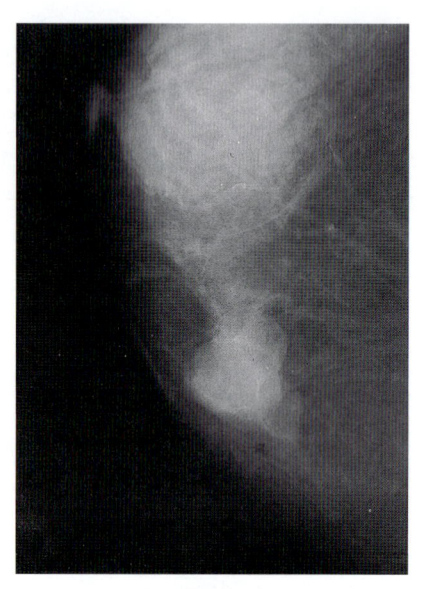

写真1

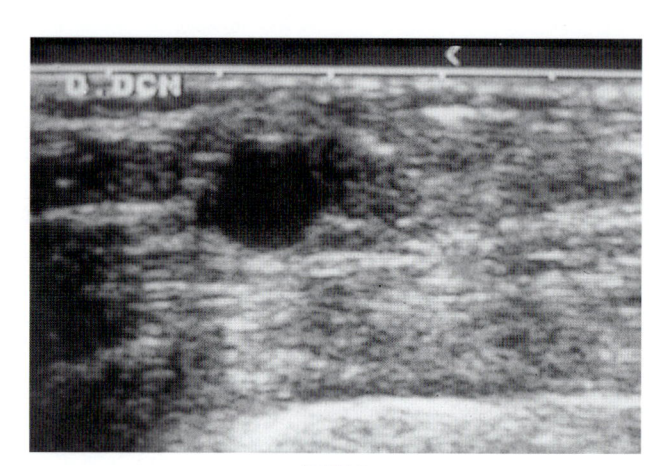

写真2

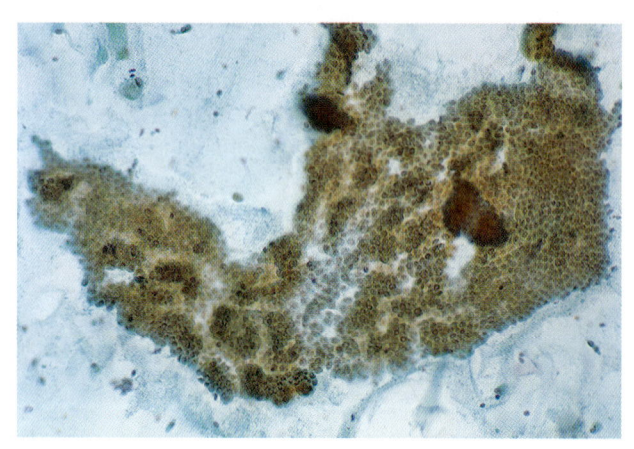

写真3

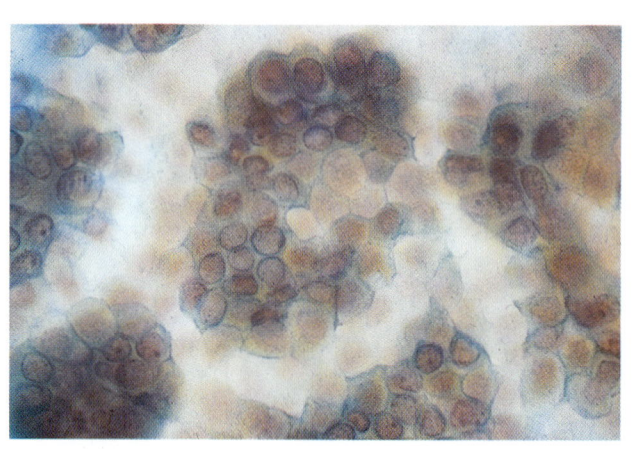

写真4

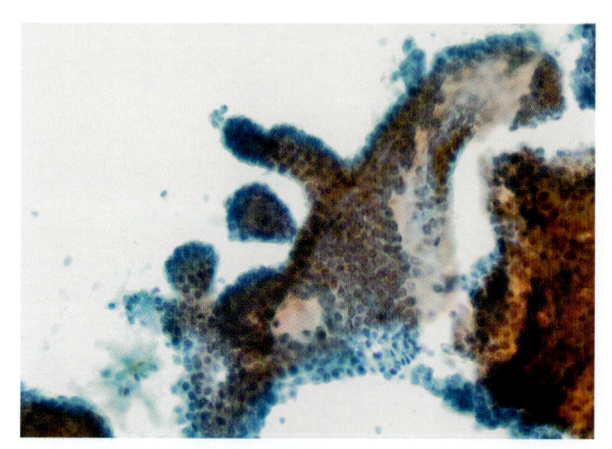

写真5

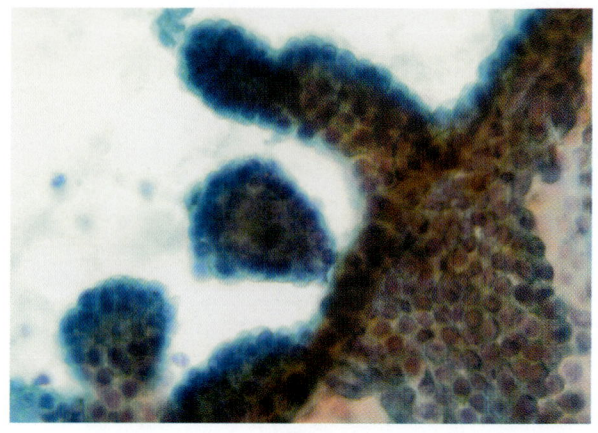

写真6

判定区分	推定組織型
□ 正常あるいは良性 □ 鑑別困難 ■ 悪性の疑い □ 悪性	乳頭腺管癌：低乳頭型の疑い **組織診断** **乳頭腺管癌：低乳頭型** （Papillotubular carcinoma: low papillary type）

解説 分泌物，組織球を背景に，均一な小型細胞がシート状，乳頭状，ドーム状および球状（マリモ状）パターンを示し出現している（**写真3〜6**）．シート状に配列する細胞集塊から連続して同一の形態を示す細胞が乳頭状，ドーム状の突出像を形成している．乳頭状突出部には間質結合織は観察されない（**写真4**）．また，舌状突出像として認められることもある（**写真5，6**）．さらに筋上皮細胞が見られることもあるがその数は少ない．細胞相互の結合は強く細胞異型は弱いため，悪性の疑いと判定される．上記の特徴的な出現パターンが観察される場合は，組織型推定が可能である．組織所見は囊胞状に拡張した乳管壁を縁取るように癌細胞が増殖し，管腔に向かう乳頭状あるいはRoman bridgeと呼ばれる橋渡し状構造が見られる（**写真7，8**）．低乳頭型は乳頭腺管癌の一亜型であり，他の組織亜型（乳頭型，乳頭管状型）の一部に併存して見られることがある．良性病変では乳頭部腺腫（**写真9**）や乳管乳頭腫症などに類似の出現パターンが観察されることがある．低乳頭型との細胞像の違いは，シート状に配列する細胞に比較して乳頭状突出部の細胞は小型で核はヘマトキシリンに濃染（**写真10**；矢印）することと構成細胞である腺細胞と筋上皮細胞の二相性が認められることである．

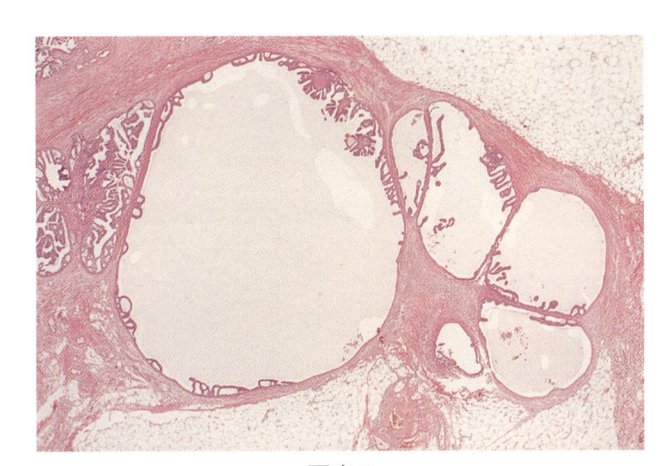

写真7

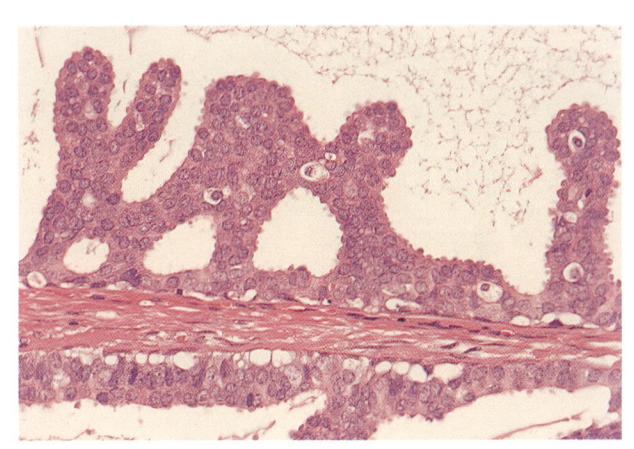

写真8

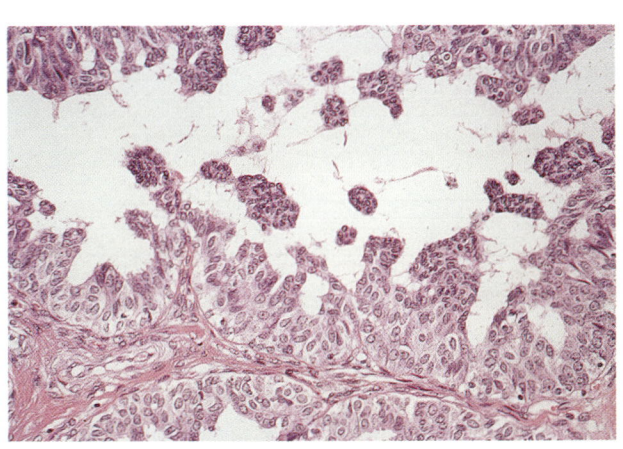

写真9（参考例）

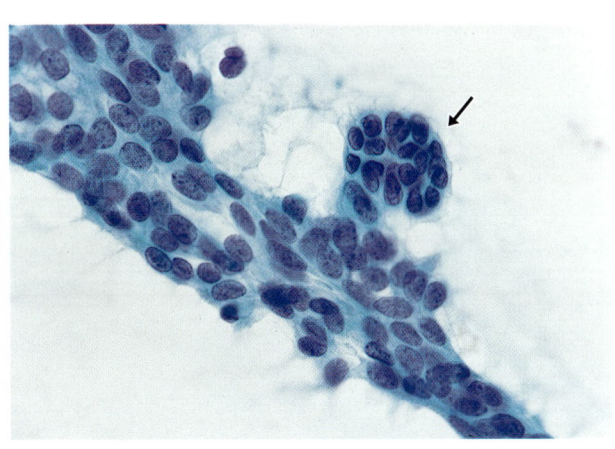

写真10（参考例）

Case 16

患者：44歳，女性．

主訴：右乳房C領域に約3cmの腫瘤を触知．マンモグラフィでは内部に微細石灰化像を伴う不整形腫瘤影を認める（**写真1**）．

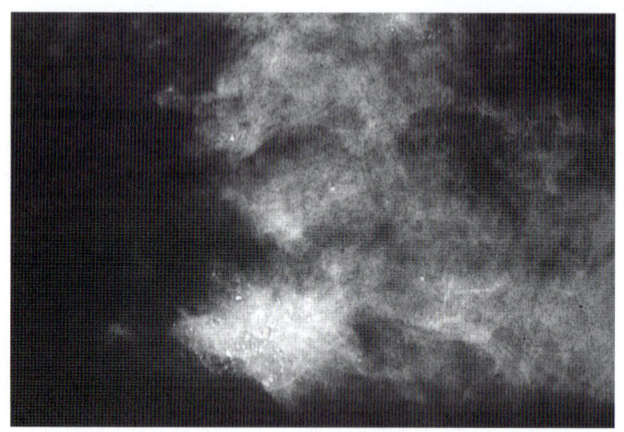

写真1

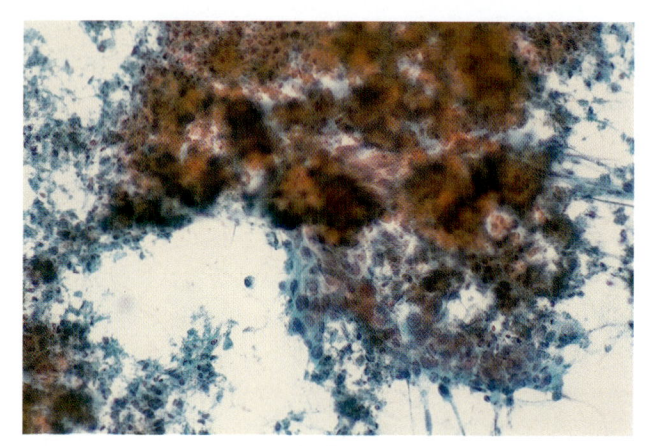

写真2

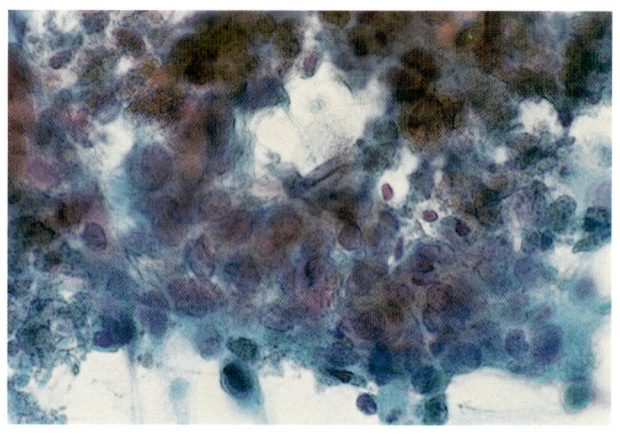

写真3

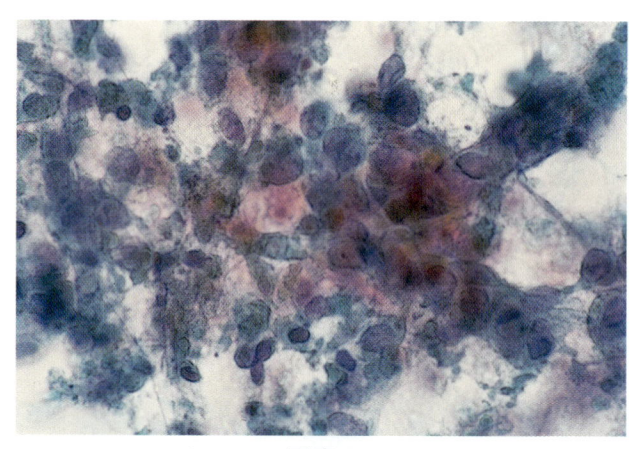

写真4

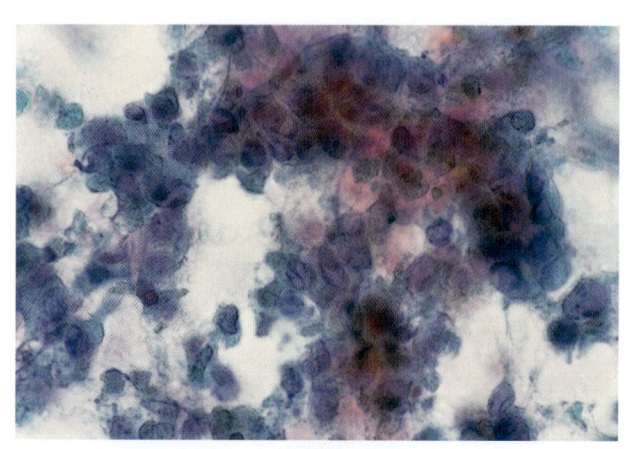

写真5

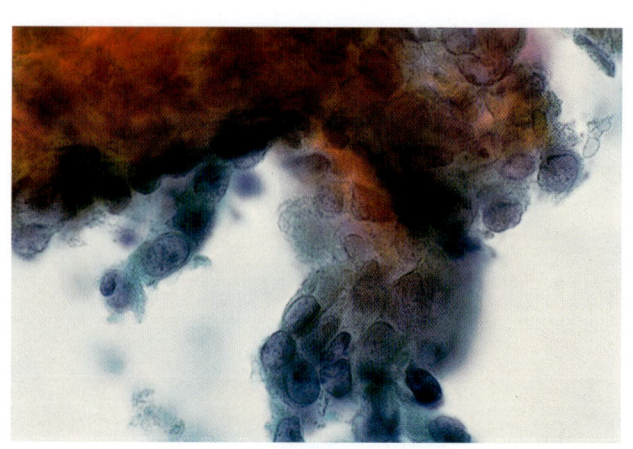

写真6

判定区分	推定組織型
□ 正常あるいは良性 □ 鑑別困難 □ 悪性の疑い ■ 悪性	乳頭腺管癌：面疱型 組織診断 **乳頭腺管癌：面疱型** （Papillotubular carcinoma: comedo type）

解説

　背景に多量の壊死物質を伴いながら，結合性の低下した不定形細胞集塊が認められる（写真2）．腫瘍細胞はN/C比が高く，クロマチンの増量や明瞭な核小体を伴っている．集塊の周囲には変性および裸核状になった腫瘍細胞が，壊死物質とともに散在性に出現してくる傾向にある（写真3〜5）．類円形に加えて，一部には円柱状の形態を示す腫瘍細胞からなる結合性の強い集塊も存在する（写真6）．乳頭腺管癌の亜型である面疱型（comedo type）と推定しうる細胞像である．

　乳頭腺管癌は乳管内進展を主な進展形式とする癌で，その組織亜型には乳頭型，篩状型，面疱型，充実型などがあげられる．そのなかで面疱型は，癌胞巣の中心部が壊死に陥った像を特徴とし，それを取り巻く癌細胞は基底層から内腔に向かって数層に配列する（写真7, 8）．壊死巣には石灰化を伴うことが多く，これがマンモグラフィにて散在性に観察されてくる．

　一般的に，壊死性の背景は乳頭腺管癌・面疱型の特徴であるが，そのほかにまれではあるが充実腺管癌や乳管内乳頭腫の一部にも認められることがある．面疱型では結合性の低下した類円形〜円柱状細胞とともに，結合性の強い細胞集塊が存在するのに対して，充実腺管癌ではより散在傾向が強く，癌細胞が孤立性に多数出現しやすい．また面疱型は細胞の変性傾向が強いため，クロマチンの粗造化あるいは濃縮（染）化が強く，核に多様性が見られるが，充実腺管癌では類円形核が主体で比較的均一に見える．乳管内乳頭腫では，栄養血管の梗塞により壊死を引き起こすことが知られており，壊死物質とともに変性した腺上皮細胞が孤立散在性に多数出現してくる．この腺上皮細胞はN/C比が低く，濃縮した核や張りのない核を有するものが大部分を占め，面疱型に比べ異型性に乏しい．また一部に乳管内乳頭腫に特徴的な間質結合織を伴う乳頭状集塊が採取される場合もあり，細胞診上でも鑑別は可能であろう．いずれにしても乳管内乳頭腫と面疱型の鑑別は，良悪性の判定にかかわる点からもきわめて重要である．

　なお，非浸潤性乳管癌にも組織型として面疱型が分類されているが，基本的に細胞像は乳頭腺管癌の面疱型と同様であり，両者を細胞像のみで区別することは困難と思われる．画像所見を踏まえた総合的な診断がより大切である．

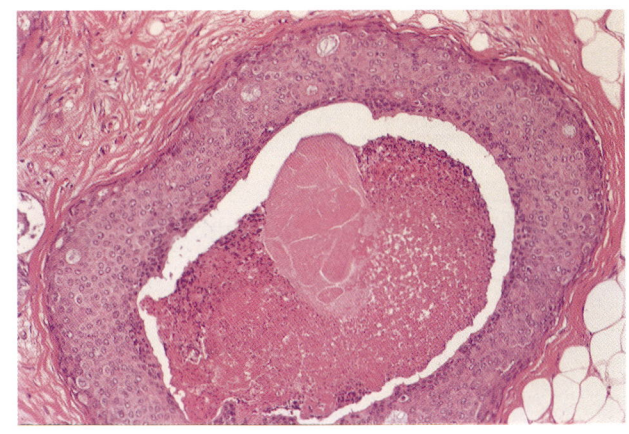

写真7

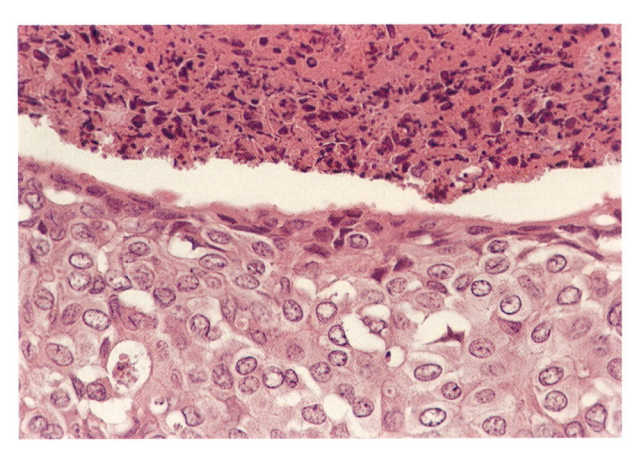

写真8

Case 17

患者：45歳，女性．

主訴：右乳房腫瘤．右C領域に約1cmの腫瘤を自覚．マンモグラフィで石灰化あり．

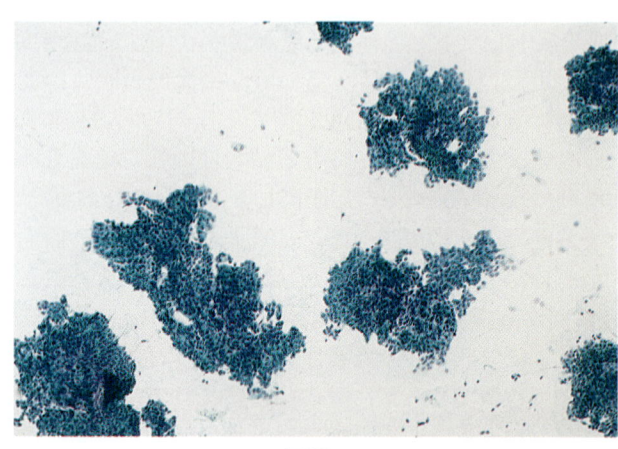

写真1

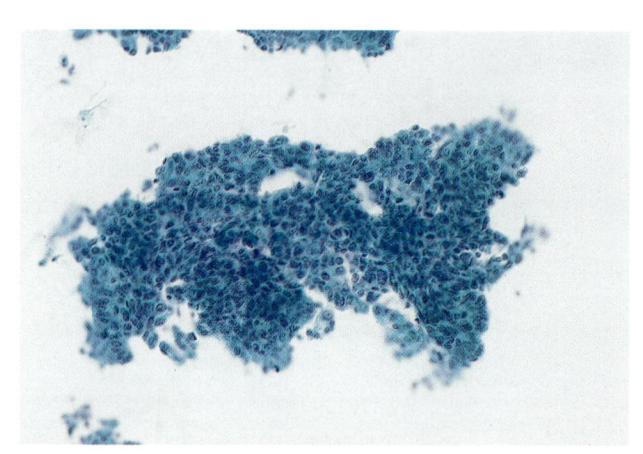

写真2

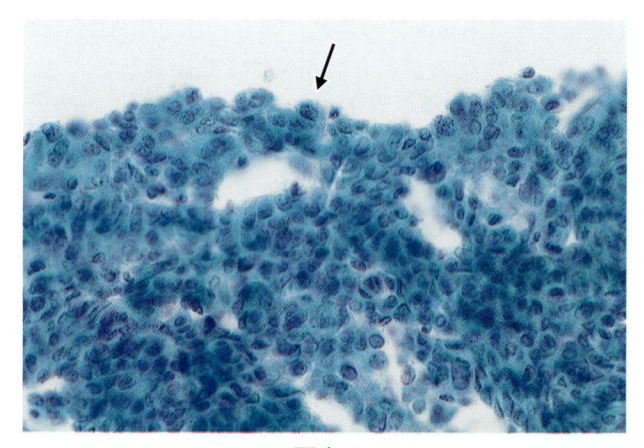

写真3

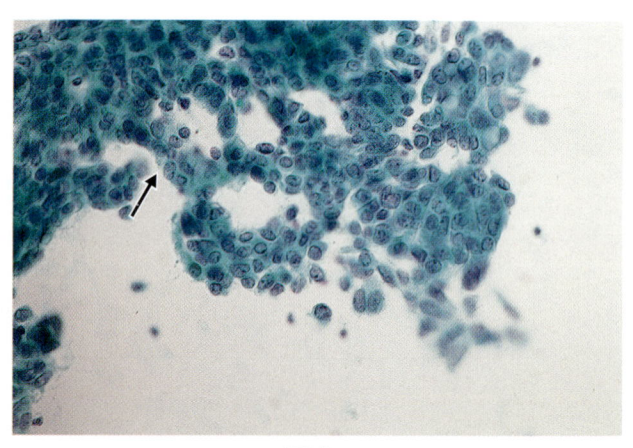

写真4

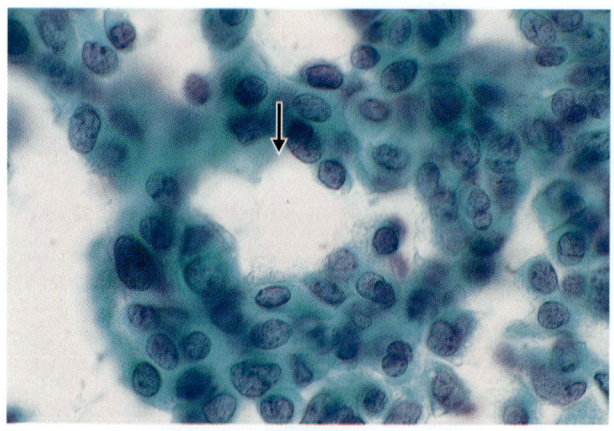

写真5

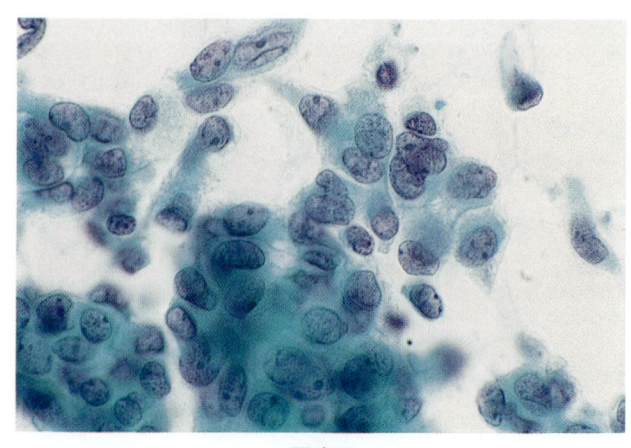

写真6

判定区分	推定組織型
□ 正常あるいは良性 □ 鑑別困難 □ 悪性の疑い ■ 悪性	乳頭腺管癌：乳頭型 組織診断 **乳頭腺管癌：乳頭型** （Papillotubular carcinoma: papillary type）

解説　比較的結合の強い立体的な重積性集塊が認められる（写真1, 2）．また大型の重積性集塊では増殖する腫瘍細胞によってbridge形成（写真3；矢印）や腺腔様構造（写真4, 5；矢印）が見られる．集塊を構成する細胞は円柱状で，クロマチン増量や核の大小不同などの細胞異型が観察される（写真6）．

組織学的に乳頭型の乳頭腺管癌（写真7, 8）は，癌細胞が内腔に向かい増殖する際，しばしば篩状型（写真9）とは異なる腔（隙間）を形成してくる．篩状型（写真10）は形成する腺腔に対してそれを取り巻く細胞が極性を有しているが，乳頭型では腔に対しての細胞極性は認められず，単なる隙間として存在している．したがって，その腔は不整形であることが多い．

brigdeや腔形成を伴う重積集塊は，乳頭型の乳頭腺管癌のみならず乳頭状増殖を示す乳管内乳頭腫や乳腺症型線維腺腫などの良性病変にも観察されることがある．良・悪性乳頭状病変の重積集塊は，内腔に向かって増生する腺上皮細胞に由来するため，筋上皮細胞との二相性は鑑別点とはならない．乳管内乳頭腫は集塊内でのアポクリン化生変化が認められること，乳腺症型線維腺腫では間質の増生や集塊周囲に見られる筋上皮細胞の増加（円形裸核の増加）が乳頭型の乳頭腺管癌との鑑別ポイントとなる（Case 13, 写真10参照）．

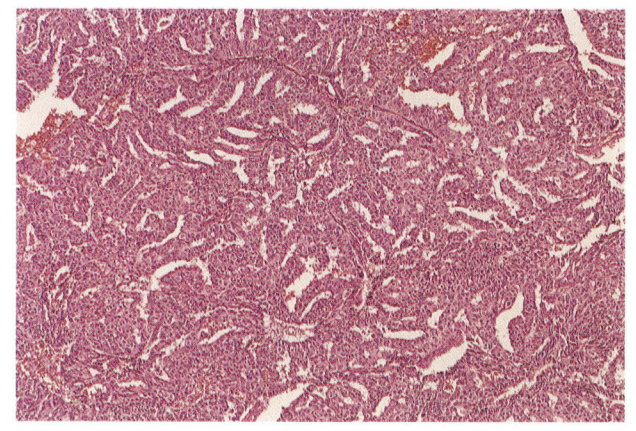

写真7

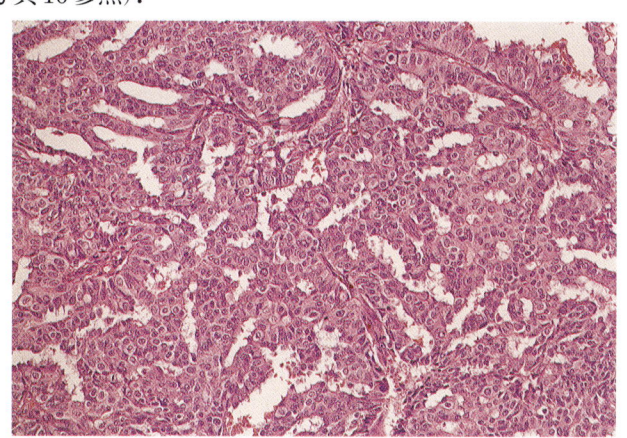

写真8

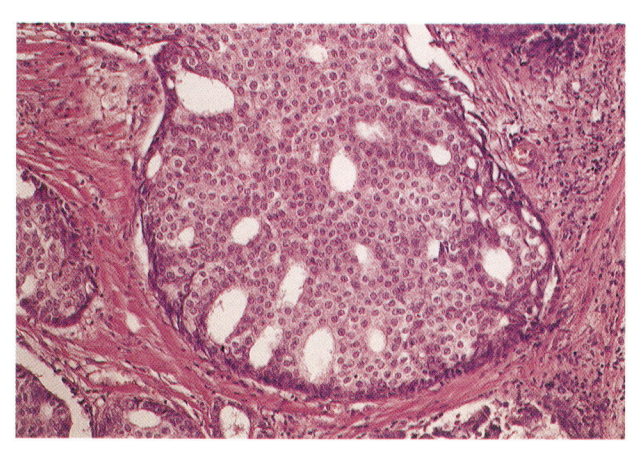

写真9（参考例）

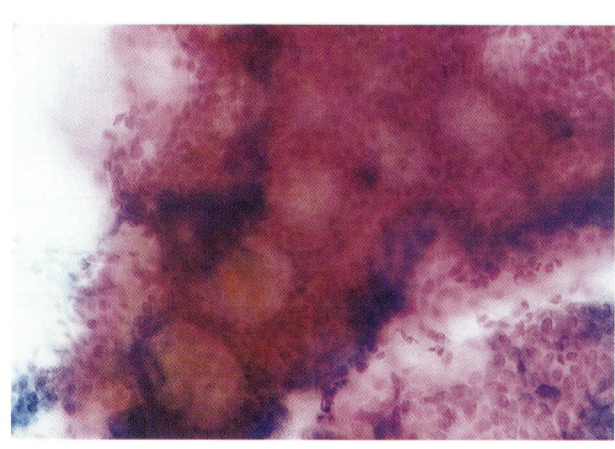

写真10（参考例）

Case 18

患者：35歳，女性．

主訴：右乳房AC領域に約3cmの腫瘤を触知．超音波検査では腫瘍内部は低エコー，後方エコーの減弱はなく，腫瘍辺縁に凹凸を認める．

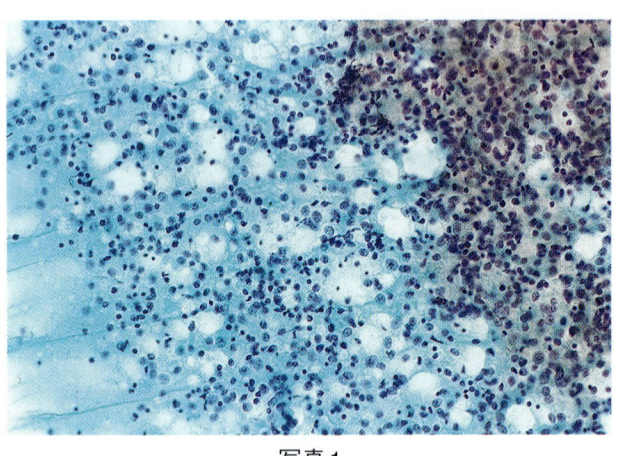

写真1

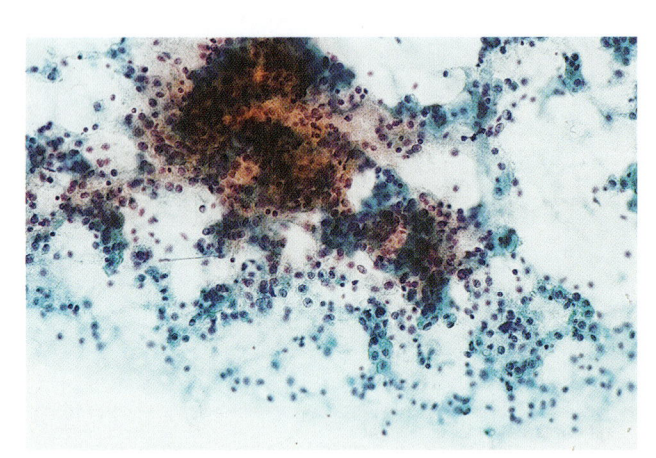

写真2

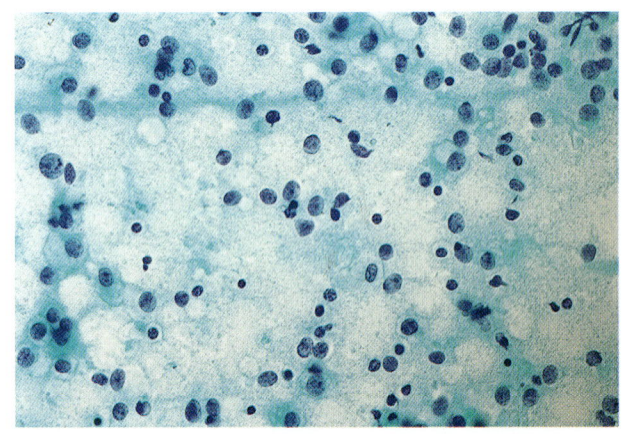

写真3

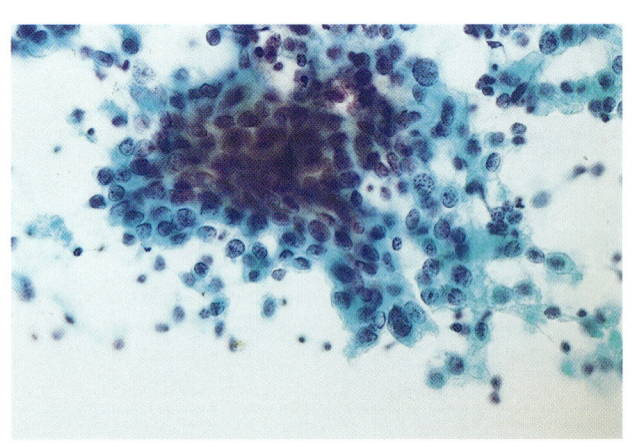

写真4

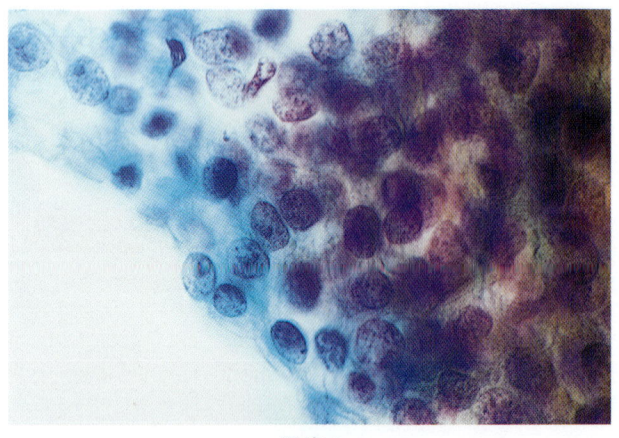

写真5

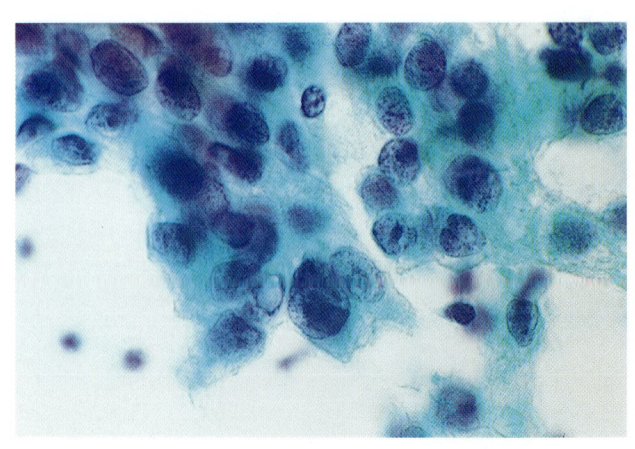

写真6

判定区分	推定組織型
□ 正常あるいは良性 □ 鑑別困難 □ 悪性の疑い ■ 悪性	充実腺管癌 組織診断 **充実腺管癌**（Solid-tubular carcinoma）

解説

　採取細胞量は多く，腫瘍細胞は孤立散在性あるいは筋上皮細胞との二相性を欠く大小の充実状集塊として出現している（**写真1, 2**）．また背景にリンパ球を認めることもあるが壊死物質の出現頻度は低い．さらに孤立散在性を示す腫瘍細胞は裸核状の細胞が主体を占めるが，集塊を構成する細胞は多辺形から類円形を呈し，ライトグリーンに淡染する細胞質が認められる（**写真3, 4**）．個々の細胞はN/C比が高く，核は円形から類円形でクロマチンは顆粒状密に増量し，類円形で腫大した核小体が1個から数個観察される（**写真5**）．さらに一部の腫瘍細胞の核には大小不同や著明な核型不整が見られる（**写真6**）．以上の所見から判定は"悪性"，推定組織型としては充実腺管癌が考えられた．組織学的には大型の充実状癌巣を形成しており，周囲組織との境界が明瞭な充実腺管癌であった（**写真7, 8**）．充実腺管癌は，乳癌取扱い規約では浸潤性乳管癌に分類されており，髄様あるいは腺腔形成不明瞭な充実性の癌巣よりなり，周囲組織に対して圧排性または膨張性の発育を示すものとされている．

　本例のような孤立散在性から結合性に乏しい細胞集塊を見た場合は，良性病変では上皮過形成のある乳腺症型線維腺腫，悪性病変では髄様癌や一部の乳頭腺管癌，充実性胞巣を形成する浸潤性小葉癌との鑑別が必要になる．このような病変と充実腺管癌との鑑別点をあげると，乳腺症型線維腺腫では背景に多くの双極裸核や円形裸核が存在することや細胞集塊の重積性が軽度であること，さらに集塊上部あるいは辺縁部に裸核状を呈する末梢乳管型筋上皮細胞が見られることである．また髄様癌は腫瘍細胞そのものが大型であり，細胞質も豊富で泡沫状を呈していることなどが充実腺管癌と異なっている．乳頭腺管癌では充実腺管癌のように多数の散在性細胞を認めることがあるが，腫瘍細胞の形状は円柱状から楕円形を示し，核の大小不同は軽度で核小体が目立たないことが多い．さらに充実性胞巣を形成する浸潤性小葉癌では，明調の腫瘍細胞とともに細胞質内には高率に細胞質内小腺腔（ICL）が認められ，充実状集塊の他に数珠状配列など，小葉癌に特徴的な所見が見られる．

　なお，浸潤性乳管癌には本型の他に乳頭腺管癌，硬癌があり，その発生頻度は乳頭腺管癌：充実腺管癌：硬癌＝1：1：2といわれている．

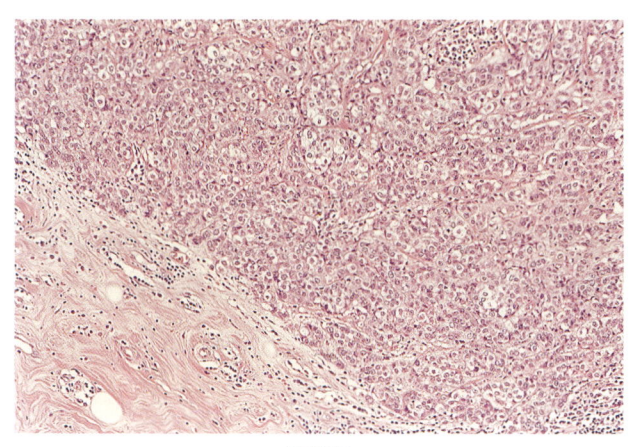

写真7 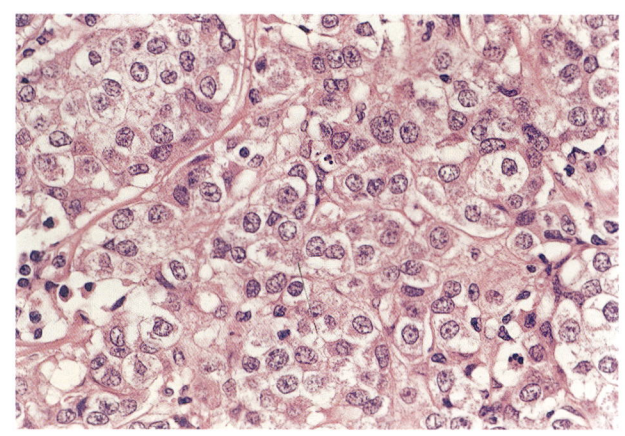　　　　　　　　　　　　　　　写真8

Case 19

患者：48歳，女性．

主訴：右乳房A領域，約3cmの腫瘤．

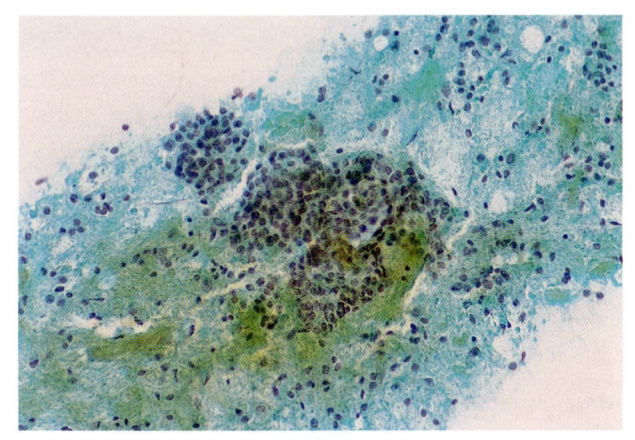

写真1

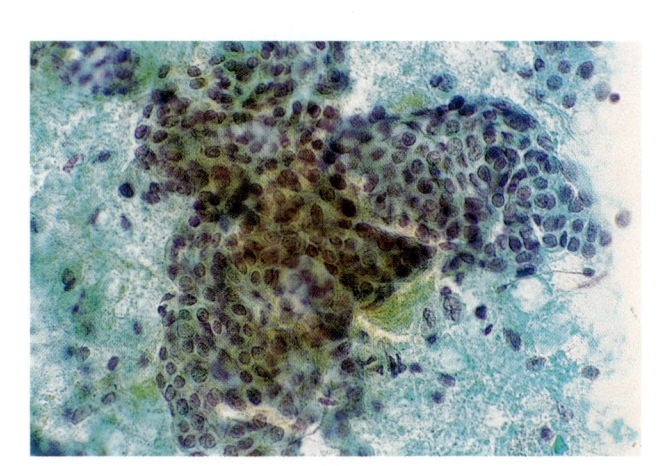

写真2

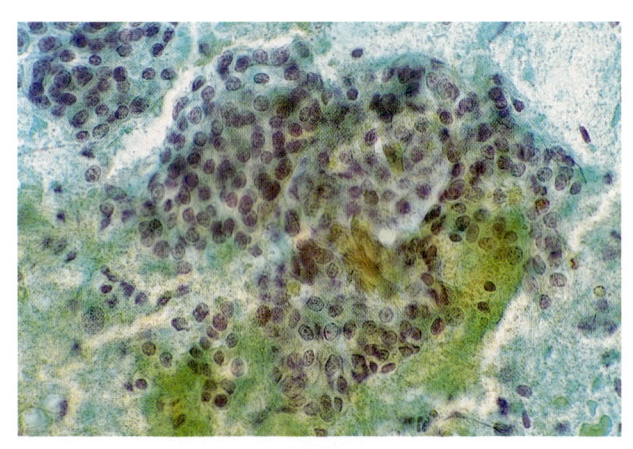

写真3

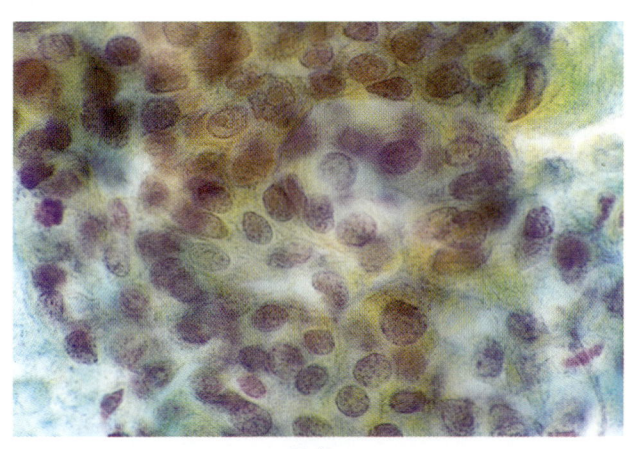

写真4

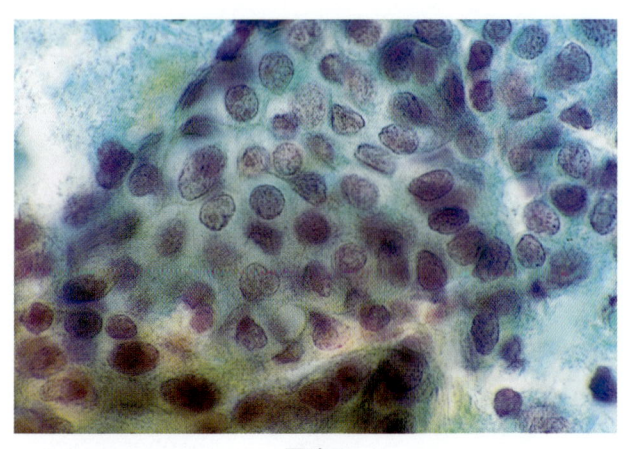

写真5

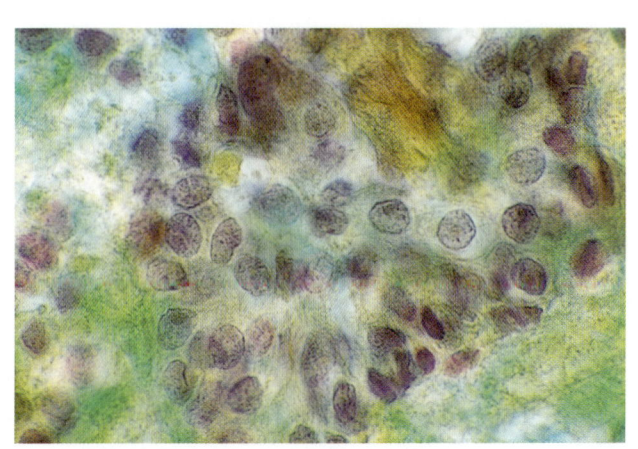

写真6

判定区分	推定組織型
□ 正常あるいは良性 ■ 鑑別困難 □ 悪性の疑い □ 悪性	篩状様構造を伴う乳頭状病変 **組織診断** **広義の硬癌**（Scirrhous carcinoma）

解説 　裸核細胞と多量の分泌物を背景に，二相性不明瞭な小集塊が認められる（写真1〜3）．集塊内には腺腔構造を疑わせる類円形の陥凹所見が見られ，強拡大にて観察すると陥凹部を構成する細胞の核には中心部に向かって細胞極性が認められる（写真4〜6）．このような所見からは篩状構造を示す悪性病変が疑われるが，個々の細胞には明らかなクロマチン増量は認められない．本例は組織学的に篩状構造を示す癌胞巣と，周囲の間質増生を特徴とする乳頭腺管癌由来の硬癌（広義の硬癌）であった（写真7，8）．本例を悪性の疑いと診断するのか？　あるいは鑑別困難に留めるか？　については，篩状構造を悪性病変に特異的な構造異型としてとらえるか否かが判定のポイントとなる．

　細胞集塊内での類円形の多発性陥凹所見，すなわち篩状構造は非浸潤性乳管癌や乳頭腺管癌（写真9），さらには本例のような広義の硬癌に由来した細胞集塊にしばしば観察される．しかし，このような構造ときわめて類似した所見は乳腺症型線維腺腫にも認められることがある（写真10）．したがって，篩状構造は上皮細胞の増殖形態を推測する所見に留め，最終的には集塊を構成する細胞異型（特にクロマチン増量）をもって判定することが望ましい．

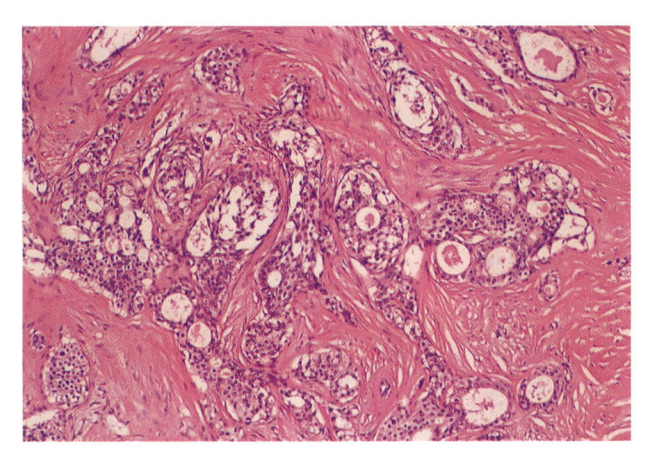

写真7

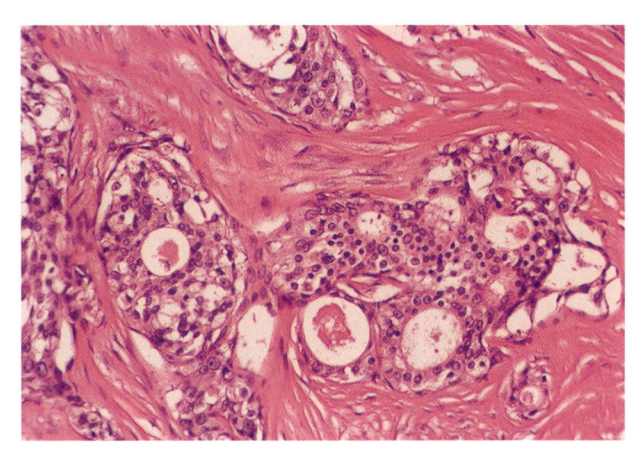

写真8

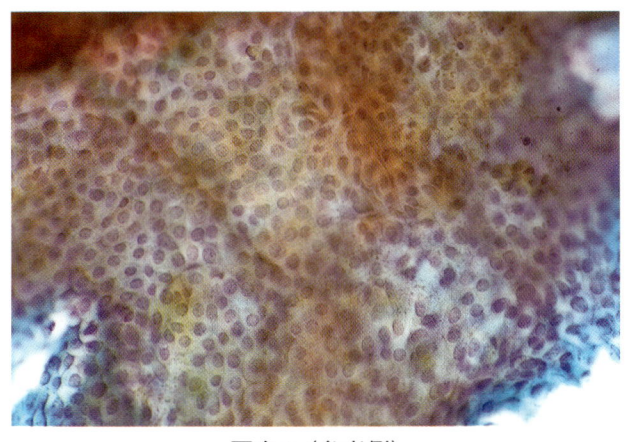

写真9（参考例）

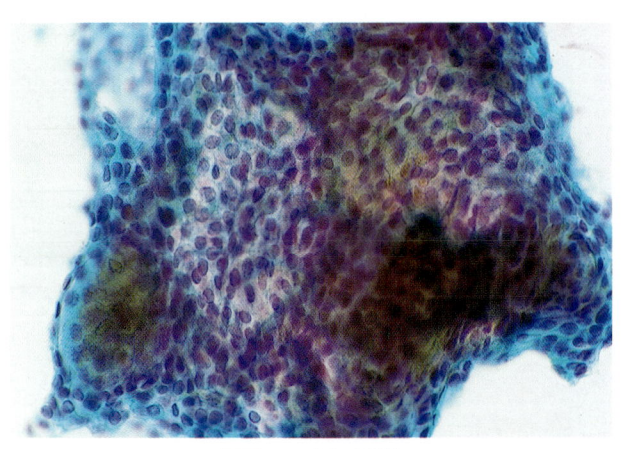

写真10（参考例）

Case 20

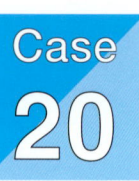

患者：48歳，女性．

主訴：左乳房C領域，約2cmの腫瘤．触診では弾性硬．超音波検査では悪性の疑い．

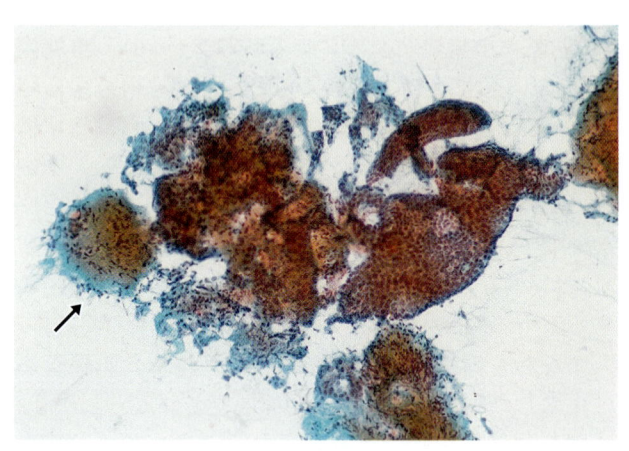

写真1

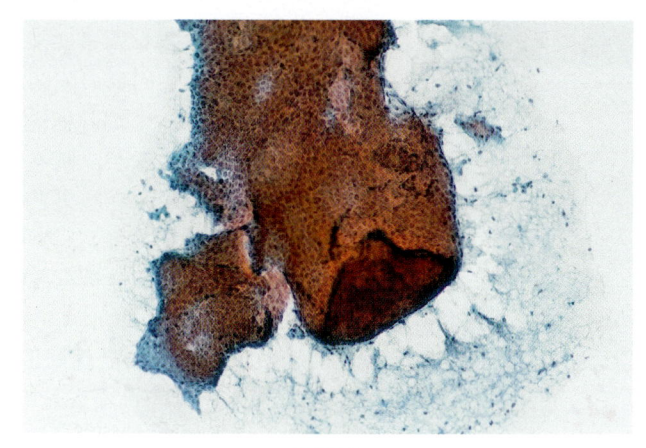

写真2

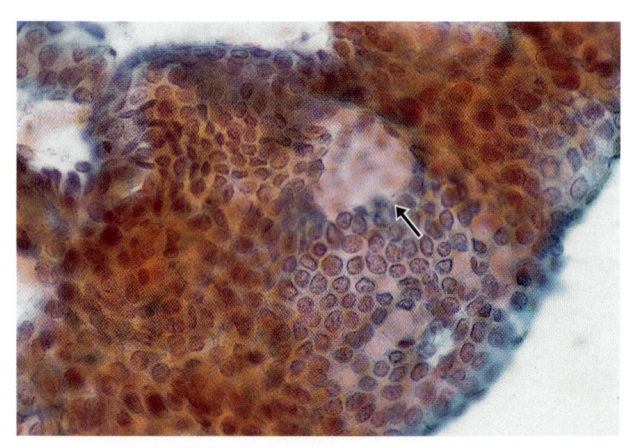

写真3

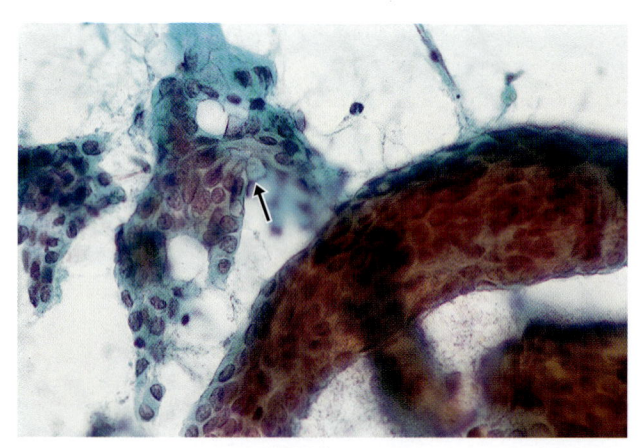

写真4

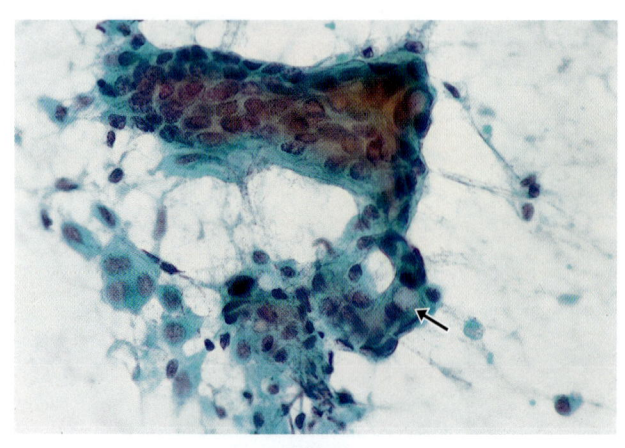

写真5

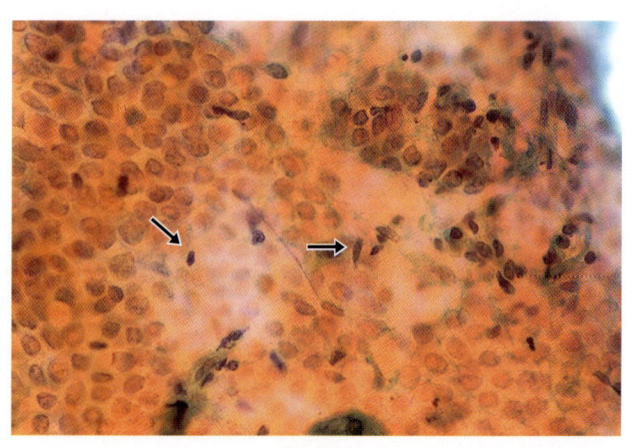

写真6

判定区分	推定組織型
□ 正常あるいは良性	硬癌の疑い
□ 鑑別困難	
■ 悪性の疑い	組織診断
□ 悪性	**非浸潤性乳管癌巣を伴う広義の硬癌**

解説

　双極裸核を背景に，間質結合織（**写真1；矢印**）と結合性の強い細胞集塊が見られ，弱拡大で線維腺腫が疑われた（**写真1，2**）．しかし，詳細に観察すると篩状様構造を示す集塊（**写真3；矢印**）や筋上皮細胞との二相性不明瞭なクサビ状様集塊（**写真4，5**）が見られ，さらに細胞質内小腺腔（ICL）（**写真4，5；矢印**）も認められたことから，広義の硬癌が疑われた．判定区分としては，双極裸核に加え良性〜悪性が疑われる所見が混在していたため，「悪性」とせず「悪性の疑い」として生検を依頼した．

　生検組織像は，篩状型および充実型の非浸潤性乳管癌巣を伴う広義の硬癌であった（**写真7，8**）．

　結果的には線維腺腫を疑った細胞集塊は，篩状構造を示し少数の筋上皮細胞が介在する（**写真6；矢印**）非浸潤性乳管癌巣に由来する細胞集塊であったと考えられる．また，硬癌を疑った上皮部分には間質結合織の増殖所見を含め複数の細胞質内小腺腔が認められ，さらに細胞集塊辺縁が直線的な鋭角状のクサビ状配列が観察されたことから，硬癌であったと考えられる．ただし，少数のICLおよび不完全な篩状構造（偽篩状構造）は良性病変にも観察されることがあり，良・悪鑑別の際には1つの所見にとらわれることなく，細胞像全体で判断することが肝要である．なお，背景の双極裸核は間質線維芽細胞に由来し，線維腺腫に見られることが多いが，悪性では硬癌に出現することが最も多く，診断にあたってはこの点を念頭に置くことが大切である．

　摘出された手術標本には，組織学的に硬癌が脂肪織に浸潤する像も見られたが，このような所見はマンモグラフィで特徴的なスピキュラとして観察されるなど画像診断が最も威力を発揮できる病変でもある．したがって，細胞診断を行う際には積極的にマンモグラフイおよび超音波像などの画像所見を参考にし，細胞像との整合性を考慮しながら診断することも重要なポイントである．

　細胞学的に「悪性の疑い」とするか「悪性」と診断できるのかは，その後の生検の必要性など患者に大きな影響を及ぼす．本例は画像では明らかに悪性，特に硬癌の像を呈していることから，**写真1〜6**の細胞像は「悪性」と診断しなければいけない所見が含まれているはずである．このような症例を積み重ねることによって「悪性の疑い」を少しでも少なくするような努力が必要であろう．

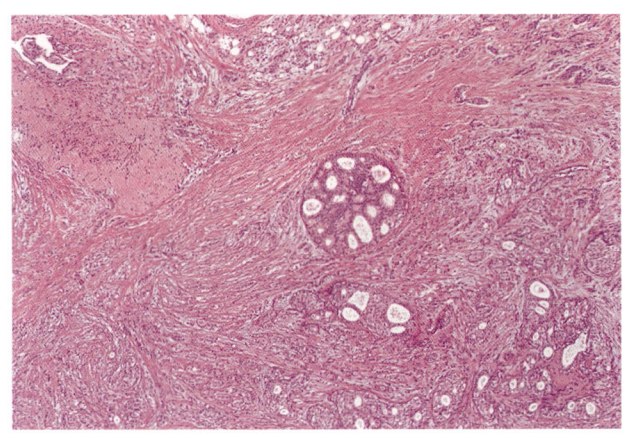

写真7

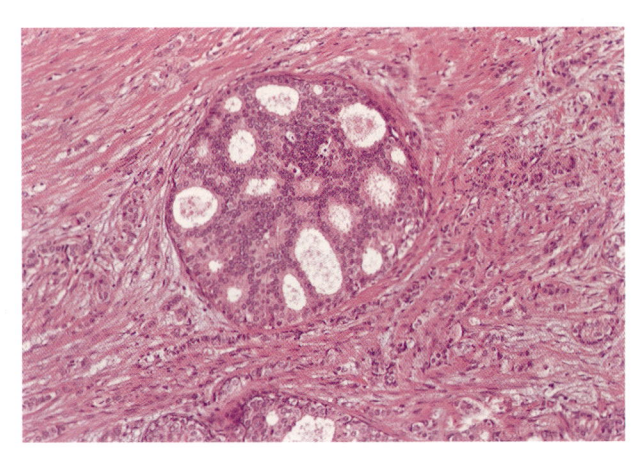

写真8

Case 21

患者：54歳，女性．

主訴：右乳房に約2cmの腫瘤を触知．マンモグラフィにてC領域にスピキュラを伴う約2cmの腫瘤を認める（**写真1**）．

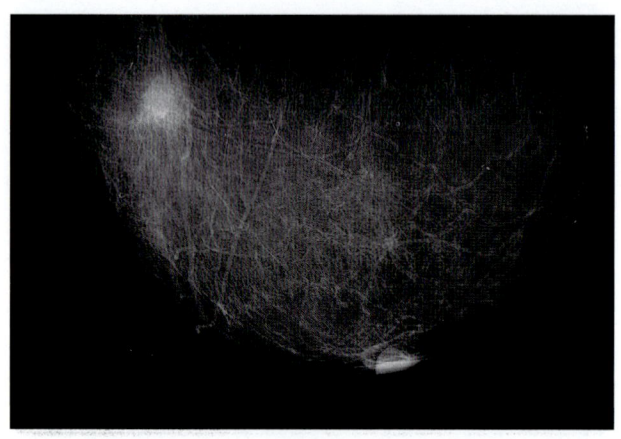

写真1

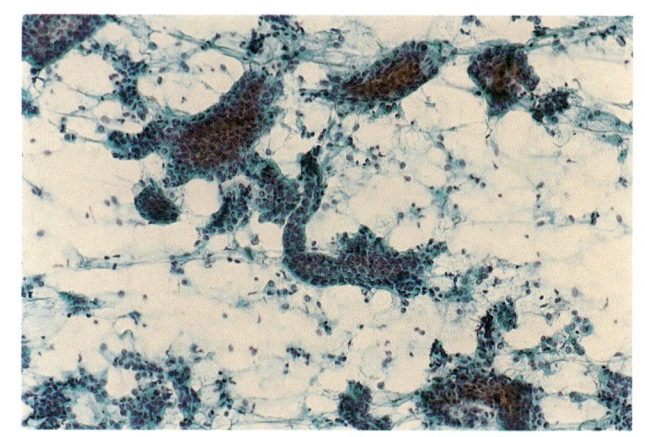

写真2

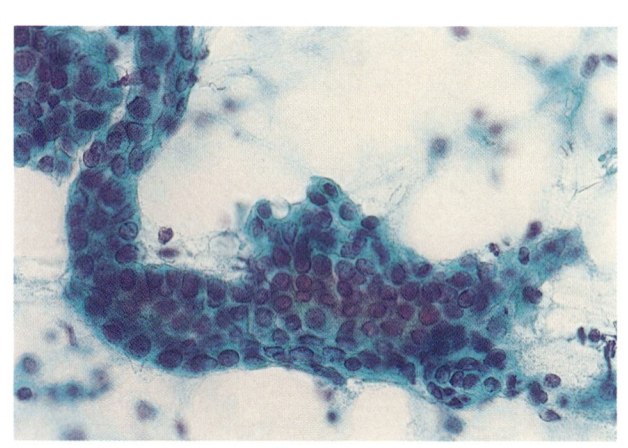

写真3

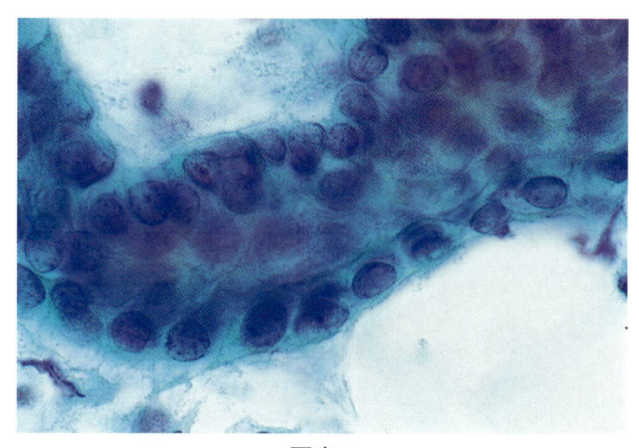

写真4

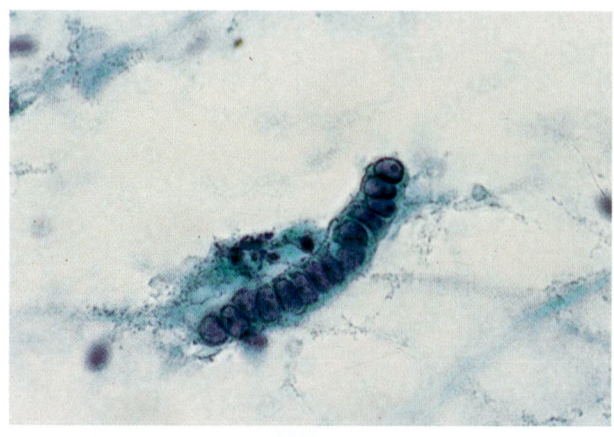

写真5

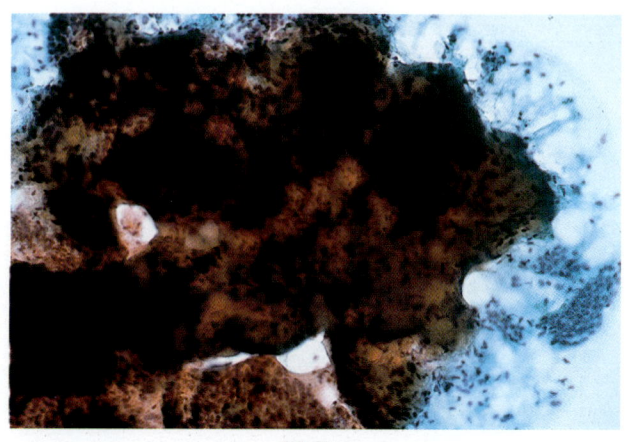

写真6

判定区分	推定組織型
□ 正常あるいは良性 □ 鑑別困難 □ 悪性の疑い ■ 悪性	硬癌（乳頭腺管癌由来） **組織診断** 　**広義の硬癌**（Scirrhous carcinoma）

解　説　腫瘍細胞は充実重積状から小腺管状集塊で出現しており，背景には孤立散在性細胞も認められる（**写真2**）．また，上皮細胞と混在して間質結合織成分も観察される（**写真6**）．

　集塊を形成する細胞と孤立散在性細胞の核は同様の所見を呈し，後者は結合性の低下がうかがわれる．さらにN/C比の増大とクロマチンの増量が著明であり，悪性と診断するのは容易である（**写真4，5**）．腺管構造を示す集塊の形態からは乳頭腺管癌を疑わせるが（**写真2〜4**），一部に線状配列が見られ（**写真5**），間質結合織の増生を示す間質組織片（**写真6**）が出現していることから乳頭腺管癌由来の硬癌を推定する必要がある．組織学的にも乳頭腺管癌由来の広義の硬癌であり，細胞像同様，腺管構造を維持して周囲に浸潤している（**写真7，8**）．

　本症例のような細胞像を呈する疾患として悪性では管状癌が，良性では硬化性腺症があげられる．硬癌では**写真6**にあるような間質結合織の増生に伴う膠原線維化を示す厚い間質組織片を認めることが多く，管状構造のほかに核の縦並びを呈する線状配列（**写真5**）やクサビ状配列を認めること，さらに個々の核異型に関しては管状癌が小型，異型性に乏しい反面，硬癌では概して異型性が強いことから，管状癌と鑑別は可能と思われる．硬化性腺症との鑑別点としては，硬癌は浸潤癌であるため，存在する腺管状集塊の周囲に筋上皮細胞の付着が認められないこと（**写真4**）や構成細胞の異型性の強さなどがあげられる．

　広義の硬癌には，本例のように乳頭腺管癌に由来するものと充実腺管癌に由来する2つがあり，その異同については難しいが，腺管が目立つものについては，乳頭腺管癌に由来するものが多いようである．なお，一般的に充実腺管癌由来の硬癌は，主病巣の形態を模倣して充実重積状の集塊を形成してくるものが多い．

　硬癌には，狭義の硬癌と本例のような広義の硬癌との2つに大別される．前者は浸潤性小葉癌との鑑別が必要とされており，小葉癌自体は末梢終末乳管（小葉内終末細乳管）が発生母地である．両者の出現パターンの類似性を考えると，狭義の硬癌は小葉間乳管のかなり小葉近傍からの発生がうかがわれる．一方，広義の硬癌は乳頭腺管癌，充実腺管癌のように比較的太い小葉間乳管を発生母地としている可能性がある．

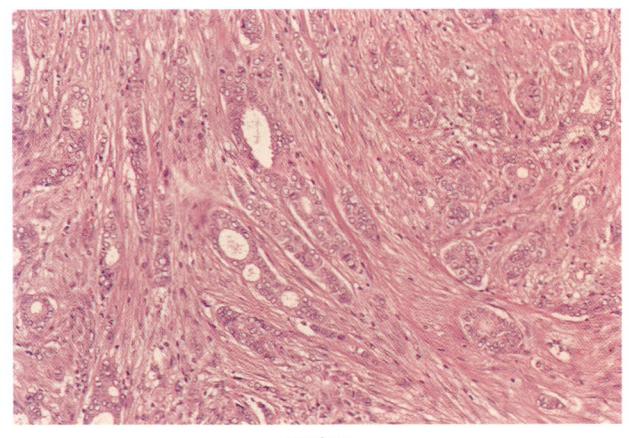

写真7 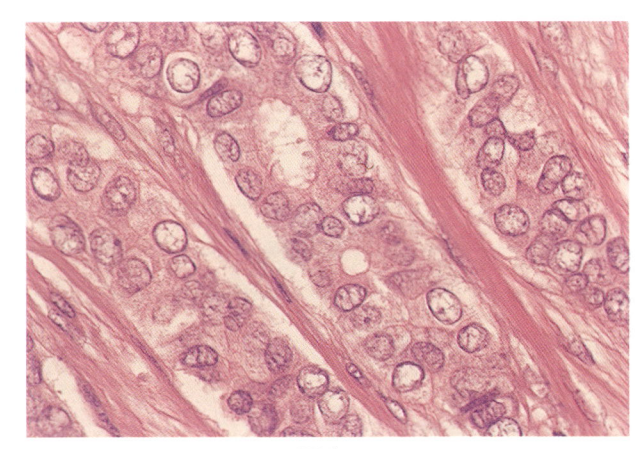　　　　　　　　　　　　　　写真8

Case 22

患者：49歳，女性．

主訴：左乳房に血性乳頭分泌と約2.2cmの腫瘤．超音波検査などでは強く悪性を示唆．

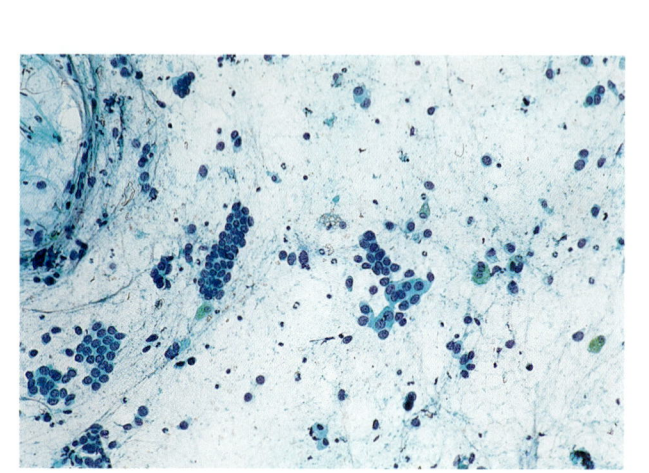

写真1

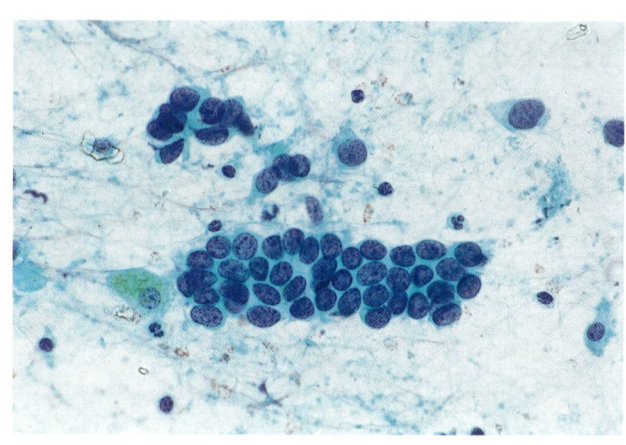

写真2

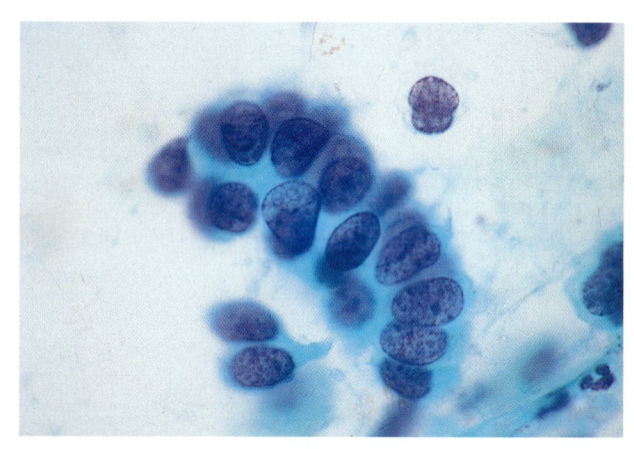

写真3

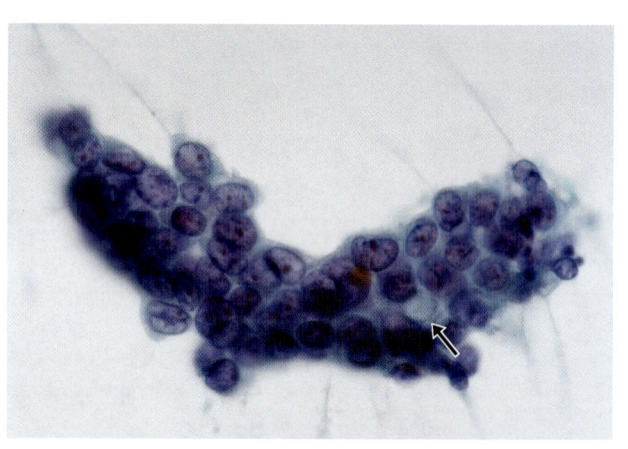

写真4

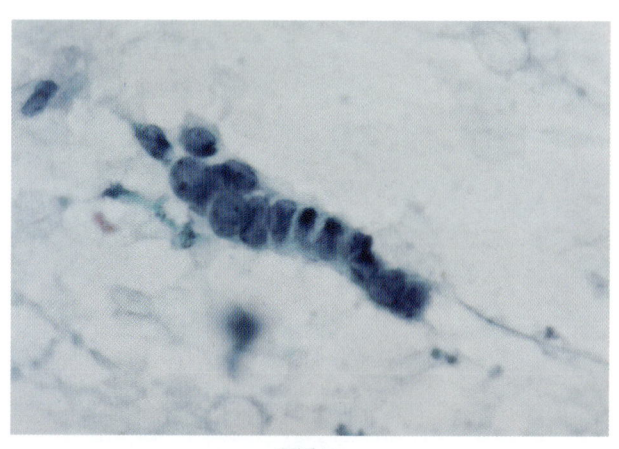

写真5

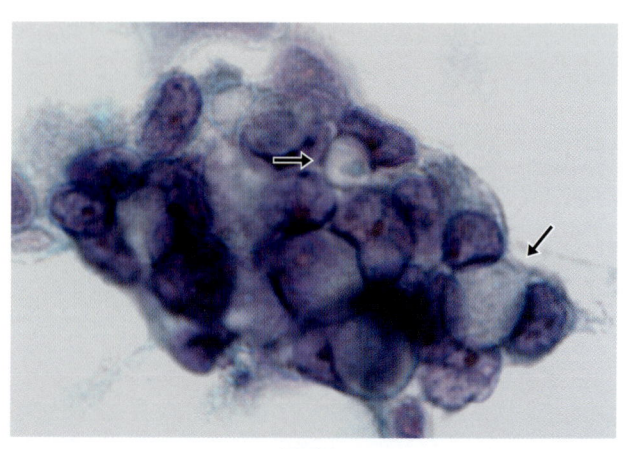

写真6

判定区分	推定組織型
□ 正常あるいは良性 □ 鑑別困難 □ 悪性の疑い ■ 悪性	硬癌（狭義） 組織診断 **硬癌**（Scirrhous carcinoma）

解説

　硬癌は浸潤性乳管癌の一型であり，乳癌の約半数を占める最もポピュラーな癌である．このなかには乳頭腺管癌や充実腺管癌に由来する広義の硬癌と，定型的形態を有する狭義の硬癌があることが知られている．狭義の硬癌は間質浸潤をきたす癌胞巣が主体で，乳管内癌はきわめて少ないことを特徴としており，小胞巣状〜索状の小型癌胞巣が浸潤増殖している（**写真7，8**）．症例によっては小型癌細胞の浸潤を示す．また定型例では豊富な線維性間質の介在を伴っている．一方，広義の硬癌は硬癌の特徴を示す胞巣が優位ではあるが，乳頭腺管癌，充実腺管癌が混在しているものである．胞巣の形状は混在する癌の特徴も反映し，乳頭腺管癌由来の場合には小腺腔状〜管状胞巣，充実腺管癌由来では小型〜中型の充実胞巣が硬性浸潤を呈している．狭義に比べて，広義の硬癌のほうが発生頻度は高い．

　穿刺吸引細胞診では，狭義の硬癌は採取細胞量が少ないことが多く，良性や鑑別困難になりやすいため，細胞配列や個々の細胞形態を丹念に観察することが大切である．細胞像は組織像を反映し，一列の細胞からなる細い（かつ通常は短い）索状配列や，2〜3層程度の索状（円筒状）配列などが目立つ（**写真1〜6**）．また，脂肪組織に取り囲まれた鋳型状の形態や，細胞質が保持された孤立細胞が認められることもある（**写真1**）．集塊内に二相性は見られず，索状配列部は核の"縦並び"や，木目込み状配列（**写真3，5**）も認められる．核にはクロマチンの増量が目立ち，細胞質内には細胞質内小腺腔が観察されることが多い（**写真4，6**；矢印）．

　広義の硬癌では，混在する乳頭腺管癌あるいは充実腺管癌の割合や胞巣形態によってさまざまな細胞像を示し，集塊の形状や孤立性癌細胞の出現割合などが狭義の硬癌とは異なっている．また異なるタイプの癌が混在しているため，細胞像は採取部位によっても影響も受ける．組織型推定には細胞像に加えて，画像診断等を含めた総合的な判断が必要である．

　なお，細胞学的に鑑別すべき病変としては浸潤性小葉癌があげられる．浸潤性小葉癌も硬癌同様に細胞採取量は少なく，線〜索状配列が特徴の1つであるが，浸潤性小葉癌は一列の配列（インディアンファイル状）をとる頻度がより高い．また個々の細胞は細胞質が淡く不明瞭で，クロマチンは淡明なことが多い．細胞質内小腺腔の出現頻度が高く，印環細胞癌相当のものも認められるが，小腺腔は硬癌のそれに比して不鮮明である．

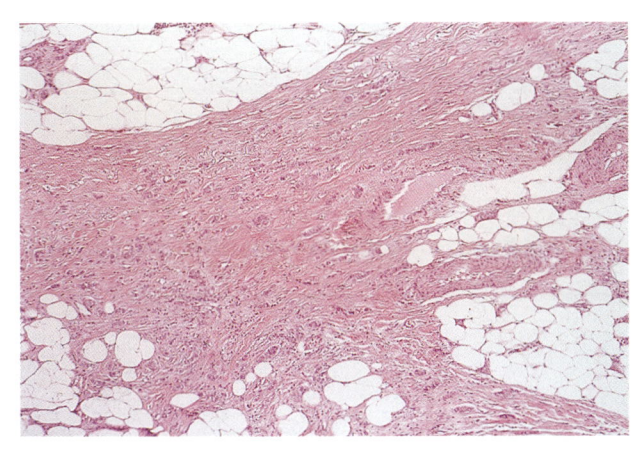

写真7

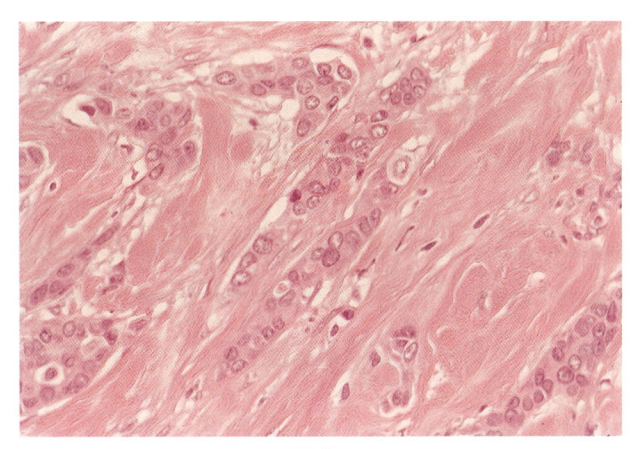

写真8

Case 23

患者：37歳，女性．

主訴：左乳房AC領域，約3.5cmの腫瘤（**写真1，2**）．

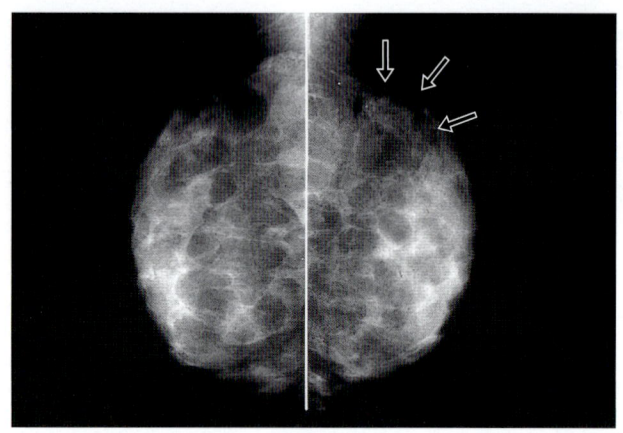

写真1

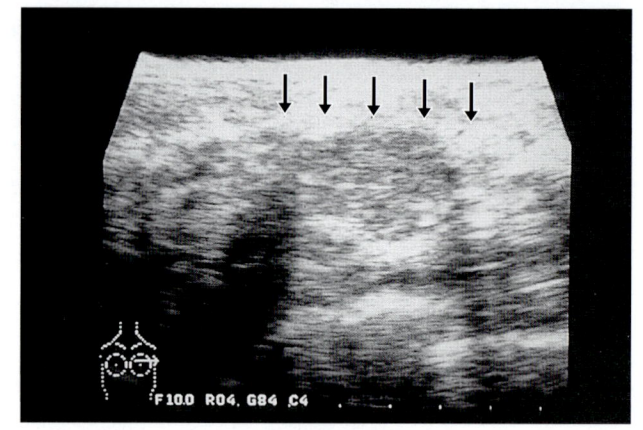

写真2

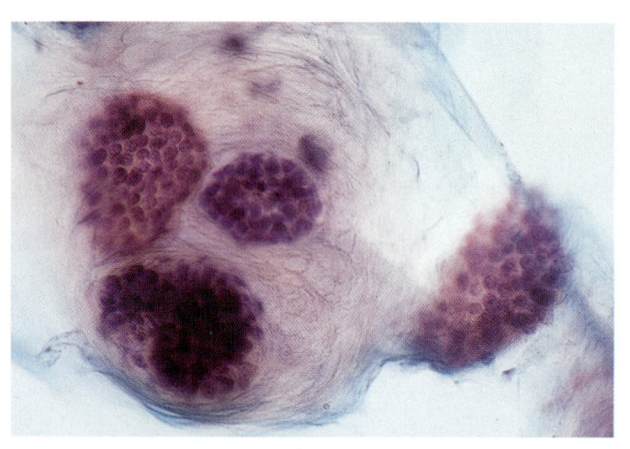

写真3

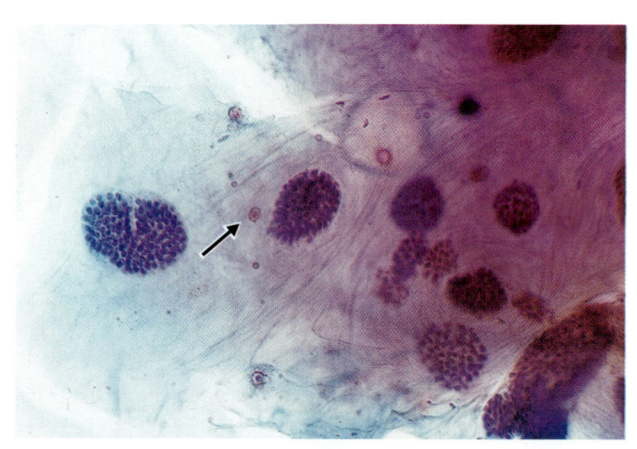

写真4

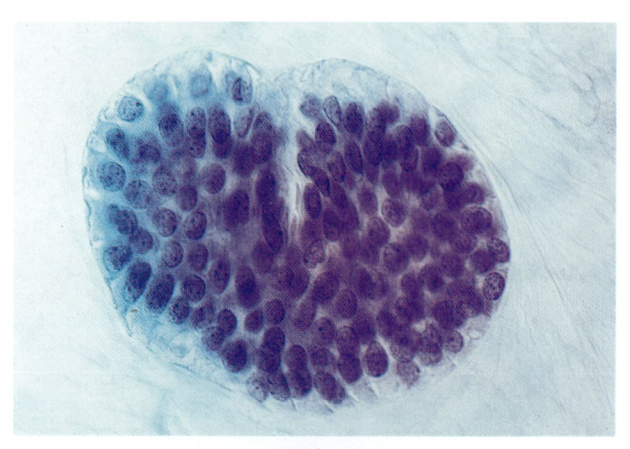

写真5

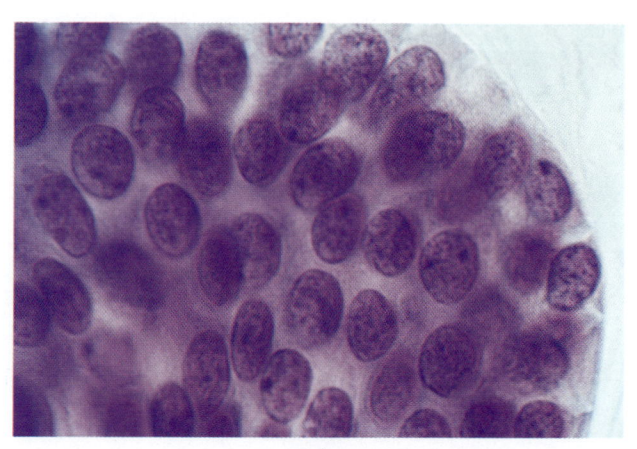

写真6

判定区分	推定組織型
□ 正常あるいは良性 □ 鑑別困難 □ 悪性の疑い ■ 悪性	粘液癌 組織診断 　　**粘液癌：純型** 　　（Mucinous carcinoma: pure type）

解 説　マンモグラフィ所見では，左AC領域部に不整形の等濃度腫瘤が認められ，癌が疑われる（写真1）．

超音波所見では，辺縁がやや不整な低エコー腫瘤が認められ，内部エコーは比較的均一で癌が考えられるが，外側エコーを伴い，後方エコーのやや増強が見られるため良性腫瘍との鑑別が必要となる（写真2）．超音波所見で，後方エコーの増強と外側陰影は良性腫瘍の特徴であり，後方エコーの減弱ないし欠損は癌の特徴である．本症例ではエコーレベルの低い充実性腫瘤像を呈するにもかかわらず後方エコーの増強が見られることは，音響が伝播しやすい乳癌が考えられ，粘液癌の可能性を示唆している．

細胞所見は，多量の粘液様物質とともに腫瘍細胞は類円形や球状の細胞集団として，粘液に包み込まれるように，あるいは粘液中に浮かんでいるようにして出現している．粘液は青緑色，緑黄色，赤紫色，橙黄色などの種々染色性を呈し，年輪状や糸状構造を示す濃厚なものから（写真3，4），淡く染色されて背景に認められる場合がある．腫瘍細胞の大きさは比較的揃っており，核も小型円形でクロマチンは軽度に増量し，核小体も小さく，細胞の異型性は乏しい（写真5，6）．純型の粘液癌では単個の腫瘍細胞を認めることは少ない．本症例では粘液のなかに石灰化小体（写真4；矢印）が認められるが，これは粘液癌ではしばしば観察される所見である．

粘液癌（純型）の組織所見は，豊富な粘液巣のなかに球状や乳頭状の形態をとる癌巣を認める点が特徴とされる．癌上皮巣は分泌極性が反転し外方に粘液分泌を行うため，中心部が間質部分に相当する（写真7，8）．粘液癌は浸潤性乳管癌の特殊型で，頻度はわが国の乳癌の4％前後を占め，純型では予後が良好とされている．

穿刺吸引細胞診で鑑別すべきものとして，Mucocele-like tumor（MLT）と粘液腫様の間質を伴う線維腺腫がある．

粘液癌では上皮細胞集団が粘液で包まれるように（年輪状に）出現することが特徴であり，MLTでは上皮細胞が粘液の上にのっているように見えることが鑑別所見となる．また粘液癌では，穿刺吸引細胞塗抹標本上に毛細血管の出現を認める場合がある．

粘液腫様の間質を伴う線維腺腫では，上皮細胞成分とともに粘液成分内に細長い間質細胞を散在性に認めることが特徴であり（Case 24，写真9参照），純型粘液癌では粘液中に間質細胞をほとんど認めない．

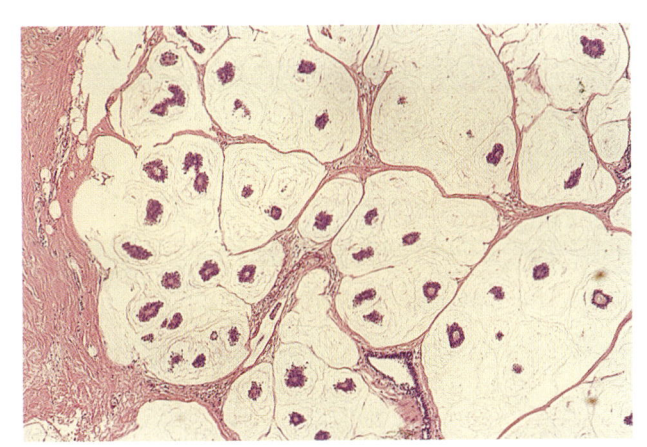

写真7 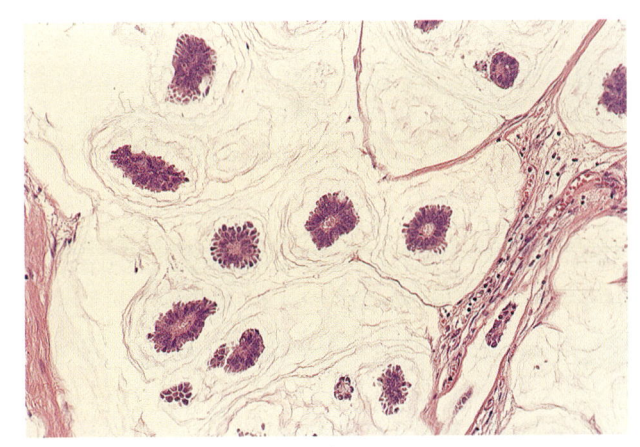　　　　　　　　　　　　　　　　　写真8

Case 24

患者：72歳，女性．

主訴：左乳房C領域の腫瘤（**写真1，2**）．

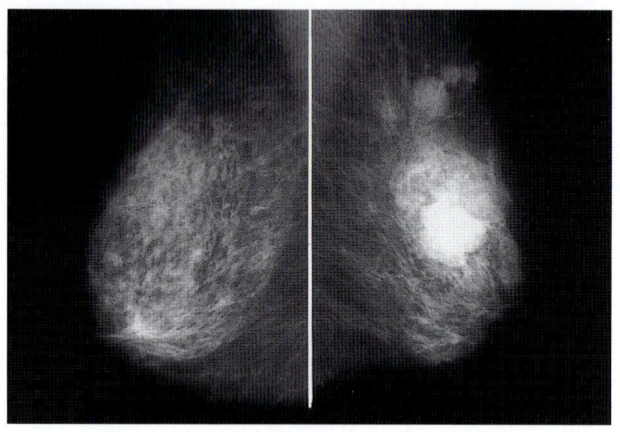

写真1

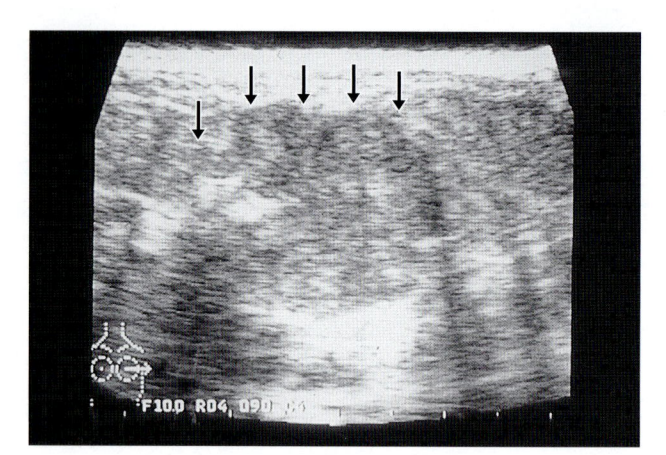

写真2

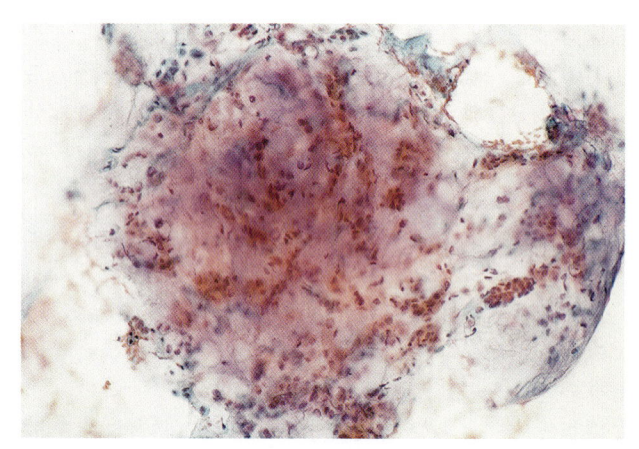

写真3

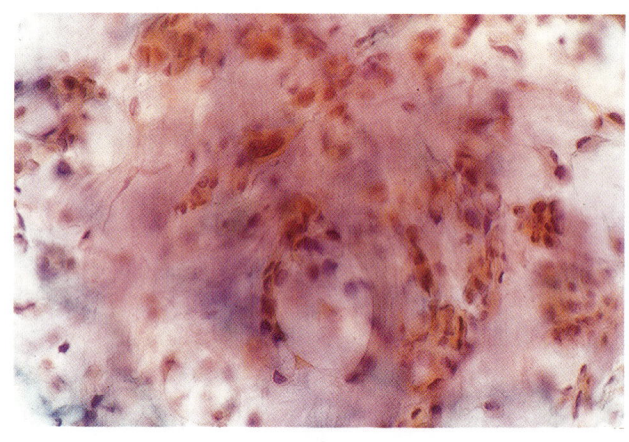

写真4

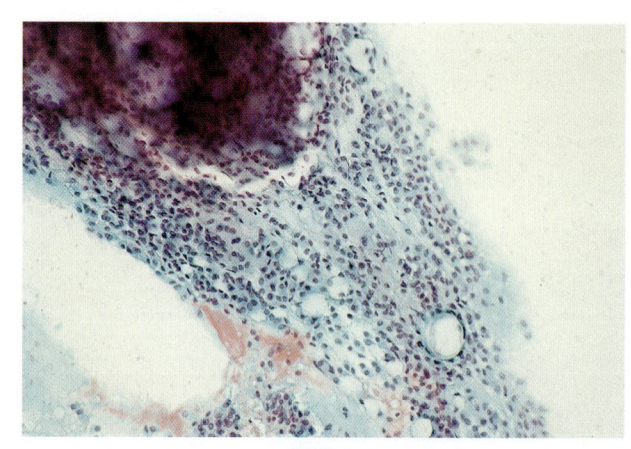

写真5

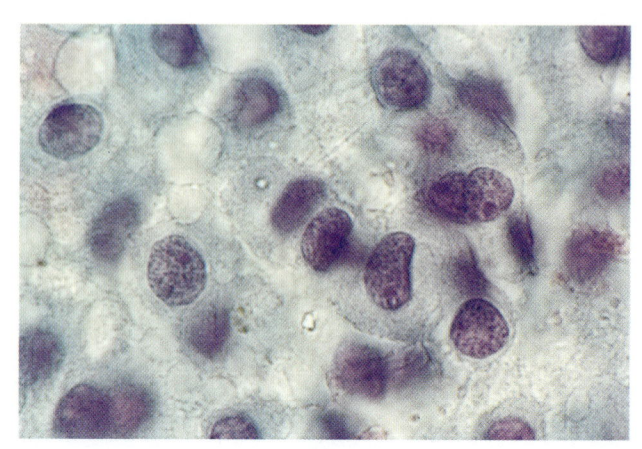

写真6

第2部　Case Study ── 133

判定区分	推定組織型
□ 正常あるいは良性 □ 鑑別困難 □ 悪性の疑い ■ 悪性	粘液癌と充実腺管癌の混在 組織診断 　　**粘液癌：混合型** 　　　（Mucinous carcinoma: mixed type）

解説　マンモグラフィでは，左C領域に多角形の高濃度腫瘤を認めることから癌が疑われる（写真1）．超音波では表面が平滑分葉状で，内部エコーはほぼ均一であるが，一部高エコー域が見られ，癌を否定できない（写真2）．

　細胞所見は赤紫色～淡紫色の粘液様物質とともに，上皮細胞が小集団～散在性に出現している．細胞質は粘液のためにライトグリーンに染まらずにオレンジ色を呈している（写真3, 4）．また標本中の別の視野には粘液や細胞集団とともに孤立散在性の腫瘍細胞が多数認められる（写真5, 6）．細胞質はライトグリーン好性を示し，類円形核でクロマチンの軽度増量が見られる（写真6）．粘液内の小集団と周辺に認められる孤立散在性細胞の存在から，充実腺管癌の並存が考えられ，粘液癌：混合型が推定される．

　組織学的には粘液癌で，浸潤性乳管癌と混在している（写真7, 8）．粘液癌の混合型とは，粘液癌巣に加えて，一部に浸潤性乳管癌が混在したものである．

　細胞診で鑑別すべきものに粘液腫様の間質を伴う線維腺腫がある（写真9, 10）．線維腺腫の間質粘液成分内には核異型を伴わない紡錘形の間質細胞が認められるが（写真9），粘液癌混合型の粘液内に認められる細胞は，明瞭な細胞質を有し結合性が見られる（写真4）．

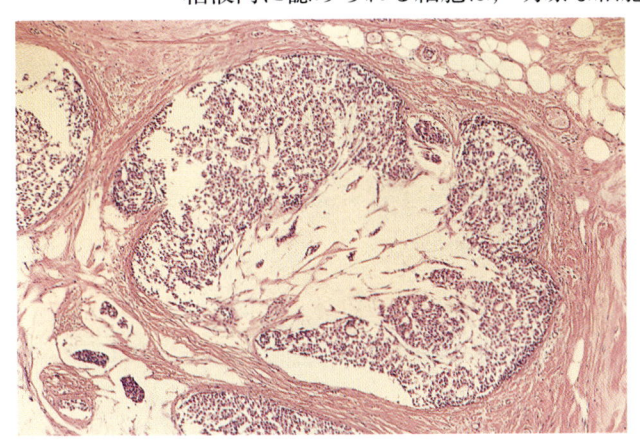

写真7

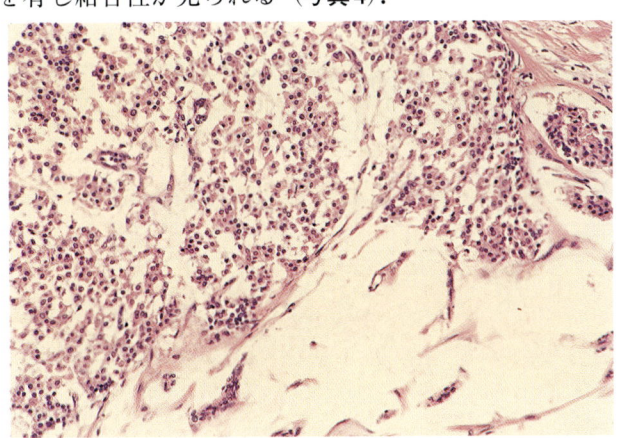

写真8

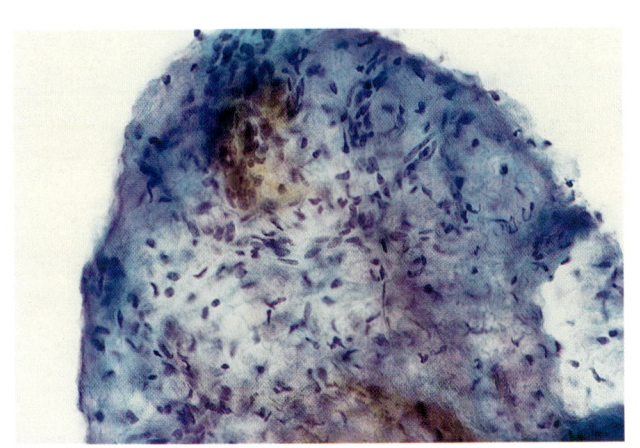

写真9（参考例）

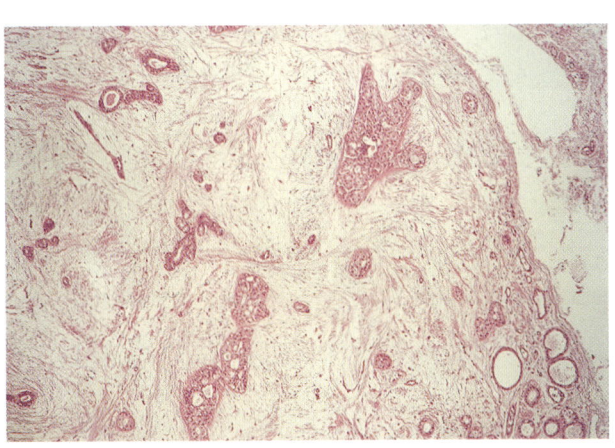

写真10（参考例）

Case 25

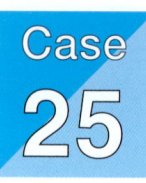

患者：46歳，女性．

主訴：左乳房腫瘤．視触診およびマンモグラフィ（**写真1**）でC領域に2.0×1.4×1.0cmの比較的境界明瞭な腫瘤を認める．

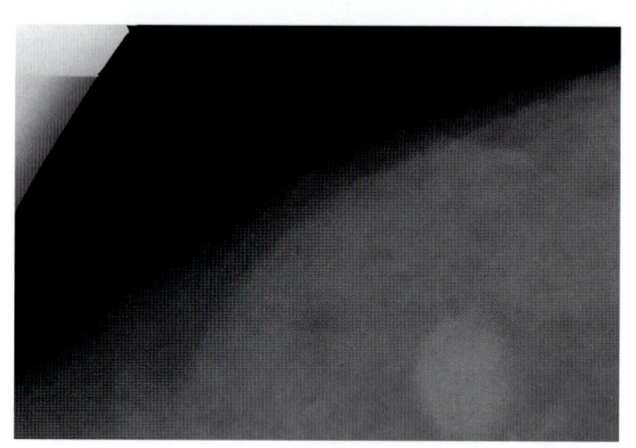

写真1

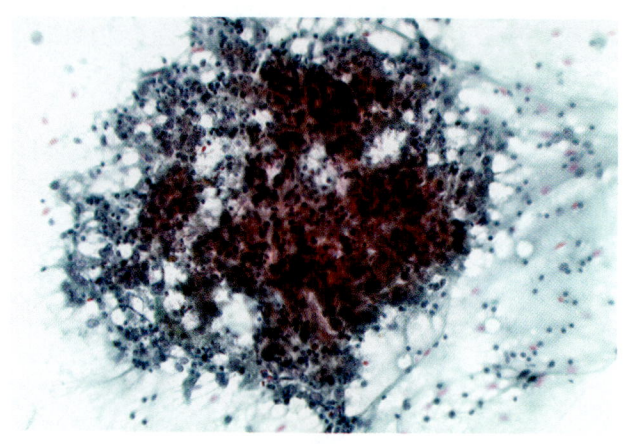

写真2

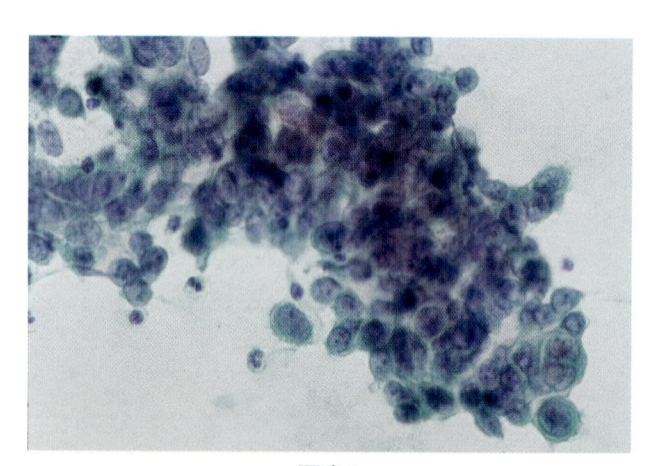

写真3

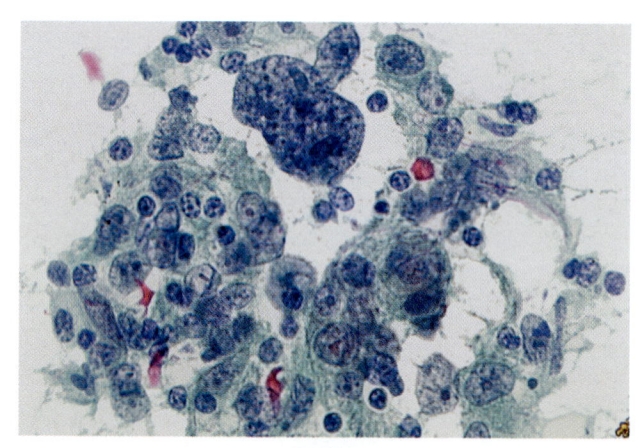

写真4

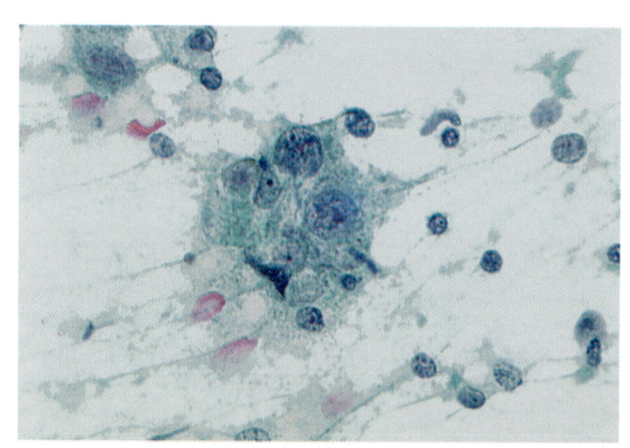

写真5

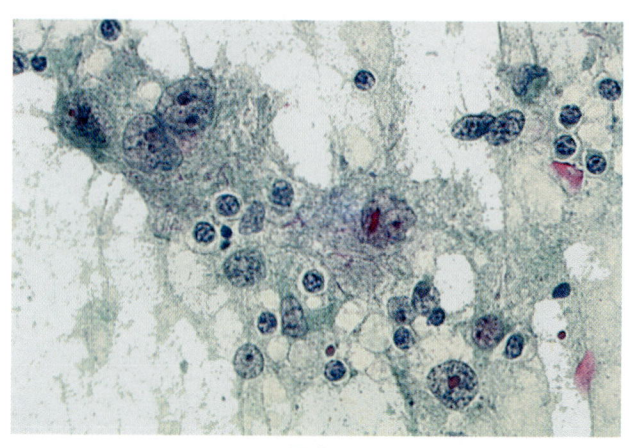

写真6

判定区分	推定組織型
□ 正常あるいは良性	髄様癌
□ 鑑別困難	
□ 悪性の疑い	組織診断
■ 悪性	**髄様癌**（Medullary carcinoma）

解説　腫瘍細胞は主に不定形の重積集塊として出現しており（写真2, 3），周囲には裸核を呈する悪性細胞やリンパ球が認められる（写真4）．個々の腫瘍細胞は豊富な泡沫状の細胞質を持ち，著明な核異型を認めることから（写真5, 6）判定は"悪性"，組織型としては髄様癌と推定できる．

　組織学的には大型で明るい細胞質を持つ低分化な癌細胞が髄様の増殖を示し，癌巣の周囲に多くのリンパ球浸潤を認める髄様癌である（写真7, 8）．

　一般的に髄様癌に出現する細胞集塊は不定形の重積集塊として認められ，内部に腺腔形成は見られない．また腫瘍細胞は大型でライトグリーンに淡染する豊富な細胞質を持ち，著しい核の大小不同や大型核小体など著明な核異型が見られることを特徴とする．さらに髄様癌では背景にリンパ球を認める場合が多いが，リンパ球浸潤は日常経験することの多い通常型乳管癌でも見られるため（写真9：乳頭腺管癌，写真10：硬癌），髄様癌の組織型推定はあくまでも上記の腫瘍細胞の形態（泡沫状の豊富な細胞質を持つ低分化な癌細胞）で診断することが肝要で，リンパ球の存在はあくまでも補助所見としてとらえるべきである．なお，画像では髄様癌は圧排性発育を示す境界明瞭な限局性腫瘍として確認されることが多い．

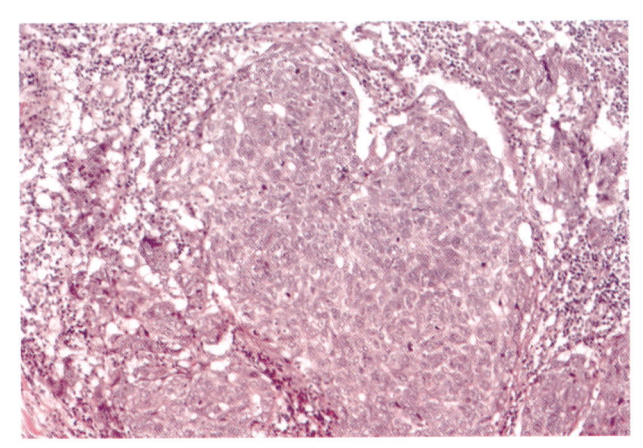

写真7

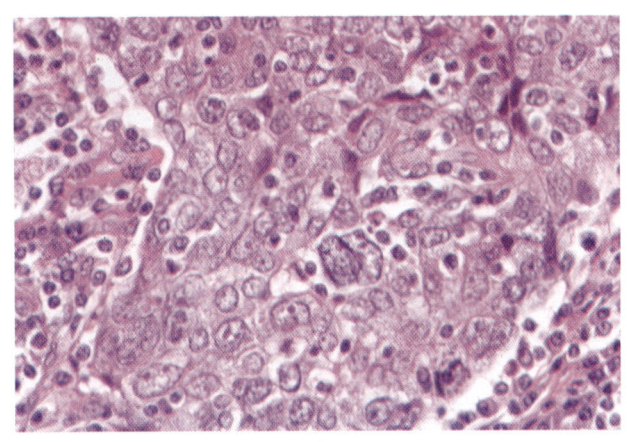

写真8

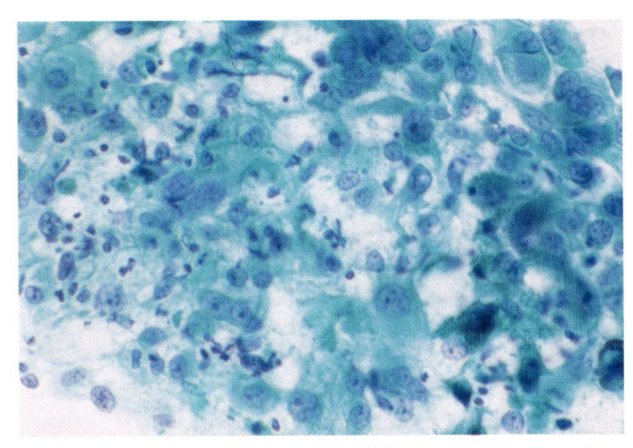

写真9（参考例）

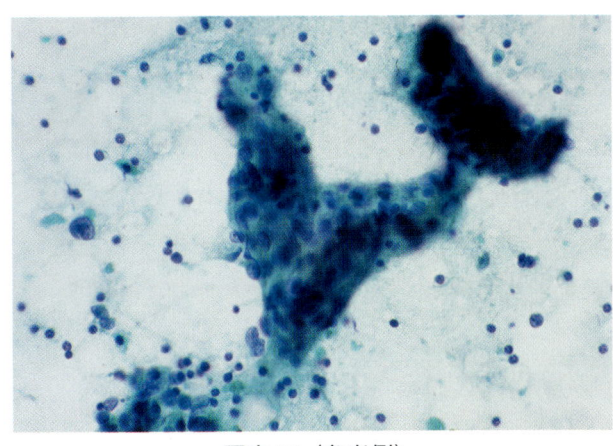

写真10（参考例）

Case 26

患者：45歳，女性．

主訴：左乳房腫瘤．マンモグラフィにて左右非対称の約2cmの腫瘤様病変を認める（**写真1**）．

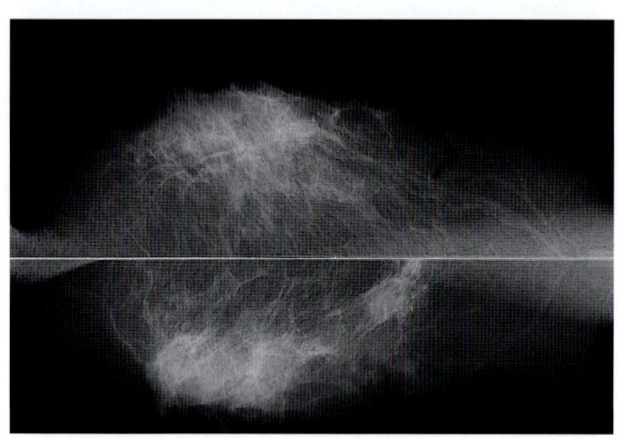

写真1

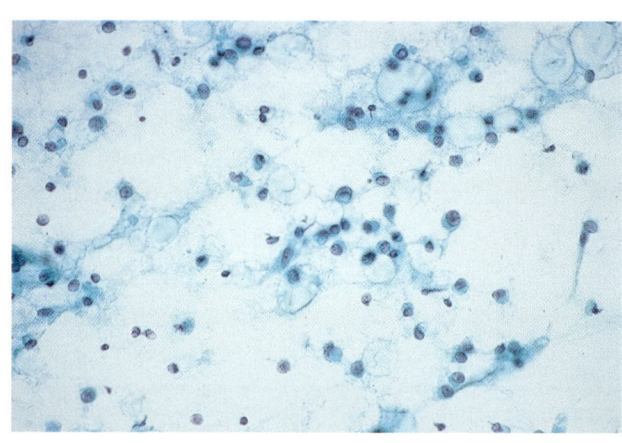

写真2

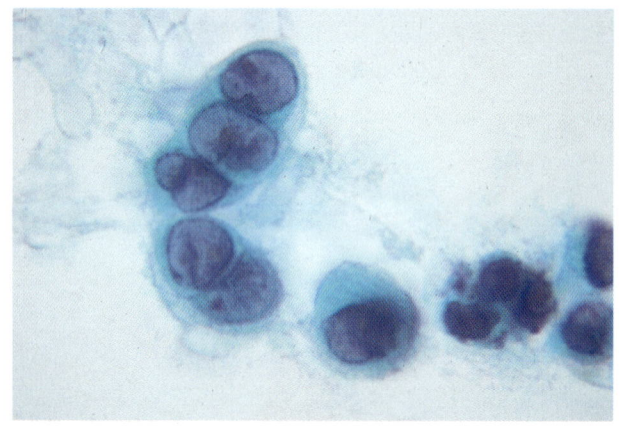

写真3

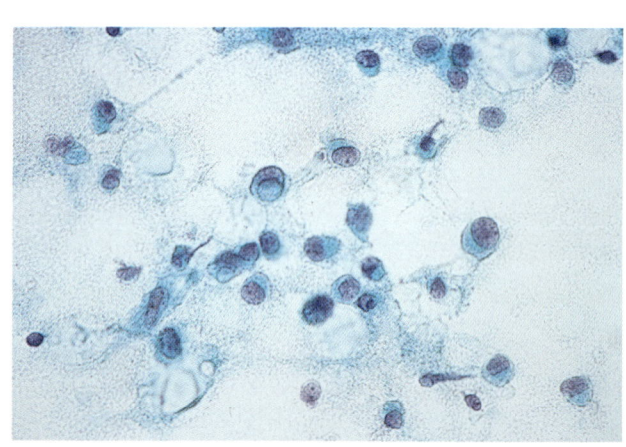

写真4

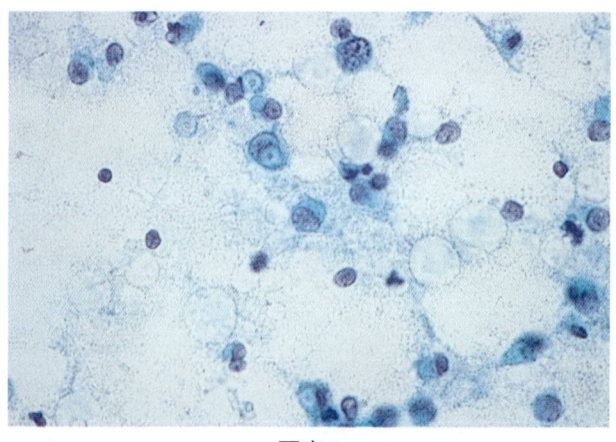

写真5

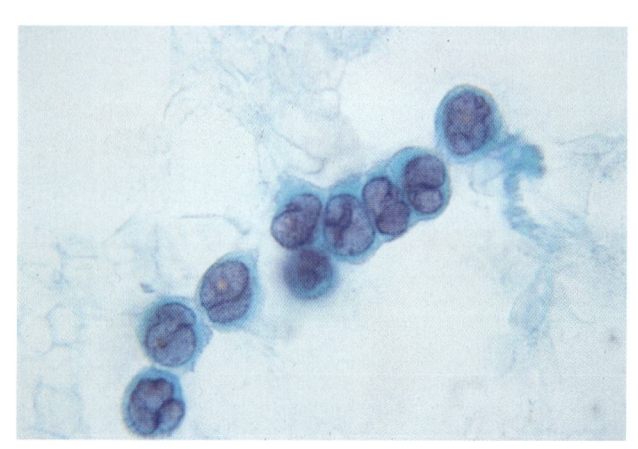

写真6

判定区分	推定組織型
□ 正常あるいは良性 □ 鑑別困難 □ 悪性の疑い ■ 悪性	浸潤性小葉癌 組織診断 **浸潤性小葉癌：古典型** （Invasive lobular carcinoma: classical type）

解説 　小型の腫瘍細胞が孤立散在性から数個の小集塊状に出現している（写真2）．各々の細胞の核は円形から楕円形（一部切れ込みあり）で，核内には繊細なクロマチンが充満している（写真3）．また細胞質内小腺腔（ICL）を高率に認め（写真4, 5），数珠状配列（rosary-like appearance）と呼ばれる特徴的な線状配列も認められる（写真6）．上記の所見が観察された場合は，浸潤性小葉癌の組織推定が可能である．組織学的にも，線状配列を特徴とする古典型の浸潤性小葉癌である（写真7, 8）．

　鑑別すべき組織型としては，硬癌（狭義）があげられる．鑑別点は線状配列を示す集塊辺縁の所見，核形および核クロマチン形態，間質結合織成分の性状の3点である．すなわち，浸潤性小葉癌では線状集塊辺縁部は丸味を帯びた数珠状となり，核形も円形から楕円形であるが（写真4〜6），硬癌での線状集塊辺縁部は直線状で，核形も楕円形〜不整形となりやすい（写真9）．また，クロマチンは浸潤性小葉癌が繊細で核縁も菲薄であるが（写真3, 6），硬癌のクロマチンは粗く，核縁の肥厚を認めることが多い（写真9）．さらに硬癌の間質結合織はライトグリーン〜オレンジGに濃染してくる点も特徴である（写真10）．

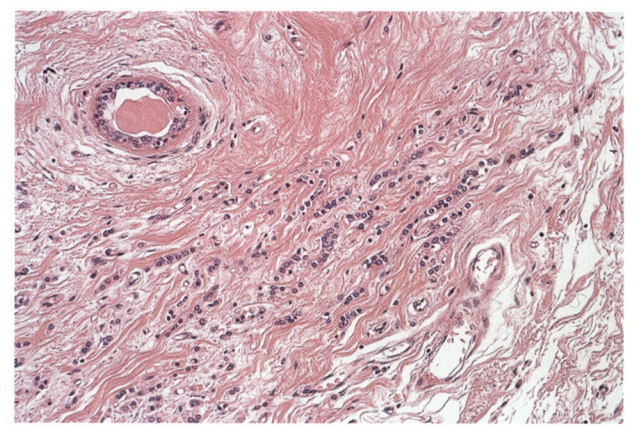

写真7

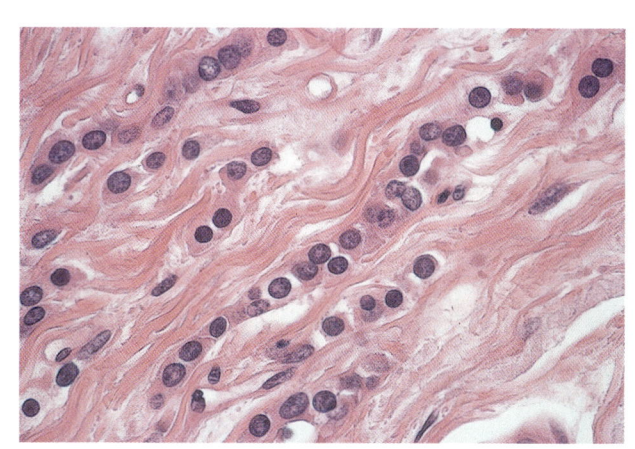

写真8

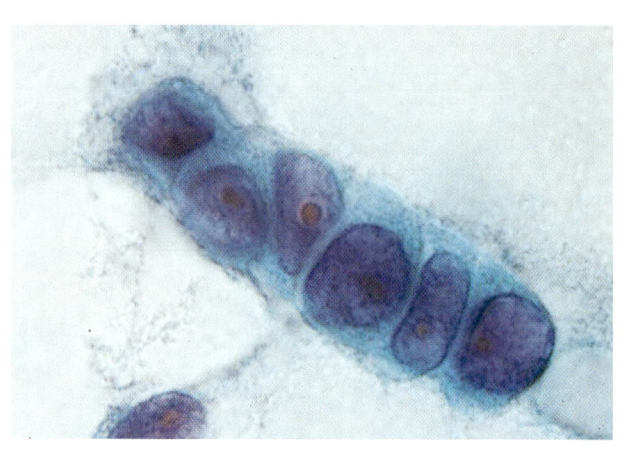

写真9（参考例）

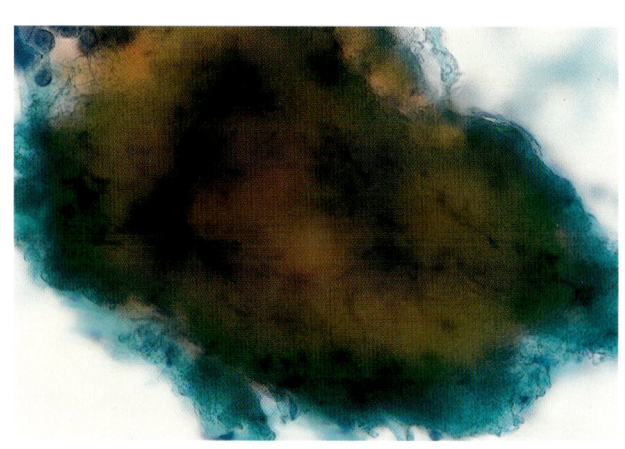

写真10（参考例）

Case 27

患者：62歳，女性．

主訴：左乳房EA領域，4.0×2.0×5.5cmの腫瘤．触診で悪性の疑い．

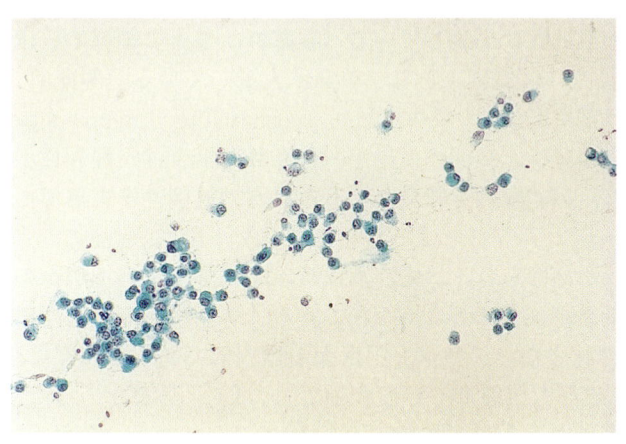

写真1

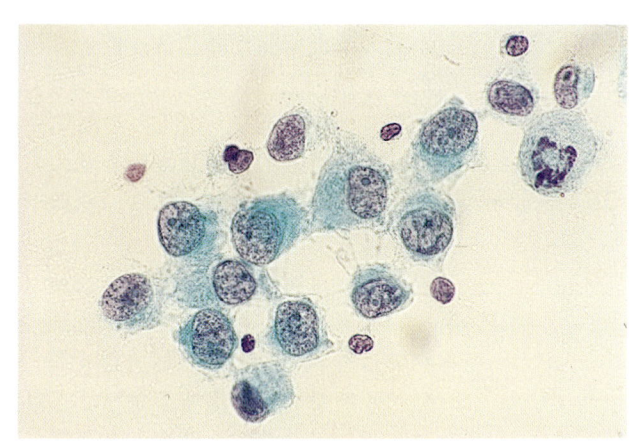

写真2

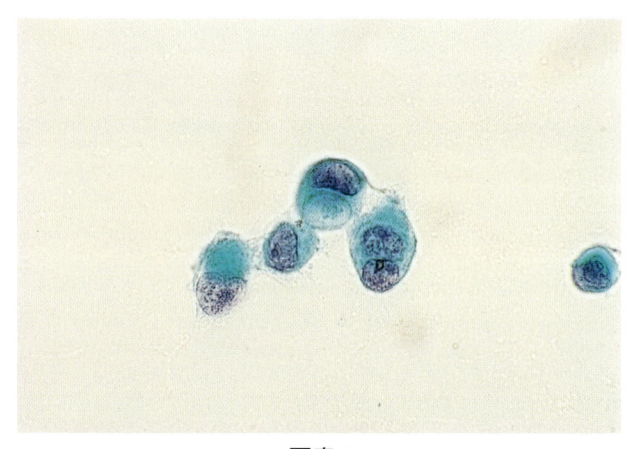

写真3

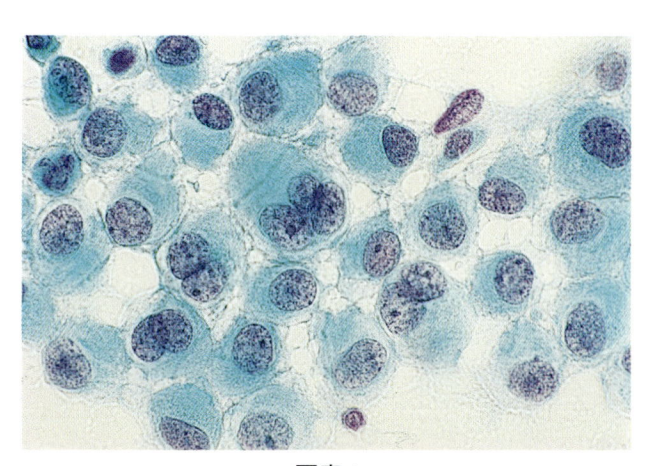

写真4

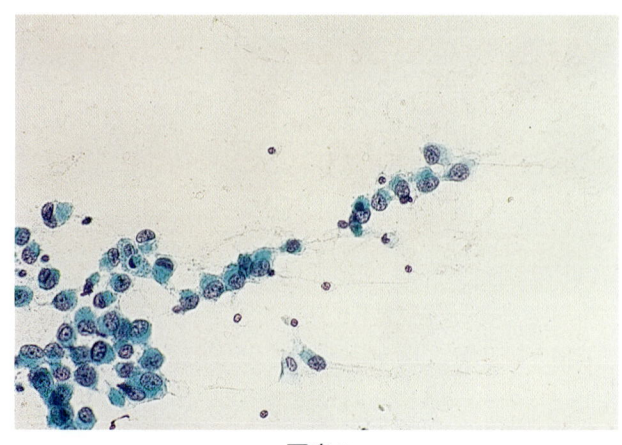

写真5

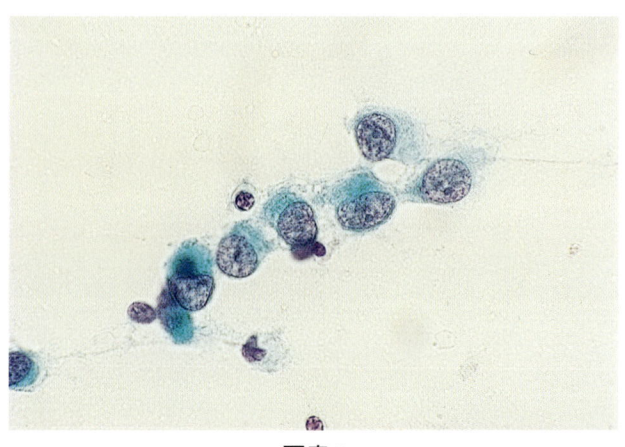

写真6

判定区分	推定組織型
□ 正常あるいは良性 □ 鑑別困難 □ 悪性の疑い ■ 悪性	浸潤性小葉癌：多形細胞型 組織診断 **浸潤性小葉癌：多形細胞型** （Invasive lobular carcinoma: pleomorphic type）

解　説　腫瘍細胞が散在性あるいはルーズな結合性を伴って出現している（**写真1**）．細胞は大型で，核径はリンパ球の2～4倍であるが，細胞質は広くN/C比は低い．核はヘマトキシリンに比較的淡く染色され，クロマチンは微細で柔らかく，類円形から多辺形の細胞質はライトグリーンに淡染している（**写真2**）．細胞質内小腺腔あるいは粘液を有する印環型細胞（**写真3**）や2～3核の多核細胞（**写真4**）も見られ，それらは数珠状配列を示している（**写真5，6**）．上記から浸潤性小葉癌が推定できる．浸潤性小葉癌は通常，採取細胞量が少なく，小型な腫瘍細胞が特徴とされるが，本例の細胞は大型で多形性が強く，いわゆる多形細胞型（pleomorphic type）の浸潤性小葉癌が考えられる．

　組織学的にはエオジンに淡染する異型の強い大型癌細胞が，びまん性～索状に浸潤する像を呈している（**写真7，8**）．腺管形成は認められず，E-cadherinが陰性を示すことから（**写真9**），多形細胞型の浸潤性小葉癌と診断された．細胞学的に小葉癌は微細で柔らかいクロマチンを有し，ライトグリーンに淡染する薄い細胞質を特徴とするが，乳管癌は概してクロマチンが粗く濃染し，細胞質もライトグリーンに濃染，厚いことが多い（**写真10**）．

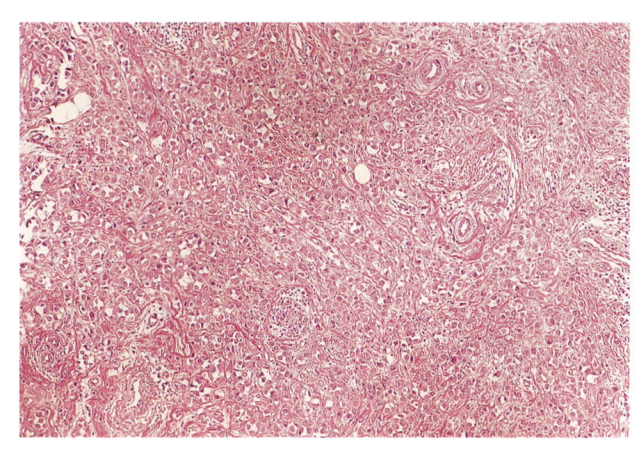

写真7

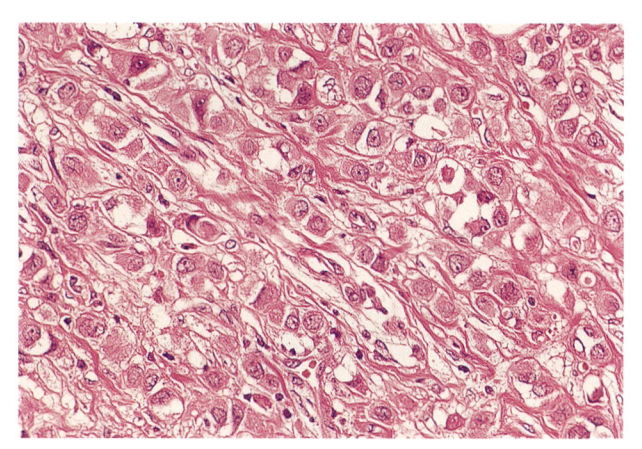

写真8

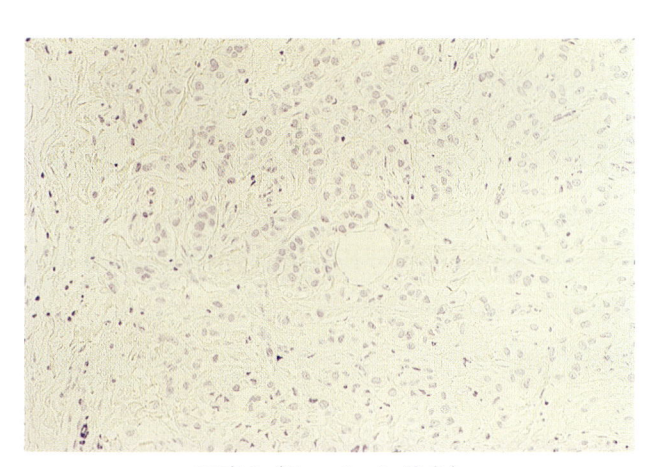

写真9（E-cadherin染色）

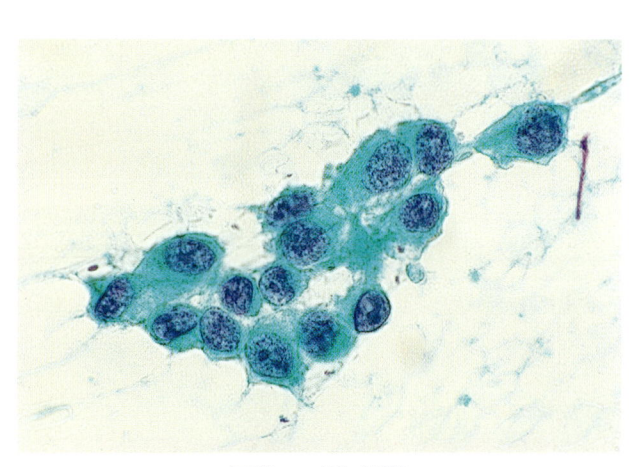

写真10（参考例）

140 ── 新版　乳腺細胞診カラーアトラス

Case 28

患者：72歳，女性．

主訴：左乳房 AC 領域：0.8 × 0.7cm の有痛性，可動性良好，弾性硬の腫瘤（**写真1**）．表在リンパ節は触知しない．

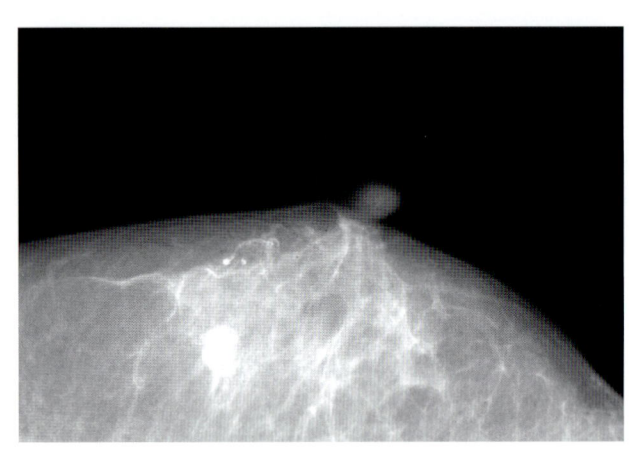

写真1

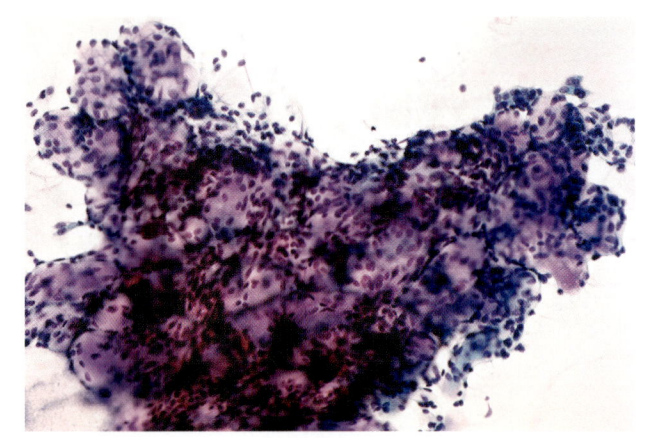

写真2

写真3

写真4

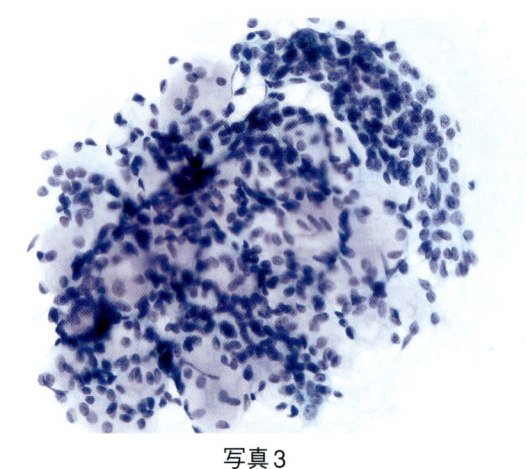

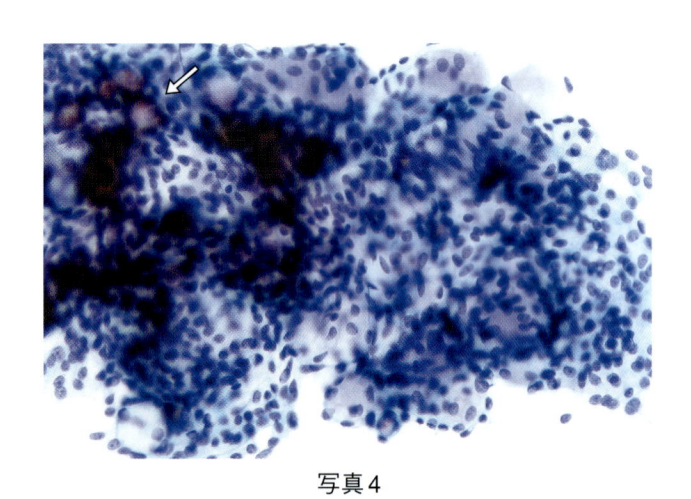

写真5

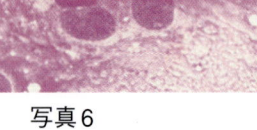

写真6

判定区分	推定組織型
□ 正常あるいは良性	腺様嚢胞癌
□ 鑑別困難	
□ 悪性の疑い	組織診断
■ 悪性	**腺様嚢胞癌**（Adenoid cystic carcinoma）

解説

　細胞診では，重積性の強い腫瘍細胞が多数採取されている（写真2～4）．これらは円形～楕円形の核を有し，大小不同に乏しく均一，クロマチンは顆粒状を示し，小型核小体が観察される．個々の細胞の結合性は保たれており，集塊辺縁部には裸核状細胞が見られる．このような比較的均一な腫瘍細胞で構成される集塊のなかに，腺様嚢胞癌に特徴的とされる偽嚢胞由来の粘液球を含む篩状様構造が観察される．さらに集塊の辺縁および周囲にも淡紫色の粘液様物質が認められる（写真5）．偽嚢胞由来の粘液様物質は間質性粘液であるため，Pap染色では淡紫色を呈し，Giemsa染色では異染性を示し赤紫色に濃染されてくる（写真6）．また写真上では明確ではないが，集塊内の細胞密度の高い部分には腺上皮細胞によって構成される小腺腔（写真4；矢印）が見られ，腔内には好酸性を示す上皮性粘液が観察される．

　腺様嚢胞癌の臨床病理学的特徴としては，好発年齢が60歳前後で他の乳癌より高齢であること，発生頻度が1％以下で唾液腺などと比べてきわめて低率であること，しばしば神経浸潤を認め，有痛性であることや，他臓器に発生する腺様嚢胞癌と比べて予後がきわめて良好な点である．

　組織学的に，腺様嚢胞癌は腺上皮細胞と筋上皮細胞が混在したいわゆる二相性（biphasic pattern）を示すことが特徴であり（写真7），筋上皮細胞からなる偽嚢胞（写真8；＊）と，腺上皮細胞で形成される小腺腔（写真8；矢印）を観察することがポイントとなる．偽嚢胞を構成する筋上皮細胞は細胞質に乏しく，紡錘形で濃染する核を持っている．

　腺様嚢胞癌の増殖パターンには，cribriformのほかtubular type，basaloid typeが見られ腺腔が明瞭でないものや篩状様構造を確認できない症例もある．したがって，腺様嚢胞癌に見られる腫瘍性筋上皮細胞の比較的均一な核形態（円形から楕円形でやや粗い顆粒状のクロマチンを示し，小型核小体を有する）に着目することが診断上大切であり，さらに個々の細胞所見に加え，間質性粘液および偽嚢胞を裏打ちするいわゆる基底膜様物質などの所見に注意を払うことが組織型推定の一助となる．

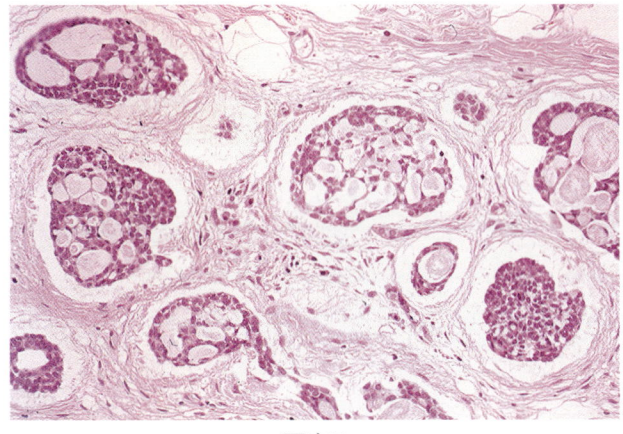

写真7 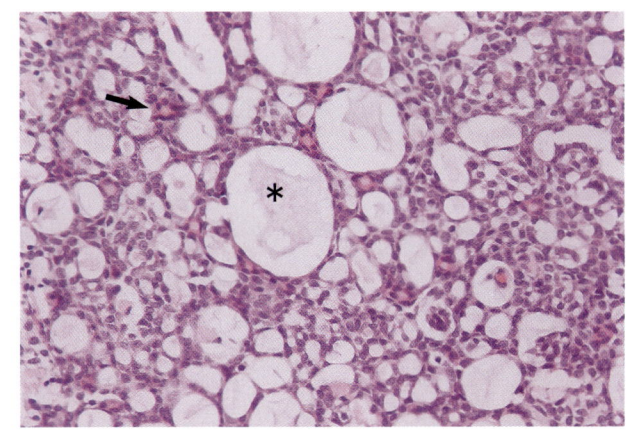　　　　　　　　　　　写真8

Case 29

患者：52歳，女性．

主訴：視触診およびマンモグラフィ（**写真1**）にて右乳房A領域に約2.5cmの腫瘤．

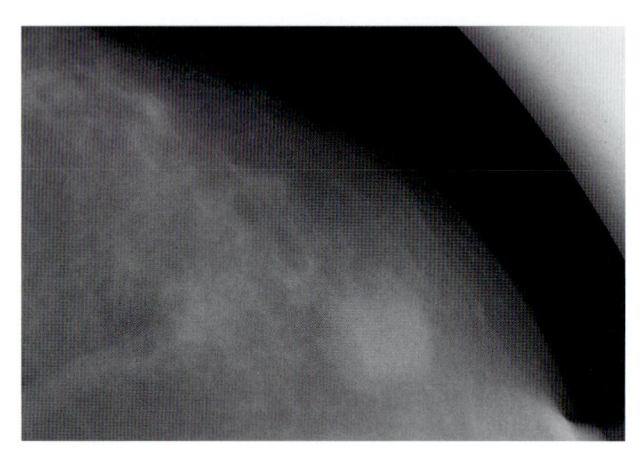

写真1

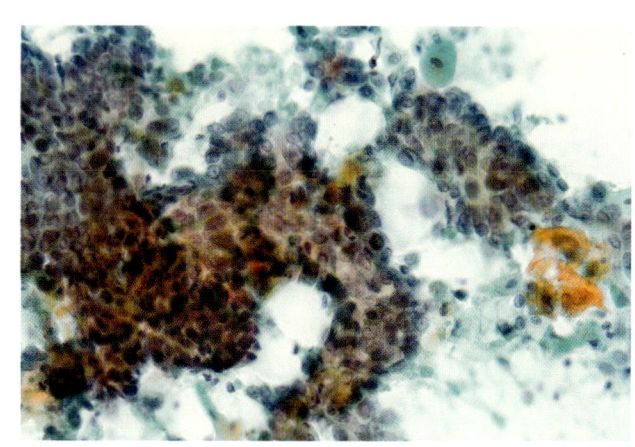

写真2

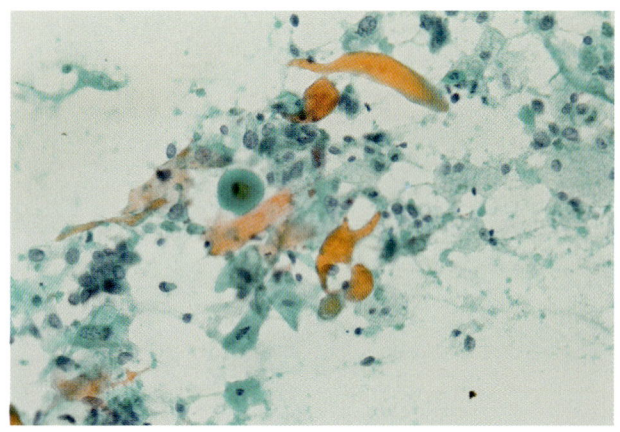

写真3

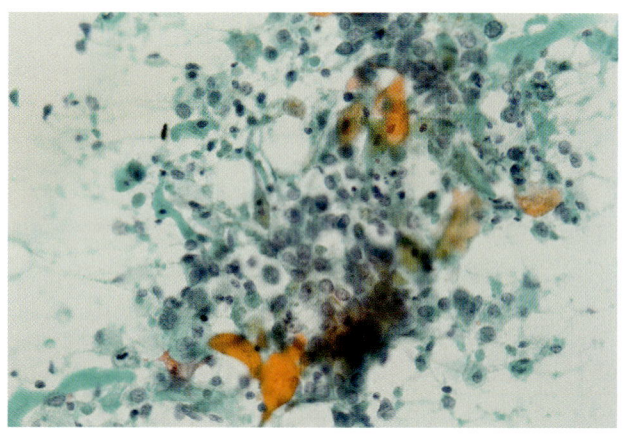

写真4

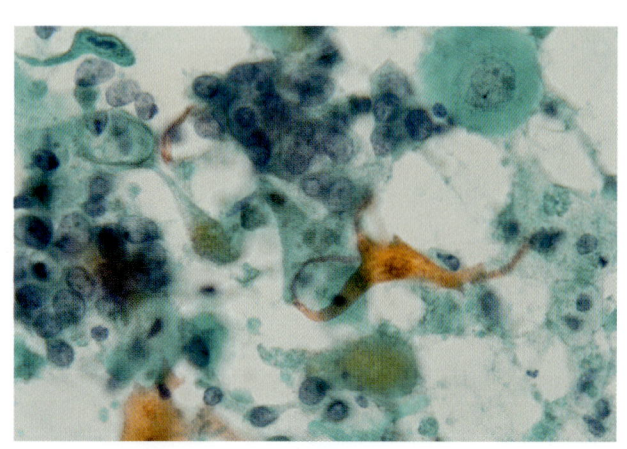

写真5

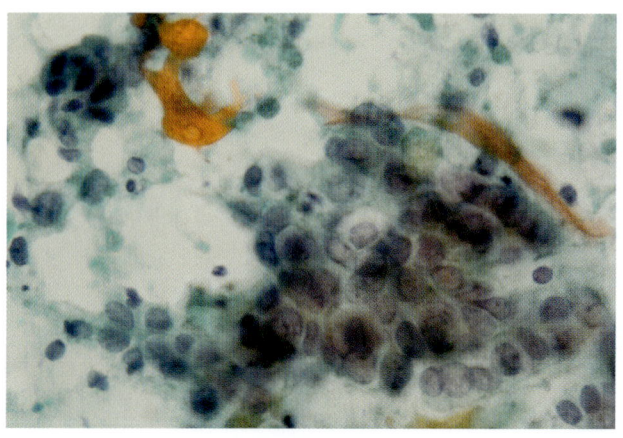

写真6

判定区分	推定組織型
□ 正常あるいは良性	扁平上皮癌
□ 鑑別困難	
□ 悪性の疑い	組織診断
■ 悪性	**扁平上皮癌**（Squamous cell carcinoma）

解説　細胞学的には孤立性〜集塊を形成し，著明な核異型を示す悪性細胞が認められる（**写真2**）．孤立性細胞は多稜形，tadpole cell，fiber cellなど多彩な形態を呈し，細胞質はオレンジGあるいはライトグリーン好性で重厚感があり，周囲にはghost cellも散見される（**写真3〜5**）．集塊を形成する細胞はライトグリーン好性を示す泡沫状の細胞質を持ち，N/C比が高く，管状の配列を示している（**写真6，7**）．また，両者の移行像も観察される（**写真8**）．このような細胞像からは"悪性"，推定組織型としては扁平上皮癌（SCC）が考えられる．組織学的にも，一部に角化傾向が見られるSCCである（**写真9〜10**）．

　乳腺原発SCCの多くは本例と同様腺癌の化生変化であるが，ごくまれに腺癌成分を含まない純粋型のSCCも認められる（Case 30参照）．経験的に純粋型SCCに由来する細胞は，概して細胞異型が軽度であるが，化生変化に由来するSCC細胞の異型は高度である．また紡錘形の腫瘍細胞が見られたときは紡錘細胞癌との鑑別も必要となるが，重厚な細胞質を有する深層型のSCC細胞や濃染する核を持つ多稜形細胞，tadpole cell，fiber cell，オレンジG好性細胞など角化傾向を示すSCC細胞の存在が両者を鑑別するポイントである．

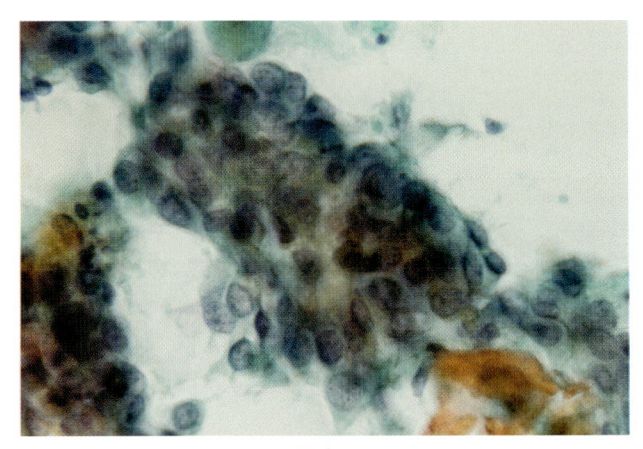

写真7

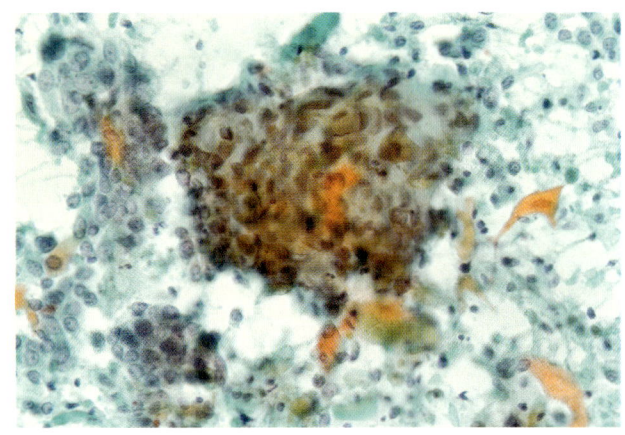

写真8

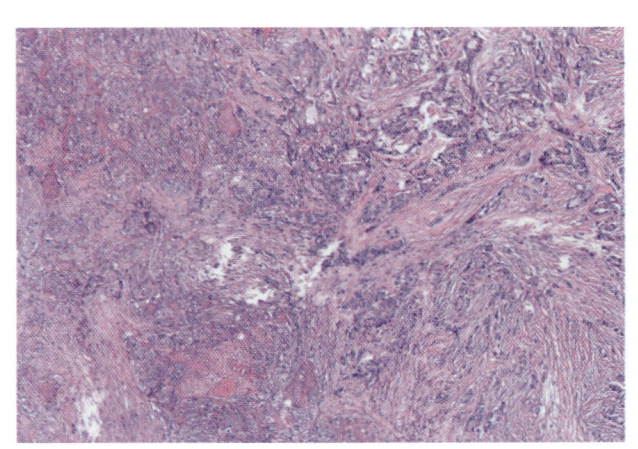

写真9

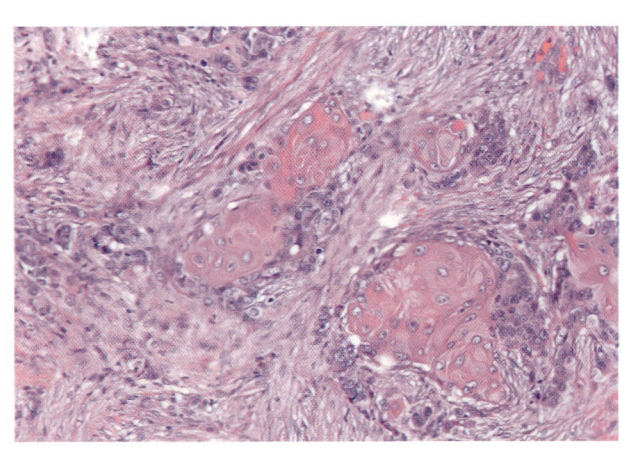

写真10

144 ── 新版　乳腺細胞診カラーアトラス

Case 30

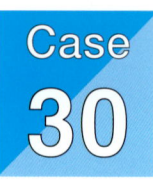

患者：33歳，女性．

主訴：右乳房腫瘤，CDE領域に約5.5cmの腫瘤を触知．

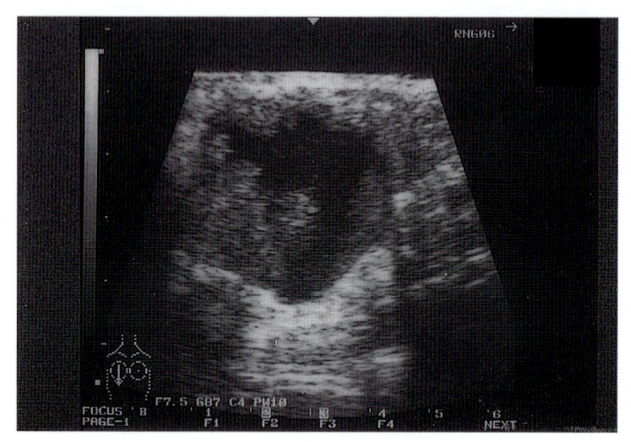

写真1

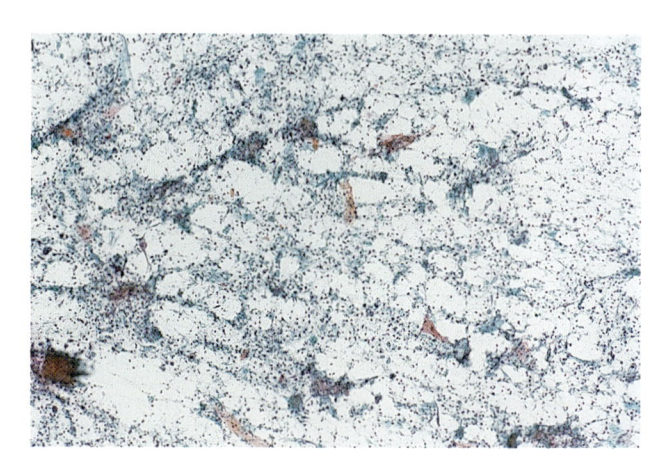

写真2

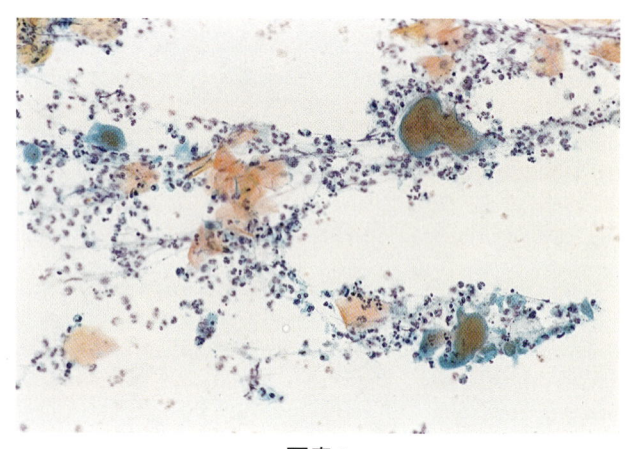

写真3

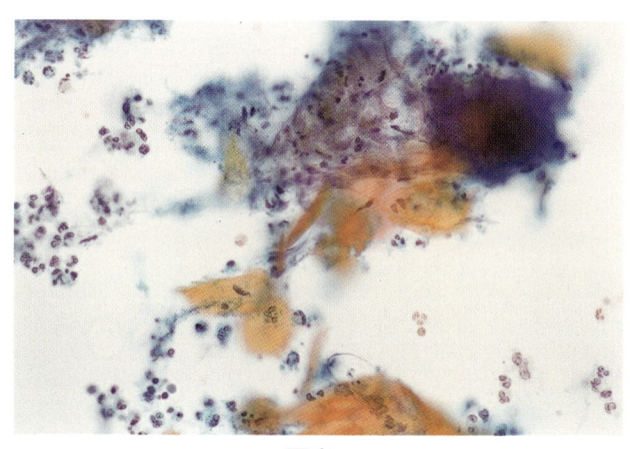

写真4

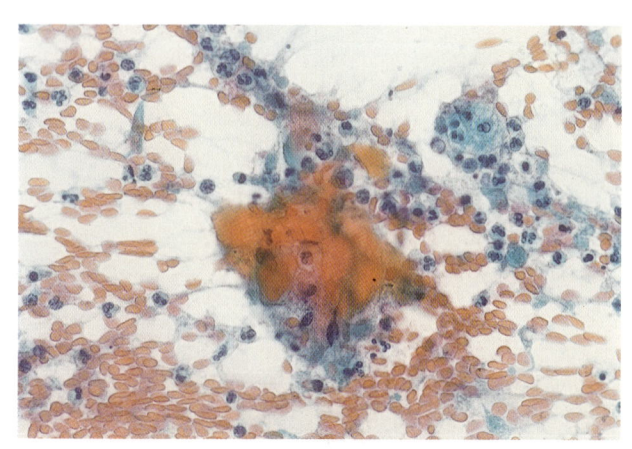

写真5

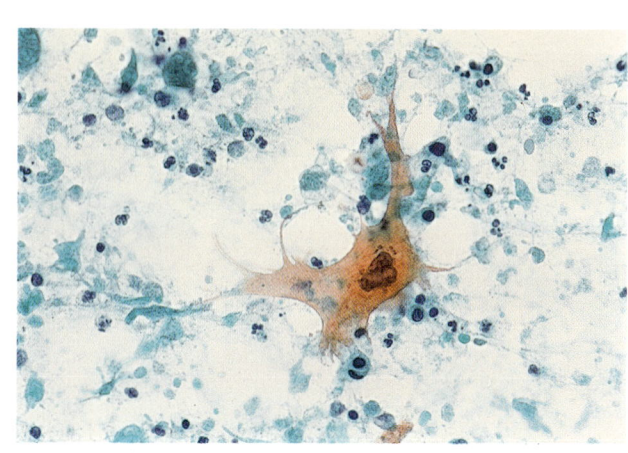

写真6

判定区分	推定組織型
□ 正常あるいは良性 □ 鑑別困難 □ 悪性の疑い ■ 悪性	扁平上皮癌：純粋型 組織診断 **扁平上皮癌：純粋型** （Squamous cell carcinoma: pure type）

解説　本型は画像上，囊胞形成性腫瘤像として認められることが多い（**写真1**）．細胞像では多数の好中球と壊死様物質を背景に，角化傾向を示す異型扁平上皮細胞が観察される．個々の細胞の核には軽度の腫大と濃染性が認められ，周囲にはghost cellが観察される（**写真2～6**）．このように腺癌成分を認めない純粋型扁平上皮癌（**写真7～8**）はきわめてまれである．また純粋型扁平上皮癌は概して高分化型で，いわゆるcarcinoma with metaplasiaのような扁平上皮癌細胞（Case 29参照）に比して細胞異型に乏しいことから，角化傾向のあるN/C比の低い多辺形細胞が主に出現してくる．ただし，周囲にはghost cellや核腫大，核濃染性を示す異型細胞が見られることが多く，このような場合は本型を考慮する必要がある．

　純粋型扁平上皮癌と鑑別を要する病変としては，扁平上皮細胞が出現する乳輪下膿瘍あるいは表皮囊胞があげられる．乳輪下膿瘍の扁平上皮細胞は乳管上皮の扁平上皮化生に由来しており，細胞質の濃染性は認められるものの核濃染性は示さない（**写真9**）．また背景には多数の多核組織球などの炎症性細胞が観察される．表皮囊胞は皮脂腺の導管が閉塞したものであり，剥離した導管由来の正常扁平上皮細胞（主に無核扁平上皮細胞）が認められる（**写真10**）．

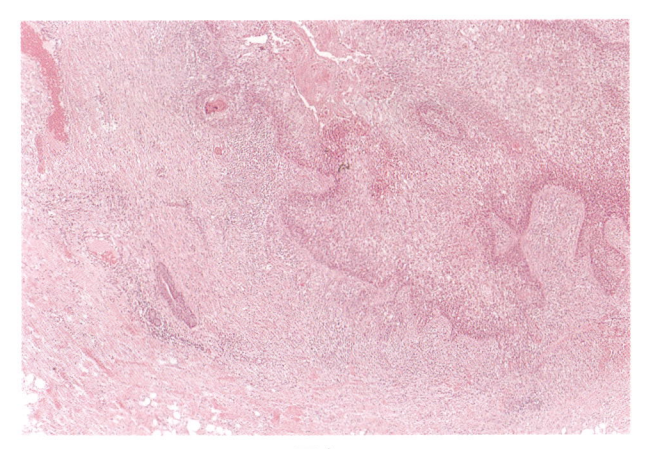

写真7

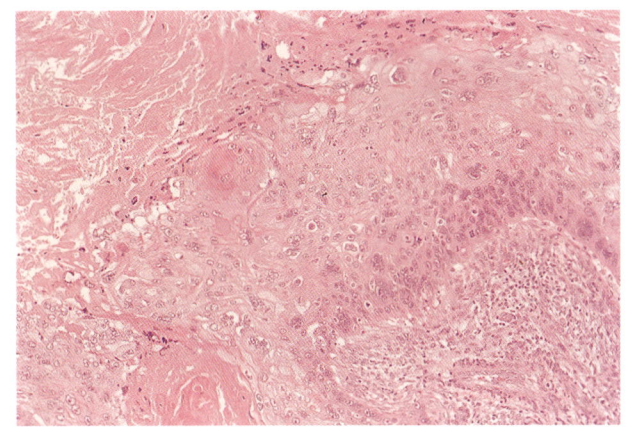

写真8

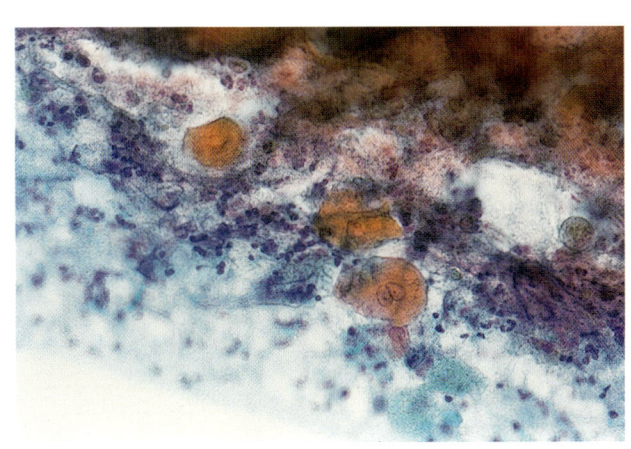

写真9（参考例）

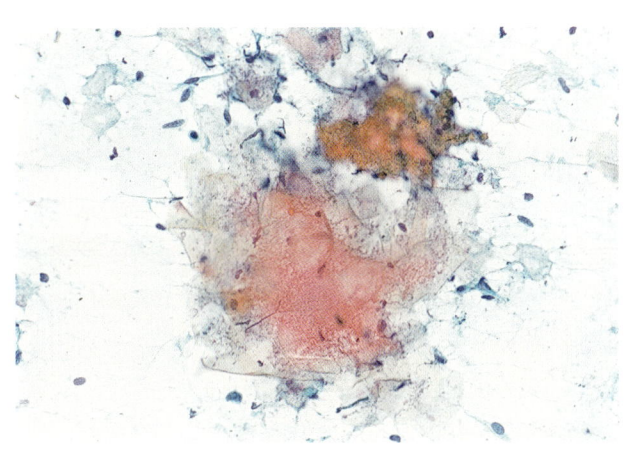

写真10（参考例）

Case 31

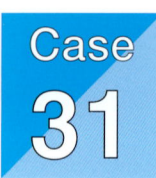

患者：37歳，女性．

主訴：左乳房腫瘤．C領域に約5cmの腫瘤を触知．超音波検査では腫瘍内部に高エコーと低エコーの部分が混在し，周囲の脂肪組織への浸潤が見られる．

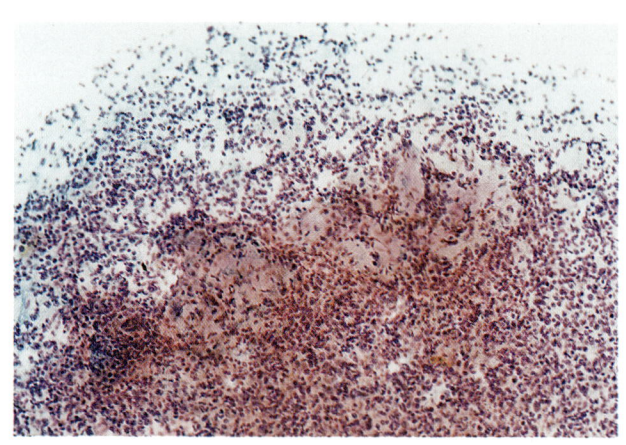

写真1

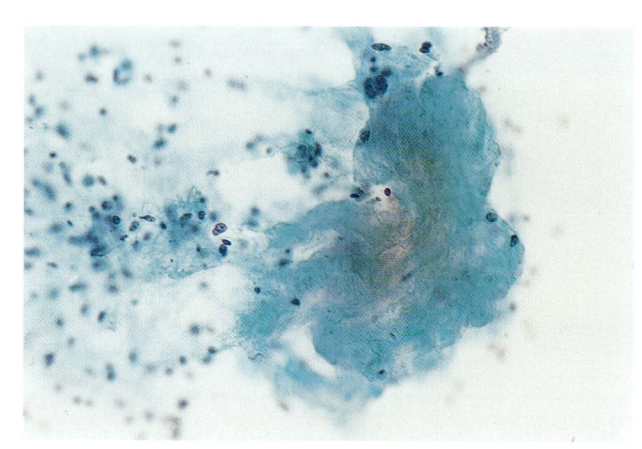

写真2

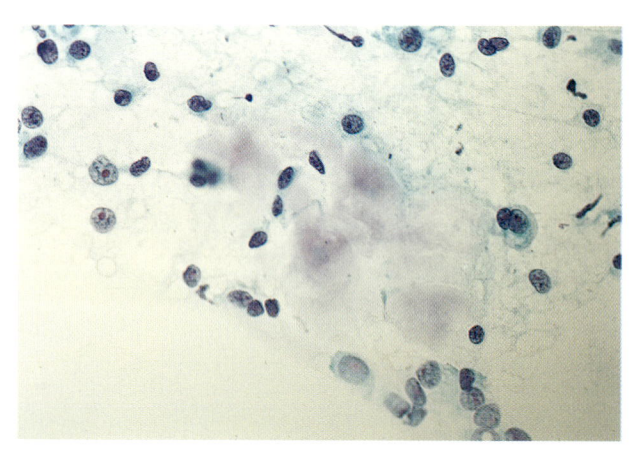

写真3

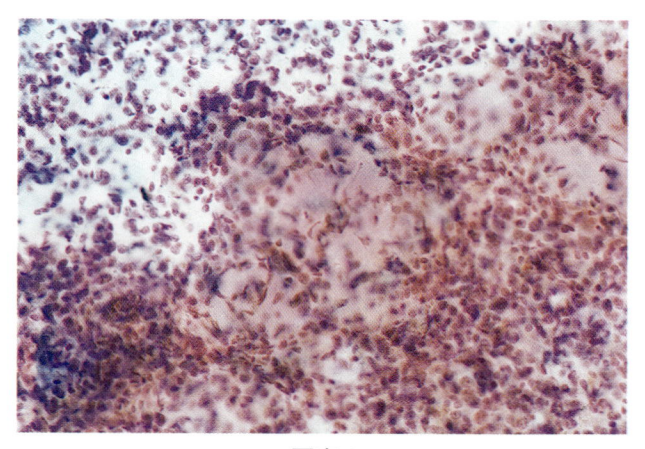

写真4

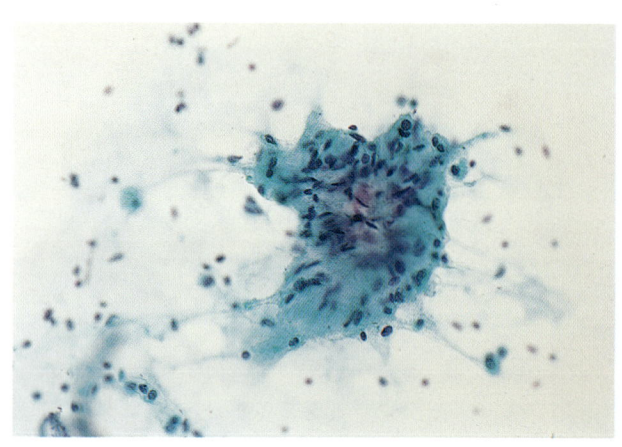

写真5

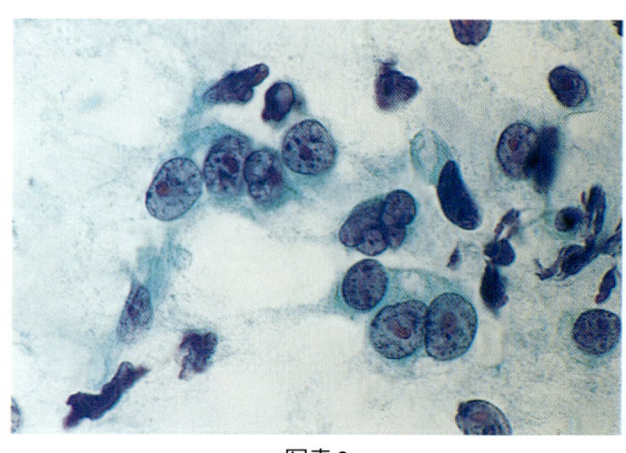

写真6

判定区分	推定組織型
□ 正常あるいは良性 □ 鑑別困難 □ 悪性の疑い ■ 悪性	基質産生癌 組織診断 　**基質産生癌（Matrix-producing carcinoma）**

解　説　　細胞採取量は豊富であり（**写真1**），背景にはライトグリーン好染を示す粘液腫様物質に加え，ヘマトキシリンに淡染する軟骨基質様の物質が認められる（**写真2, 3**）．腫瘍細胞は孤立散在性あるいは集塊を形成して出現し，構成する腫瘍細胞の細胞密度には高いものと低いものが認められ，両者の移行像も観察される（**写真4**）．さらに一部には粘液腫様基質のなかに軟骨腫様の腫瘍細胞が入り込む像も見られる（**写真5**）．個々の腫瘍細胞の形態はほぼ均一で，N/C比が高く，核形は類円形から不整形を呈している．またクロマチンは顆粒状密に増量しており，核小体が数個認められる（**写真6**）．以上の所見から判定は「悪性」，推定組織型としてはmatrix-producing carcinomaが疑われる．

　組織学的には腫瘍辺縁部に充実腺管癌様の癌巣が見られ，中心部に向かうにしたがい粘液腫様基質が増加し腫瘍細胞は消失している（**写真7**）．また癌巣と粘液腫様基質の間に紡錘形細胞の介在を認めない（**写真8**）．

　本型は1989年にWargotzとNorrisらによって提唱された腫瘍で，癌巣と間質組織（粘液腫様，軟骨様）があり，その中間には紡錘形細胞などの介在は認められず，突然に両者が移行する所見が特徴といわれている．

　細胞像は，粘液腫様基質を背景に類円形を呈する悪性上皮細胞が集簇性，あるいは孤在性に出現し，両者が混在している点である．鑑別を要する病変としては，粘液様基質を伴う線維腺腫，葉状腫瘍，骨・軟骨化生を伴う癌，粘液癌，間質肉腫があげられる．それぞれの病変と本型との鑑別点としては，線維腺腫および葉状腫瘍では細胞異型を認めない乳管上皮細胞が認められること，骨・軟骨化生を伴う癌では異型の強い肉腫様の細胞と癌細胞に加えて，紡錘形細胞が存在していることがあげられる．さらに粘液癌では結合性の強い癌細胞が繭玉状の粘液に包まれている点が，間質肉腫では上皮性結合を示す腫瘍細胞を認めないことが鑑別ポイントである．

　なお，基質産生癌（matrix-producing carcinoma）は，前規約において骨・軟骨化生を伴う癌の一亜型とされていたものであったが，今回の乳癌取扱い規約改定に伴い第16版からは新たに乳腺腫瘍の組織学的分類へ加えられた組織型である．

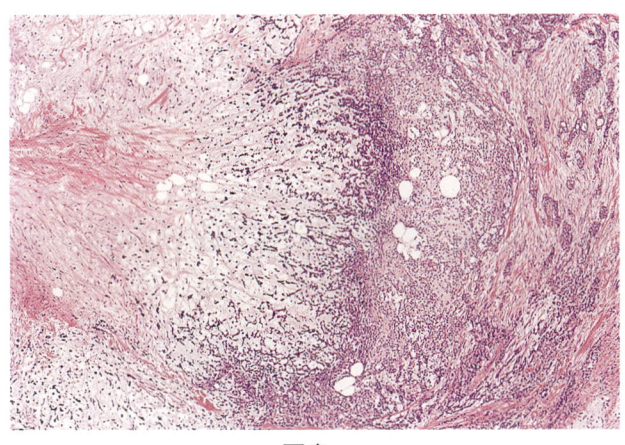

写真7 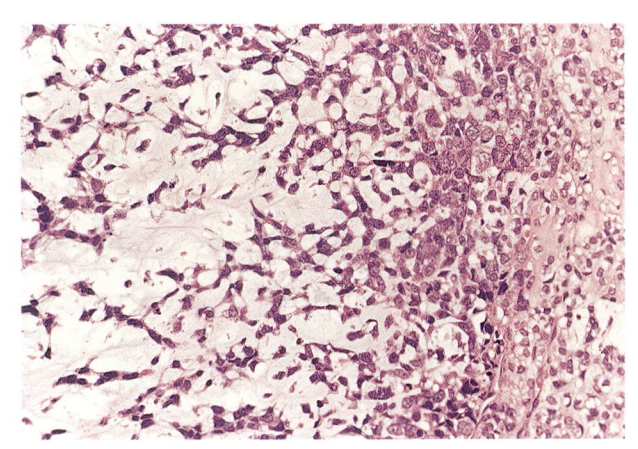　　　　　　　　　　　　　写真8

Case 32

患者：64歳，女性．

主訴：左乳房A領域，約2cmの腫瘤．マンモグラフィは辺縁が微細鋸歯状（**写真1**），超音波検査は腫瘍の形状が不整（**写真2**）で，ともに悪性が強く疑われる．

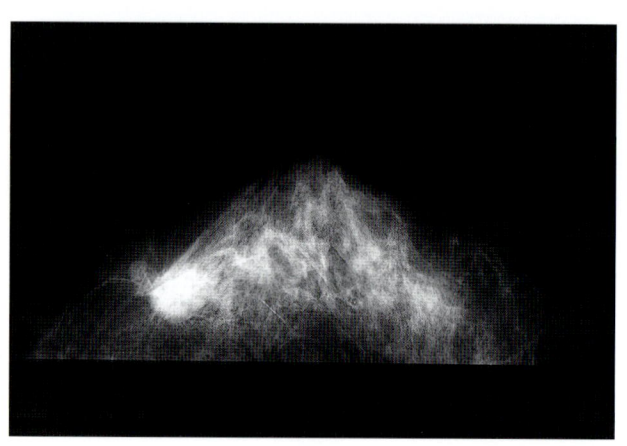

写真1

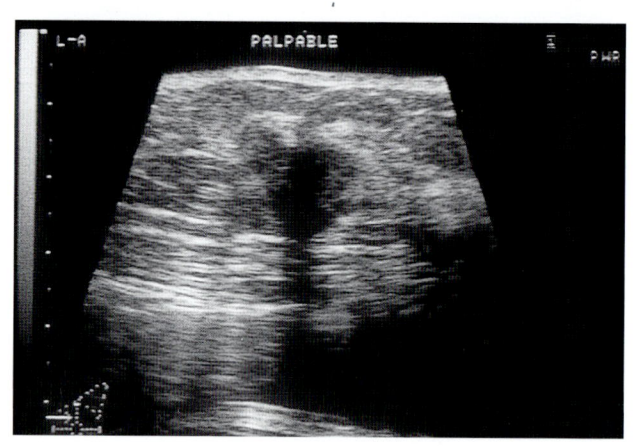

写真2

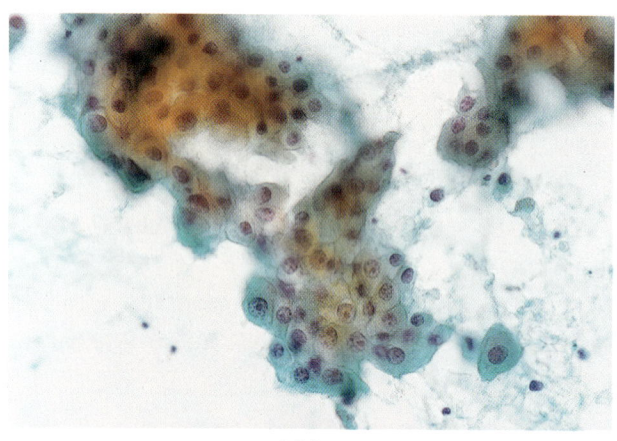

写真3

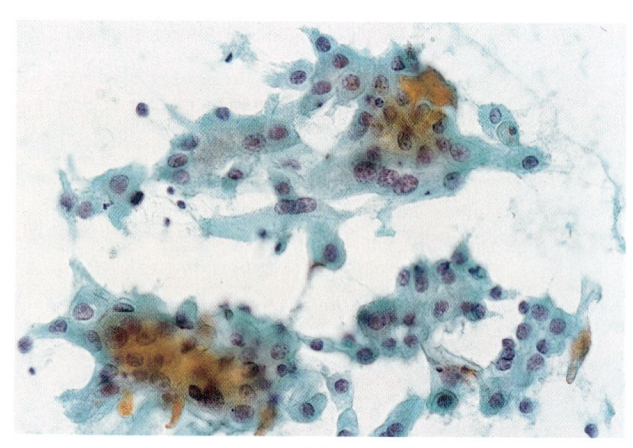

写真4

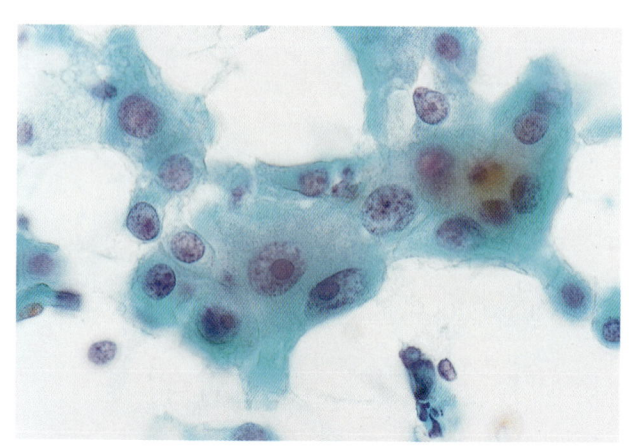

写真5

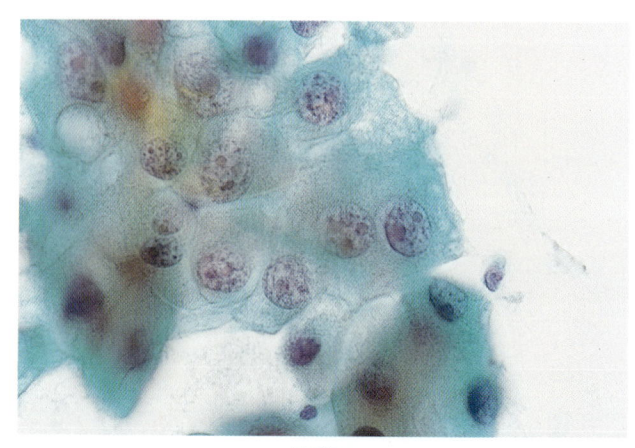

写真6

判定区分	推定組織型
□ 正常あるいは良性 □ 鑑別困難 □ 悪性の疑い ■ 悪性	アポクリン癌 **組織診断** 　アポクリン癌（Apocrine carcinoma）

解　説　基本的には平面的配列を示す細胞集塊で，一部に不規則な重積も観察される．腫瘍細胞の形態は，多彩な形状を示す豊富な細胞質を持ち，N/C比の低い腫瘍細胞が特徴的である．細胞質はレース状で，細胞質内にはライトグリーンまたはオレンジGに好染するアポクリン顆粒が見られ，核は偏在性または中心性に位置しクロマチンは顆粒状，均等に分布している．また，円形から楕円形の大型核小体が数個認められる（**写真3～6**）．以上の所見から，本例はアポクリン癌が考えられる．

　アポクリン癌は組織学的に乳癌細胞がアポクリン化生細胞に似ているものを指し，HE染色で細胞質がエオジンにて強染することを特徴とする．本例の組織像においても顆粒状で好酸性を示す細胞質と断頭分泌が見られ，アポクリン癌の特徴を示している（**写真7**）．

　アポクリン癌との鑑別を必要とするものには，良性のアポクリン化生細胞，充実腺管癌，顆粒細胞腫がある．

　アポクリン化生細胞はアポクリン癌細胞に比して細胞重積を認めず平面的な配列を示す．また，乳管腺腫にみる異型アポクリン化生細胞を除き，通常の良性病変に認められるアポクリン化生細胞には，核異型（核の大小不同や核腫大など）は見られない（**写真8**）．さらにアポクリン化生細胞は良性の指標であり，本細胞を認める場合は，泡沫細胞や乳管上皮細胞の出現など多彩な細胞像をとることが多い．

　アポクリン癌細胞はレース状の細胞質を持つことが特徴であるが，時としてライトグリーンに濃染する厚い細胞質を有する腫瘍細胞が主体を示す症例も見られ，このような場合は充実腺管癌との鑑別を要する．両者の鑑別点としては，①アポクリン顆粒の有無，②N/C比（アポクリン癌細胞は低く，充実腺管癌は高い），③背景でのアポクリン分泌物の有無などがあげられる．

　アポクリン癌細胞と顆粒細胞腫との鑑別では，両者とも細胞質に好酸性顆粒を認める点が類似しているが，顆粒細胞腫の場合，背景には細胞の崩壊により出現した光沢のある大小の顆粒状物質が無数に認められる．さらに腫瘍細胞の細胞質にもアポクリン癌細胞に見る細胞質内顆粒に比べ粗大な顆粒が均一に充満する像が観察される（アポクリン癌細胞の顆粒は細胞質内に不均一に分布）．また，顆粒細胞腫に出現する細胞の核は小型，類円形で悪性所見を認めない．

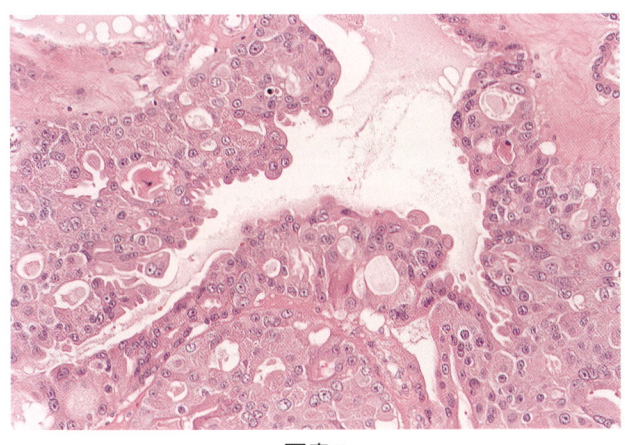

写真7

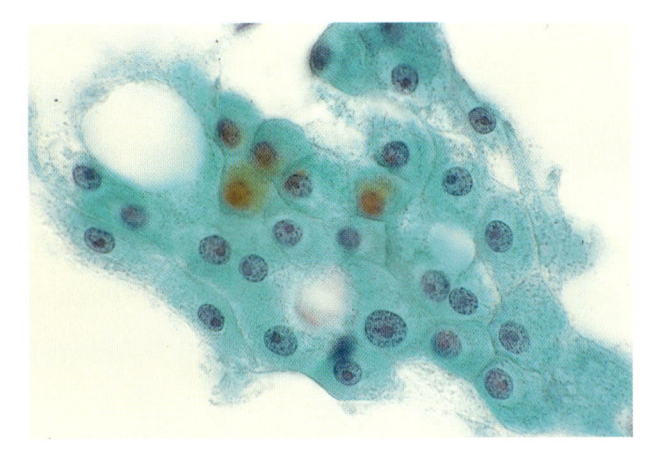

写真8（参考例）

Case 33

患者：75歳，女性．

主訴：右乳房内に約2cmの腫瘤結節を複数触知（**写真1**），右腋窩リンパ節触知．

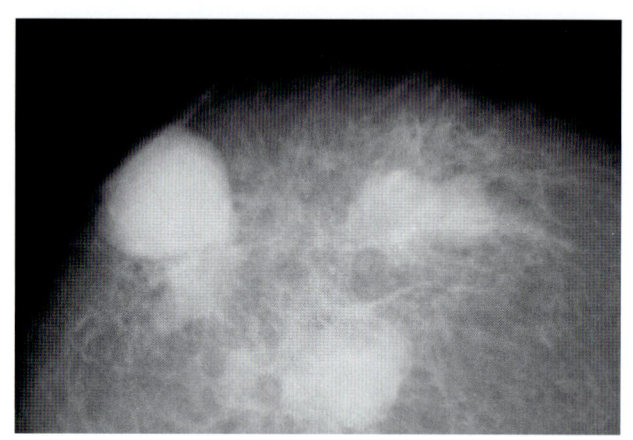

写真1

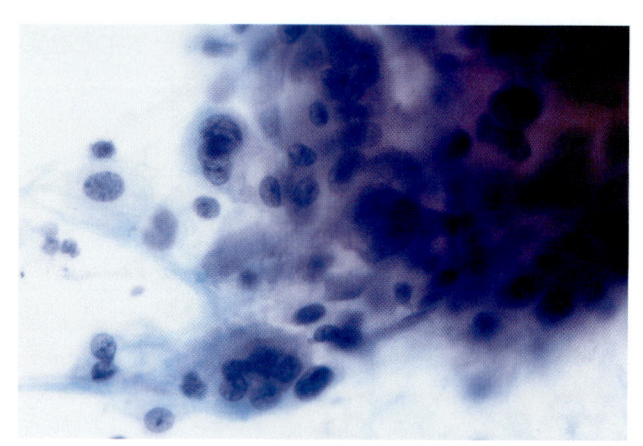

写真2

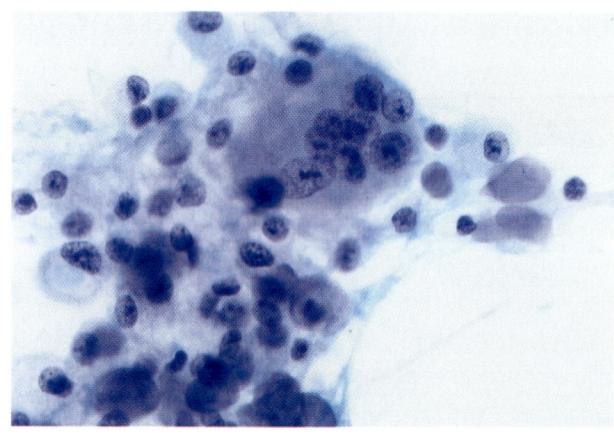

写真3

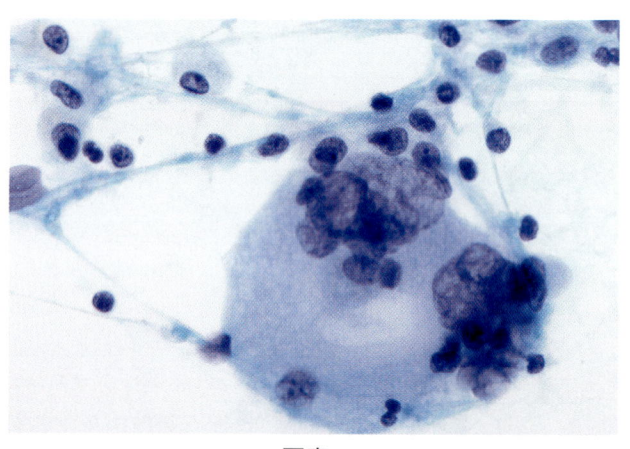

写真4

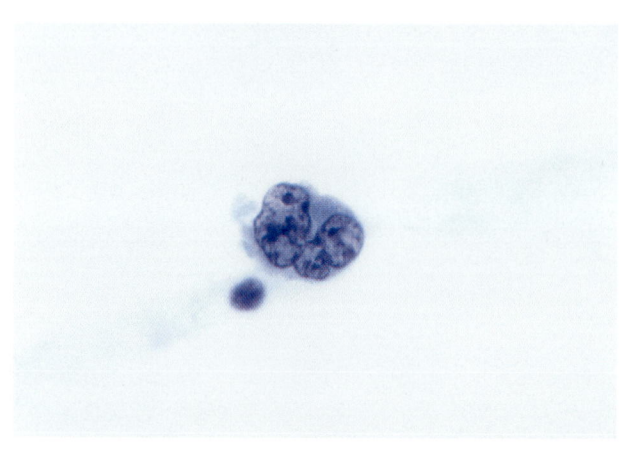

写真5

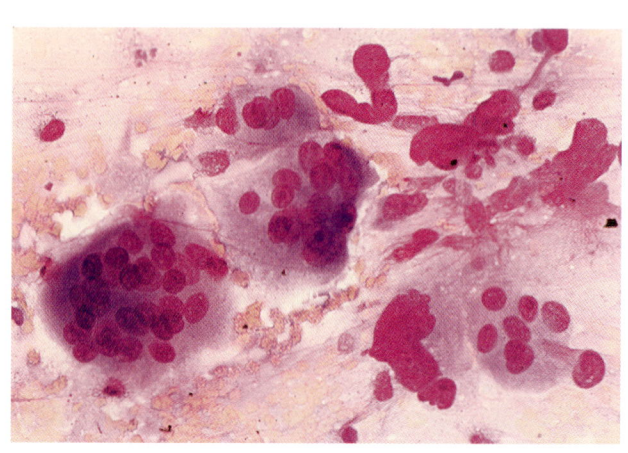

写真6

判定区分	推定組織型
□ 正常あるいは良性 □ 鑑別困難 □ 悪性の疑い ■ 悪性	間質肉腫 組織診断 **骨・軟骨化生を伴う癌**（Carcinoma with cartilaginous and/or osseous metaplasia）

解説　標本中には赤血球，リンパ球および組織球などとともにクロマチンが増量し，核の大小不同性に富む多核および単核の間葉系由来を疑わせる巨細胞が散在性に観察される（**写真2～6**）．以上の所見から判定区分は「悪性」，推定組織型としては間質肉腫が疑われた．

　組織学的には上皮性癌胞巣に加え（**写真7**），明らかな骨形成と類骨（osteoid）成分が存在し，両者の間には連続性が認められた．また周囲には細胞異型の強い巨細胞や破骨細胞様の多核巨細胞が観察され，骨・軟骨化生を伴う癌に相当する所見である（**写真7, 8**）．

　穿刺吸引細胞診における骨・軟骨化生を伴う乳癌の診断は類骨や軟骨基質の存在に加え，上皮性癌細胞の存在が診断の決め手となる．しかし類骨や軟骨基質は本症例のように採取されにくく，上皮性悪性細胞も症例によっては採取されないことがあり，間質肉腫との鑑別が困難であることが多い．また本例に類似した間葉系悪性細胞（**写真9a**）を認める病変として悪性葉状腫瘍（**写真9b**）があげられる．両者の鑑別点は骨・軟骨化生を伴う癌に認められる上皮性細胞（**写真10a**）が悪性細胞であるのに対して，悪性葉状腫瘍では乳管上皮細胞（**写真10b**）に異型が見られない点である．

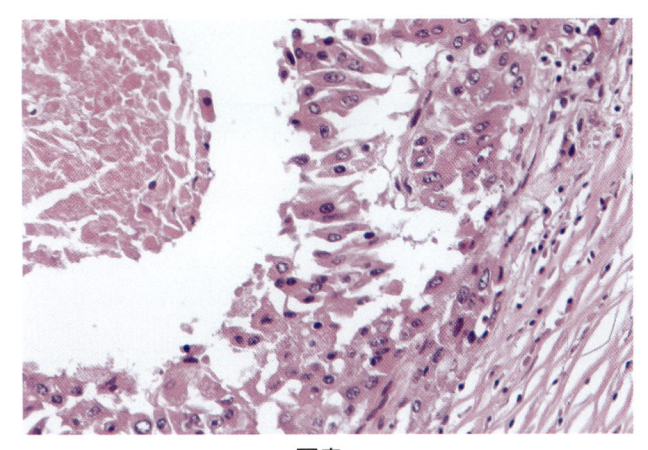

写真7

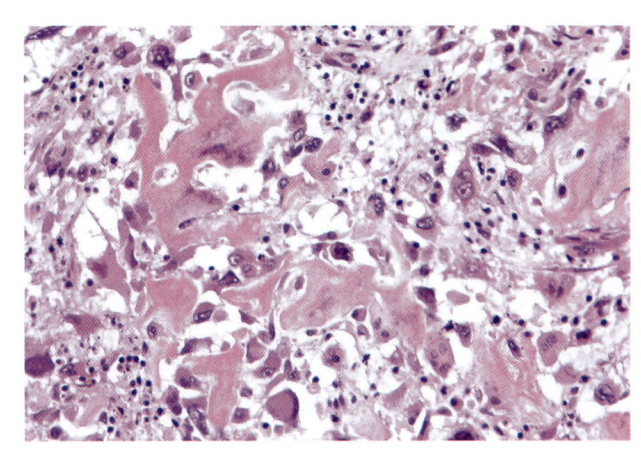

写真8

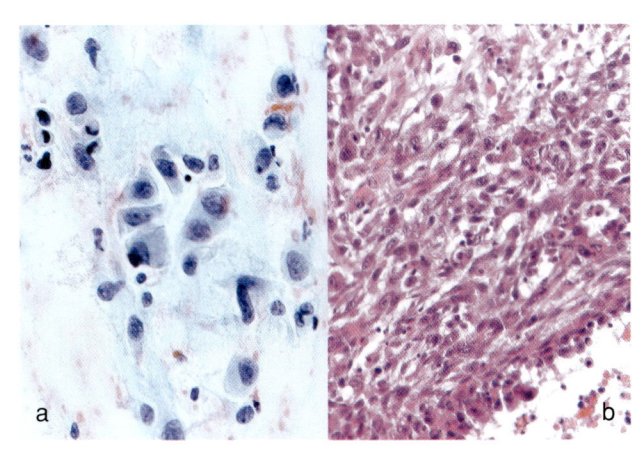

写真9（参考例）

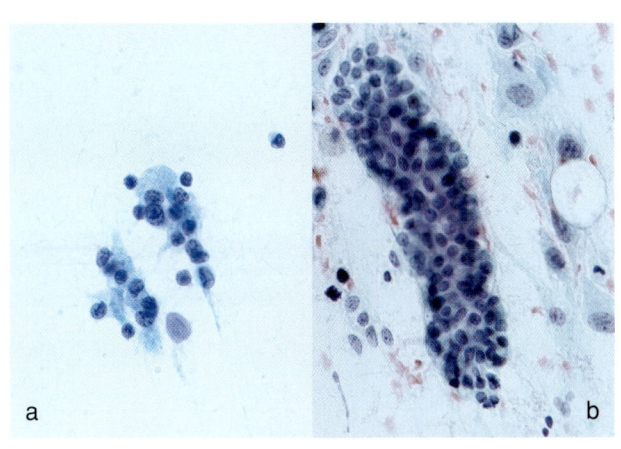

写真10（参考例）

Case 34

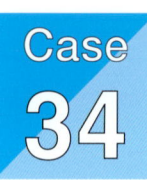

患者：45歳，女性．

主訴：右乳房に約1.5cmの硬い腫瘤を触知．

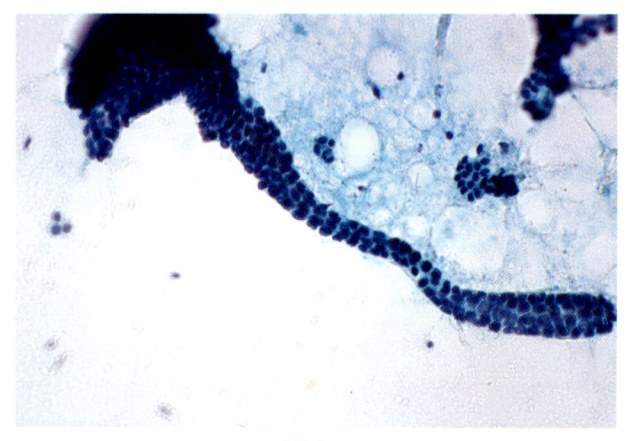

写真1

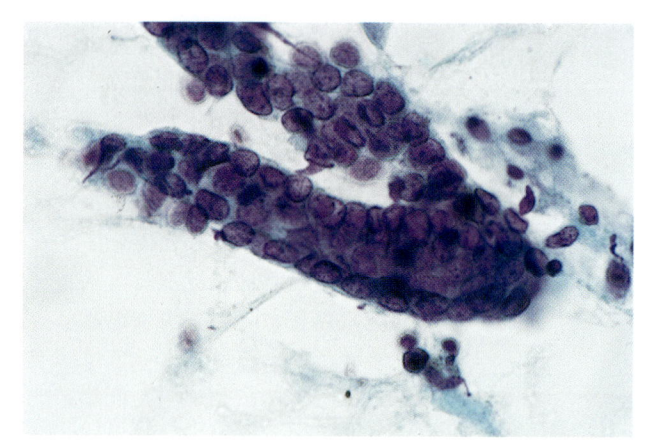

写真2

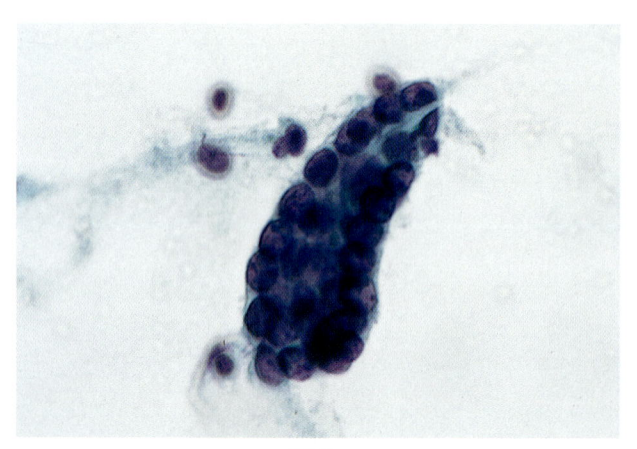

写真3

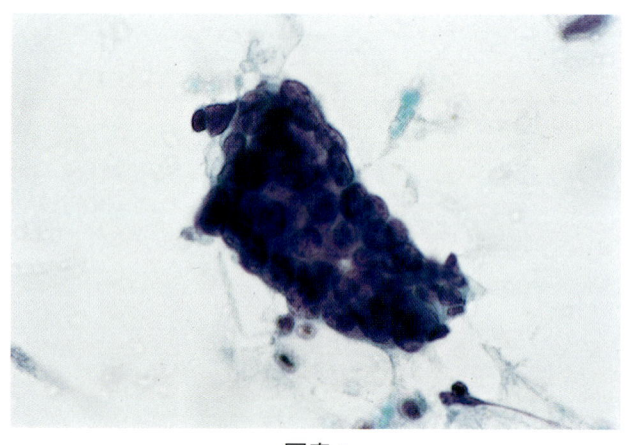

写真4

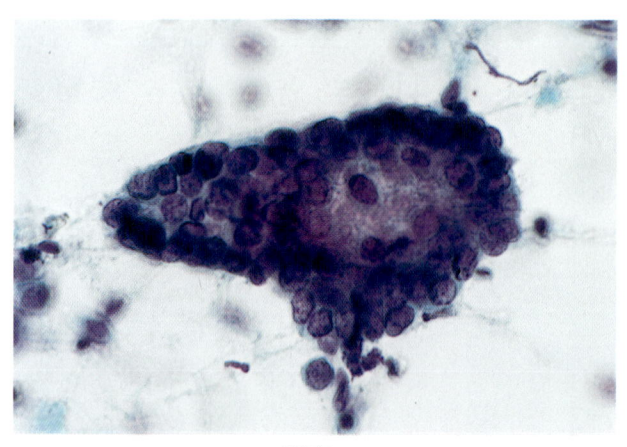

写真5

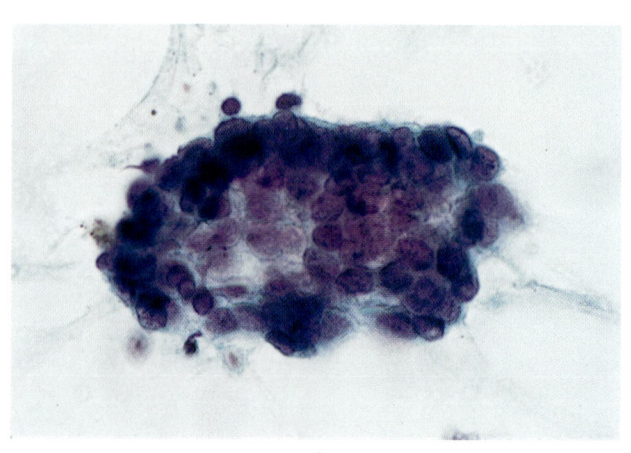

写真6

判定区分	推定組織型
□ 正常あるいは良性 □ 鑑別困難 □ 悪性の疑い ■ 悪性	管状癌 組織診断 **管状癌**（Tubular carcinoma）

解説

　背景は比較的きれいで，そのなかに管状構造を示す細胞密度の高い集塊が認められる（**写真1，2**）．集塊を構成する細胞は小型で核小体が目立たず，大小不同性に乏しい均一な像であるが，N/C比は高く細顆粒状の密な増量を示すクロマチンを有している（**写真3～6**）．孤立散在性細胞は観察されず，集塊内には筋上皮細胞の随伴が見られないことから管状癌の推定診断が導かれる．

　管状癌は，乳癌取扱い規約で特殊型に分類される高分化な腺癌である．発生頻度は全乳癌の1％前後と比較的まれで，発見時の大きさは平均1cmで2cmを越えることは少ないが，近年マンモグラフィ検診の導入によって発見される小型サイズの乳癌に占める割合が大きい点も特徴の1つである．臨床的には多中心性に発生することが多いことから，細胞診で管状癌が疑われ温存手術が予定されている症例は残存する乳腺に対して十分な検索が必要である．なお，転移は少なく予後は良好といわれている．

　組織学的には，線維性間質のなかに円形～楕円形ないし涙滴状の小型腺管を形成しながら増生・浸潤していく癌（**写真7**）であり，その領域あるいは近傍には乳管内癌（DCIS：**写真7**；矢印）を伴うことが多い．腺管は筋上皮細胞との二相性構造が消失した一層の立方状上皮より構成されている（**写真8**）．

　本型は間質内に小型の癌巣が散在しているために，穿刺細胞診では採取されにくく，また腫瘍細胞も小型で核小体が目立たず異型が弱いことから，細胞診断に苦慮する組織型の1つである．ただし，詳細に観察すると，異型は弱いもののN/C比が高いこと，微細だが増量したクロマチンを有していること，さらに筋上皮細胞を伴わない管状集塊が存在することが組織型を推定するうえで重要なポイントである．

　鑑別診断として，広義（乳頭腺管癌由来）の硬癌，管状腺腫，硬化性腺症など良・悪性を含めて管状構造を特徴とする病変が対象となる．硬癌は管状構造とともに線状配列を呈する集塊が認められることや，核異型が目立つ細胞があることが管状癌との鑑別に際して有用な所見である．管状腺腫，硬化性腺症などの良性病変は腺細胞と筋上皮細胞の二相性構造を保持しているため，集塊上部や辺縁部に筋上皮細胞が認められることが管状癌との重要な鑑別点となる．また，管状腺腫の細胞は管状癌に比較しN/C比が低く，柔らかなクロマチンと腫大した核小体を有する．硬化性腺症では，周囲間質の増生のため内腔不明瞭な圧排された腺管が採取されることが管状癌には見られない所見である．

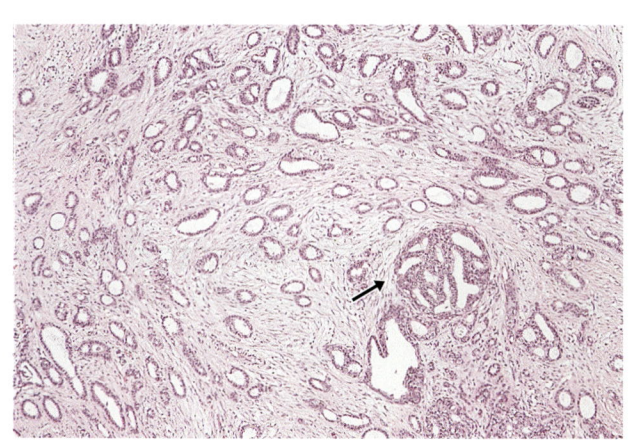

写真7

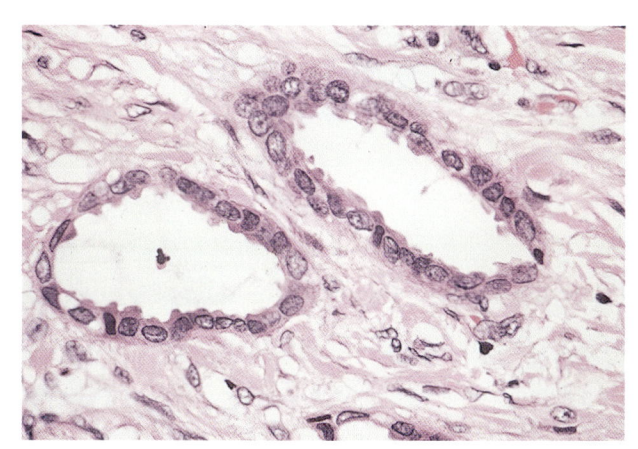

写真8

Case 35

患者：29歳，女性．

主訴：左乳房B領域に約1.5cmの腫瘤を触知．

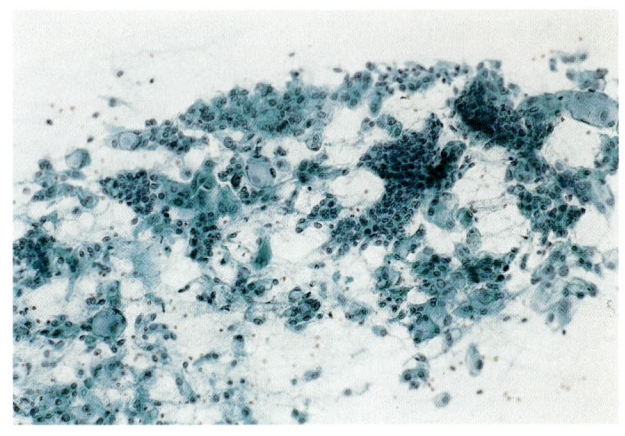

写真1

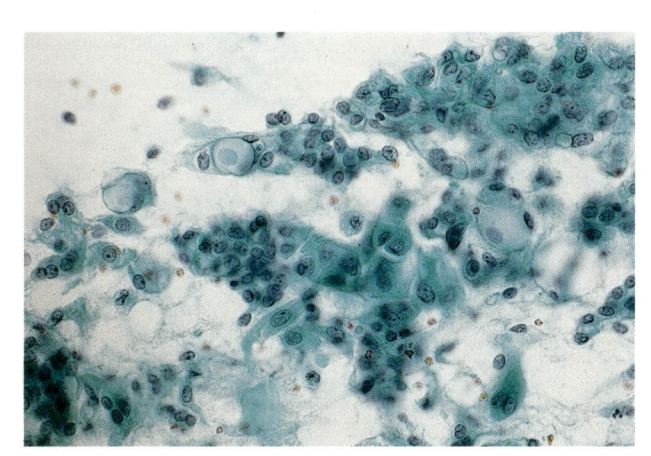

写真2

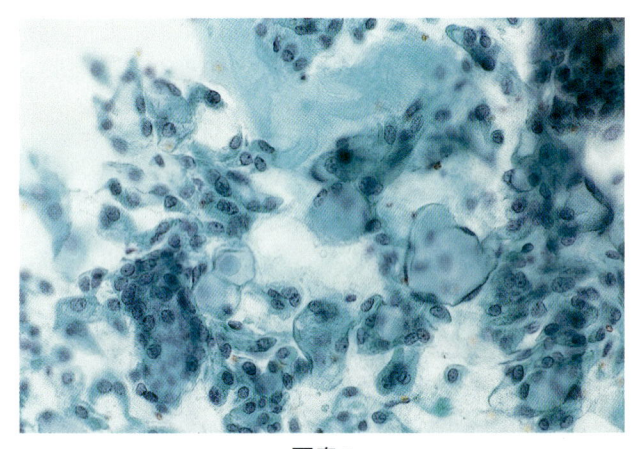

写真3

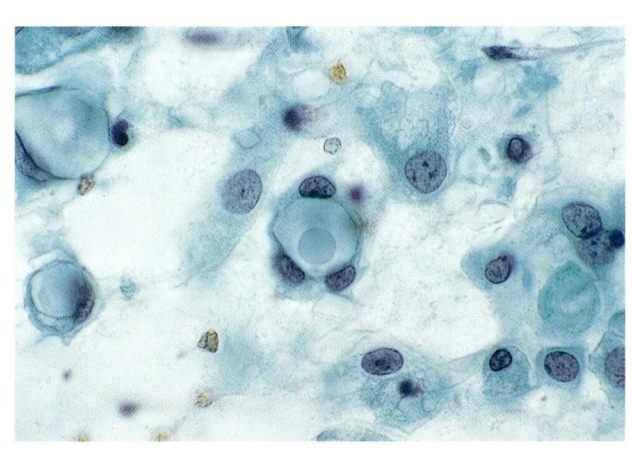

写真4

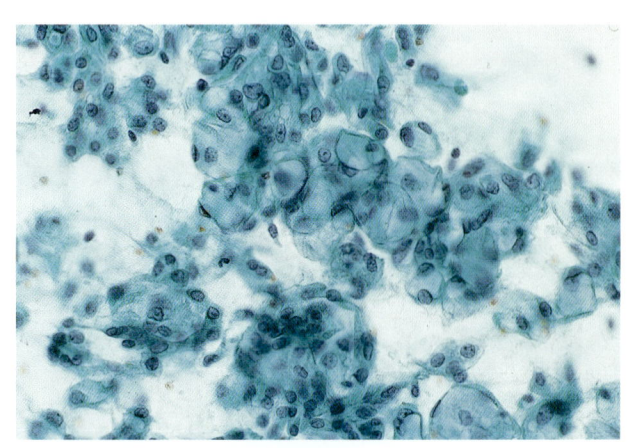

写真5

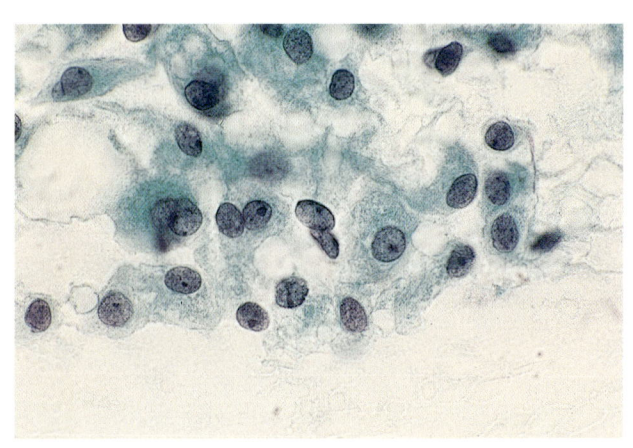

写真6

判定区分	推定組織型
☐ 正常あるいは良性	分泌癌
☐ 鑑別困難	
☐ 悪性の疑い	組織診断
■ 悪性	**分泌癌**（Secretory carcinoma）

解説　きれいな背景のなかに，散在性もしくは小集塊状形態をとる多数の腫瘍細胞が認められる．シート状～腺管状に出現する細胞集塊とその周囲に散在性に見られる腫瘍細胞は，ややライトグリーンに好染した多辺形から類円形の豊富な細胞質を有しており，細胞境界は不明瞭となっている．弱拡大では細胞採取量は多いが，個々の核異型は乏しい（**写真1, 2**）．

　中～強拡大で観察すると，背景にはライトグリーンからヘマトキシリンに好染する粘液様物質が認められ，組織球に似た三日月様の偏在性核を持つ細胞がこの粘液様物質を取り囲むように配列する像が見られる（**写真3**）．これは腫瘍細胞が合胞状に集合した球状構造物であり，分泌癌の最も特徴的な所見とされている．なお，この球状構造物は粘液小球状構造（mucous globular structure：MGS）と呼ばれている．MGSの多くは大型であり，正円形を示すことが多いが，一部に不整形を示すものも観察される．球状構造物の辺縁は境界明瞭で，中心部にライトグリーンに濃染する円形の分泌物が見られることもある（**写真4**）．また，MGSが集塊を形成するとブドウの房に似た形態を示すことが多い（**写真5**）．このような所見は他の組織型では認められることはなく，分泌癌の特徴的な所見といえる．

　散在性を示す腫瘍細胞の細胞質は豊富で，N/C比は低い．また，ライトグリーンに淡染し，泡沫状から顆粒状を呈してくる．核は一部にやや大型の核小体を有するもののクロマチンの増量は軽度で，細顆粒状均一に分布し異型は乏しい（**写真6**）．

　分泌癌は若年性乳癌と呼ばれていたが，最近の報告例の大部分は成人例であることから分泌癌の名称で呼ばれている．予後は比較的良好である．組織学的には甲状腺濾胞様構造を呈し，腺腔内や細胞質内にエオジンに好染する粘液様分泌物が認められる（**写真7, 8**）．なお，これらは抗α-ラクトアルブミン抗体にて陽性を示すといわれている．分泌癌の細胞診断にあたっては豊富な細胞質や異型に乏しい核にとらわれることなく，背景の粘液様物質や特徴的なMGS，ブドウの房状構造などの所見に着目することが重要である．

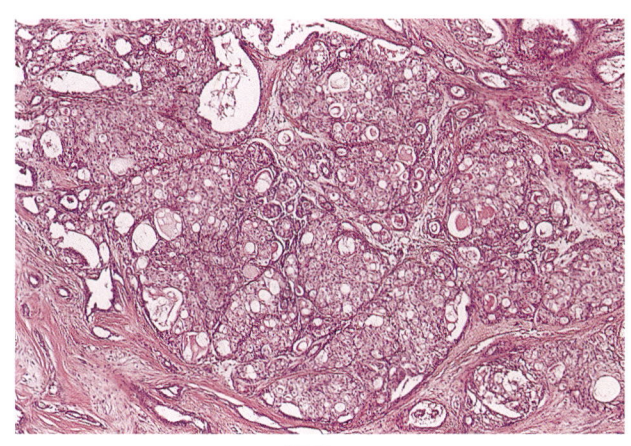

写真7

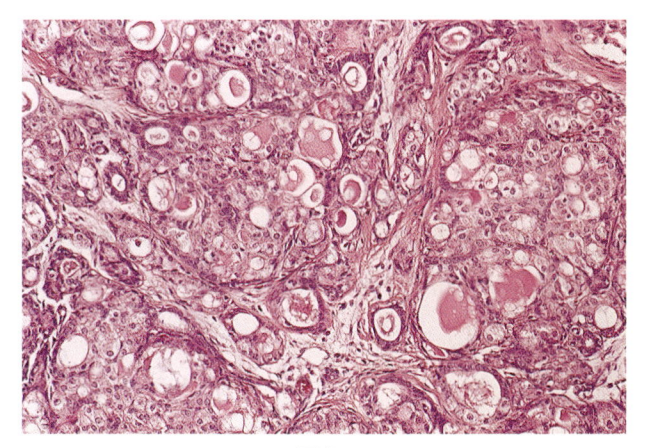

写真8

Case 36

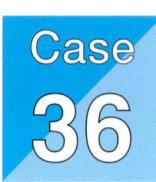

患者：61歳，女性．

主訴：右乳房A領域に腫瘤を触知．エコーでは約4cm長径の多嚢胞状病変（**写真1**）．

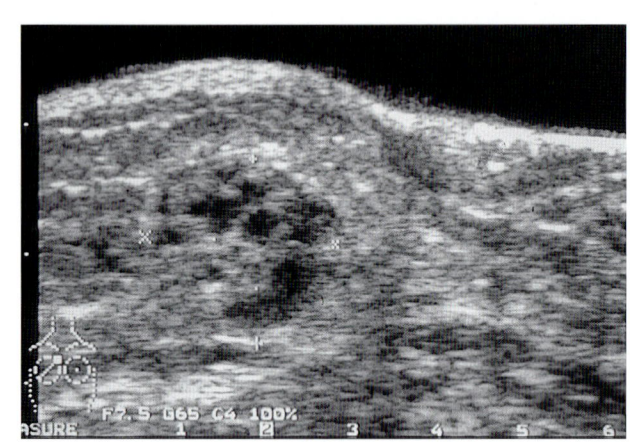

写真1

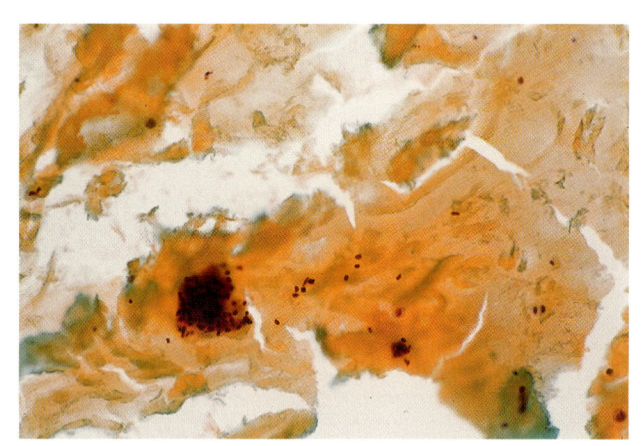

写真2

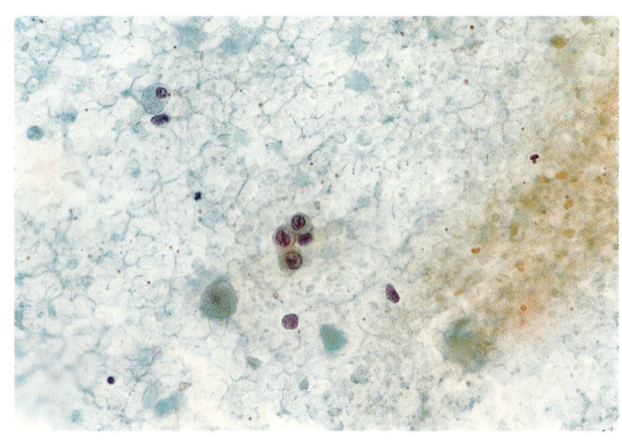

写真3

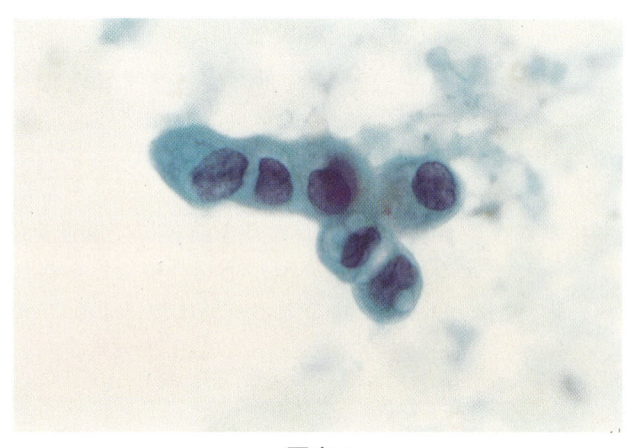

写真4

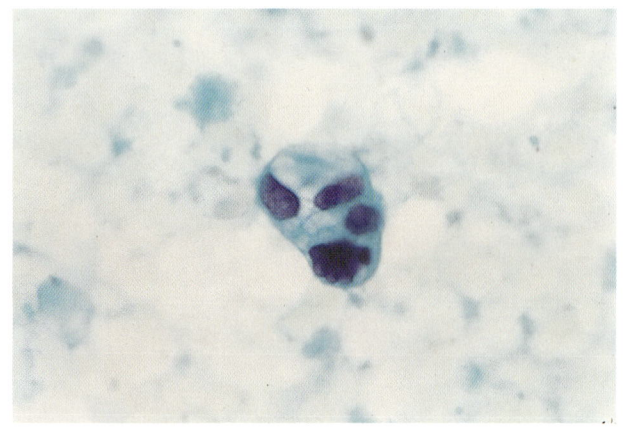

写真5

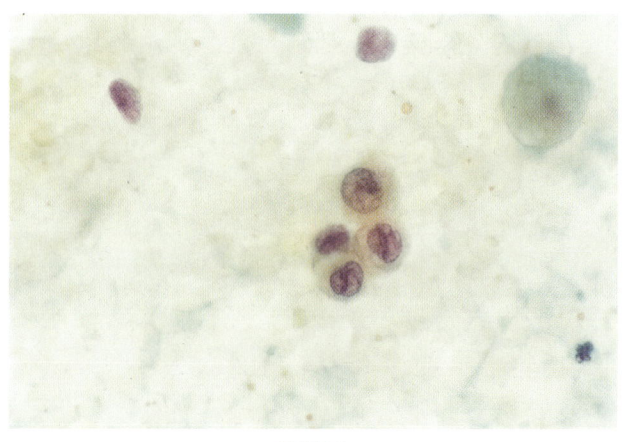

写真6

判定区分	推定組織型
□ 正常あるいは良性	乳頭腺管癌あるいは非浸潤性乳管癌
□ 鑑別困難	
■ 悪性の疑い	組織診断
□ 悪性	**Cystic hypersecretory duct carcinoma**

解 説　背景にはオレンジG好性，ときにライトグリーン好性の蛋白様物質が豊富に見られ，泡沫細胞と少数の上皮成分が出現している（**写真2, 3**）．これらは若干の核形不整とクロマチン増量を伴う異型上皮からなる小型集塊として認識できる（**写真4～6**）．癌を疑うが細胞量が少なく確定診断は困難である．組織学的には拡張した乳管内に充満する甲状腺コロイド様のエオジン好性物質とともに，被覆細胞は鋲釘状形態，異型核と淡明な細胞質を有している．以上からcystic hypersecretory duct carcinomaと診断できる．

　本型は非常にまれな乳癌で，通常は間質浸潤を伴わず非浸潤性乳管癌の形態をとることが多いが，ときに浸潤巣を合併することがある．分泌物は分泌癌にも類似しているが，癌巣の形状や浸潤様式は異なっている．これは組織学的に得られた鋲釘状の細胞形態や淡明細胞質，核形の不整などの細胞像に反映されている．また本型と類似した分泌様式を示すまれな良性疾患としてcystic hypersecretory hyperplasiaの存在も知られている．細胞診断上，背景の性状は癌と類似しているが，介在する上皮はシート状で異型性に乏しく（**写真9**），組織学的にも平坦で異型に乏しい上皮の被覆からなる囊胞状病巣の集合体である（**写真10**）．

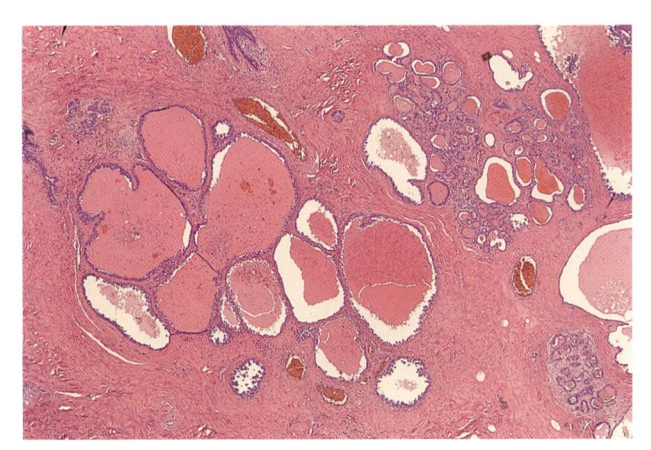

写真7

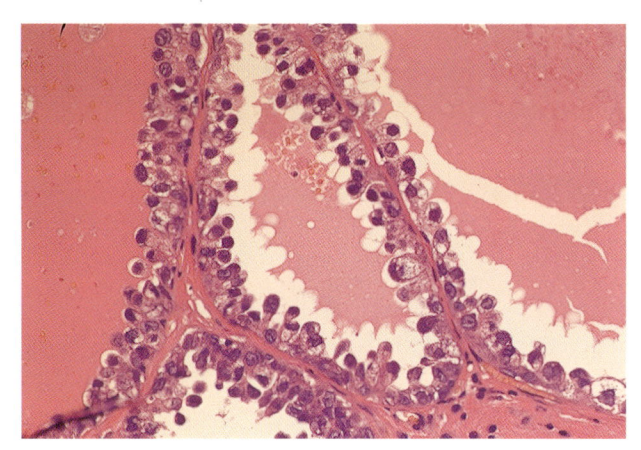

写真8

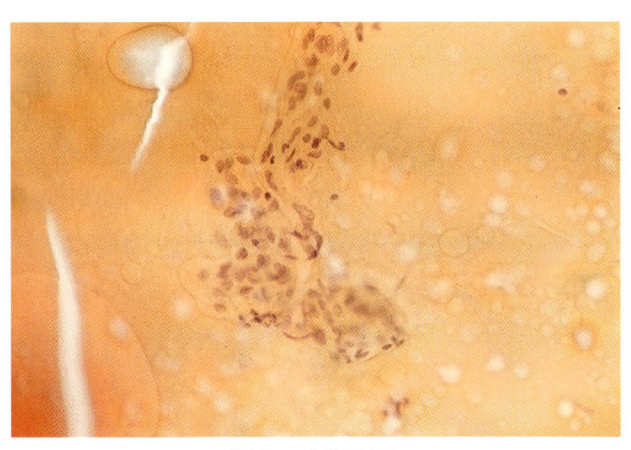

写真9（参考例）

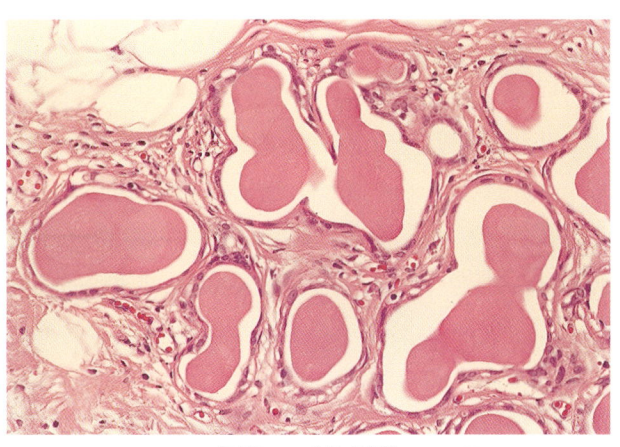

写真10（参考例）

Case 37

患者：50歳，女性．

主訴：右乳房腫瘤，ACE領域に約3cmの腫瘤を触知．

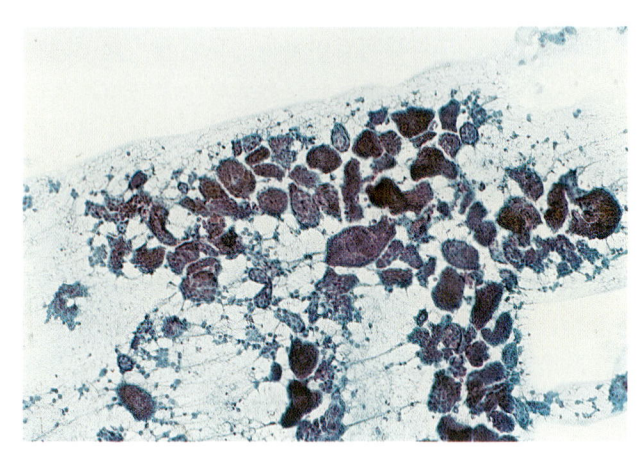

写真1

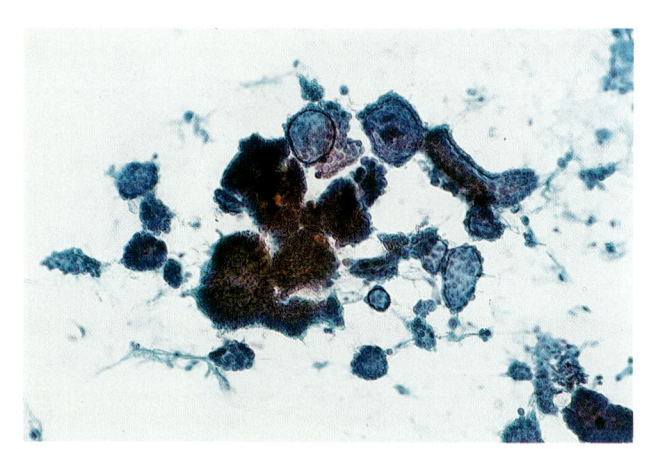

写真2

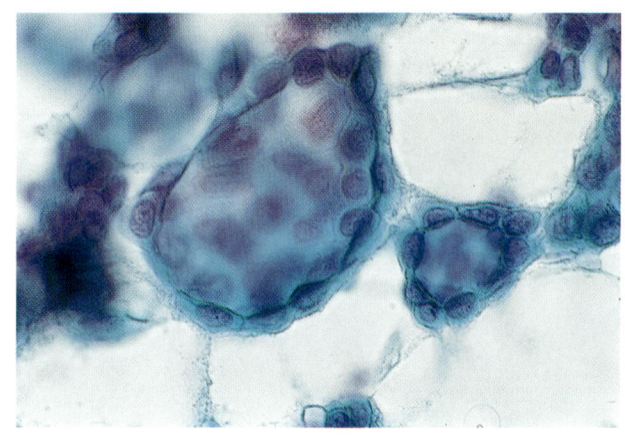

写真3

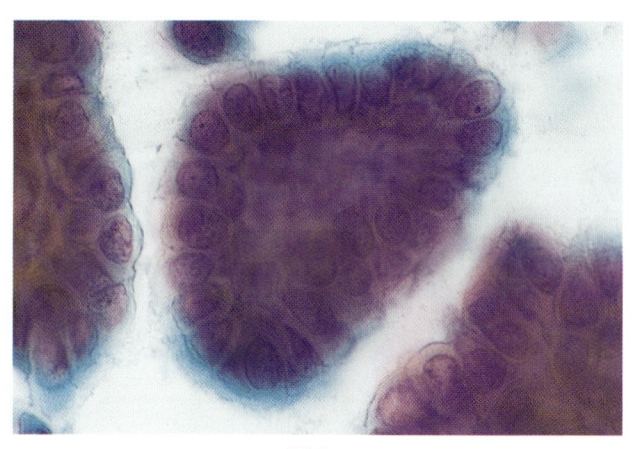

写真4

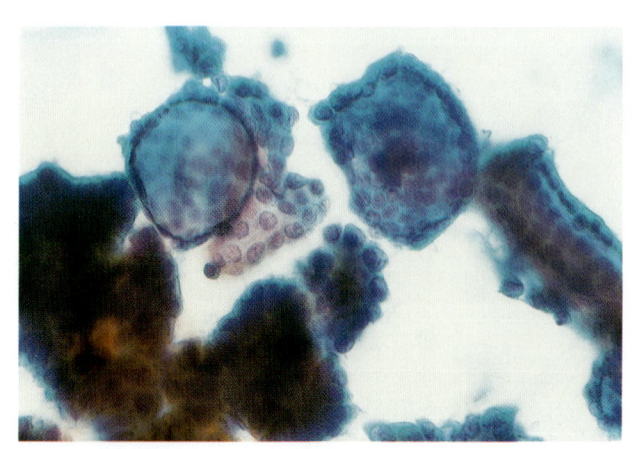

写真5

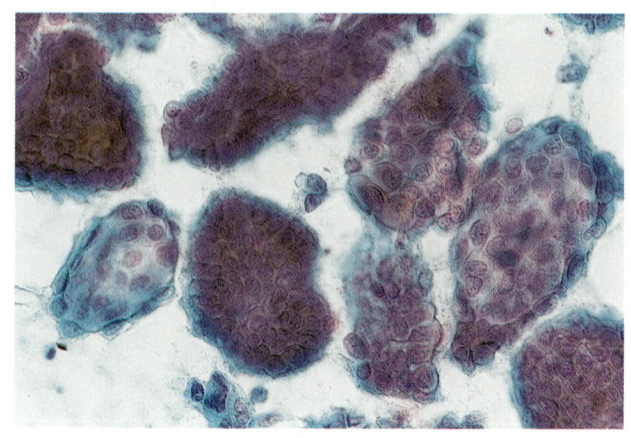

写真6

判定区分	推定組織型
□ 正常あるいは良性 □ 鑑別困難 □ 悪性の疑い ■ 悪性	浸潤性微小乳頭癌 組織診断 **浸潤性微小乳頭癌** （Invasive micropapillary carcinoma）

解 説　標本には50〜100個の細胞からなる小型あるいは中型の細胞集塊を認める．いずれの集塊も結合性が強く散在性細胞の出現は少ない（**写真1，2**）．マリモ状を呈する集塊内には腔形成が見られ，集塊最外層の核配列には縦あるいは横並びなどの極性が認められる（**写真3，4**）．集塊を構成する細胞は上皮細胞のみで二相性は見られず，核形態は比較的均一であるものの，著明なクロマチン増量から悪性の診断は容易である（**写真5，6**）．

　組織学的には，癌巣は微小乳頭状あるいは管状構造を呈するinvasive micropapillary carcinoma（IMPC）である（**写真7，8**）．個々の癌巣は，免疫組織学的には上皮マーカー（EMA）にてIMPCの特徴である極性の逆転を示唆する間質側の細胞膜に陽性所見を呈する（**写真9**）．さらに超微形態的にも一層の管状構造を示す腺管は間質側に微絨毛が認められる（**写真10**）．本例のように腔形成が見られるIMPCは比較的まれではあるが，このような型でも①小型〜中型の立体的集塊の出現が目立つ，②立体的集塊辺縁に微絨毛の存在を示唆する"けばだち状"の所見を有する，など典型的IMPCとの共通細胞像が存在している．なお，臨床病理学的にIMPCはリンパ節転移が多いことから，同組織型が推定された場合はその旨を臨床に報告する必要がある．

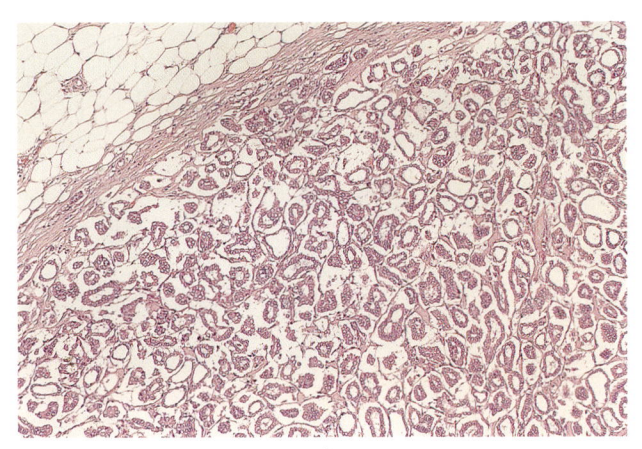

写真7

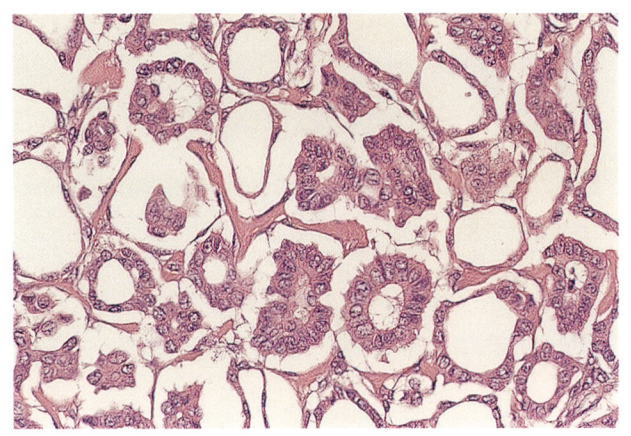

写真8

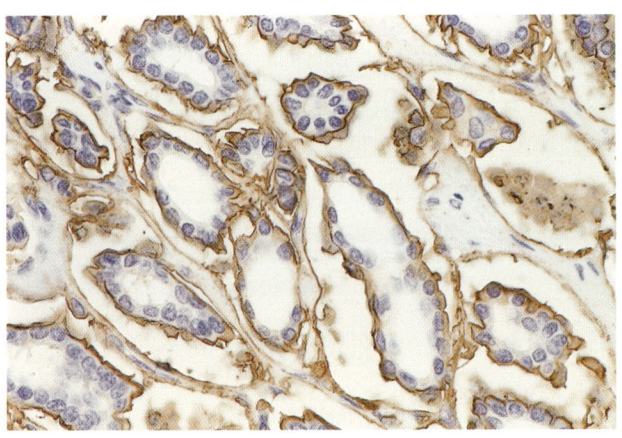

写真9（EMA染色）

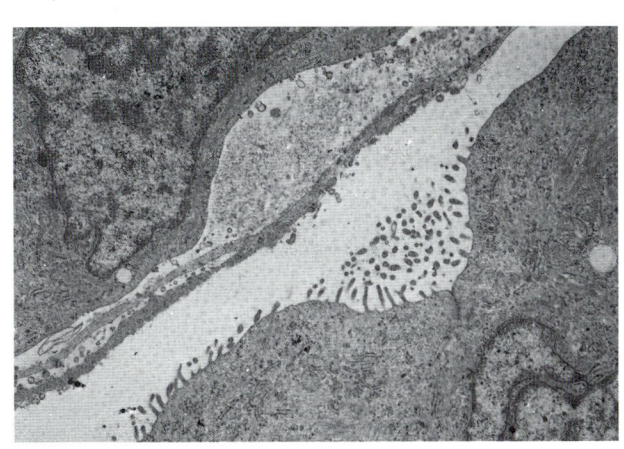

写真10

Case 38

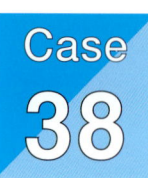

患者：83歳，女性．

主訴：右乳房腫瘤，A領域に約4cmの腫瘤を触知．

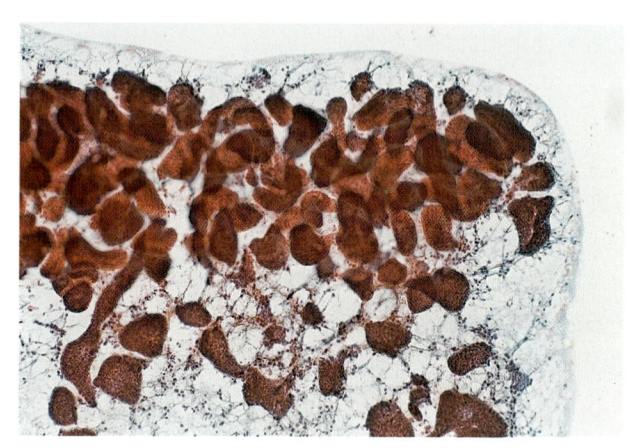

写真1

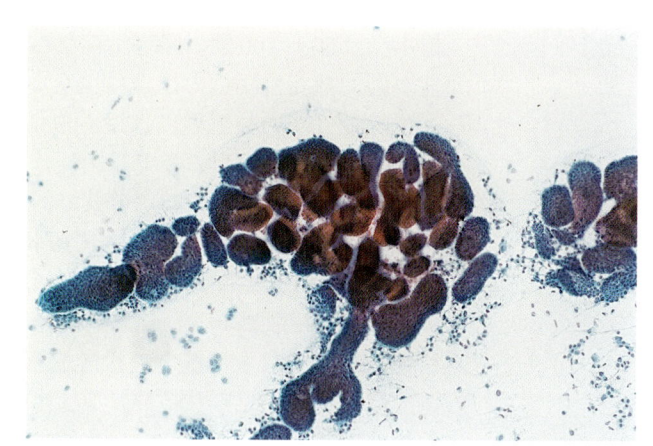

写真2

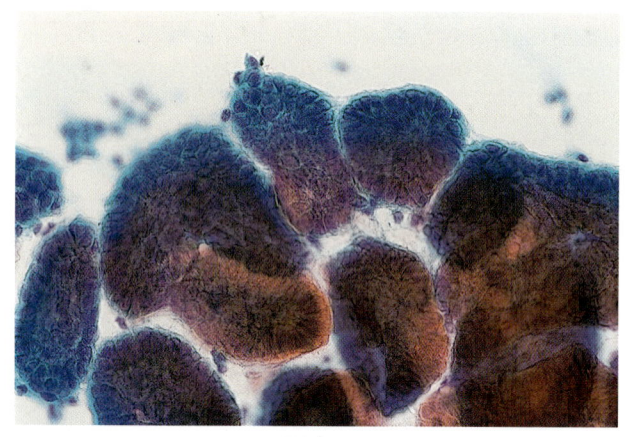

写真3

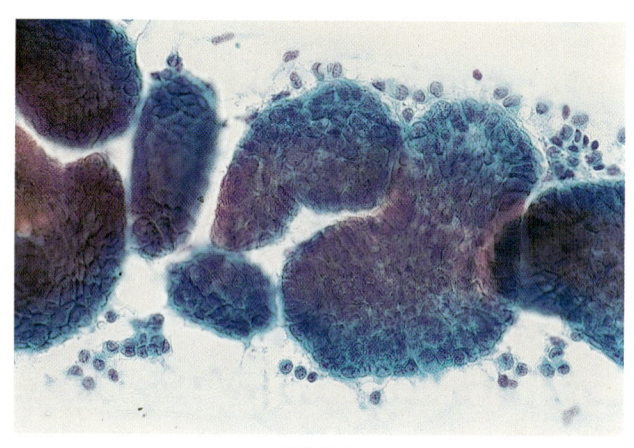

写真4

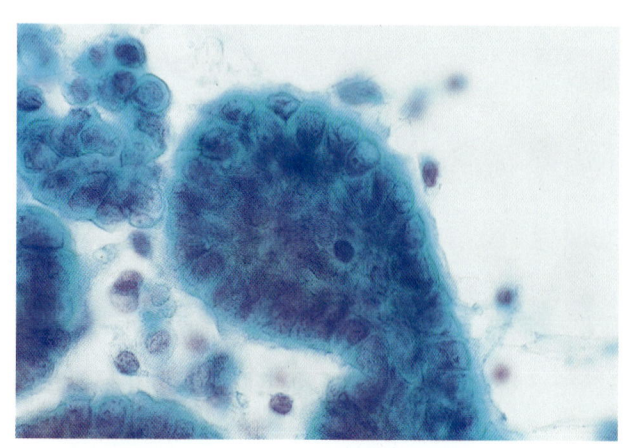

写真5

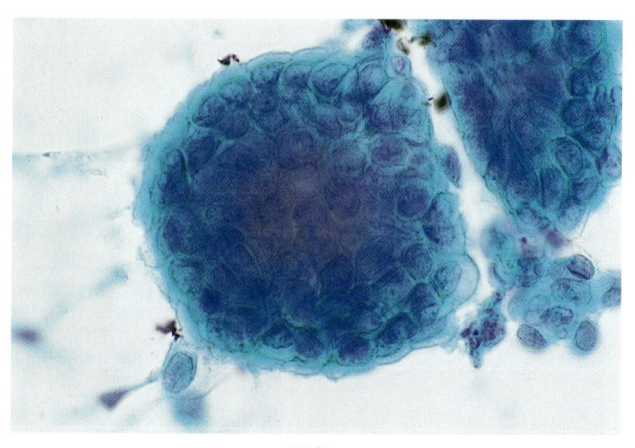

写真6

判定区分	推定組織型
□ 正常あるいは良性	浸潤性微小乳頭癌
□ 鑑別困難	組織診断
□ 悪性の疑い	**浸潤性微小乳頭癌**
■ 悪性	(Invasive micropapillary carcinoma)

解説　弱拡大像では小型から中型の細胞集塊が多数認められ，その形状は球形〜不整形で多彩である（**写真1，2**）．強拡大像ではN/C比の増大，著明なクロマチン増量，核の大小不同などの細胞異型が観察されることから悪性の診断は容易である（**写真3〜6**）．

組織学的には微小乳頭状の癌巣周囲には網目状の間質が存在しており，両者間には隙間がある典型的なinvasive micropapillary carcinoma（IMPC）の像である（**写真7，8**）．本型の細胞像は組織像を反映し，腫瘍細胞は結合性のある立体的小集塊として観察される．特徴として，集塊最外層の核配列の極性，集塊辺縁部の微絨毛の存在から"けばだち状"の所見があげられる（**写真6**）．したがって，弱拡大で多数の立体的細胞集塊を認めたときは，集塊辺縁部の状態に着目することが重要である．また組織学的には典型的なIMPCの像を示しているにも関わらず，穿刺細胞像では特徴的な立体的小集塊の出現が少なく，多数の散在性細胞の所見を呈してくることもある（**写真9**）．さらに低乳頭癌でもIMPC類似の立体的小集塊が認められることがある（**写真10**）．したがって，集塊周囲の細胞が孤立散在性細胞である場合はIMPCを，集塊周囲に結合性の強いシート状集塊が見られたときは，むしろ低乳頭癌を組織型推定する必要がある．

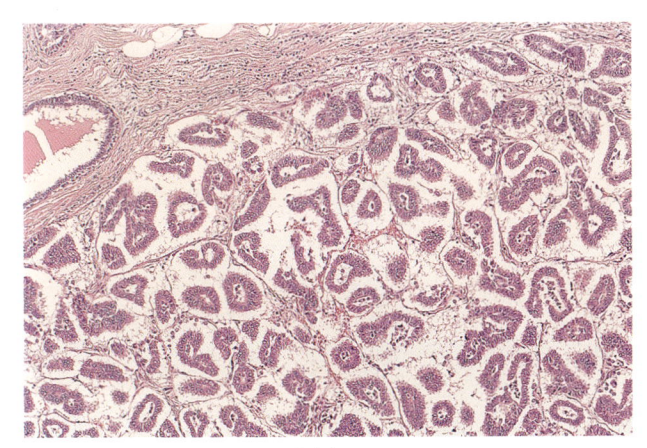

写真7

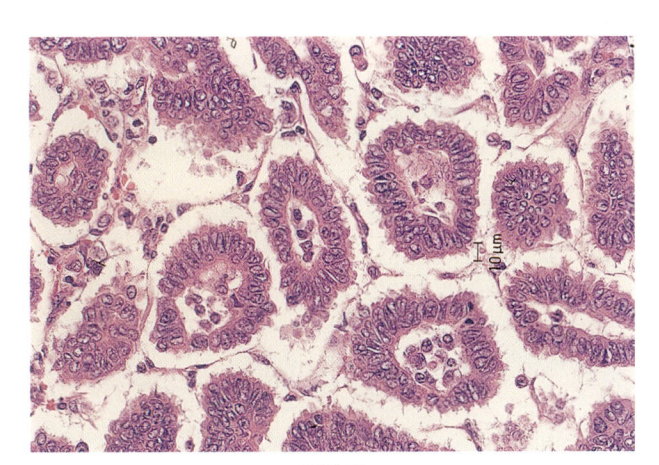

写真8

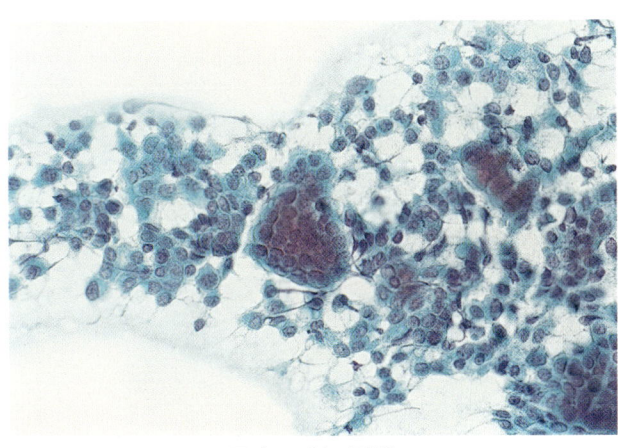

写真9（参考例）

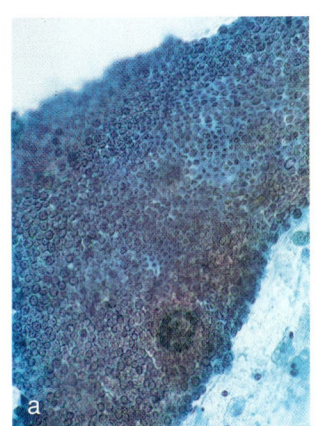

写真10（参考例）

Case 39

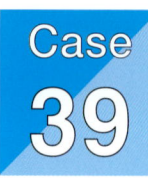

患者：58歳，女性．

主訴：左乳頭部びらん
検体：乳頭部擦過細胞診

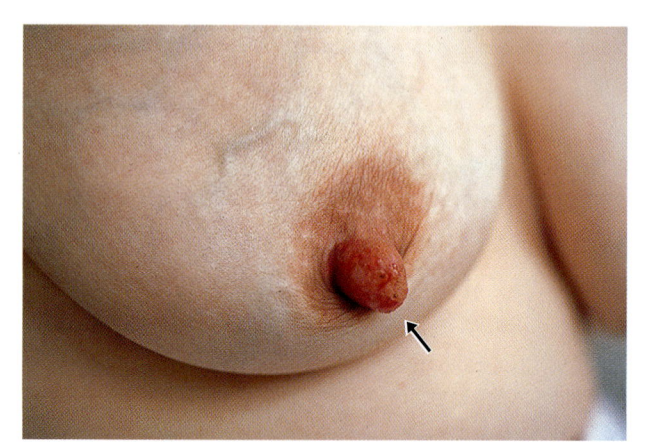

写真1

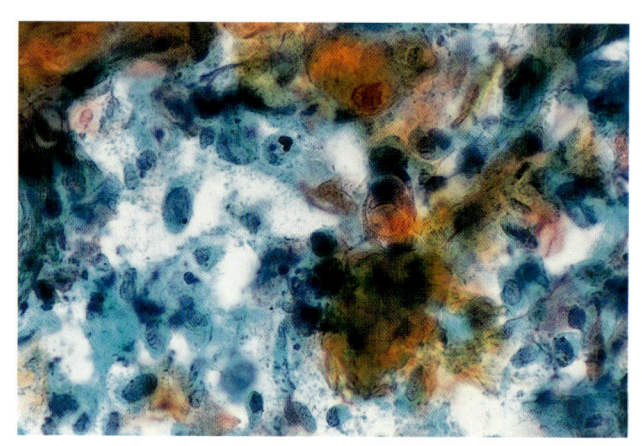

写真2

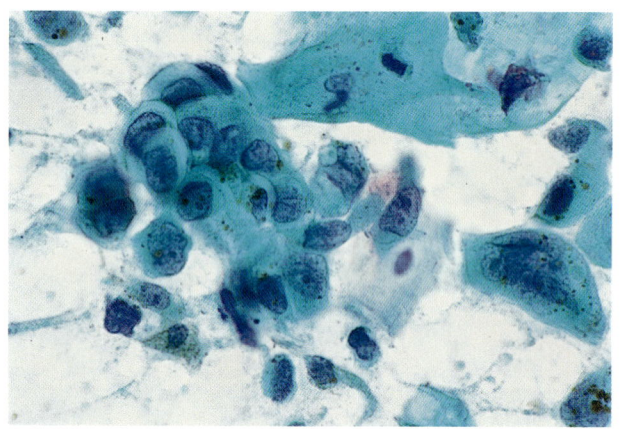

写真3

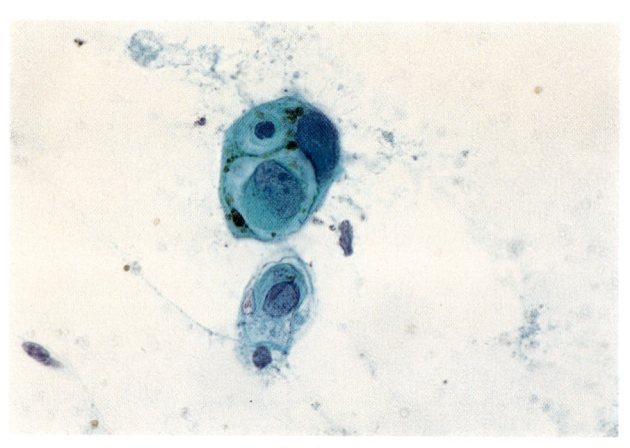

写真4

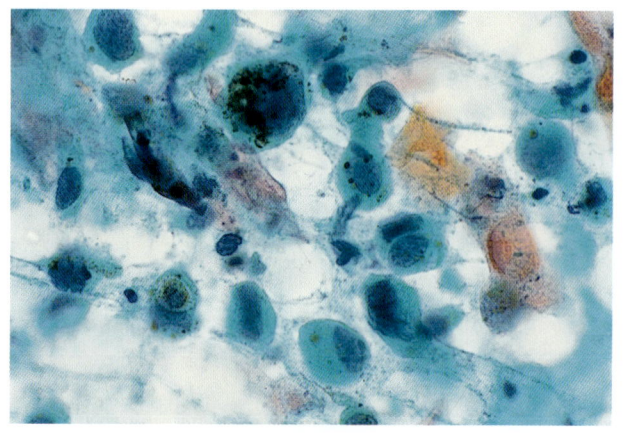

写真5

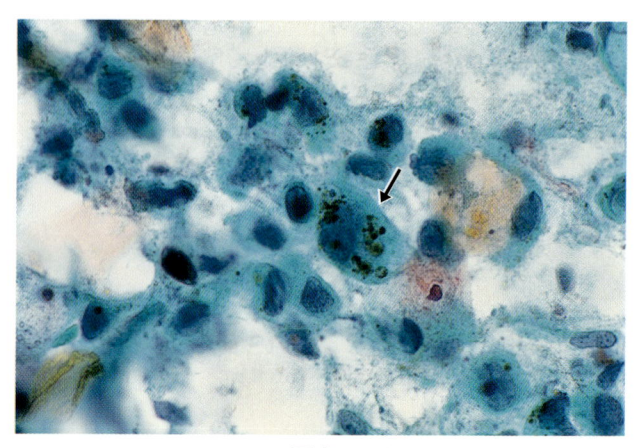

写真6

判定区分	推定組織型
□ 正常あるいは良性 □ 鑑別困難 □ 悪性の疑い ■ 悪性	Paget病 組織診断 **Paget病（Paget's disease）**

解説　表皮由来の扁平上皮細胞（有核〜無核の鱗片状）を背景に，散在性にPaget細胞を認める．Paget細胞は大型で円形〜類円形のものが多く，平面的に配列し重積は少ない（写真2〜6）．クロマチンは増量しており比較的大型の核小体を有し，核膜の不整が顕著である．細胞質はライトグリーンに淡染し豊富で，相互封入像も観察される（写真3, 4）．さらに粗大なメラニン顆粒を保有する細胞が見られる点も大きな特徴である（写真6；矢印）．

　組織学的には表皮内に明調，大型の細胞質を持つPaget細胞（写真7）が点在性に認められ，乳腺内には非浸潤性乳管癌が存在している典型的なPaget病である（写真8）．腫瘍細胞は免疫染色にてc-erbB2抗体に陽性のことが多いといわれている．

　Paget病は臨床的には写真1のように，初期病変の場合は乳頭部にびらん・発赤を呈することが多く，湿疹として治療されることがある．鑑別すべき乳腺病変としては良性の乳頭部腺腫があげられる．乳頭部腺腫の細胞は通常小型核を有する結合性の強い細胞集塊が乳頭状からシート状に出現することが多い．しかし穿刺吸引細胞診では細胞異型，構造異型の点から乳癌との鑑別が困難な症例が少なからず存在する．したがって病変が乳頭部あるいはその周辺に存在しているという臨床情報が非常に大切である．またメラニン顆粒を有する細胞の存在が本腫瘍の特徴であるが（写真6），悪性黒色腫との鑑別はPaget細胞に見るメラニン顆粒は大型で，大きさも不均一である反面，悪性黒色腫細胞でのメラニン顆粒は繊細で微小均一な分布を呈してくる点である．さらにPaget細胞は扁平上皮癌の非角化細胞にも類似（写真4）するが，細胞質には扁平上皮癌のような重厚感が見られず，ライトグリーン淡染性を示すことから区別できる．

　なお，乳癌取扱い規約において癌が間質に著しい浸潤を示すものはPaget病と診断せず，パジェトイド（Pagetoid）癌とすると定められている．その場合は癌の主病巣の組織型に分類し，表皮内進展の存在を附記するとしている．Paget病の乳腺内病変のほとんどは非浸潤癌であり，腫瘤として触知されることは少ないので，大きな腫瘤が触れた場合はパジェトイド癌の可能性が高い．臨床病理学的に，Paget病は閉経後に発生することが多く，その発生頻度は全乳癌のおよそ0.5％と比較的まれな組織型である．

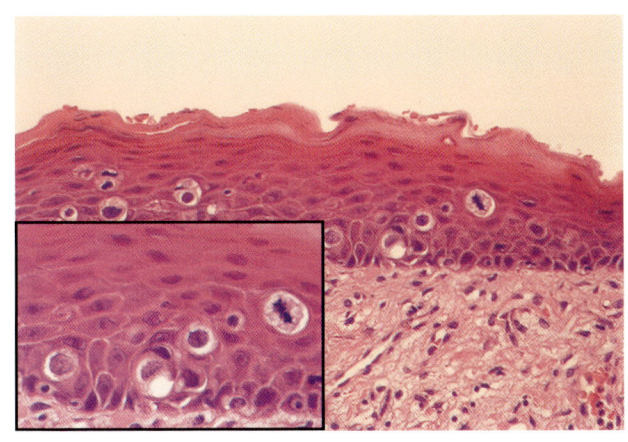

写真7

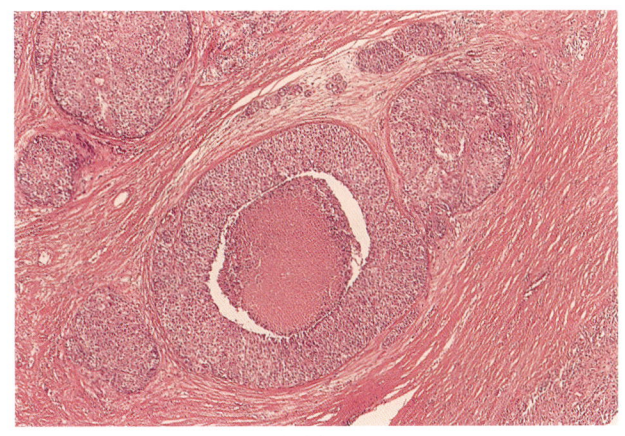

写真8

Case 40

患者：31歳，女性．

主訴：検診にて右乳房腫瘤を指摘．右C領域，約2cmの可動性良好な腫瘤．

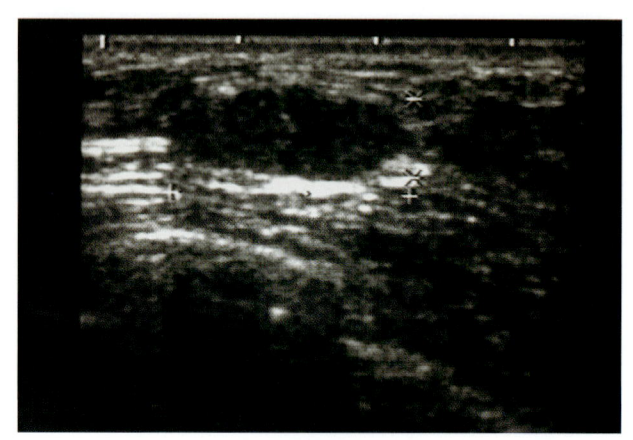

写真1

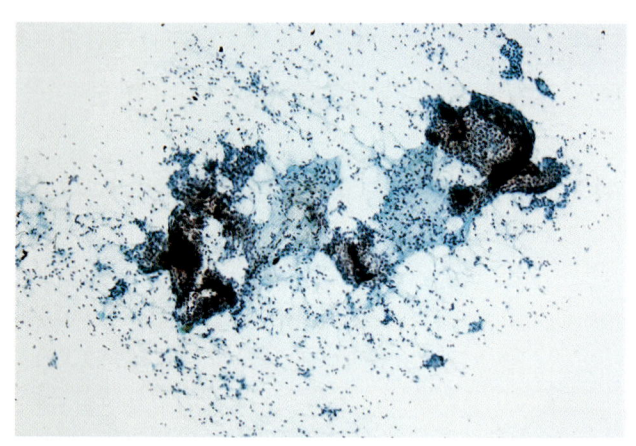

写真2

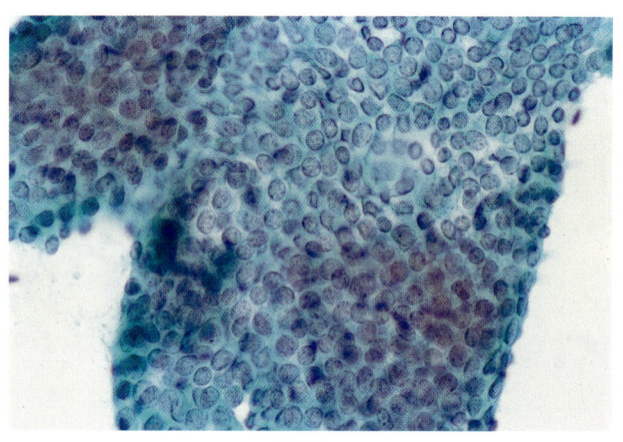

写真3

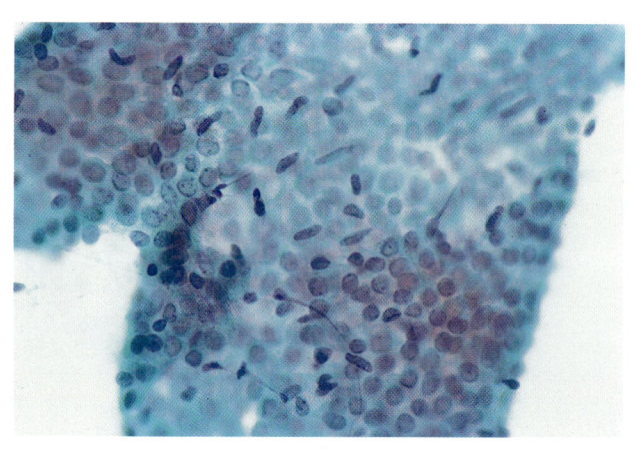

写真4

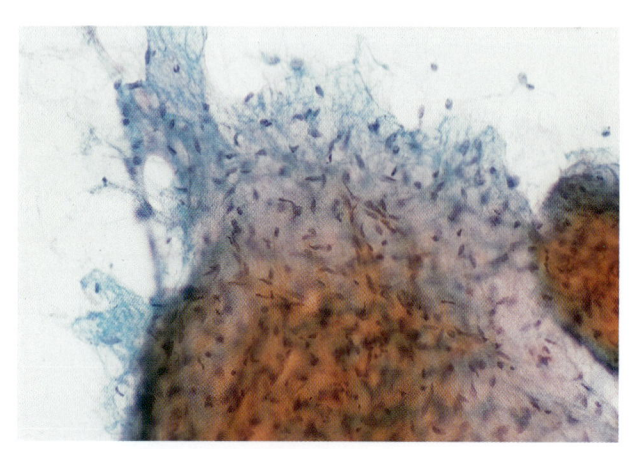

写真5

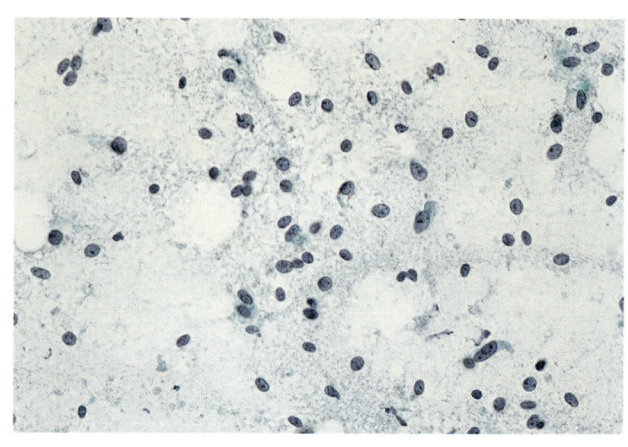

写真6

判定区分	推定組織型
■ 正常あるいは良性 □ 鑑別困難 □ 悪性の疑い □ 悪性	線維腺腫 組織診断 **線維腺腫：管内型** （Fibroadenoma: intracanalicular type）

解説　超音波検査では楕円形の境界明瞭な腫瘤で，微細均一な内部エコーを伴っている（写真1）．このような像を示す病変としては，良性では線維腺腫，悪性では充実腺管癌があげられるが，写真のように楕円形で後方エコーが増強している場合，ほとんどが良性病変（線維腺腫）である．なお，後方エコー増強の原因は浮腫状〜粘液腫状に増殖した間質結合織成分に由来するといわれている．

　細胞診上，腺上皮細胞は主にシート状に出現しており，その背景には大型の粘液腫状変化を示す間質組織片および小型裸核様細胞が認められる（写真2）．腺上皮細胞の核は，軽度の肥大を示すもののクロマチンの増量や大小不同は軽度で，明らかな細胞異型は見られない（写真3）．またフォーカスを上下することによって，小型紡錘形で濃縮核を有する筋上皮細胞が多数認められてくる（写真4）．背景の粘液腫状変化を示す間質組織片内の細胞（線維芽細胞）は類円形〜楕円形の核を有しており核異型は観察されない（写真5）．さらに出現している小型裸核細胞は，紡錘形の双極裸核（線維芽細胞由来）と円形で濃縮状クロマチンを有する筋上皮細胞が混在して出現していることがわかる（写真6）．以上の細胞所見からは線維腺腫で，亜型としては管内型が考えられる．組織学的には，浮腫状〜粘液腫状に増殖した間質結合織成分と分枝管状形態を示す乳管を認めることから典型的な管内型線維腺腫である（写真7, 8）．

　鑑別すべき組織型としては葉状腫瘍があげられる．両者の鑑別点としては，間質結合織成分である線維系細胞の異型性（核異型）の差がポイントとなる．すなわち葉状腫瘍では粘液腫・浮腫様に変性した大型間質片が線維腺腫と比べて高頻度に見られ，その核も大型で核小体の腫大や核の切れ込みなどの不整を認めることが多い．一方，線維腺腫の核は小型で類円〜楕円形であり濃縮状を呈してくる．

　線維腺腫は乳管上皮の成分と間質結合織の成分が同時に増殖をきたす腫瘍であり，その組織学的特徴により管内型，管周囲型，類臓器型，乳腺症型の4亜型に大別される．最近は臨床的には亜分類は行われない方向にあるが，画像では各亜型によって所見に差が見られるため亜分類を望む専門医が多い．また，細胞診断においてもそれぞれの亜型により細胞所見が異なっているので，精度管理の意味も含めて，できるだけ亜分類を行い病理診断との整合性を図ることが必要である．

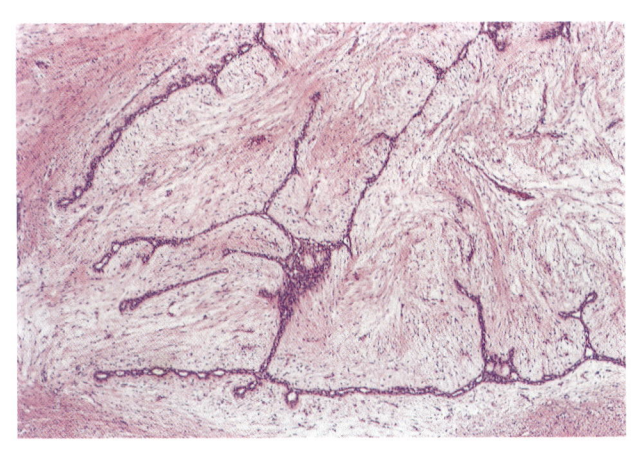

写真7

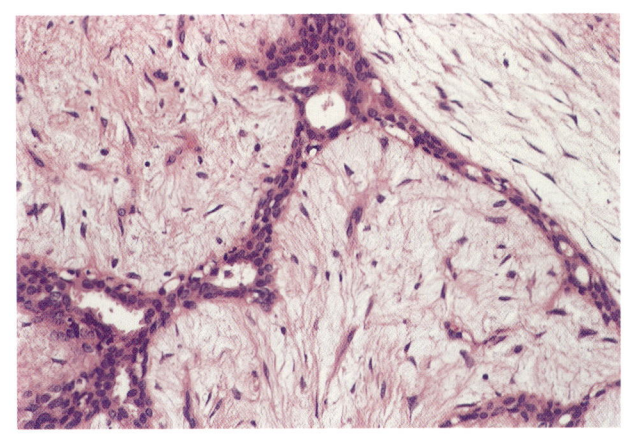

写真8

Case 41

患者：38歳，女性．

主訴：右乳房B領域，約2cmの腫瘤．超音波検査では楕円形，内部エコー均一な限局性腫瘤像．

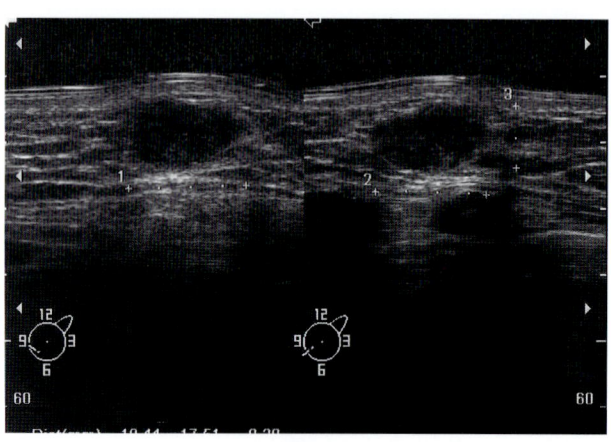

写真1

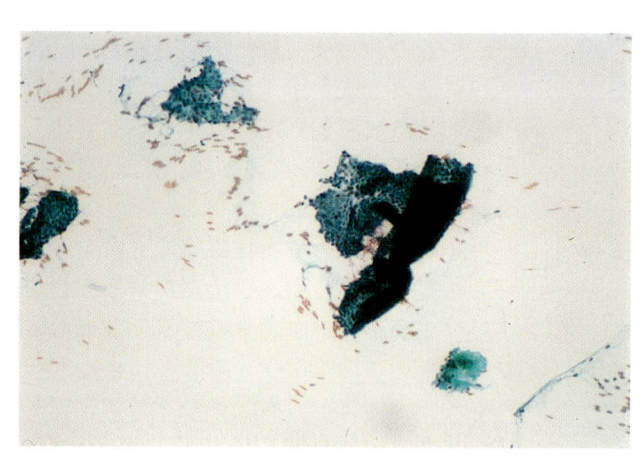

写真2

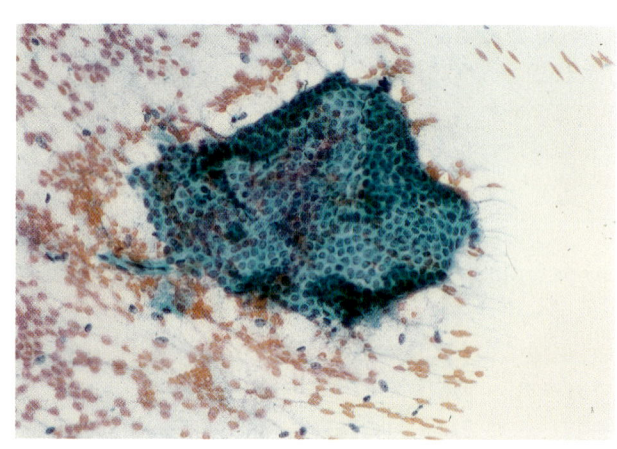

写真3

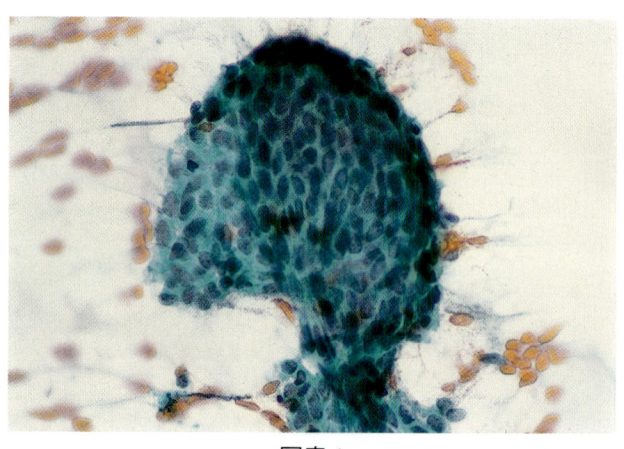

写真4

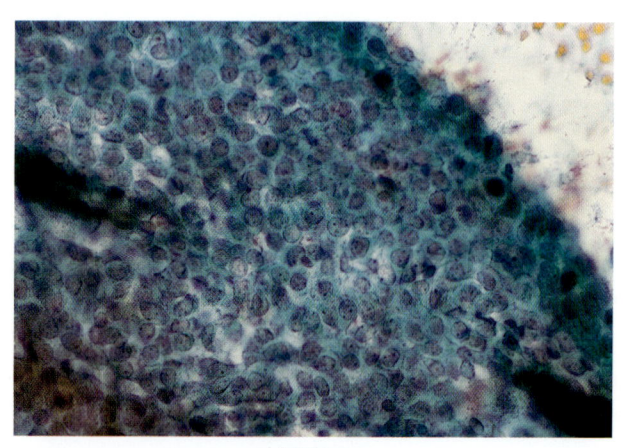

写真5

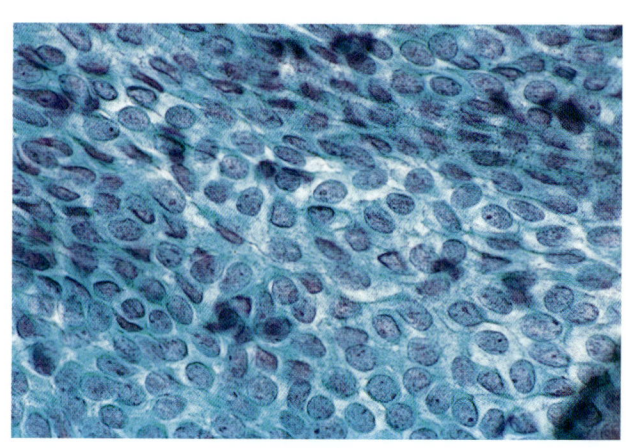

写真6

判定区分	推定組織型
■ 正常あるいは良性 □ 鑑別困難 □ 悪性の疑い □ 悪性	線維腺腫 組織診断 　**線維腺腫：管周囲型** 　（Fibroadenoma: pericanalicular type）

解説　少数の双極裸核を背景に認め，採取細胞の多くは結合性の強いシート状，あるいは腺管状の一部広がった細胞集塊として出現している（**写真2～6**）．このような細胞像からは非浸潤性乳管癌との鑑別が必要になるが，出現する細胞の結合性は強く，多数の筋上皮細胞との二相性が確認されることから，良性病変と判断できる．組織型推定に関しては明らかな間質増生所見が見られないときは乳腺症との鑑別が必要となる．本例は超音波検査において典型的な線維腺腫の像を呈しており，両者の所見を総合的に判定すれば線維腺腫の診断は可能であるが，これはあくまでも画像所見を加味した結果であり，この情報が得られないときは"線維腺腫あるいは乳腺症"としての細胞診断に留まることがある．

　組織学的には管内型と異なり，間質に圧排されず円形を保つ管腔状の腺腫成分の周囲を線維性結合織が取り囲み増殖する像が見られ，線維腺腫・管周囲型の典型例である（**写真7, 8**）．

　線維腺腫は孤立性（**写真1：超音波像**），または多発性に発生する良性腫瘍であり，線維成分と上皮成分の比率や増生の度合いなどにより管内型，管周囲型，類臓器型，乳腺症型などに亜分類されている．本例の組織亜型である管周囲型によく似た亜型としては管内型があげられるが，管周囲型は管内型に比べ，組織像を反映し上皮成分が多く，双極裸核は少ないのが特徴とされる．また粘液腫様の間質も少ないことが多く，判定にあたっては上皮性成分とともに周囲の間質由来の細胞も十分に観察することが肝要である．ただし，線維腺腫の亜型診断は症例によっては推定可能な場合があるが，通常はいくつかの亜型が混在するのが一般的であることから，細胞像から1つの組織亜型を導き出すのは困難なことが多い．

　硬癌においても双極裸核や間質結合織が出現し，あたかも線維腺腫のように見えることがある．両者に出現する双極裸核の形態に差異は認めないものの間質結合織には相違が見られる．すなわち硬癌では緑～黄色調で濃染した間質結合織が見られるのに対して，線維腺腫ではそれらに加え，浮腫状あるいは粘液腫状の間質結合織が観察される．さらに細胞質内小腺腔の有無や特徴ある線状配列に着目することにより，鑑別は可能である．なお，広義の硬癌には乳頭腺管癌由来と充実腺管癌由来の2つがあるが，本例と区別すべき硬癌は前者である．

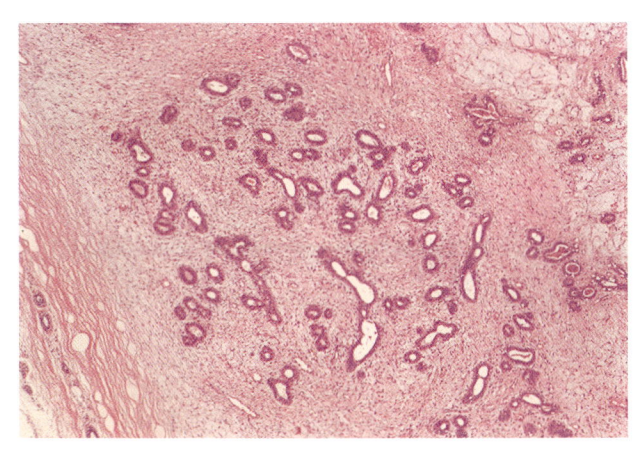

写真7 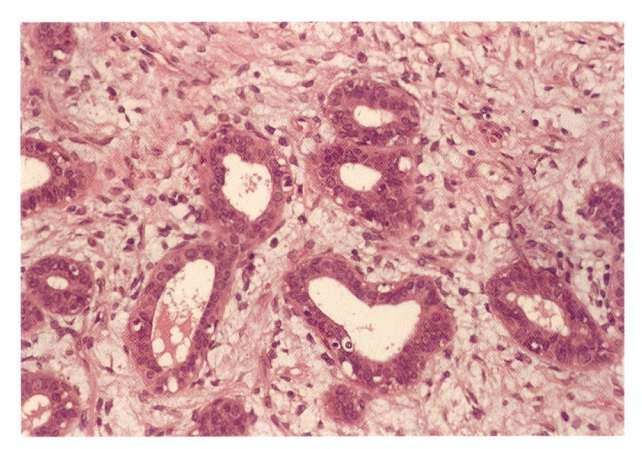　　　　　　　　　　　　写真8

Case 42

患者：43歳，女性．

主訴：右乳房にC領域約1.8cmの腫瘤を触知．

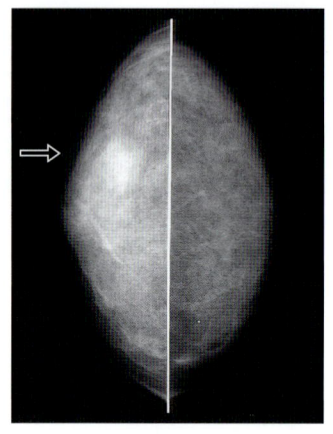

写真1

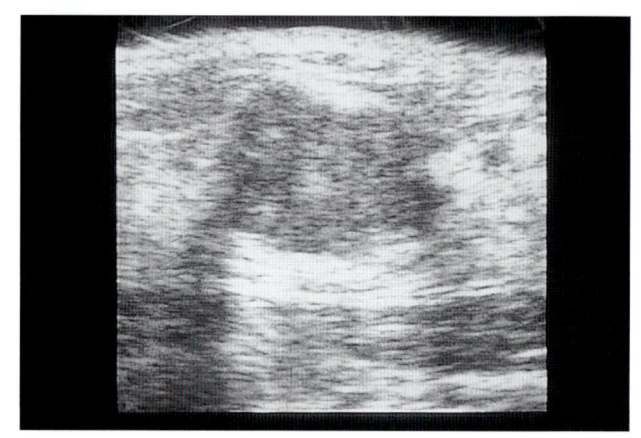

写真2

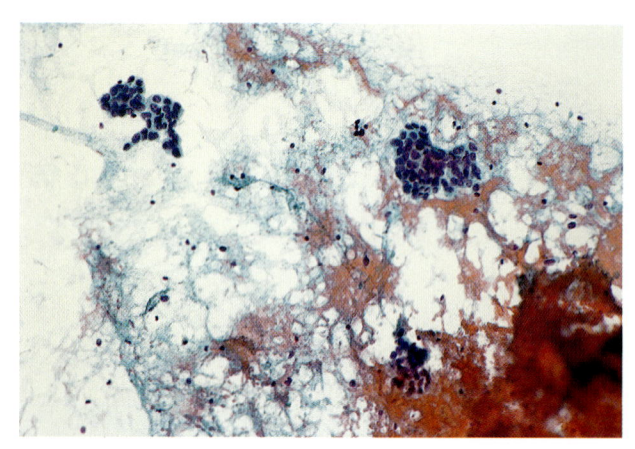

写真3

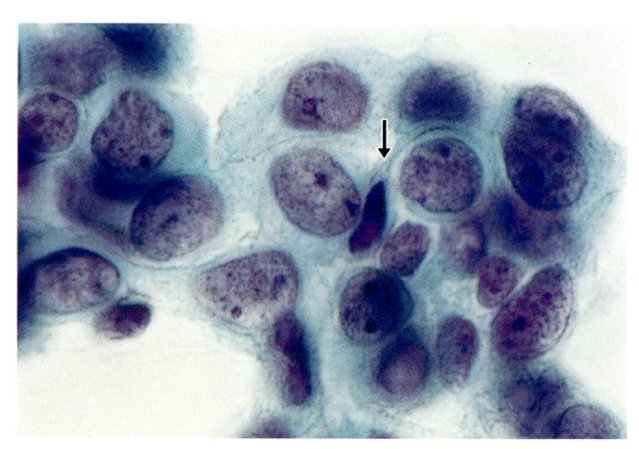

写真4

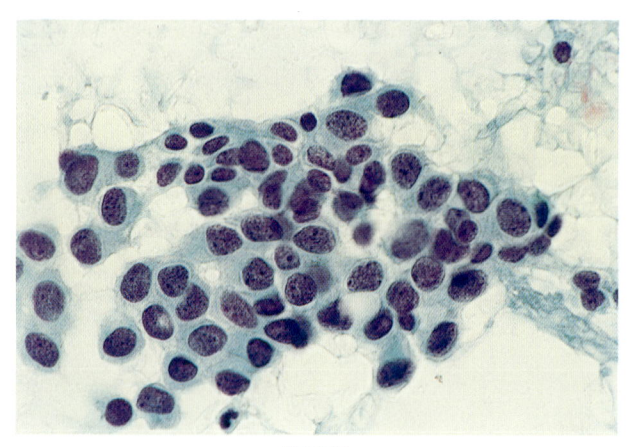

写真5

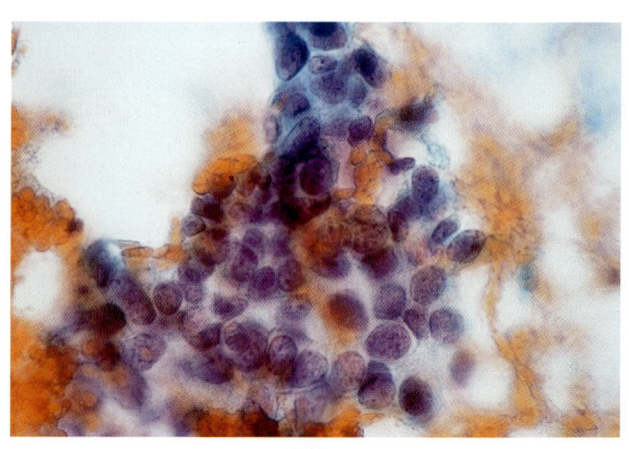

写真6

判定区分	推定組織型
☐ 正常あるいは良性 ■ 鑑別困難 ☐ 悪性の疑い ☐ 悪性	良性腫瘍を疑うが，乳頭腺管癌も否定できない． 組織診断 **線維腺腫：類臓器型** （Fibroadenoma: organoid type）

解説　マンモグラフィでは，右乳房C領域に局所的非対称性陰影が見られ癌を否定できない（写真1）．超音波では不整形の低エコー腫瘤で，縦横比からは悪性を疑わせるが，外側陰影と後方エコーの増強が見られ良性腫瘍との鑑別を要する（写真2）．

細胞所見は，出血性背景と少数の裸核様細胞とともに上皮性細胞集団が出現している（写真3）．腫瘍細胞はN/C比大で，核も大きくクロマチンの増量も認められる（写真4〜6）．細胞集団の中央に筋上皮様細胞が見られたが1個であり（写真4；矢印），二相性は明確ではない．また，不規則重積性配列の存在も含め（写真6），癌が否定できないことから鑑別困難として生検を施行した．

組織学的には線維腺腫（類臓器型）であった（写真7〜10）．平滑筋アクチン染色で明瞭な筋上皮細胞が確認できる（写真10）．類臓器型は線維腺腫の一亜型で，上皮成分が小葉構造への分化を示しているが，頻度はそれほど多くはない．

本例は鑑別困難としたが，細胞所見の再検討からクロマチンの増量は見られるものの，均等分布（写真4，5）示している点が癌と異なると考えられる．なお，細胞診で偽陽性になりやすい線維腺腫には類臓器型に加えて乳腺症型がある．

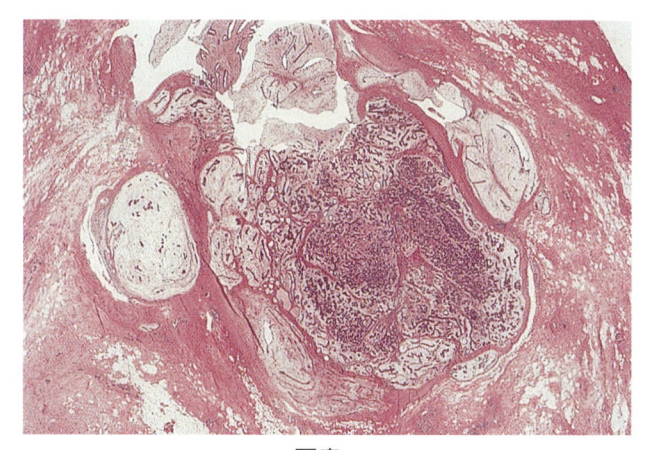

写真7

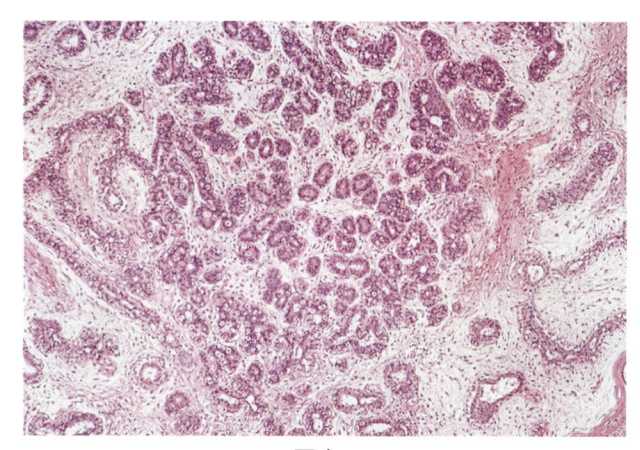

写真8

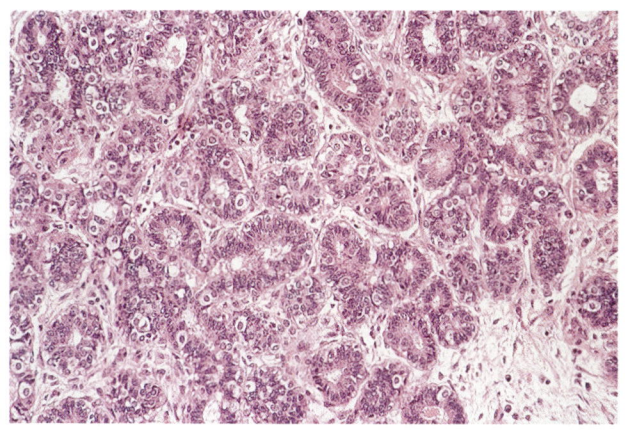

写真9

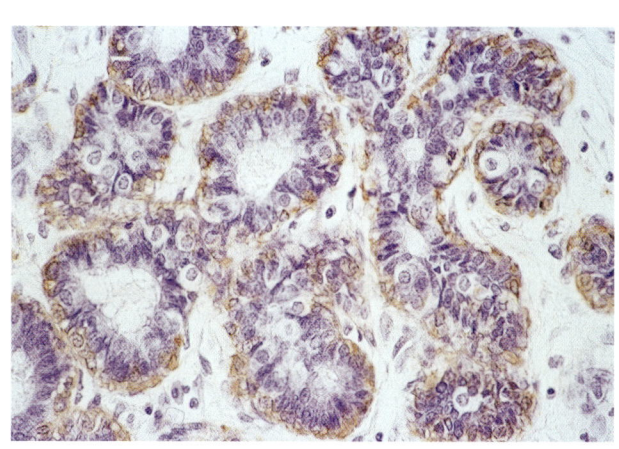

写真10（SMA染色）

Case 43

患者：32歳，女性．

主訴：左乳房C領域に約3.5cmの腫瘤を触知．3か月前より急速に増大．

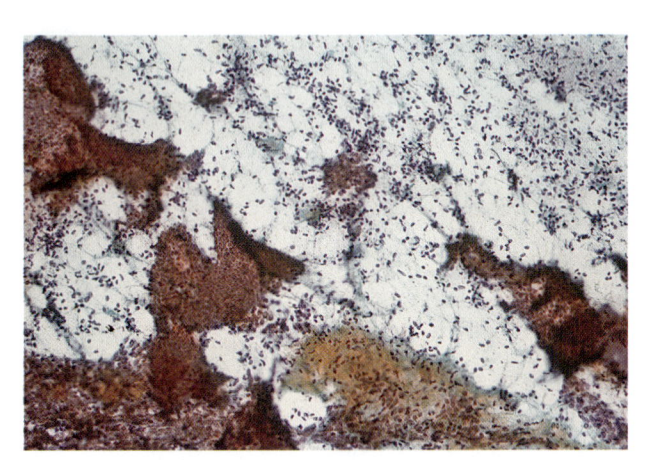

写真1

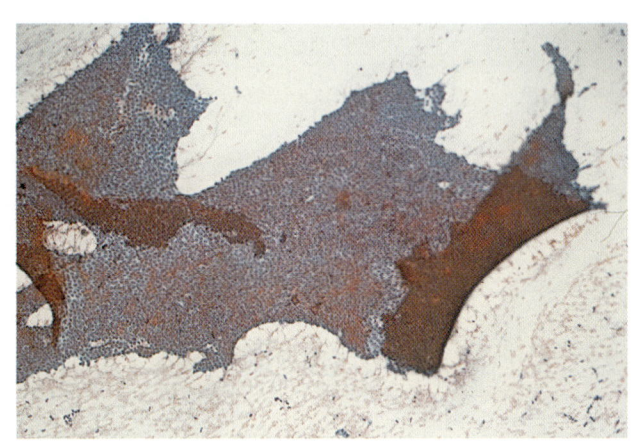

写真2

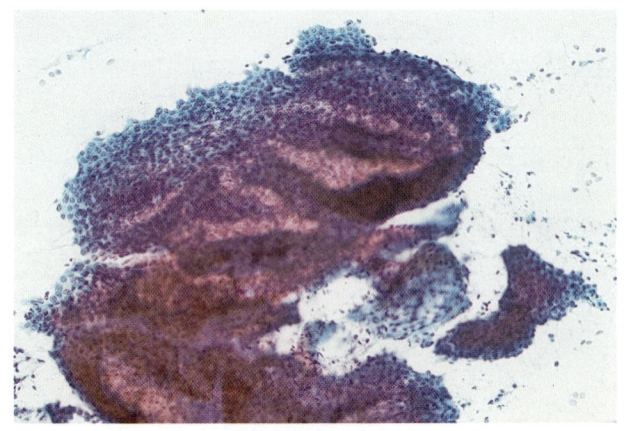

写真3

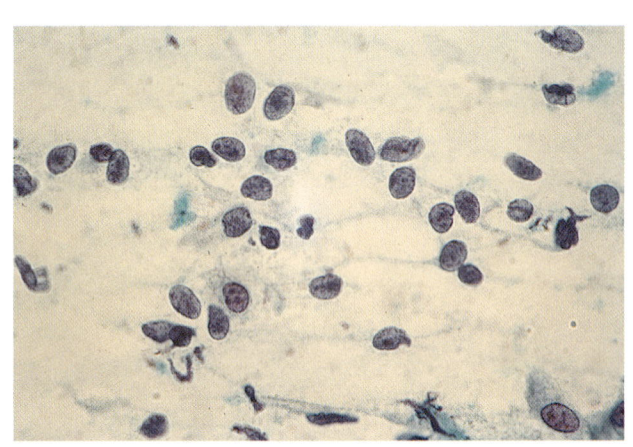

写真4

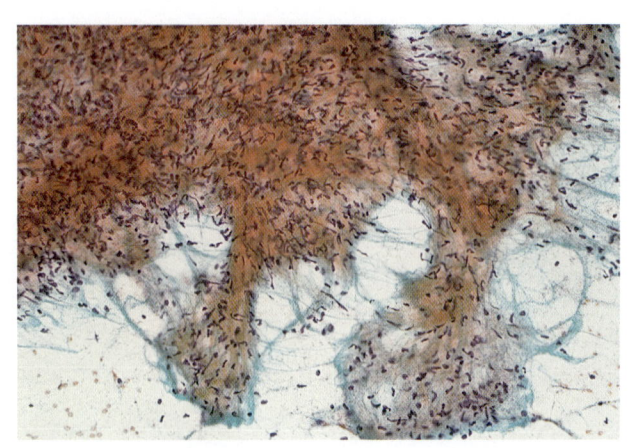

写真5

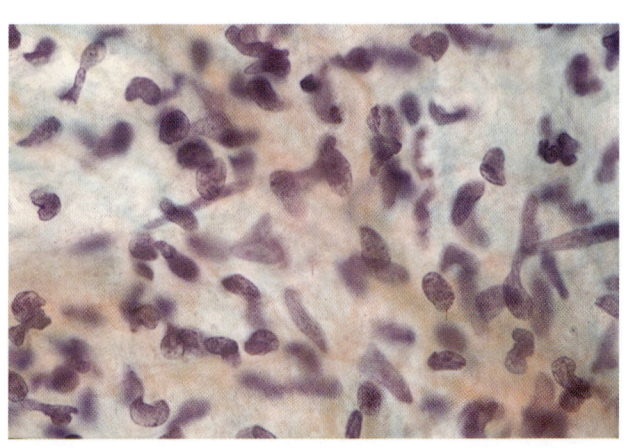

写真6

判定区分	推定組織型
■ 正常あるいは良性 □ 鑑別困難 □ 悪性の疑い □ 悪性	葉状腫瘍：良性 **組織診断** **葉状腫瘍：良性**（Phyllodes tumor: benign）

解説　良性葉状腫瘍（benign phyllodes tumor：BPT）は線維腺腫と同様，「結合織性および上皮性腫瘍」に分類される．その組織学的特徴である上皮細胞と間質細胞の増生からなるbiphasic patternは細胞診においても共通した特徴であり（**写真1**），そのため鑑別診断がしばしば問題になる．以下に組織学的背景を踏まえて両者を比較しつつ，BPTの典型的細胞所見を述べる．

適確な穿刺吸引が行われた場合には，BPTでは線維腺腫より多くの上皮細胞集塊と間質成分が見られる．背景には葉状構造部分の拡張した腺腔内に由来する組織球を見ることが多い．上皮細胞集塊は結合性良好で通常ほつれなどはなく，筋上皮細胞との二相性を示す．線維腺腫では管内型，管周囲型などの組織亜型を反映して上皮が管状，分岐状または比較的小型なシート状配列を呈するのに対し，BPTでは中型〜大型のシート状出現を主体とする．特に長径1mm（対物レンズ10倍の視野にてほぼ半径に相当）を超えるほど大型で，かつ折れ曲がったような（紙を二折りにしたような形態；folded appearance，**写真2**）あるいは出現頻度は必ずしも高くはないが波打つような（カーテンが風に揺れるような形態；wavy appearance，**写真3**）形を示す上皮細胞集塊はBPTにかなり特徴的である．BPTの細胞診におけるこれらの所見は，間質の増生により肉眼でも見えるほどに拡張した葉状構造を縁取る上皮部分（**写真7**）に由来している．ただし，このような葉状構造を推定させる所見は，一部に葉状構造を伴う線維腺腫（FA with focal phyllodes pattern）にも見られるので鑑別診断に注意が必要である．個々の上皮細胞には異型性の目立たない均一な所見を見るが，線維腺腫と比べるとやや核径が大きくややactiveで，線維腺腫よりも扁平上皮化生を伴うことが多い．間質成分のなかでも孤在性に出現する間質細胞は裸核状，類円形から短紡錘形で長径10μm前後の異型性に乏しい核を有している（**写真4**）．線維腺腫よりBPTで数多く採取される傾向にあるものの，核径，核形など個々の間質細胞所見の比較ではBPTと線維腺腫の鑑別は不可能である．一方，組織学的に細胞密度や核分裂数などが基本的な鑑別点とされるように（**写真8**），細胞診においても間質細胞が間質組織片としてとられる場合は鑑別に役立つことがある．いずれの疾患においても浮腫状から粘液腫状を呈するが，内部の線維芽細胞の密度が高い場合にはBPTの可能性が考えられる（**写真5，6**）．

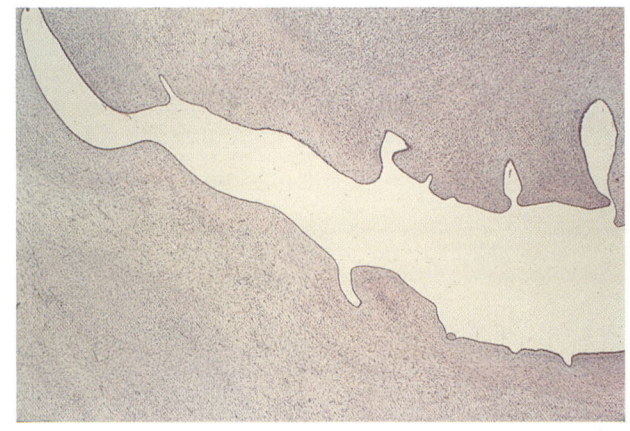

写真7

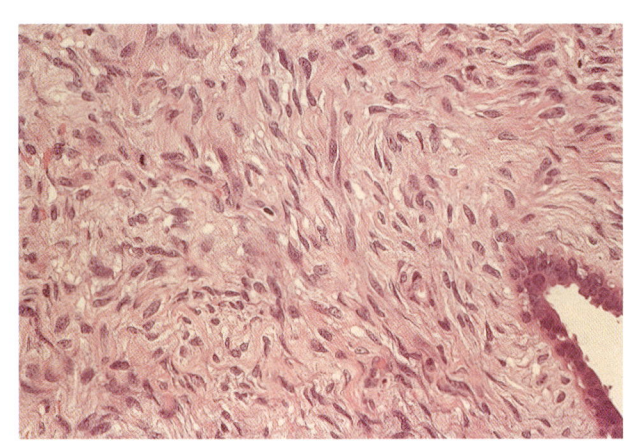

写真8

Case 44

患者：45歳，女性．

主訴：右乳房CD領域主体に約6×7cmの腫瘤を触知．

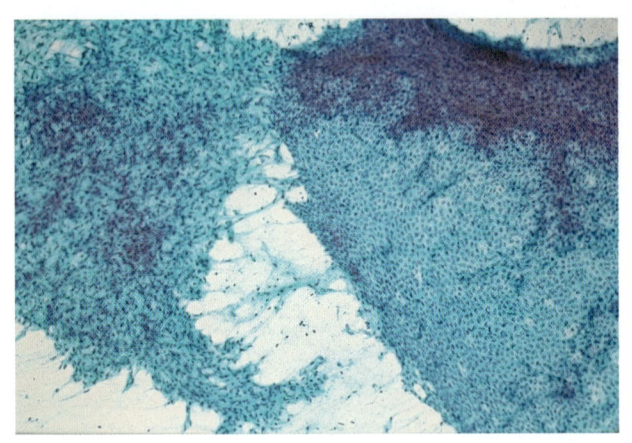

写真1

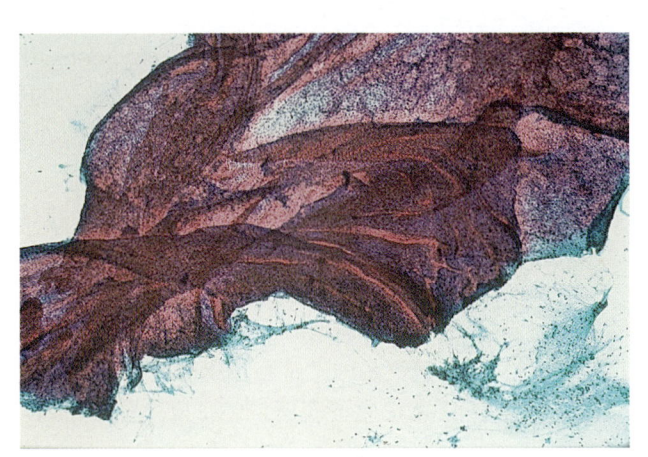

写真2

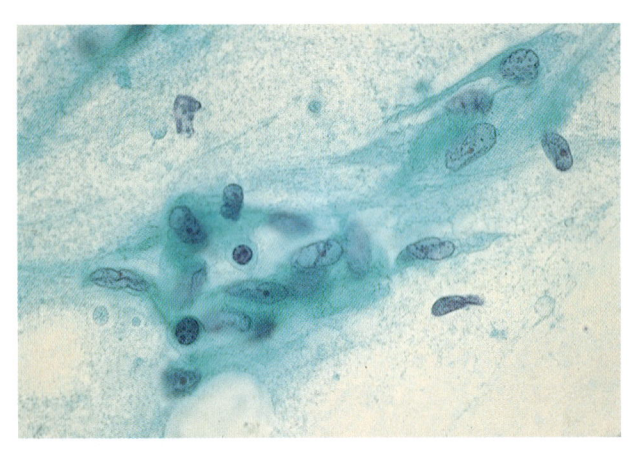

写真3

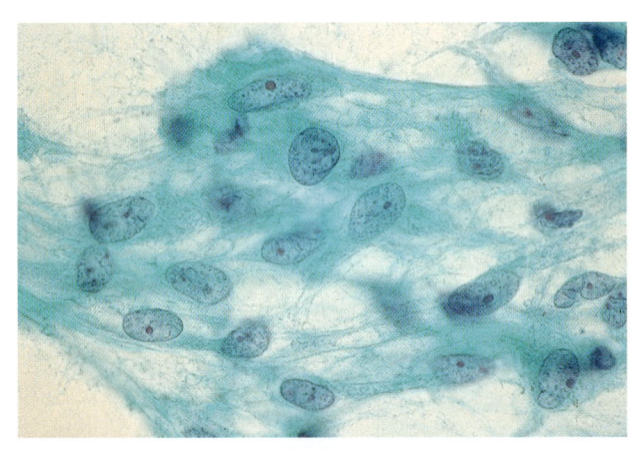

写真4

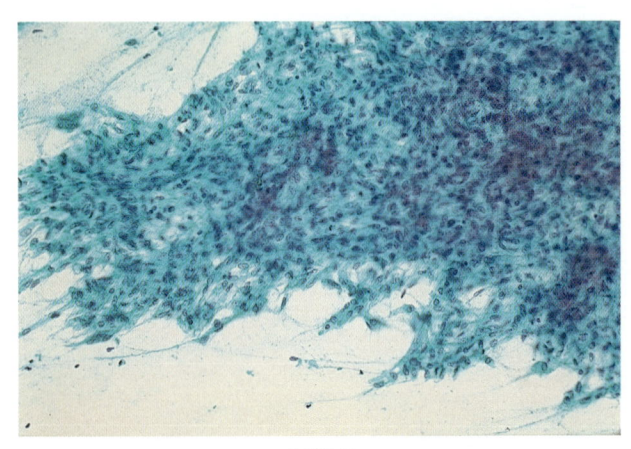

写真5

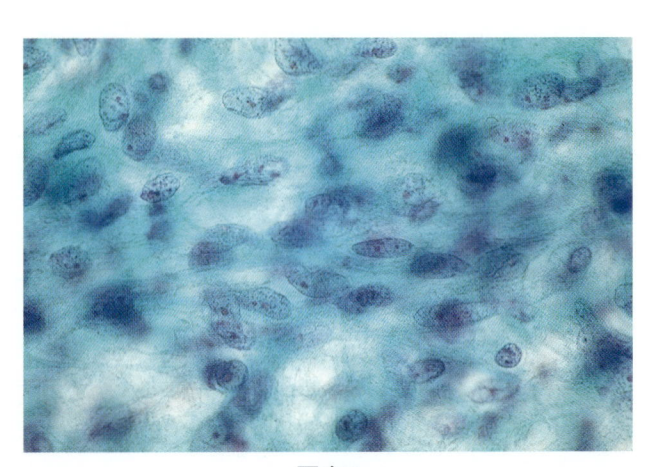

写真6

判定区分	推定組織型
□ 正常あるいは良性 ■ 鑑別困難 □ 悪性の疑い □ 悪性	葉状腫瘍：境界 **組織診断** **葉状腫瘍：境界（Phyllodes tumor: borderline）**

解説　境界葉状腫瘍（borderline phyllodes tumor：BoPT）は組織学的には局所再発に加え，浸潤・転移を起こす可能性があるlow grade malignancyと位置付けられ，上皮成分は良性だが間質成分にBPT（Case 43参照）以上の異型性を認める．主として細胞の異型度と核分裂数を指標に鑑別されるが（**写真7, 8**），**表1**のように診断基準については研究者により微妙な相違が見られる．また同一腫瘍内にBPTとBoPTの部分が混在することが多く，穿刺吸引部位によっては悪性度を過小評価する可能性もある．細胞診ではBPTと同様にBoPTはbiphasic patternを示し（**写真1**），上皮細胞成分は一部でfoldedまたはwavy appearanceを示す中型から大型のシート状集塊で出現する（**写真2**）．筋上皮細胞との二相性も見られ，異型性は認められない．間質所見においても基本的にはBPTと類似した所見を示す．BPTとの鑑別のよりどころは，BoPTの間質細胞成分が核の腫大や核形不整などの異型性を示す線維芽細胞からなる点である（**写真3**）．核膜が薄いがその輪郭ははっきりし，また核小体が目立つこともある（**写真4**）．さらに紡錘形細胞質の明瞭化した細胞も見られる．間質組織片として採取された場合には，BPTよりも細胞密度の高い集塊として認められる（**写真5, 6**）．

表1　葉状腫瘍の比較（D. L. Page：Diagnostic Histopathology of the Breast より改変）

	Hart et al (1978)		Pietruszka & Barnes (1978)			Grigioni et al (1982)		
	Benign	Malignant	Benign	Borderline malignant	Malignant	Benign	Low grade sarcoma	High grade sarcoma
辺縁浸潤性（%）	17	36	17	20	68	0	100	100
間質悪性度	Cellular fibrous	Fibrosarcoma	Cellular fibrous	Fibrosarcoma	Fibrosarcoma Liposarcoma Osteosarcoma various type	Cellular fibrous	Fibrosarcoma	Fibrosarcoma Liposarcoma Osteosarcoma
核分裂像（/10HPF）	<5 in 83%	>5 in 79%	0-4	5-9	10 or more			

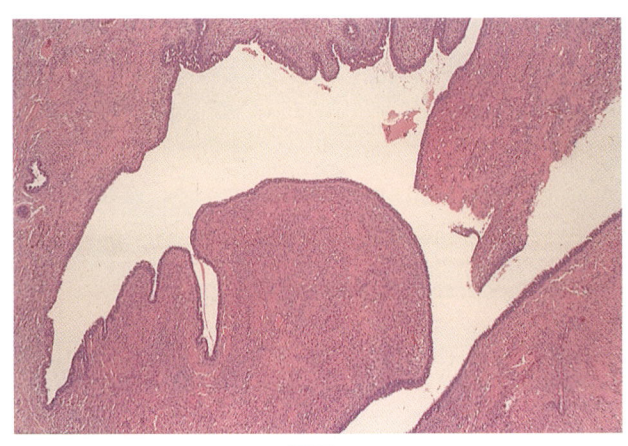

写真7

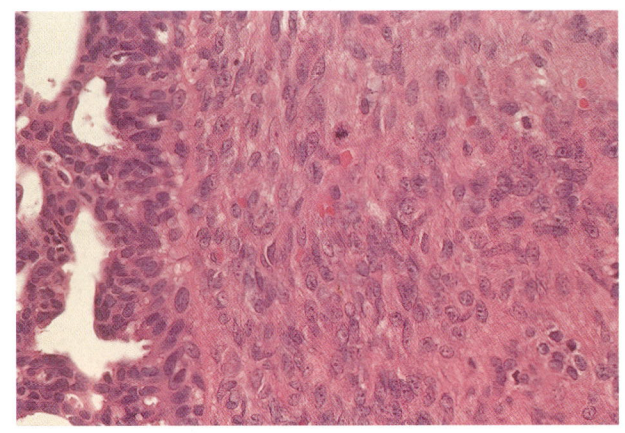

写真8

Case 45

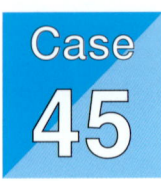

患者：55歳，女性．

主訴：右乳房全体を占める約13×14cmの腫瘤．C領域付近では腫瘍が皮膚に露出している．

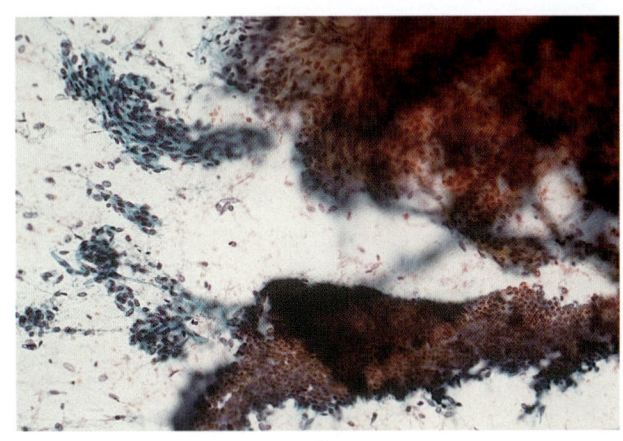

写真1

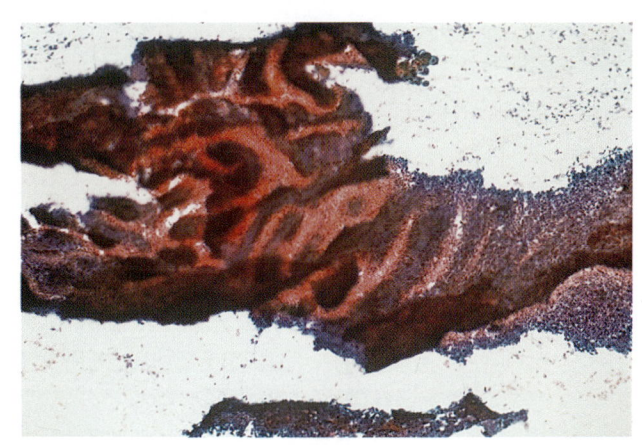

写真2

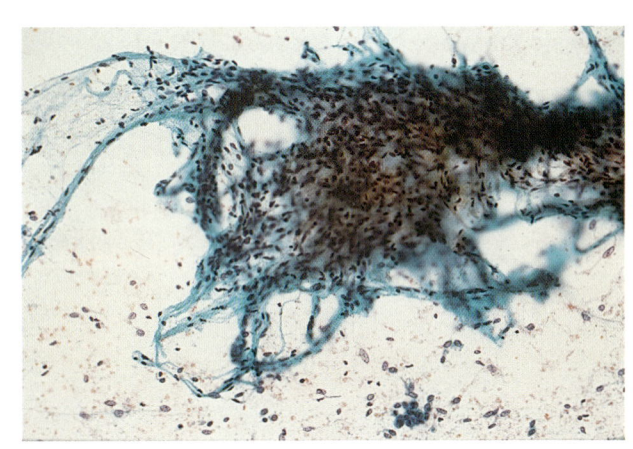

写真3

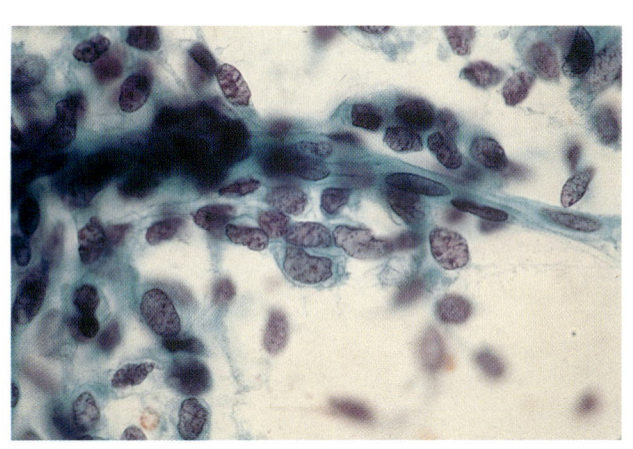

写真4

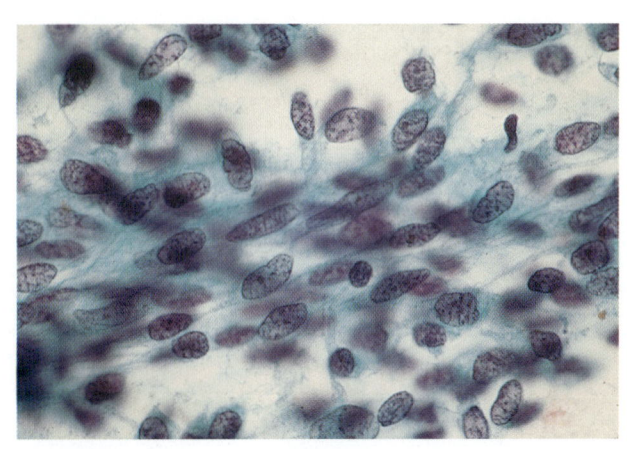

写真5

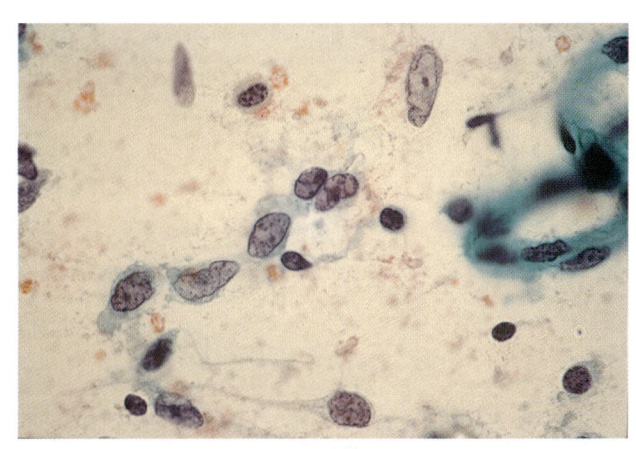

写真6

判定区分	推定組織型
□ 正常あるいは良性 □ 鑑別困難 □ 悪性の疑い ■ 悪性	葉状腫瘍：悪性 **組織診断** **葉状腫瘍：悪性**（Phyllodes tumor: malignant）

解説　悪性葉状腫瘍は葉状腫瘍全体の約10％を占め，約30％の症例で肺などへの遠隔転移を生じる．周囲への境界不明瞭な浸潤性増殖が目立ち，組織学的には肉腫様を呈し異型性明らかな間質成分と良性の上皮成分で構成される（写真7，8）．腫瘍径が10cm以上と大きいことが多く，また同一腫瘍内にさまざまな異型度の間質増生が混在するため，穿刺吸引される部位により悪性度が過小評価される危険性があるのは境界型の葉状腫瘍の場合と同様である．症例や発生部位により異なるが，間質成分の旺盛な増殖のため上皮成分については葉状構造が目立たなくなり，むしろ腺腔が小型化あるいは上皮成分が相対的に少なくなっている像が主体を占める場合が多い．しかし，腫瘍の一部に囊胞状に拡張した大型腺腔を形成し，良性あるいは境界型の葉状腫瘍と同様の葉状構造を呈する部分が混在することもある．

　細胞診では，良性あるいは境界型の葉状腫瘍と同じく組織像を反映して上皮細胞と間質細胞からなるbiphasic patternを呈する（写真1）．上皮細胞に関しては症例によりさまざまな所見が見られる．本例では大型でwavy appearanceを呈し，良性あるいは境界型の葉状腫瘍に見られるものと類似する集塊を認めている（写真2）．実際には小型の上皮集塊のみからなる症例も多く，また上皮成分が少なく，あるいはほとんど含まれないこともある．後者の場合には間質肉腫などとの鑑別が問題となることも少なくない．個々の上皮細胞はややactiveな所見を示すものの異型性は目立たず，筋上皮細胞との二相性も保たれている．非上皮成分，特に間質組織片では異型性の見られる線維芽細胞が密度高く束状，塊状となって線維肉腫様に集簇し，しばしば小血管の介在を伴う（写真3，4）．良性あるいは境界型の葉状腫瘍で見られる間質組織片が，浮腫状〜粘液腫状あるいは線維性の基質内に異型性のより目立たない線維芽細胞を伴った状態で出現するのと対照的である．個々の細胞は良性あるいは境界型の葉状腫瘍と比べ大型化し，紡錘形の細胞質がより明瞭化する．核には立体的な核形不整，顆粒状のクロマチン増量が見られ核小体も目立ち（写真5，6），核分裂像も少なからず認められてくる．

　本例では以上のような細胞異型性を認めるが，細胞相互の多形性は目立たない．異型性に加え，同時に相互の多形性も伴う場合には脂肪肉腫，骨肉腫，軟骨肉腫などに類似した像を呈する．逆に時として間質成分が異型性の目立たない細胞で構成されことがあるが，そのような場合には間質組織片における細胞密度の高さや核分裂像の多さが悪性葉状腫瘍を推定するのに役立つ．

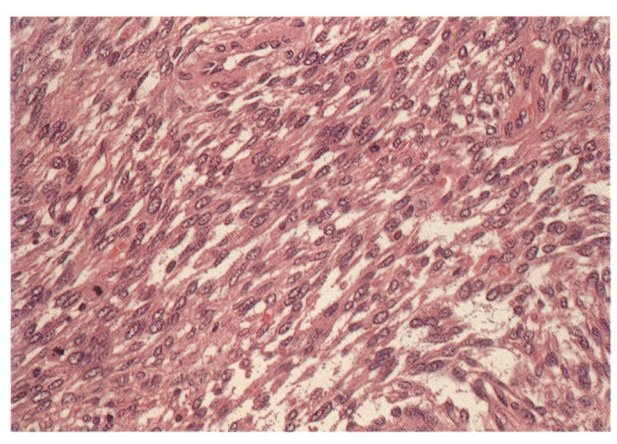

写真7

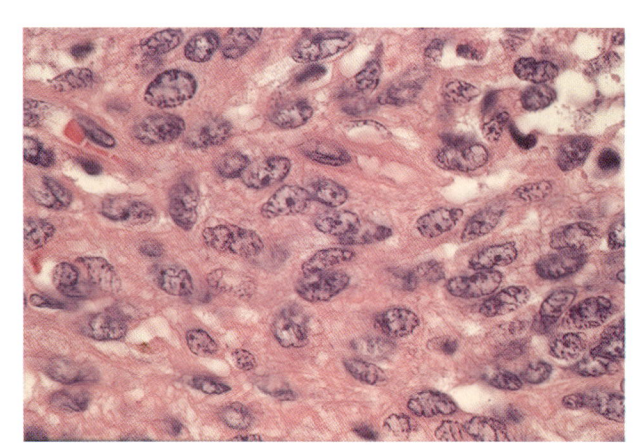

写真8

Case 46

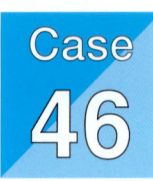

患者：52歳，女性．

主訴：巨大な左乳房腫瘤．

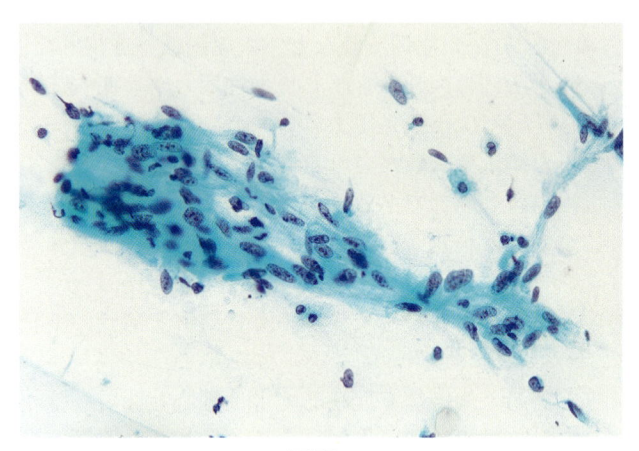

写真1

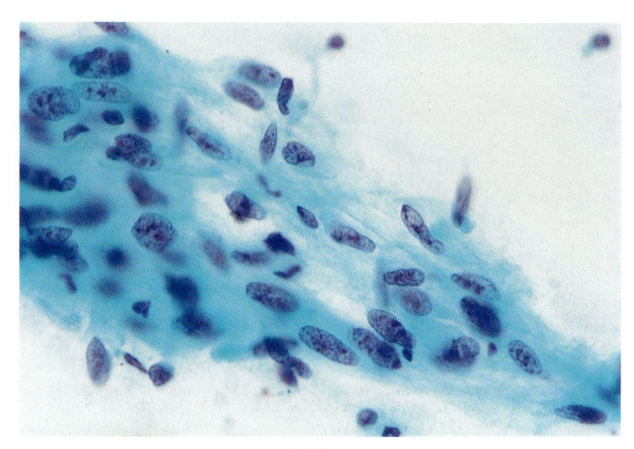

写真2

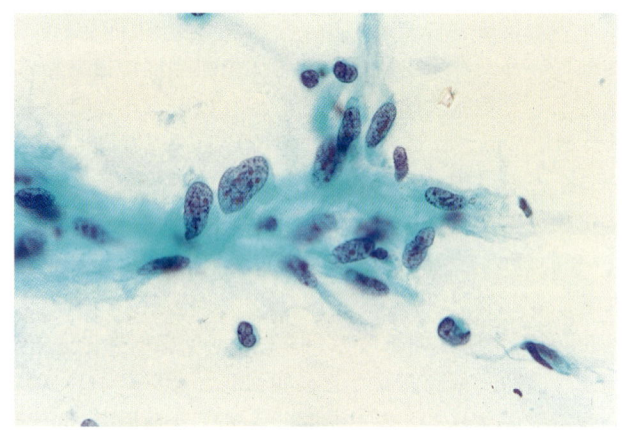

写真3

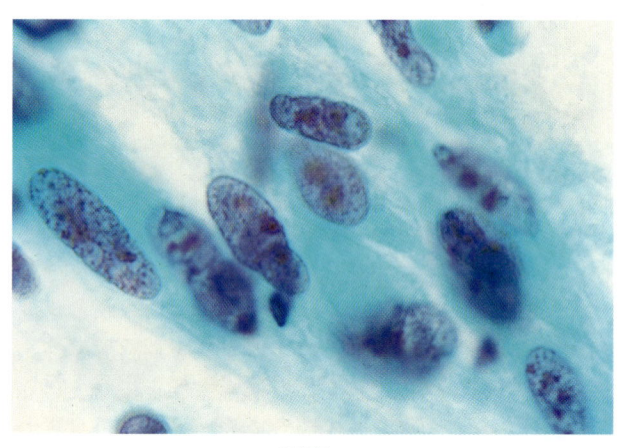

写真4

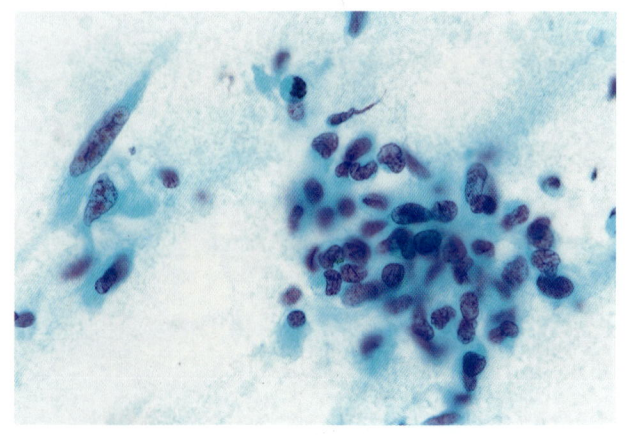

写真5

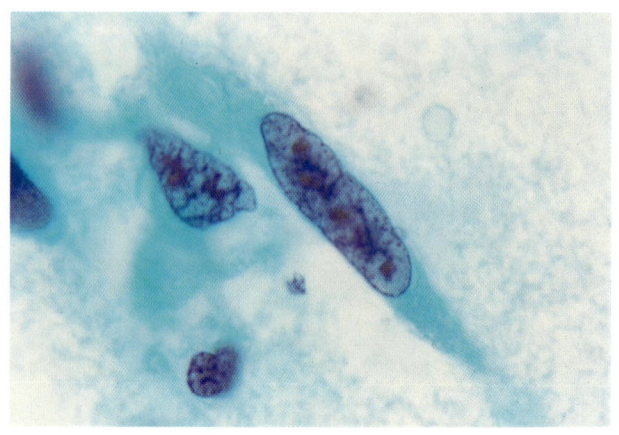

写真6

判定区分	推定組織型
□ 正常あるいは良性 □ 鑑別困難 □ 悪性の疑い ■ 悪性	悪性葉状腫瘍あるいは間質肉腫 組織診断 **間質肉腫**（Stromal sarcoma）

解説 紡錘形を主体とする腫瘍細胞が束状配列および不規則集塊を形成し出現している（写真1～5）。集塊の結合性は緩く，孤立散在性傾向が見られる（写真1, 3, 5）。核は楕円～長楕円形，大小不同，核形不整を示し，クロマチンは微細顆粒状で増量し，核小体の腫大および数の増加が認められる（写真4, 6）。以上の細胞所見から非上皮性由来の悪性腫瘍が疑われる。一部には上皮様形態を示す類円形細胞（写真5, 7, 8）も混在しているが，クロマチンは紡錘形細胞のそれと同様であることから由来は同一の腫瘍細胞と考えられる。

組織推定に関しては，線維肉腫様形態を呈する腫瘍細胞から，悪性葉状腫瘍あるいは間質肉腫があげられる。しかし，悪性葉状腫瘍は結合織性および上皮性混合腫瘍であることから，上皮性成分の出現が不可欠であり，その上皮は良性の形態を呈することが特徴である。ただし，上皮成分が悪性の形態を呈すれば，癌肉腫というまったく異なる診断となる。鑑別診断としては上記のように悪性葉状腫瘍，癌肉腫，紡錘細胞癌を常に念頭に置くことが重要である。本腫瘍の最も大きな特徴は，間質由来の単一な腫瘍細胞から構成されている点である（写真9, 10）。

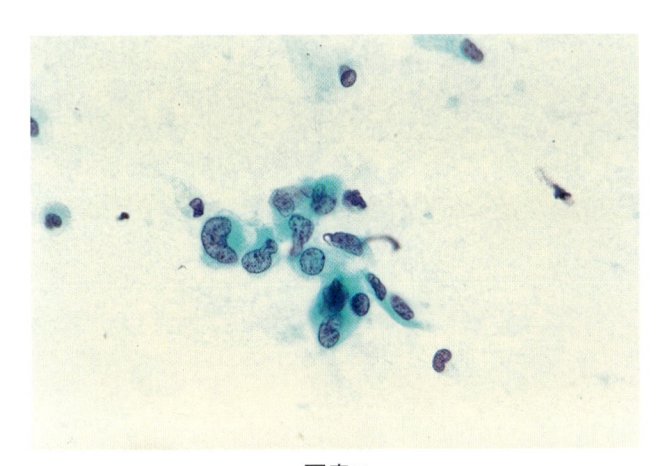

写真7

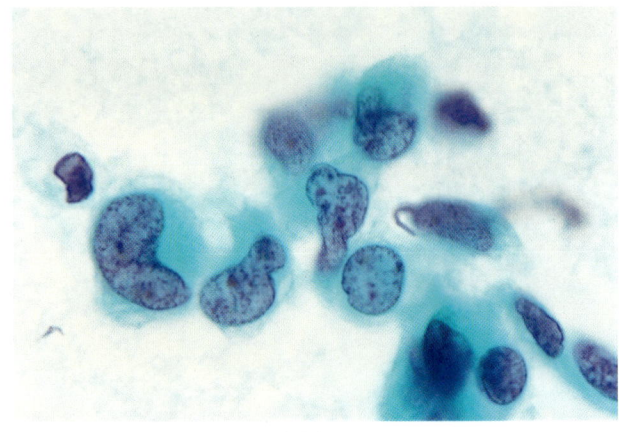

写真8

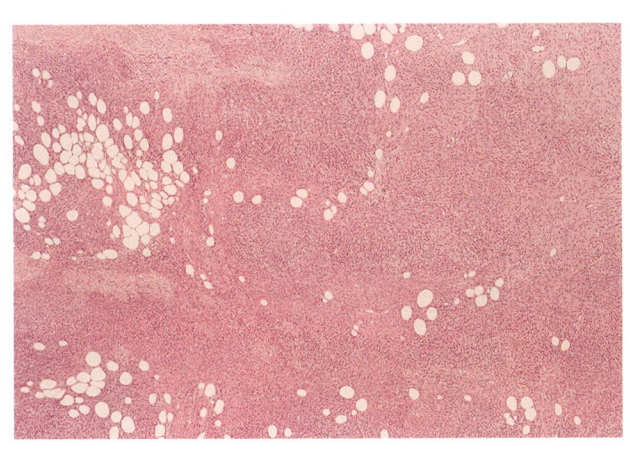

写真9

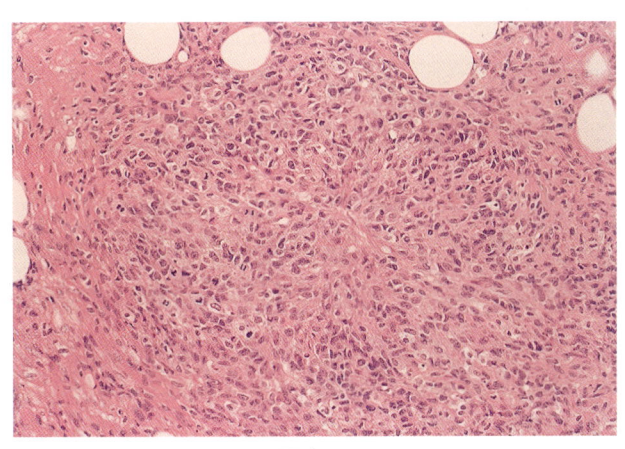

写真10

178 ── 新版　乳腺細胞診カラーアトラス

Case 47

患者：50歳，女性．

主訴：右乳房のD領域に約2cmの可動性良好な限局性腫瘤を触知．

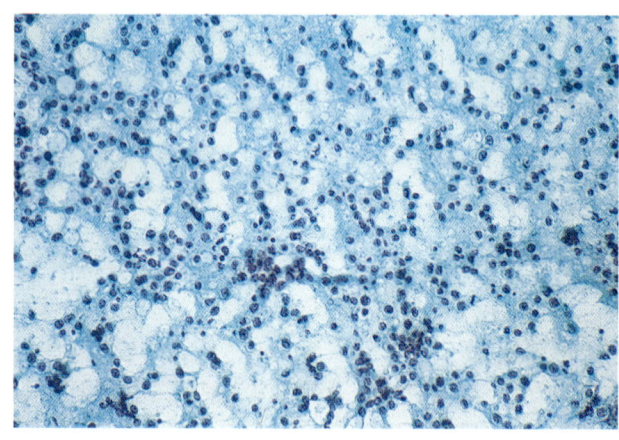

写真1

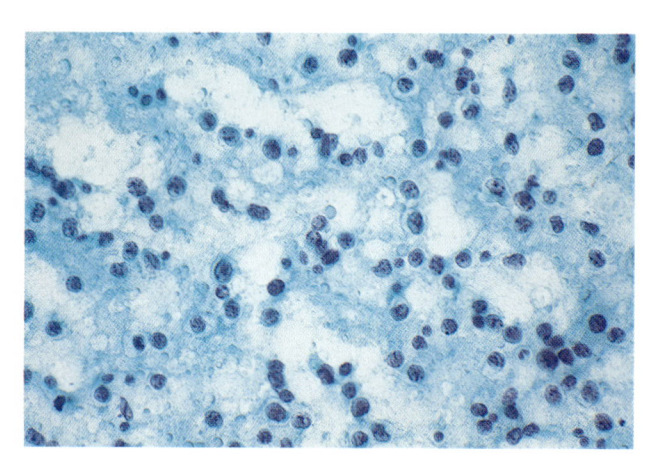

写真2

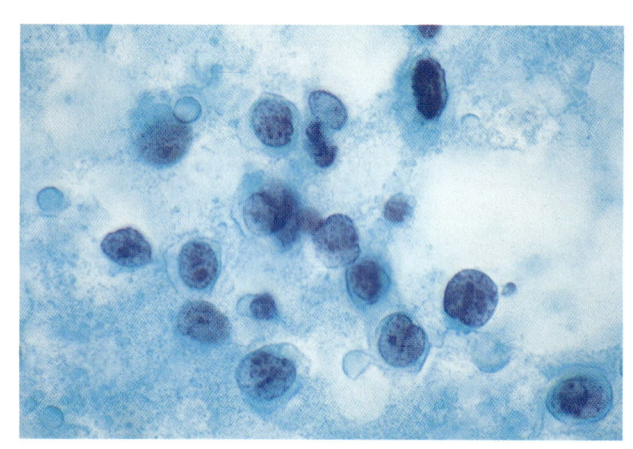

写真3

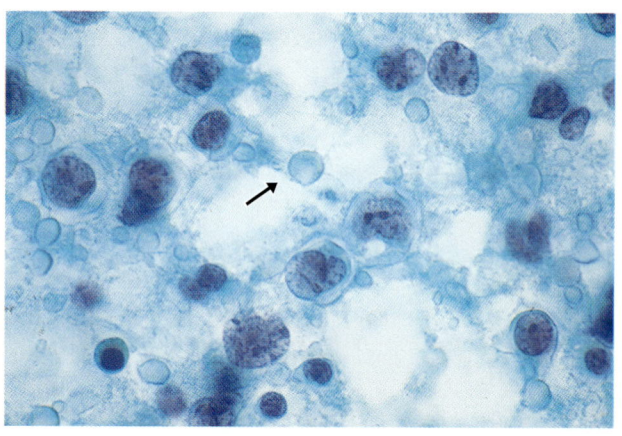

写真4

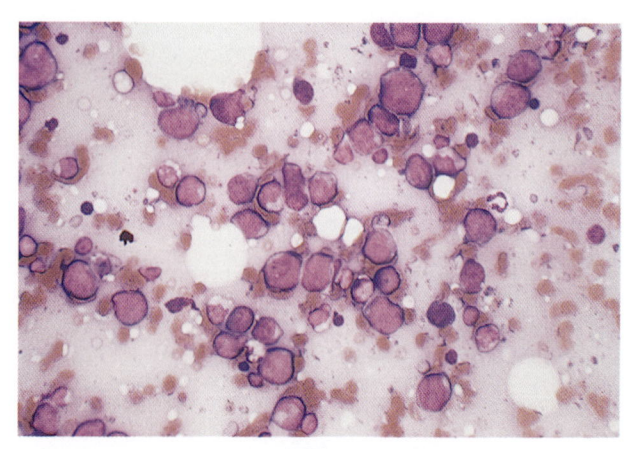

写真5

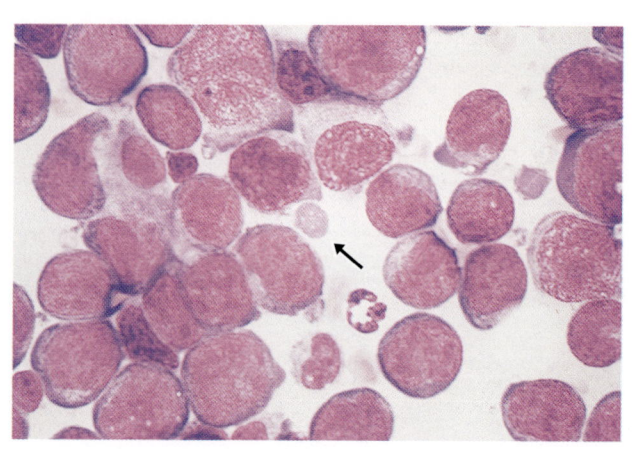

写真6

判定区分	推定組織型
☐ 正常あるいは良性 ☐ 鑑別困難 ☐ 悪性の疑い ■ 悪性	悪性リンパ腫 **組織診断** **悪性リンパ腫** （Diffuse large B cell type lymphoma）

解説　標本には多数の細胞が孤立散在性に出現しており，細胞に上皮性結合は見られない（写真1, 2）．個々の細胞の核は網状密なクロマチンを有し，N/C比がきわめて高い．また著しい核形不整と明瞭な核小体が認められ，悪性の診断は比較的容易である（写真3～6）．推定される組織型としては，①孤立散在性の出現形態，②きわめて高いN/C比，③網状密なクロマチン，④著しい核形不整，⑤悪性リンパ腫に高率に出現するとされるlympho glandular body（写真4, 6；矢印）の出現などの所見から悪性リンパ腫が考えられる．組織学的には大型異型リンパ球のびまん性増殖を認め（写真7），CD20陽性（写真8）であることから乳腺原発びまん性大細胞型B細胞性リンパ腫と診断されている．

　本型と鑑別する疾患として，特に浸潤性小葉癌（胞巣型，充実型：写真9，多形型：写真10a）やlympho glandular bodyと同様の細胞質崩壊物を認める乳管癌（写真10b）があげられる．浸潤性小葉癌との鑑別点としては，上皮性結合および細胞質内小腺腔の有無が，乳管癌との鑑別点はクロマチン形態（悪性リンパ腫：網状密，乳管癌：顆粒状）や上皮性結合の有無である．

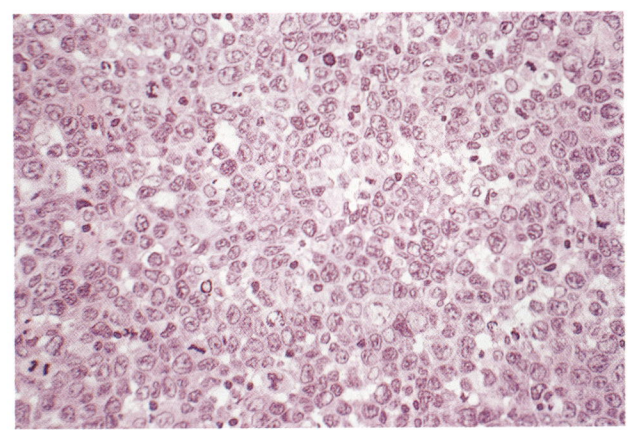

写真7

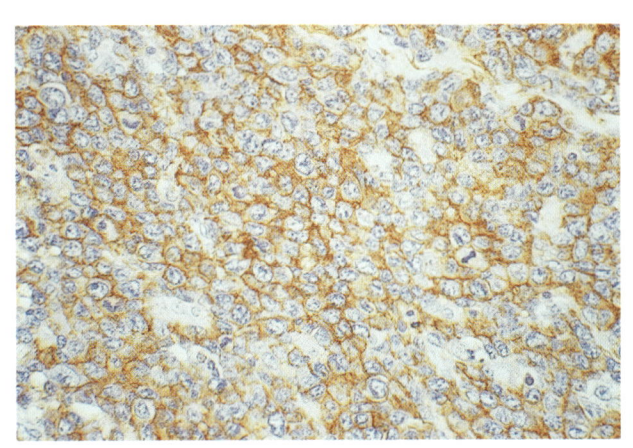

写真8（CD20染色）

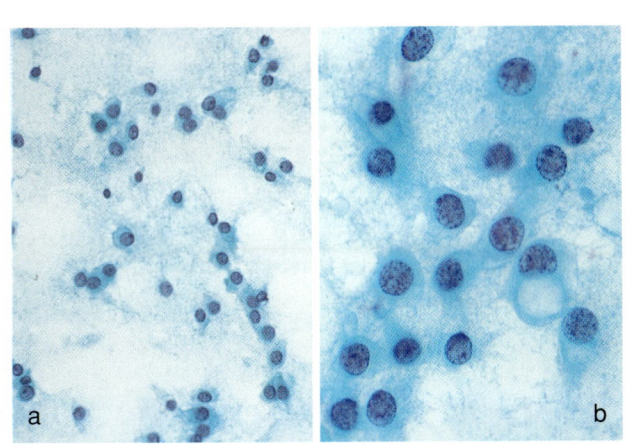

写真9（参考例）

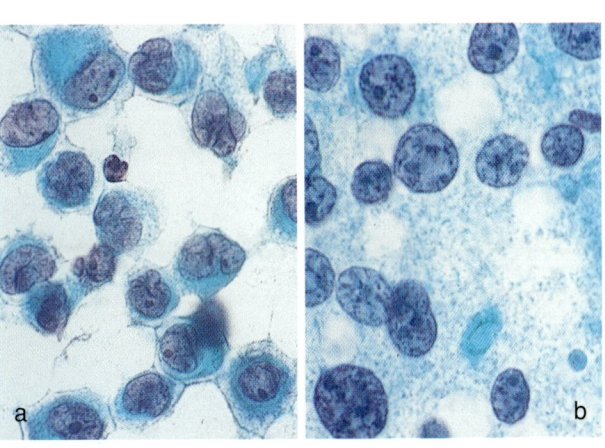

写真10（参考例）

Case 48

患者：49歳，女性．
主訴：左乳房CD領域，1.0×1.2cmの境界明瞭な単発性腫瘤（**写真1**）．マンモグラフィでは良性腫瘤．2年前に左上腕皮膚悪性黒色腫の診断にて経過観察中であることを考慮して，穿刺吸引細胞診を施行．

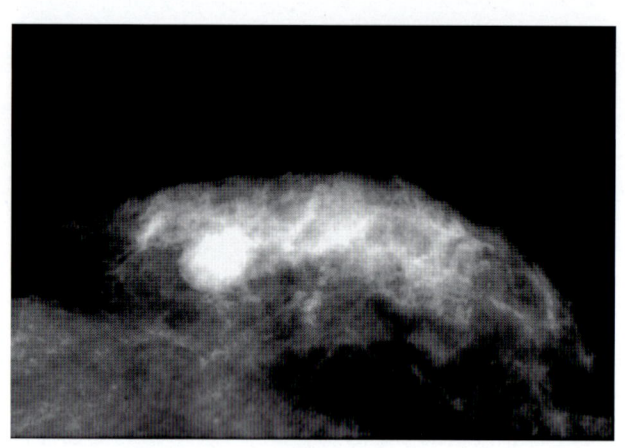

写真1

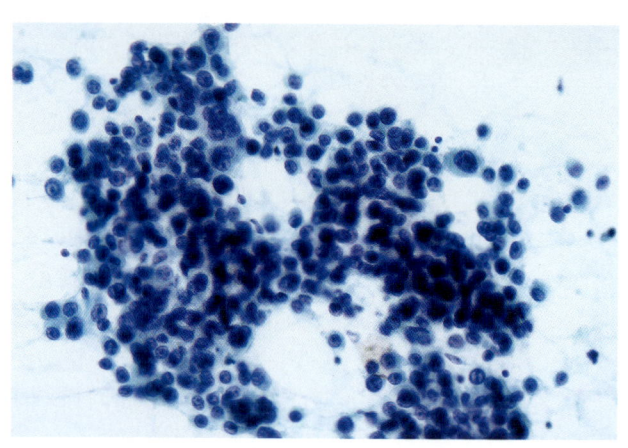

写真2

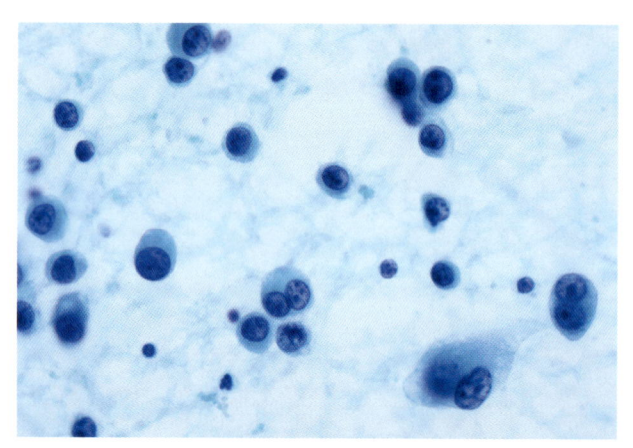

写真3

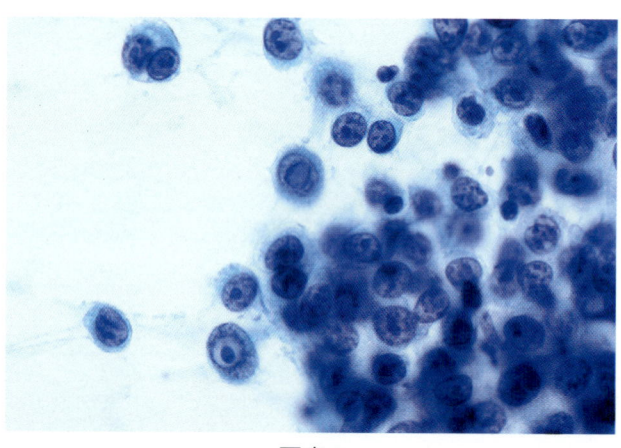

写真4

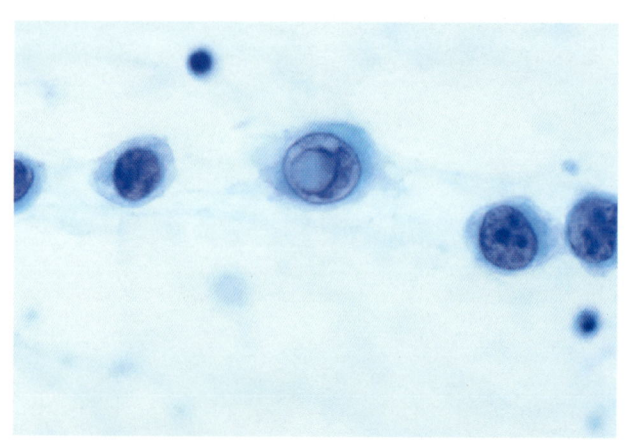

写真5

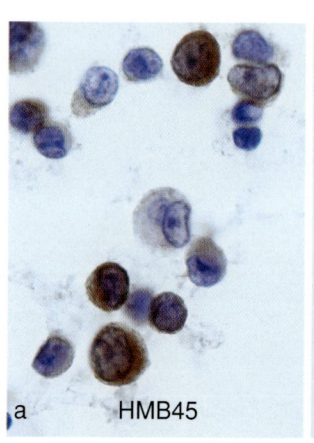

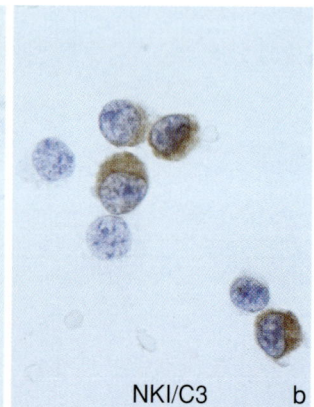

a　HMB45　　　　　NKI/C3　b
写真6

判定区分	推定組織型
□ 正常あるいは良性 □ 鑑別困難 □ 悪性の疑い ■ 悪性	転移性腫瘍（悪性黒色腫疑い） 組織診断 **転移性乳腺腫瘍：悪性黒色腫** （Malignant melanoma）

解説　採取細胞量は豊富で，腫瘍細胞は散在性，あるいはゆるい結合性を示す集塊として出現している（写真2）．個々の腫瘍細胞はN/C比が高く，クロマチン増量を示す円形から楕円形の核を有し，明瞭な核小体が認められる（写真3〜5）．メラニン顆粒は細胞質内には見られないが，二核細胞（写真3，4）や核内細胞質封入体（apitz小体）を持つ細胞（写真4，5）が観察されること，さらに既往も考慮すると悪性黒色腫が疑われる．免疫染色でも腫瘍細胞はHMB45（写真6a），NKI/C3（写真6b），Melan A，S-100が陽性を示しており，悪性黒色腫の乳腺転移の診断を支持する所見といえる．

　組織学的には既存の乳管の近傍に多形性を示す腫瘍細胞の浸潤が認められ，（写真7）個々の細胞は異型が著しく，多核細胞や核内細胞質封入体を有する細胞も随所に観察される（写真8）．

　乳腺原発の腫瘍と転移性悪性黒色腫との相違点としては，悪性黒色腫細胞は①核内細胞質封入体の出現率が高い．②大型の核小体を有する円形細胞が散在性に出現する．③細胞境界不明瞭な二核細胞，あるいは単核巨細胞の出現などが特徴とされる．

　乳腺転移性腫瘍は乳腺悪性腫瘍の0.4〜2.0％とまれで，画像では明確な悪性所見を欠く単発性腫瘤陰影として見られることが多い．乳腺に転移を起こす組織型としては本例以外にも胃癌，悪性リンパ腫，卵巣の漿液性囊胞腺癌，子宮頸部の扁平上皮癌あるいは子宮体部の腺癌，さらには肺の小細胞癌や大細胞癌などさまざまな原発巣からの転移例が現在までに報告されている．組織学的に乳腺原発性腫瘍と転移性腫瘍との鑑別点としては，非上皮性悪性腫瘍を除き乳管内病変の有無がその決め手になるが，穿刺標本ではこれらを判定することは困難である．しかし，原発巣に見る腫瘍細胞との形態的な比較やcytokeratin 7（CK7），cytokeratin 20（CK20），thyroid transcription factor-1（TTF-1），Wilms' tumor 1（WT1）の発現性の組み合わせを応用（伊藤仁，長村義之．胸腹水の細胞診に役立つ免疫組織化学．病理と臨床．2002；20：714-718.）することにより，ある程度の推測は可能であると考える．

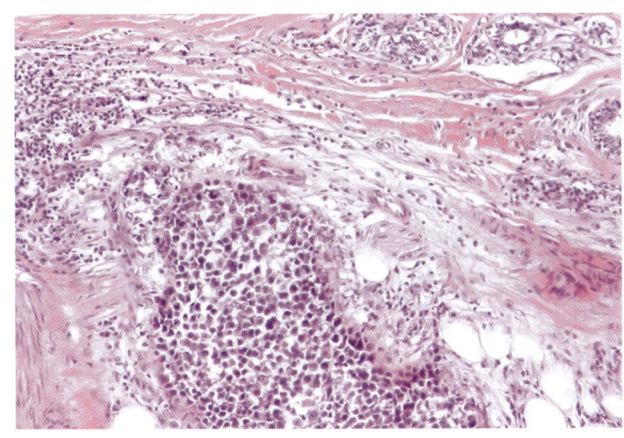

写真7

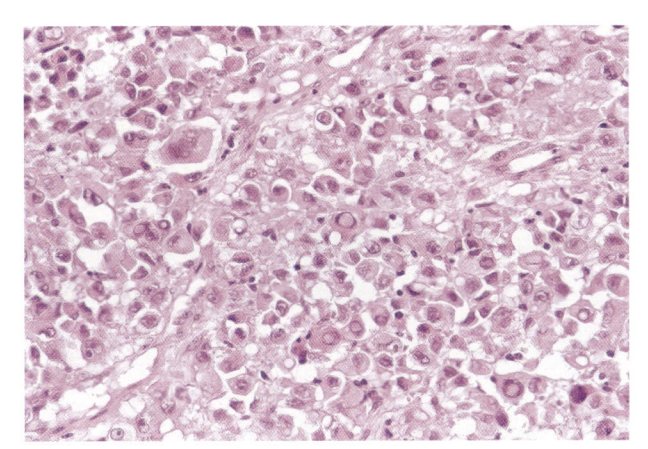

写真8

Case 49

患者：29歳，女性．
主訴：1年前より乳房腫瘤を自覚．
　　　超音波検査にて左乳房A領域，約1cmの腫瘤．B領域，約1cmの腫瘤．A領域の穿刺細胞診は「正常あるいは良性」であった．以下はB領域の細胞診である．

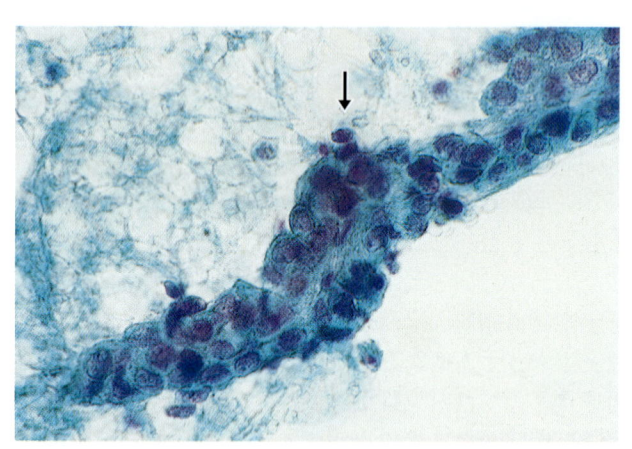

写真1

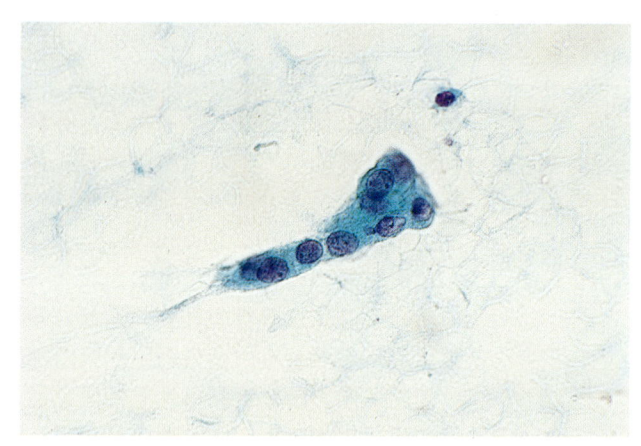

写真2

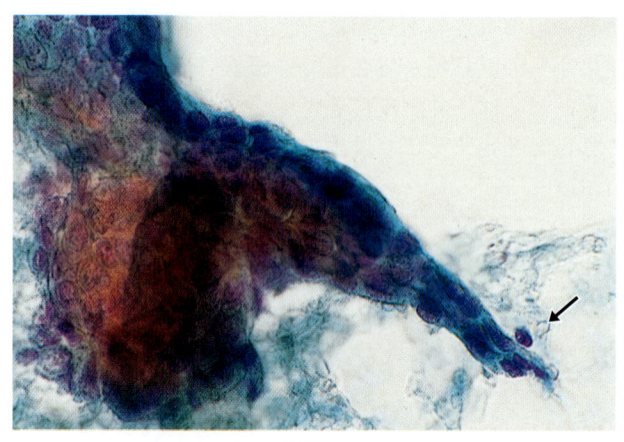

写真3

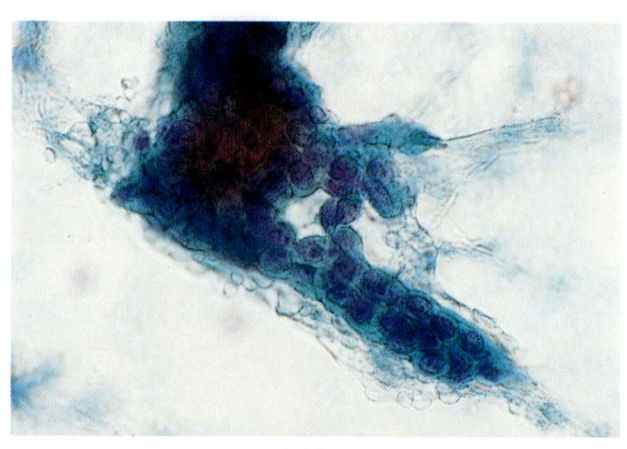

写真4

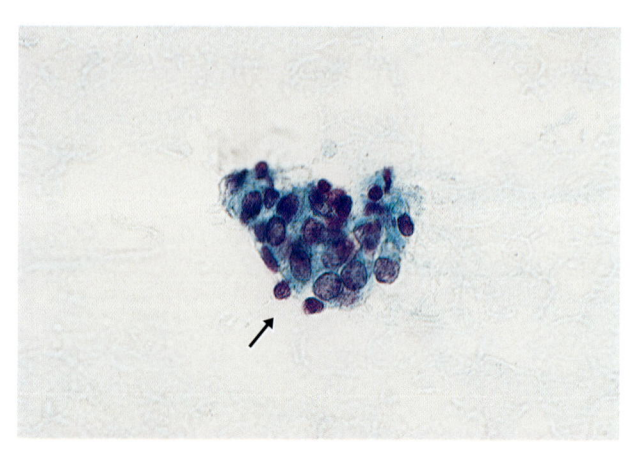

写真5

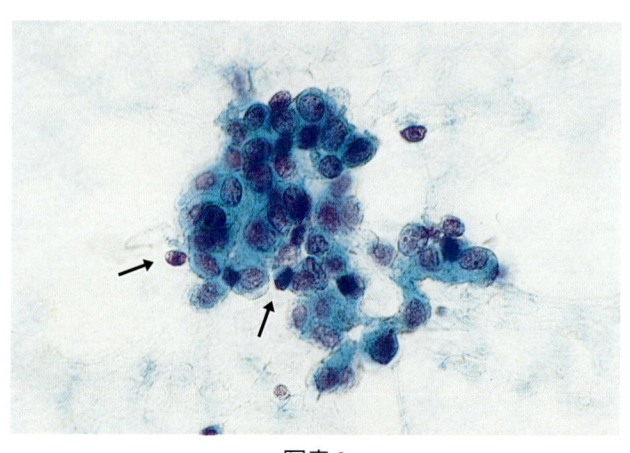

写真6

判定区分	推定組織型
■ 正常あるいは良性 □ 鑑別困難 □ 悪性の疑い □ 悪性	硬化性腺症 組織診断 **硬化性腺症（Sclerosing adenosis）**

解説　腺管状，索状あるいはクサビ状配列を示す小～中型の細胞集塊（写真1～4）に加えて，集塊の上部および辺縁部に小型裸核状の明らかな筋上皮細胞が見られる（写真1, 3, 5, 6；矢印）．これらは硬癌の浸潤様配列に類似するが，集塊内部の核配列は不規則で方向性が認められず，集塊辺縁部も直線的ではなく凹凸が観察される．また各々の集塊に認められる腺細胞の核所見はほぼ同様であり，これらは同一病変に由来するものと思われる．腺管～索状～クサビ状配列を示す良性病変，すなわち硬化性腺症を示唆する細胞像と考えられる．

　腺症は乳管の局所的な増殖からなる病変で，腺腫様の病巣を形成することがある．組織学的には閉塞性腺症，開花期腺症（写真7），硬化性腺症（写真8）に分けられる．開花期腺症は乳管が密に増生し，各乳管は細い間質により仕切られている．硬化性腺症は間質成分の増生が強いため，乳管は圧排され変形，索状配列を示す（写真9）．しばしば硬癌との鑑別が必要となるが，硬化性腺症では筋上皮との二相性を保持しており，平滑筋アクチン，CD10（写真10）などの筋上皮マーカーが陽性を示す．なお，針生検（core needle biopsy）などの小さな組織材料では良・悪性診断が困難な症例があり，筋上皮マーカーの検索を必要とすることが少なくない．

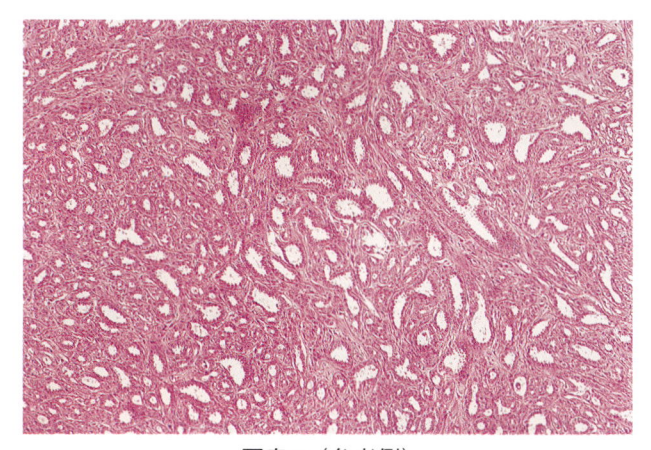

写真7（参考例）

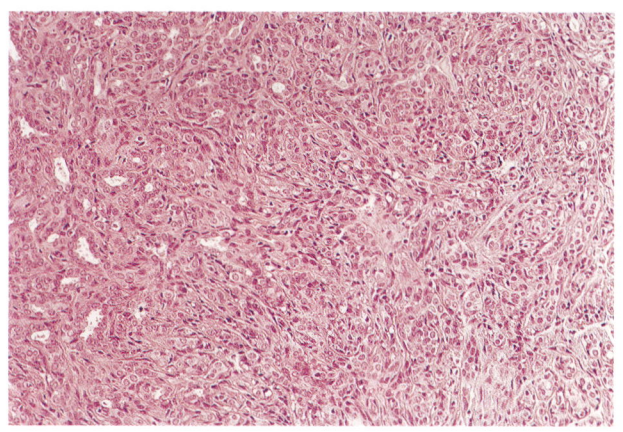

写真8

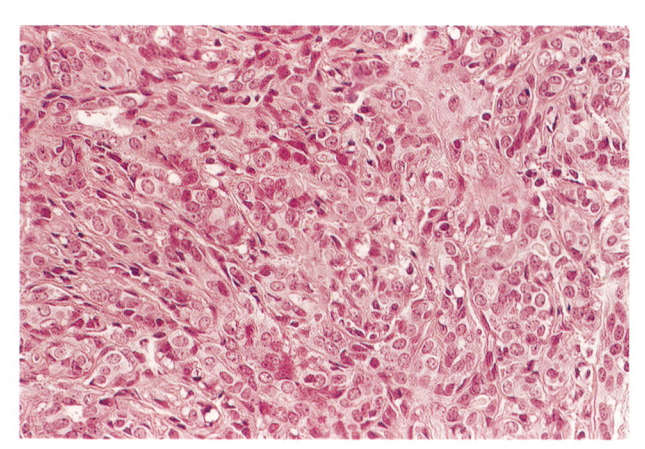

写真9

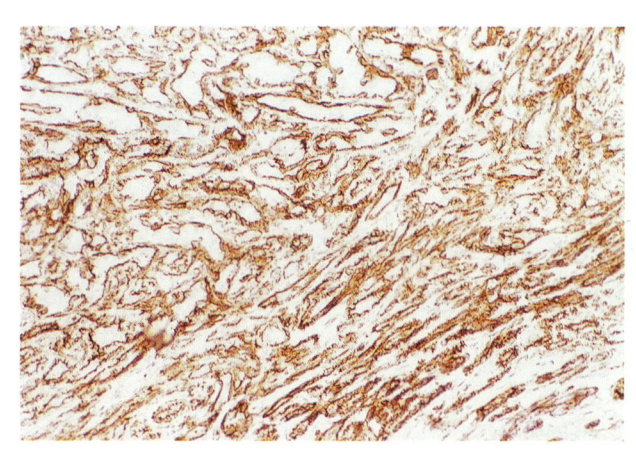

写真10（CD10染色）

Case 50

患者：54歳，女性．

主訴：右乳房に微細石灰化を伴う腫瘤状病巣．

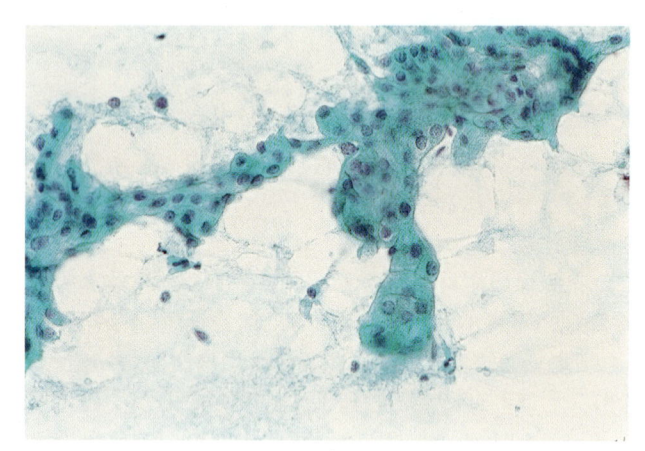

写真1

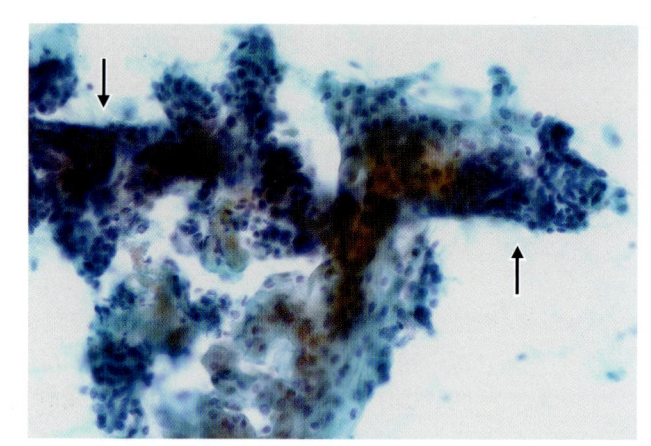

写真2

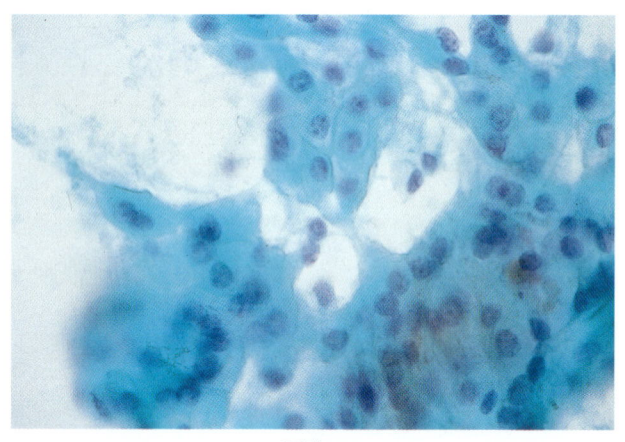

写真3

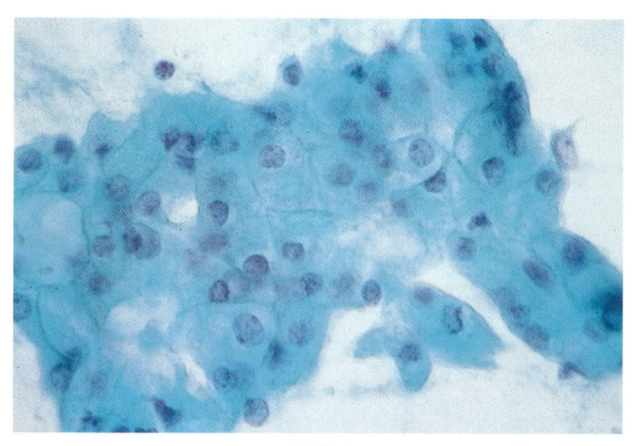

写真4

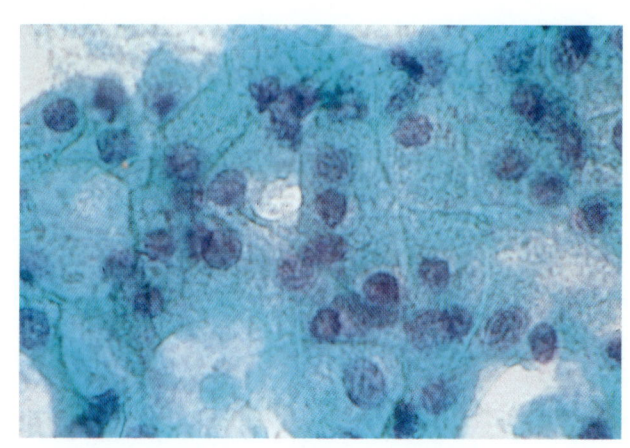

写真5

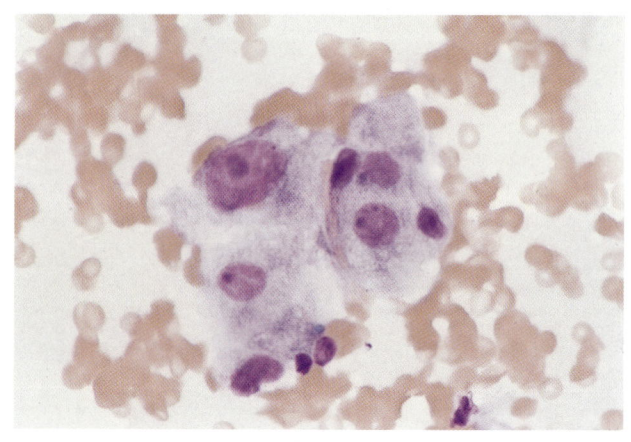

写真6

判定区分	推定組織型
■ 正常あるいは良性 □ 鑑別困難 □ 悪性の疑い □ 悪性	アポクリン化生の強い乳頭腫あるいは乳管過形成 組織診断 **アポクリン硬化性腺症** （Apocrine sclerosing adenosis）

解　説　同一病巣内に正常乳管上皮とアポクリン化生が混在している場合には良性であることが多い．しかし，病巣を構成する細胞のほとんどがアポクリン化生細胞からなる場合には，アポクリン癌との鑑別は必ずしも容易ではない．

アポクリン硬化性腺症は，硬化性腺症を構成する上皮全体がアポクリン化生を示す良性病変である．病巣が大きく全体が結節状であれば，乳管腺腫の一型としてとらえることもできる．また通常の硬化性腺症と同じく病巣の境界は明瞭である．個々の細胞には著しい異型はないが（写真7，8），大型の核や核小体を有しているものがあり，組織学的にもアポクリン癌との鑑別に苦慮することがある．このような場合，腺管の配列を注意深く観察するとともに，筋上皮細胞の介在を見出すことが良性と診断しうる大きな根拠の1つとなる．免疫組織学的に平滑筋アクチンなどを染色し筋上皮細胞の介在を証明すると，より客観的な良性の根拠を得ることができる．

細胞学的には，核腫大や明瞭な核小体の出現を伴う上皮が集塊状または孤立性に出現しているが（写真3〜6），良性乳管上皮が混在していれば（写真2；矢印）良性の判定は決して困難ではない．また本疾患に限らず，良性アポクリン化生細胞でも，核腫大，多核細胞，核小体の出現などがある程度までは認められる（写真5，6）ことも覚えておくべきである．出現する細胞の多くは比較的同じような大きさの核を有しており，核形不整やクロマチンの著しい増量，大型核小体といった多形性は認められない（写真5）．なお，大型核が出現することがあるが，ごく少数である（写真6）．

最も注意すべき鑑別疾患はアポクリン癌（びまん性にアポクリン化生を伴う非浸潤性乳管癌を含む）であり，その鑑別点は前述のとおりである．そのほか，乳管内乳頭腫あるいは乳管過形成も鑑別疾患にあげられるが，本病変は良性アポクリン病変であることを診断できれば十分である．ただし，アポクリン硬化性腺症や乳管腺腫のなかには異型を有するアポクリン化生細胞が種々の程度に出現するものがあり，組織診断でも良悪性の鑑別に苦慮することがある．異型が強い場合には無理をせず，「鑑別困難」と判定すべきである．

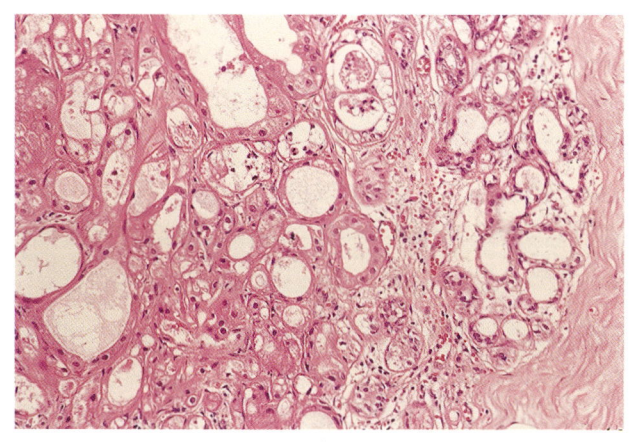

写真7

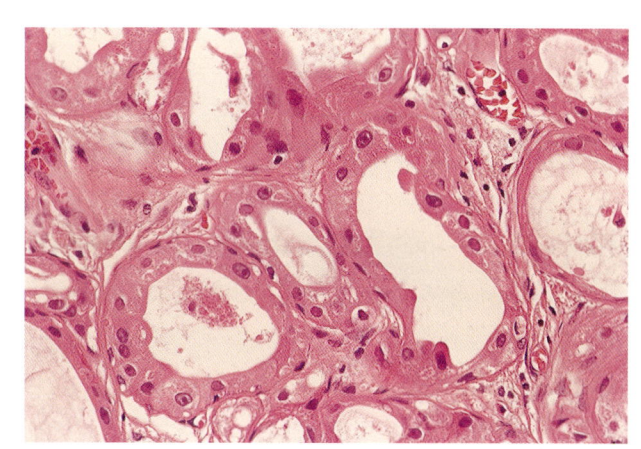

写真8

Case 51

患者：53歳，女性．

主訴：左乳房に腫瘤を自覚．触診上，腫瘤は不明瞭である．

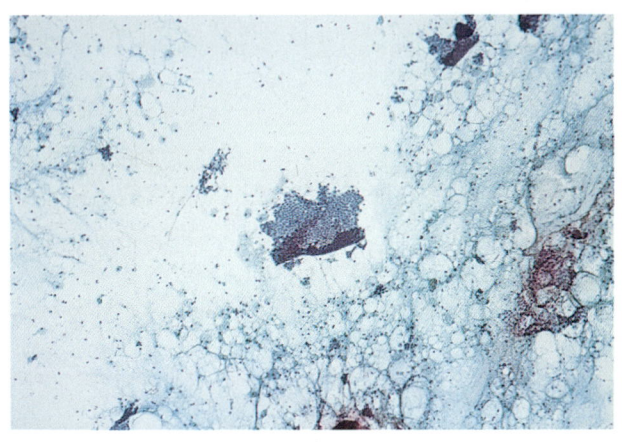

写真1

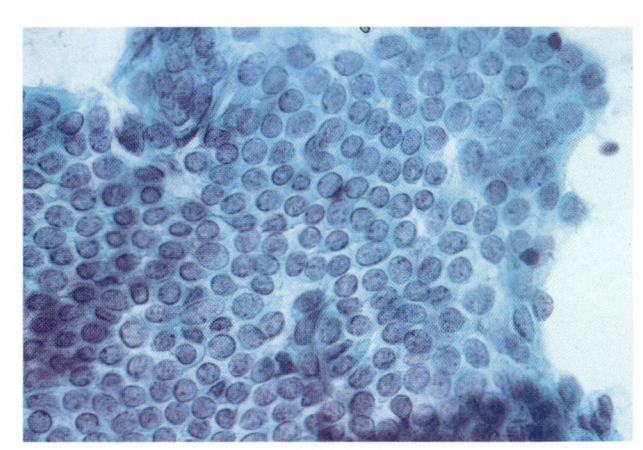

写真2

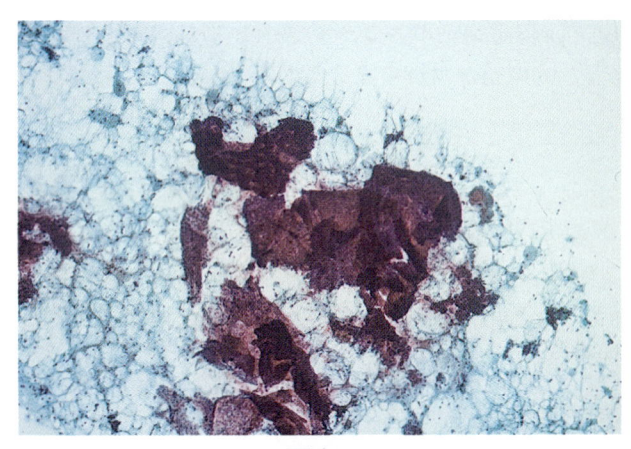

写真3

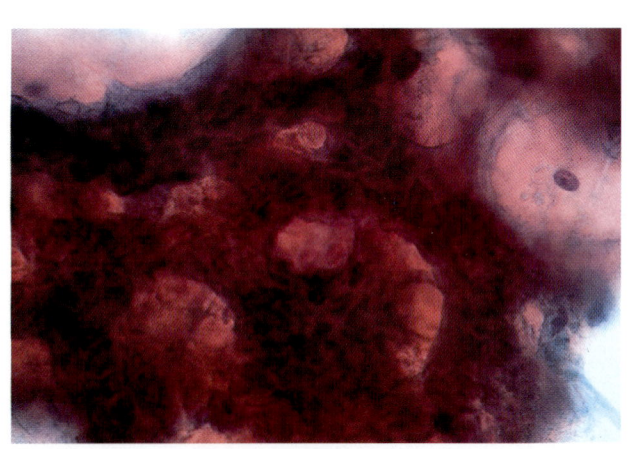

写真4

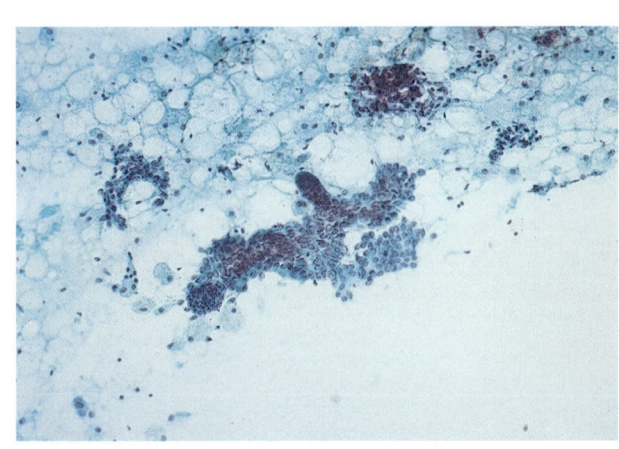

写真5

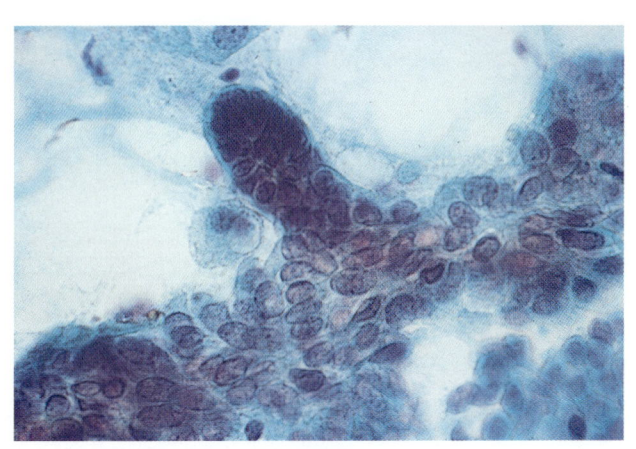

写真6

判定区分	推定組織型
□ 正常あるいは良性 ■ 鑑別困難 □ 悪性の疑い □ 悪性	乳頭状病変（乳管内乳頭腫，乳管乳頭腫症あるいは非浸潤性乳管癌） **組織診断** 　　**乳腺症：乳管乳頭腫症**（Duct papillomatosis）

解　説　泡沫細胞を背景に比較的多数の乳管上皮がシート状および重積集塊状で出現している（写真1，3）．シート状集塊を構成する細胞は細胞異型に乏しく，集塊上部には筋上皮細胞と思われる裸核細胞も観察される（写真2）．しかし，このような細胞像以外にも篩状様（写真4）あるいは乳頭状突出像を示す細胞集塊（写真5，6）も認められることから，悪性乳頭状病変（非浸潤性乳管癌）と良性乳頭状病変（乳管乳頭腫症，乳管内乳頭腫）との鑑別が必要であり，細胞診断は「鑑別困難」とした．組織学的には乳腺症の一亜型である乳管乳頭腫症で，篩状様構造や低乳頭状増殖像が見られた（写真7，8）．一般的に，上皮増生の著しい良性乳頭状病変の場合，非浸潤性乳管癌（写真9，10）や乳頭腺管癌との鑑別を要することがある．このような場合，細胞集塊に付着する筋上皮細胞の所見（悪性：紡錘形で少数，良性：円形で多数）や篩状様構造での腺腔の形態（悪性：大きさがほぼ均一で核は腺腔に対して極性を認める，良性：大きさが大小さまざまで核は腺腔面に対して極性を認めない），さらには乳頭状突出先端部での核形態（悪性：活動的な核，良性：濃縮核）が鑑別のポイントとなる．

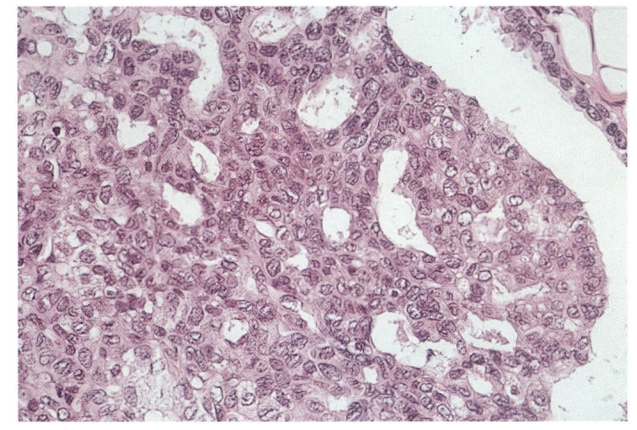

写真7

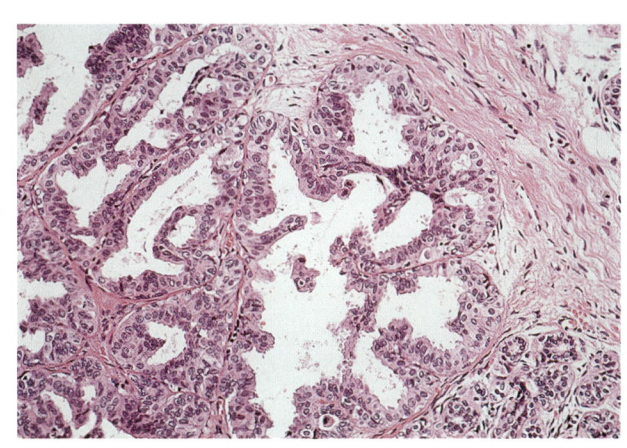

写真8

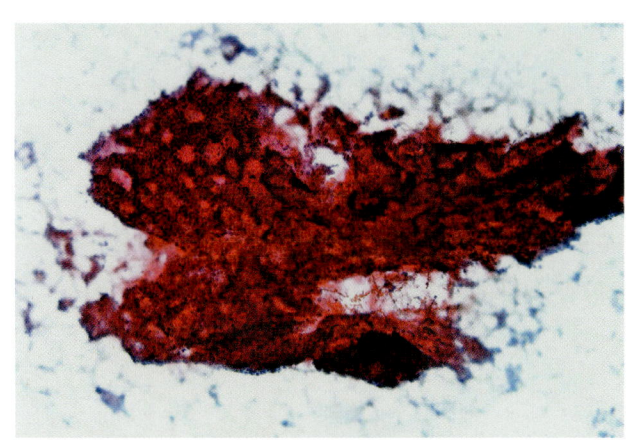

写真9（参考例）

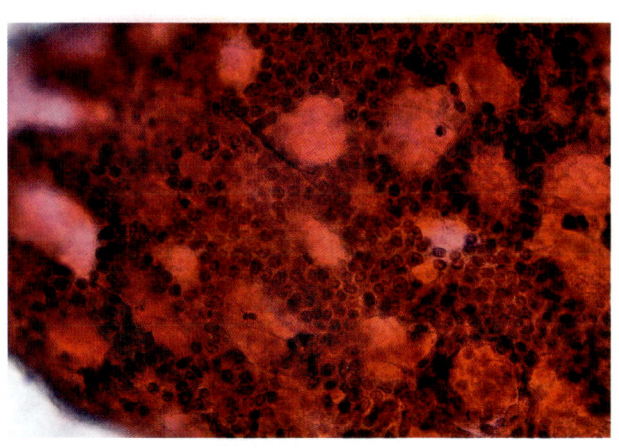

写真10（参考例）

Case 52

患者：66歳，女性．
主訴：左乳房C領域，1×1cmの腫瘤．エストロゲン製剤服用中．触診では悪性疑い．マンモグラフィにおいてカテゴリー3：限局性非対称性陰影（**写真1**；矢印）．超音波検査にて良性（乳腺症），MRI検査では良性．

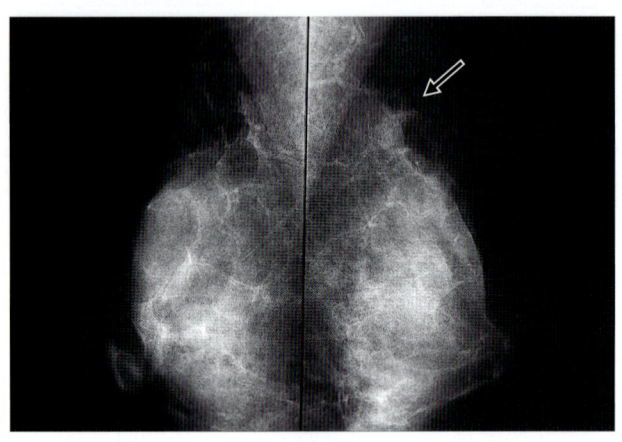

写真1

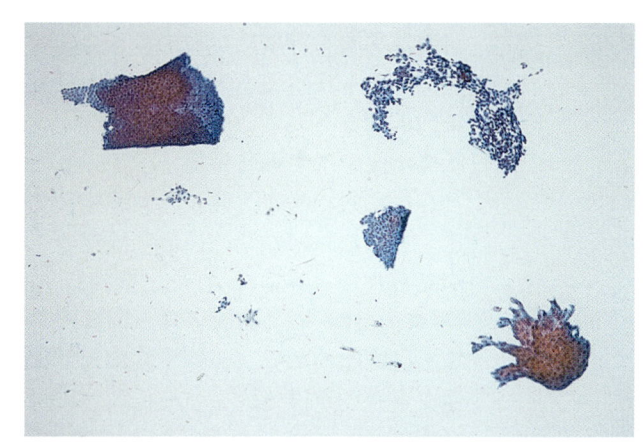

写真2

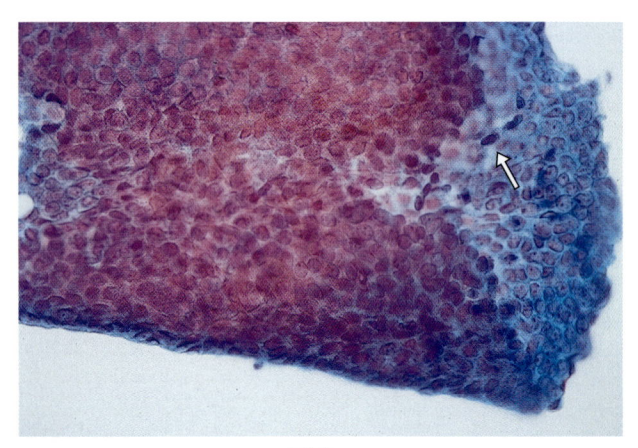

写真3

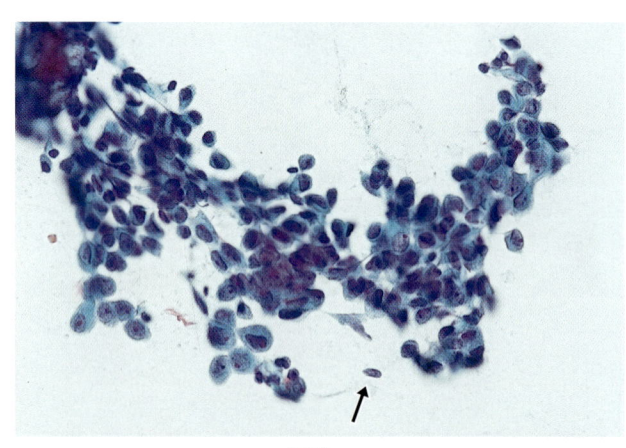

写真4

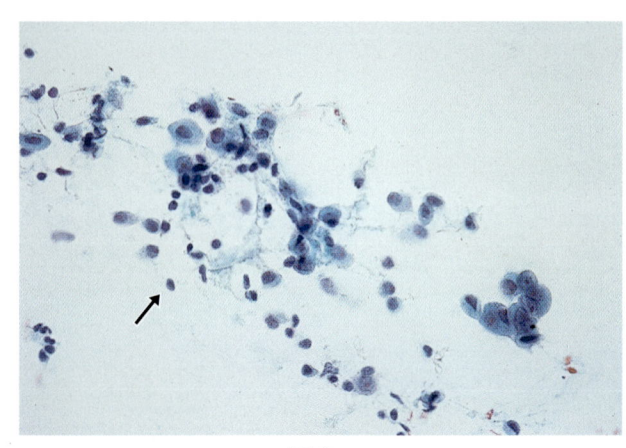

写真5

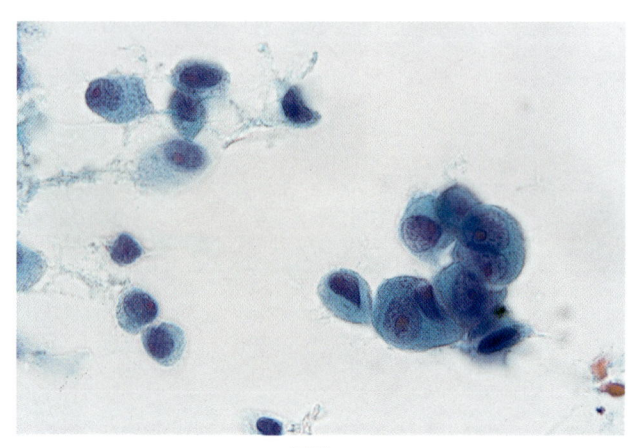

写真6

判定区分	推定組織型
☐ 正常あるいは良性 ■ 鑑別困難 ☐ 悪性の疑い ☐ 悪性	乳腺症あるいは浸潤癌 組織診断 **乳腺症：乳管乳頭腫症（Duct papillomatosis）**

解説 　良性細胞と異型細胞が観察されたため，鑑別困難と判定した症例である．マンモグラフィ検診で限局性非対称性陰影が発見され，カテゴリー3と判定されている（**写真1**；矢印）．穿刺吸引標本の弱拡大像では，結合性の強い細胞集塊と結合性の弱い細胞集塊，および散在性に出現する細胞が観察される（**写真2**）．結合性の強い上皮細胞には二相性が認められ，平面的に配列する集塊（**写真3**）とアポクリン化生細胞（**写真2**）が観察されることから良性病変（乳腺症など）が推定される．

　一方，結合性の弱い細胞集団（**写真4**）と孤立散在性に出現あるいは小集塊を形成する細胞には核異型（核腫大と核小体肥大）が観察され（**写真5, 6**），年齢を考慮して浸潤癌（硬癌など）を否定できず鑑別困難と判定した．生検の結果は乳腺症の組織診断がなされている（**写真7～10**）．散在性に出現した核異型細胞は乳管乳頭腫症（**写真9, 10**）に由来する細胞と考えられ，上皮増生の旺盛な病変でしばしば経験される細胞出現パターンである．**写真3～6**の核所見に共通性があり，背景に筋上皮細胞（**写真3～5**；矢印）が多数観察されることより良性と判定すべきであった症例と考える．

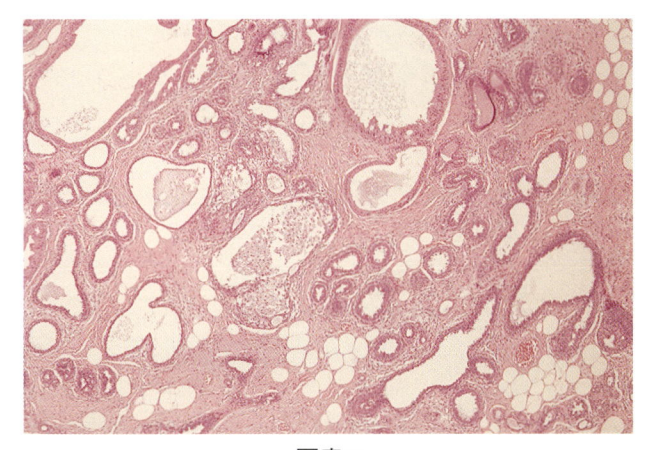

写真7

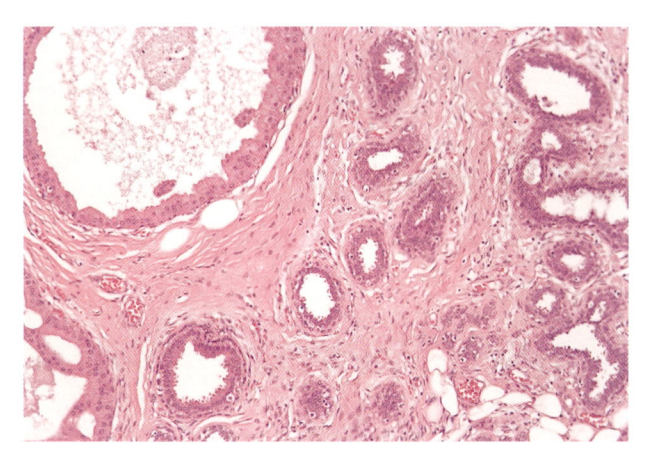

写真8

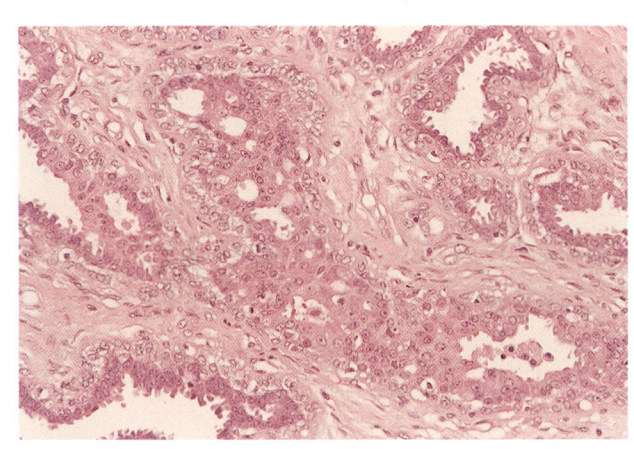

写真9

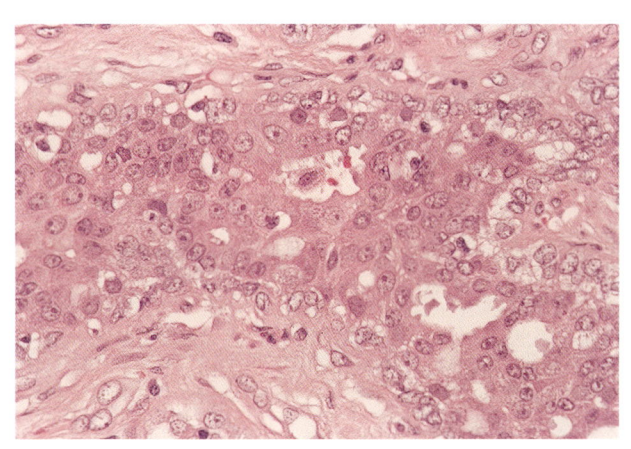

写真10

Case 53

患者：47歳，女性．

主訴：2年前から左乳房C領域に2個の小腫瘤を触知．徐々に増大し，その1つは1cm程度となった．超音波検査では一部境界不明瞭．

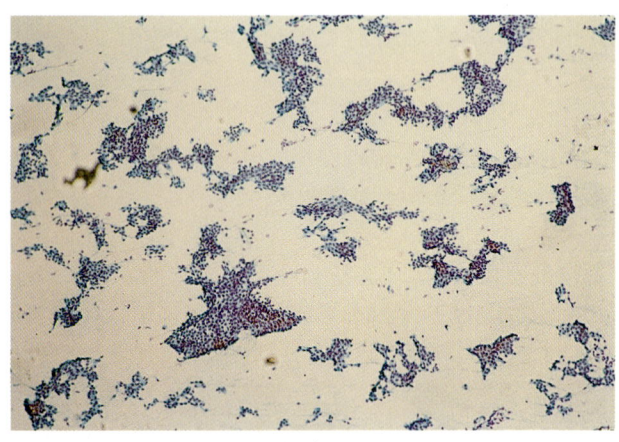

写真1

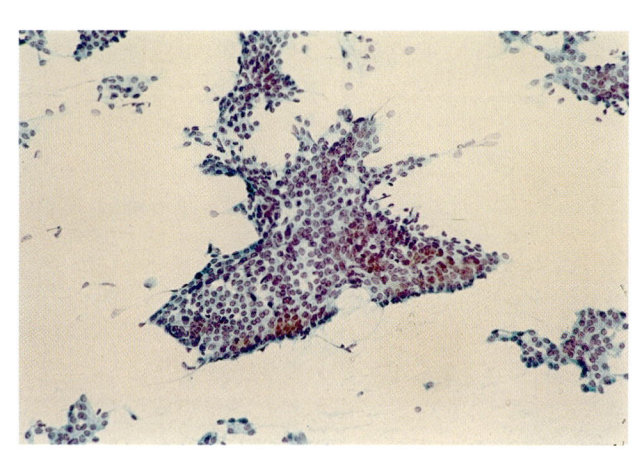

写真2

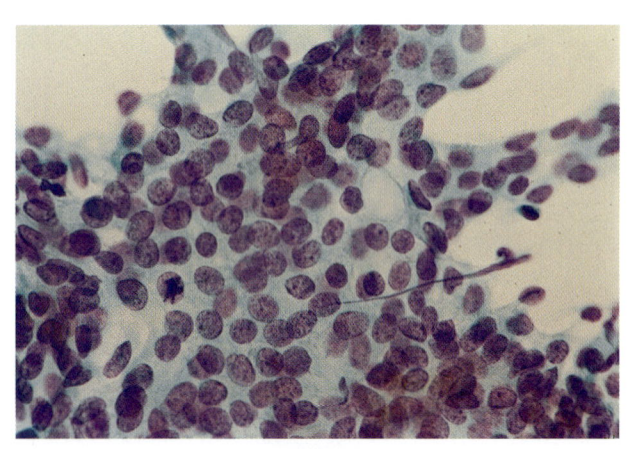

写真3

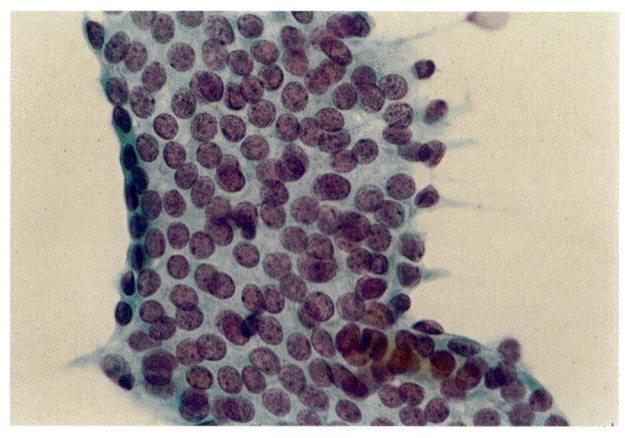

写真4

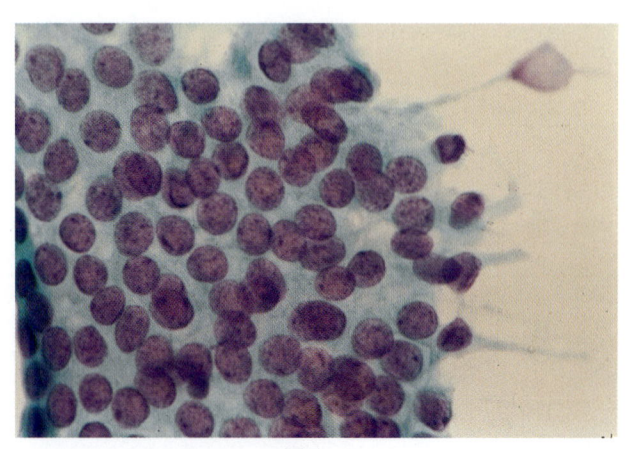

写真5

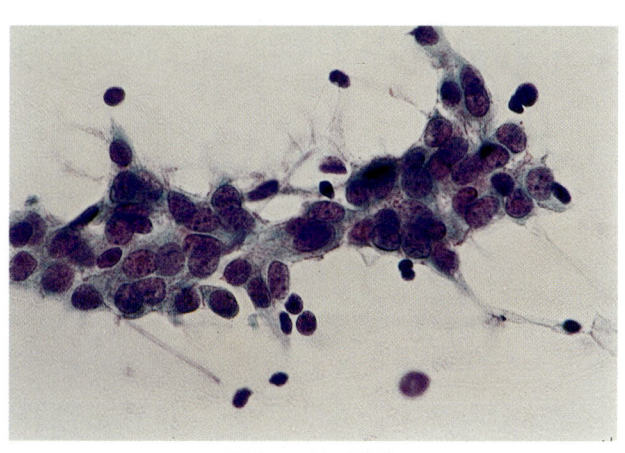

写真6（参考例）

判定区分	推定組織型
□ 正常あるいは良性 ■ 鑑別困難 □ 悪性の疑い □ 悪性	乳管過形成あるいは非浸潤性乳管癌～乳頭腺管癌 組織診断 **異型乳管過形成** （Atypical ductal hyperplasia：ADH）

解 説　出現細胞は豊富で，大小のシート状集塊を形成している（写真1，2）．多くは結合性良好だが，一部で辺縁部の軽いほつれを有する．構成細胞は比較的小型ながら円形に近い核を有しており，均質な印象をも受ける（写真3～5）．二相性は少なからず保持されている．クロマチンは微細であり，著しい増量や不整な分布は見られない．以上の所見から非浸潤性乳管癌，あるいは上皮増殖が強い良性病変と推測される．生検標本では，腫瘤の大半はいわゆる乳腺症の像で，異型のない乳管過形成，腺症などが混在し，間質の硝子化も目立っていた．その一部に写真7に示すような篩状型の非浸潤性乳管癌に類似した乳管内異型病巣が存在した．管腔は緊満感を有し，腔に対する核配列も均等で癌に類似するが，全体では構成細胞核の形状や大きさがさまざまで，かつ大きさも一小葉単位以下と小さいことから，最終的に異型乳管過形成（ADH）と診断された．写真6，8は別のADH例である．

　本病変は，低悪性度の非浸潤性乳管癌に類似するが，完全にその基準を満たさない病変に対して用いられ，一種の除外診断的な疾患名である．このなかには質的に癌としての細胞配列や核所見を満足していない病変のほかに，癌と同様の形態を示しながら病巣が小さいものを含んでいる．実際ほとんどのADHは2～3mm未満である．画像診断などでとらえられる可能性は決して高くはなく，ほかの理由で摘出された標本中に偶発的に見出されることが多い．このことを細胞診にあてはめると，たとえガイド下で行っても，穿刺吸引によって2～3mm未満の病変が確実に採取される可能性は低い．したがって組織学的にADHと診断されたとしても，当該病巣からの細胞採取か，周辺の病巣から採取されたものであるのかを判別することはきわめて困難である．一方，ADH病巣から正しく細胞が採取された場合には，細胞像も癌（特に非コメド型の非浸潤性乳管癌）に類似してくるものと思われる．ADH症例の細胞像は，採取された部位によってその評価が異なってくるが，いずれの部位から細胞が採取されたか特定することは容易でないため，細胞診によって本疾患を推定することは困難であるといわざるを得ない．臨床的にも良悪性判定困難な症例の場合には，針生検等の適応を考慮すべきである．なおADH病巣を放置した場合，はたして癌に進行していくのかについては，病巣が摘出されてしまうので明らかにはされていないが，ADHを有する患者は同側や対側に浸潤癌を発生しやすいことが明らかにされており，本病変は乳癌発生の危険因子とも考えられている．

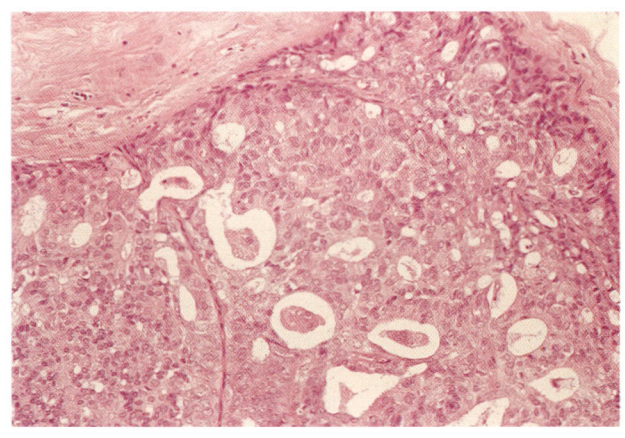

写真7

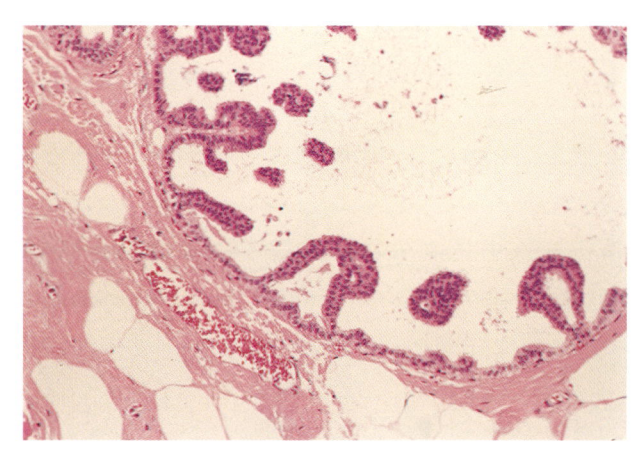

写真8（参考例）

Case 54

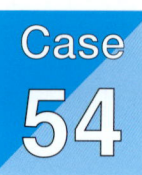

患者：50歳，女性．

主訴：左乳房C領域の腫瘤．

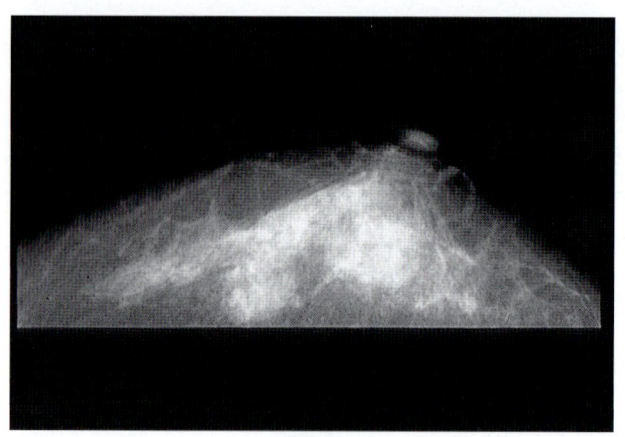

写真1

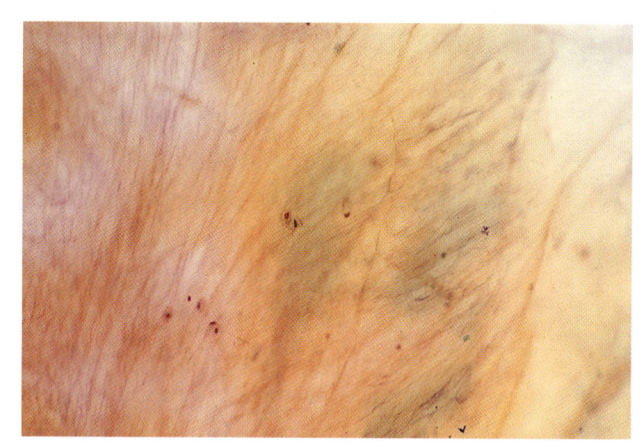

写真2

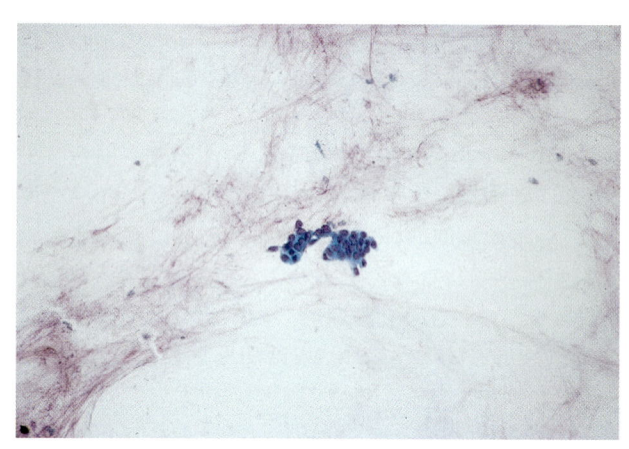

写真3

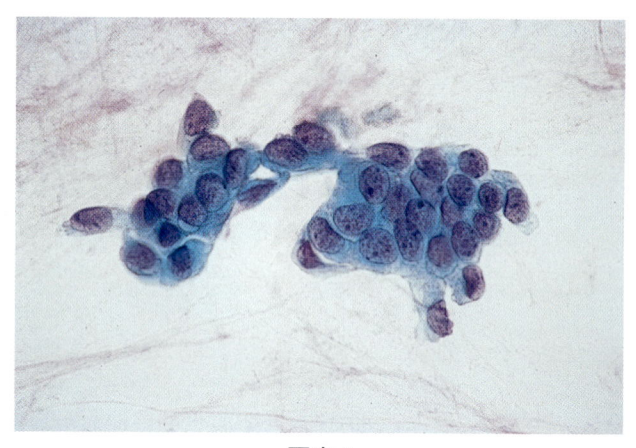

写真4

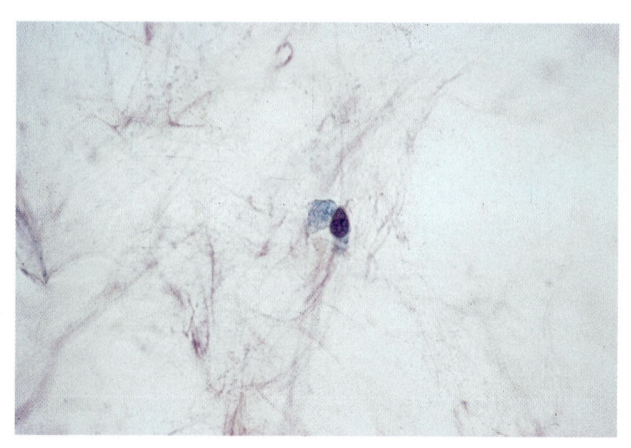

写真5

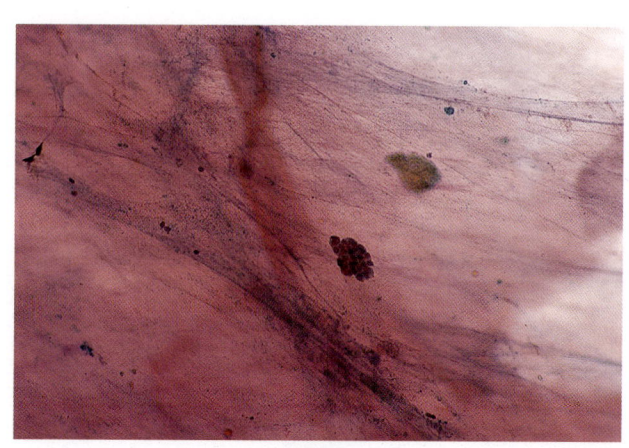

写真6

判定区分	推定組織型
■ 正常あるいは良性 □ 鑑別困難 □ 悪性の疑い □ 悪性	Mucocele-like tumor **組織診断** **Mucocele-like tumor**

解説

マンモグラフィ所見では，左乳房C領域に円形微細分葉状境界一部不明瞭な等濃度腫瘤を認める．また，中央部にも局所性陰影を認めることから癌を否定できない（**写真1**）．

細胞所見は，穿刺吸引物のほとんどは粘液様物質で，そのなかに少数の上皮細胞や泡沫細胞が認められる（**写真2～6**）．上皮細胞の小集団は平面的で，粘液の上部に乗っているように観察され，核はやや大きいがクロマチンの増量は軽度である（**写真4**）．粘液は橙黄色～赤紫色で，やや濃厚性で糸状構造を呈するもの（**写真2**）から，淡く稀薄な粘液状を呈するものまで見られる（**写真3～6**）．

組織所見は上皮細胞のliningのない粘液嚢胞が間質脂肪組織中に認められ，粘液成分が脂肪組織に漏出している（**写真7**）．また粘液内にごく少数の細胞集団と，一部の嚢胞壁の辺縁部には上皮細胞が見られる（**写真8**）．

Mucocele-like tumor（MLT）は粘液瘤様腫瘤とも称され，良性の乳管や嚢胞に貯溜した粘液が破裂して間質に粘液物質が漏出することにより形成される粘液貯溜嚢胞性病変である．Rosen（1986年）により，最初は良性病変として提唱されたが，その後，高頻度にADH（atypical ductal hyperplasia）や非浸潤性乳管癌を伴うことが報告され，MLTが考えられる場合には，ほかに癌病巣がないか注意深く観察することが大切とされている．

穿刺吸引細胞診では粘液癌との鑑別が重要であり，粘液癌の純型では癌細胞は類円形や球状の細胞集団で粘液に包まれるように出現し，粘液癌の混合型では粘液とともに多数の癌細胞が出現する．MLTでは細胞の出現数はきわめて少なく，上皮細胞はシート状や平面的配列の小集団で，粘液には包まれず，粘液上部にのっているかのような出現パターンが鑑別所見となる．

また，粘液産生を示す非浸潤性乳管癌も腫瘍細胞が粘液の上にのっているように出現するため，MLTと鑑別が必要となる．粘液産生型の非浸潤性乳管癌では組織型は低乳頭型であることが多いので，腫瘍細胞はシート状や乳頭状集団で出現し，N/C比は高く，クロマチンも増量し悪性所見を呈しており，粘液の性状は粘液癌のそれと類似している．MLTでは出現する細胞は単個細胞を含め，細胞集団はきわめて少なく，粘液の性状も稀薄である．

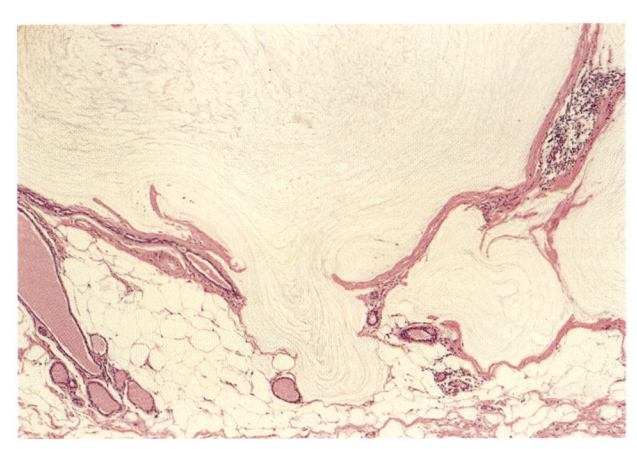

写真7

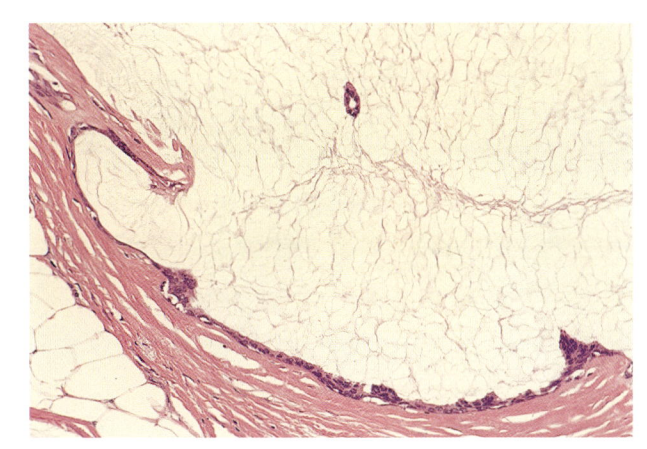

写真8

Case 55

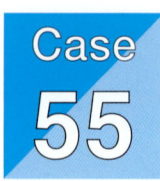

患者：52歳，女性．

主訴：右乳房腫瘤．2か月前に胸部を打撲後，右乳房C領域に硬結を触知．超音波では皮下脂肪織内に約0.7cmの高エコー像を認める（**写真1**）．

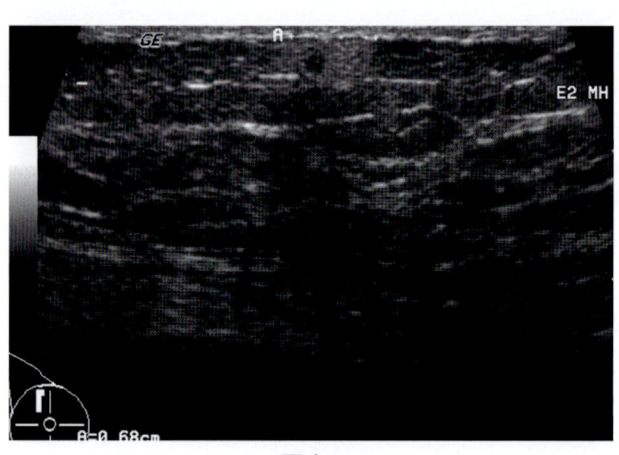

写真1

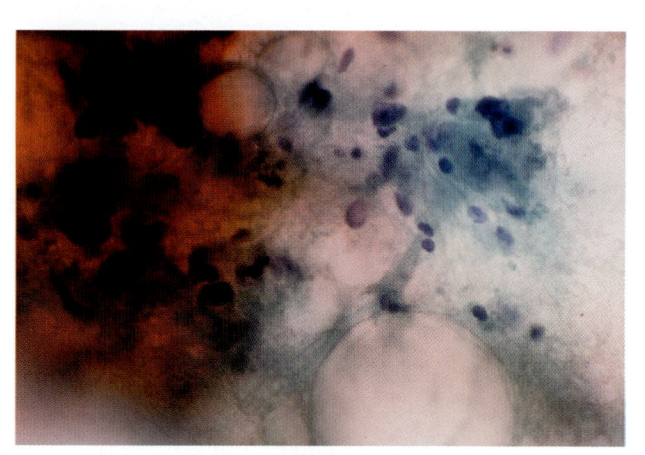

写真2

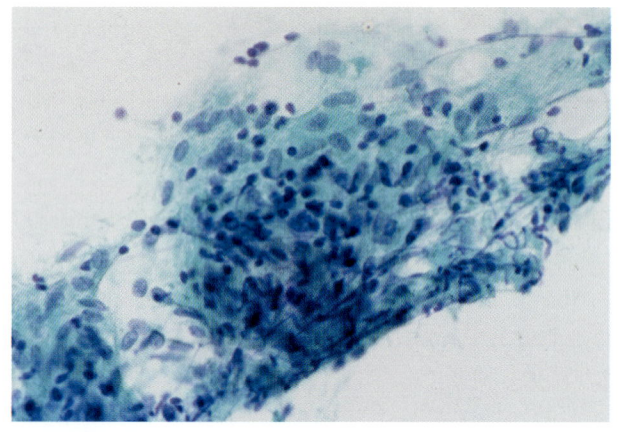

写真3

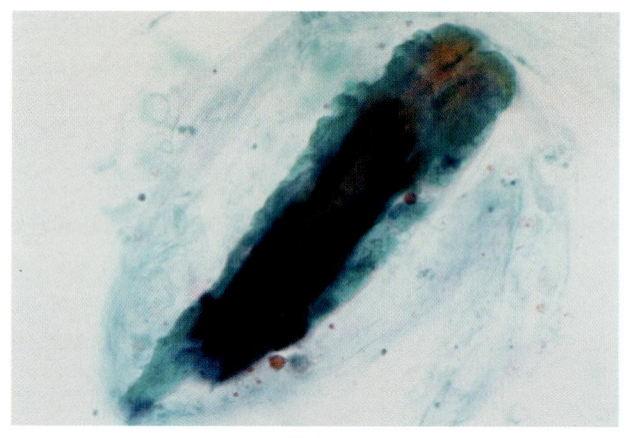

写真4

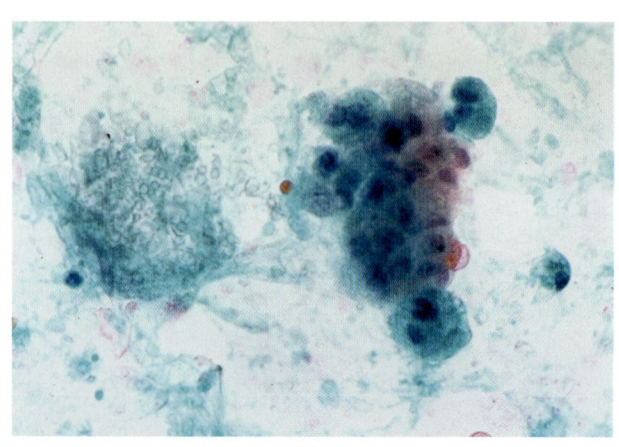

写真5

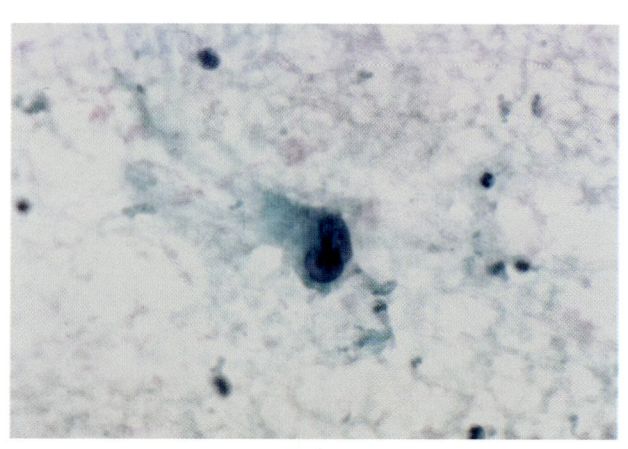

写真6

判定区分	推定組織型
■ 正常あるいは良性	脂肪壊死
□ 鑑別困難	
□ 悪性の疑い	組織診断
□ 悪性	**脂肪壊死** (Fat necrosis)

解説

組織学的に，脂肪織への炎症細胞浸潤像（**写真7**）や肉芽腫様変化を認める典型的な脂肪壊死の像を示しており，腫瘤内には多核組織球および石灰化像が観察される（**写真8**）．

脂肪壊死の原因は外傷性のことが多く，超音波にて皮下の脂肪内に高エコー腫瘤像を認める点が特徴である．したがって，画像にて典型的な像を示せば細胞診の対象となることは少ない．しかし，画像にて悪性を否定できず，穿刺吸引細胞診が行われた場合は上記の組織像を反映して，①脂肪細胞集塊内の炎症細胞浸潤像（**写真2**），②肉芽腫様変化に由来する類上皮様細胞（**写真3**），③粗大な石灰化物質（**写真4**），④多核組織球（**写真5**）などの所見が認められてくる．そのなかで，組織球には核濃染性や腫大などの異型（**写真6**）が見られることがあり（術後瘢痕組織でも同様な所見が得られる），診断に際しては留意が必要である．また多核組織球はparaffinomaにおいても認められるが，このときに出現する組織球は異物を貪食した空胞が観察されることが多い（**写真9，10**）．乳房に見られる脂肪壊死は，前述のように概ね臨床および画像によって診断が下されるが，穿刺吸引細胞診が行われた場合は存在する組織球の異型に注意し，上記の細胞所見を念頭に診断する必要がある．

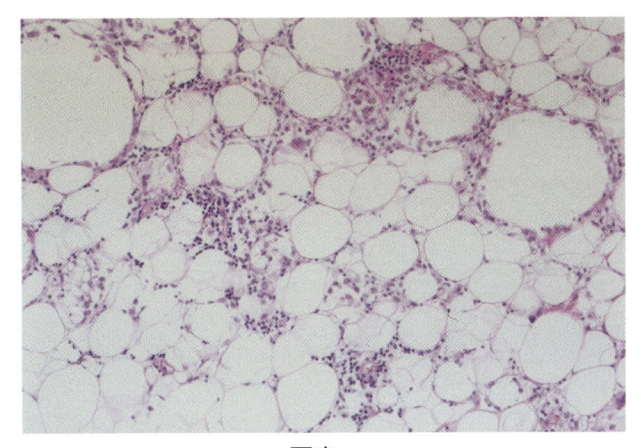

写真7

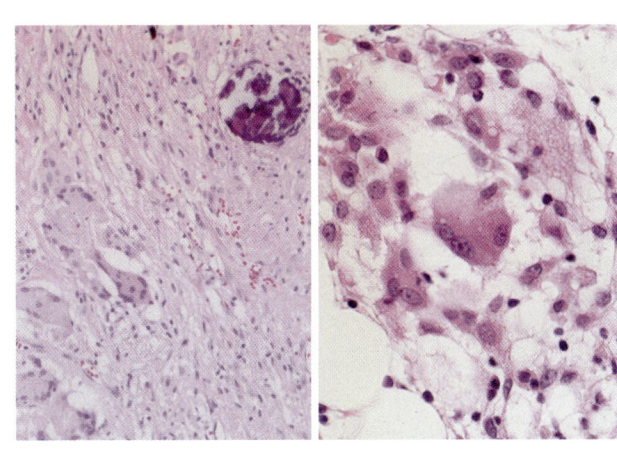

写真8

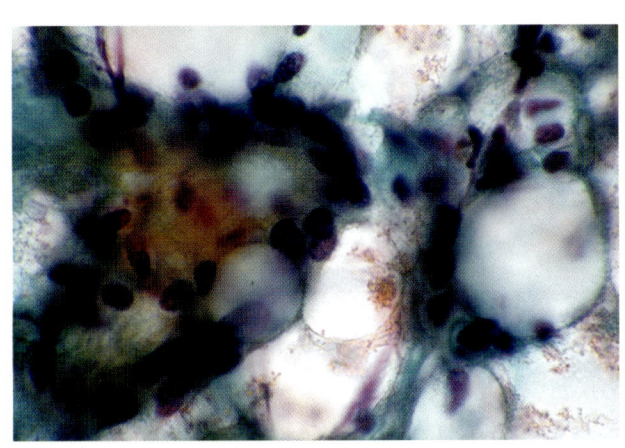

写真9（参考例）

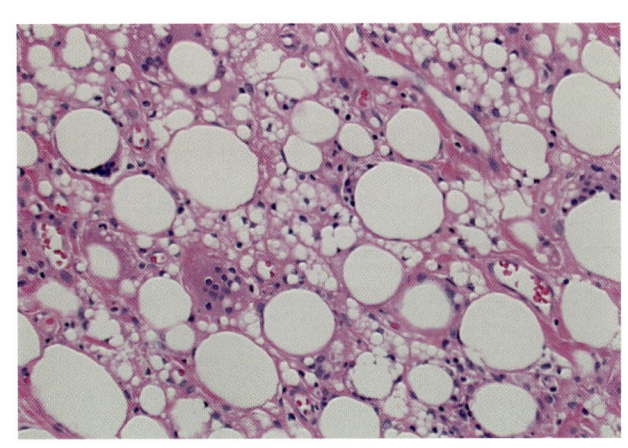

写真10（参考例）

Case 56

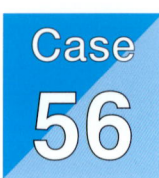

患者：31歳，女性．

主訴：左乳房AC領域に約1.5cmの腫瘤を触知．マンモグラフィでは辺縁境界明瞭，一部微細分葉状（**写真1**）．超音波検査では縦横比大の腫瘤像（**写真2**）を示し，いずれも悪性を否定できない．

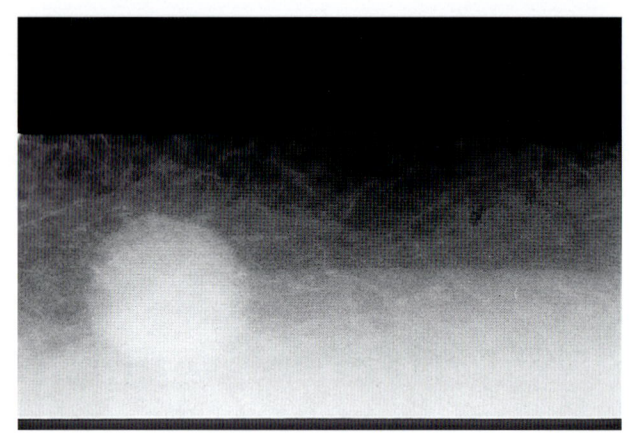

写真1

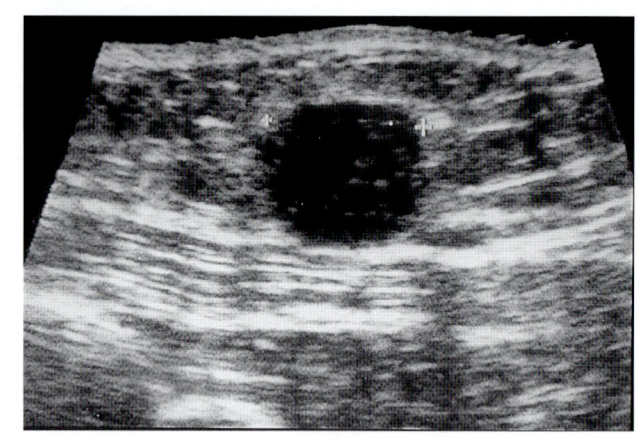

写真2

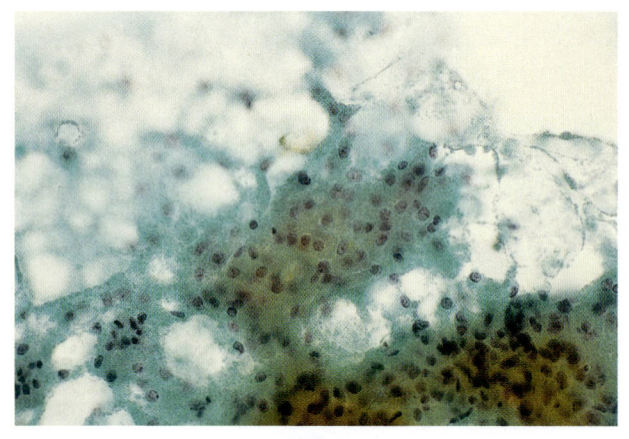

写真3

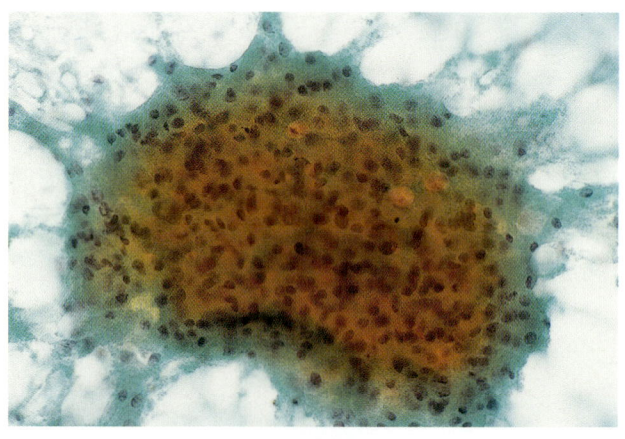

写真4

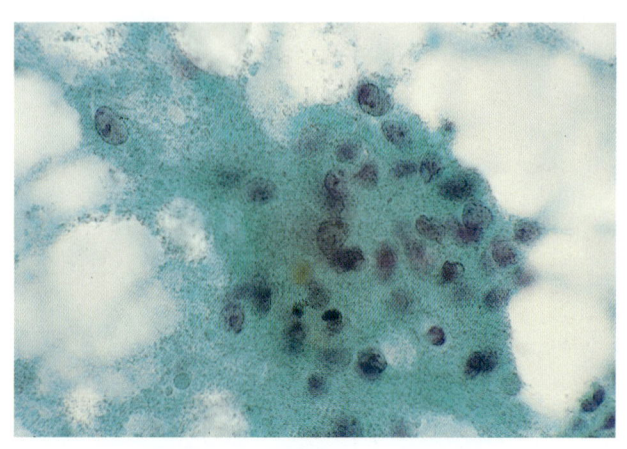

写真5

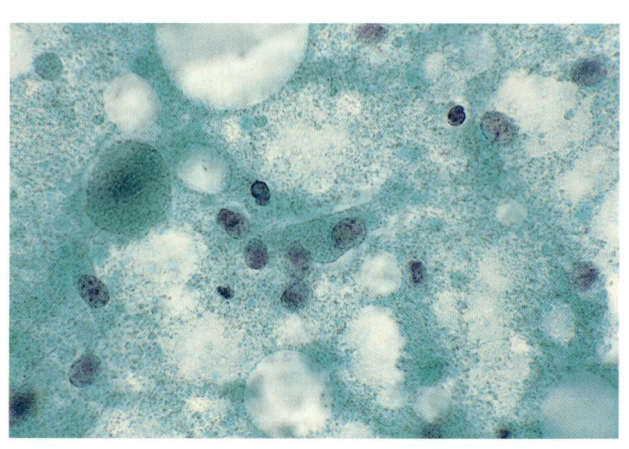

写真6

判定区分	推定組織型
■ 正常あるいは良性 □ 鑑別困難 □ 悪性の疑い □ 悪性	顆粒細胞腫 組織診断 **顆粒細胞腫**（Granular cell tumor）

解 説　背景は細胞質の崩壊によって，光沢のある好酸性顆粒状物質が無数に認められる．腫瘍細胞は多稜形で，集簇性および孤立散在性に出現している．細胞境界は不明瞭であるが，細胞質は豊富でエオジンまたはライトグリーン好性の顆粒状物質が充満している．核は小型類円形でクロマチンは微細である（**写真3〜6**）．以上の所見から乳腺に発生した顆粒細胞腫が考えられる．組織像を，**写真7，8**に示す．

　一般に顆粒細胞腫との鑑別が必要となる細胞は，泡沫細胞やアポクリン化生細胞である．泡沫細胞の細胞境界は比較的明瞭で，豊富な細胞質には大小の空胞が認められ，核は小型類円形で偏在している．ただし，泡沫細胞が集簇性に出現する場合は顆粒細胞腫との鑑別が難しいことがあるので注意が必要である（**写真9**）．アポクリン化生細胞は細胞質内に好酸性の顆粒を認める点は顆粒細胞腫に類似するが，アポクリン化生細胞の顆粒は不均一な分布であるのに比べ，顆粒細胞腫の顆粒は細胞質内にも充満しているが，背景にも多数出現する点で鑑別可能である（**写真10**）．

　乳腺顆粒細胞腫は画像上癌と見誤られやすいが，細胞診では特徴的な細胞形態を示すため，この腫瘍の存在を認識していれば十分診断できる腫瘍である．

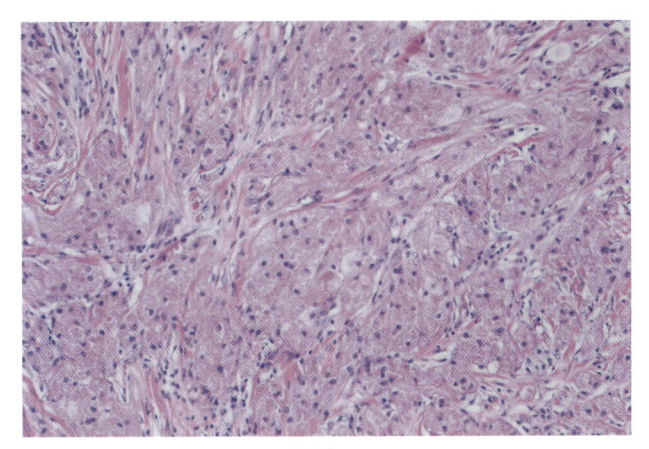

写真7

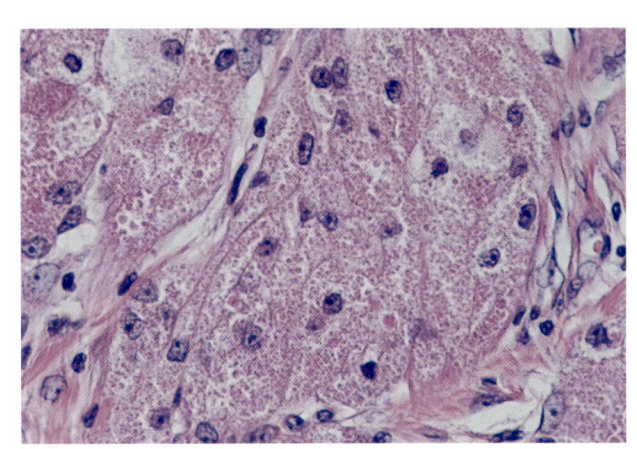

写真8

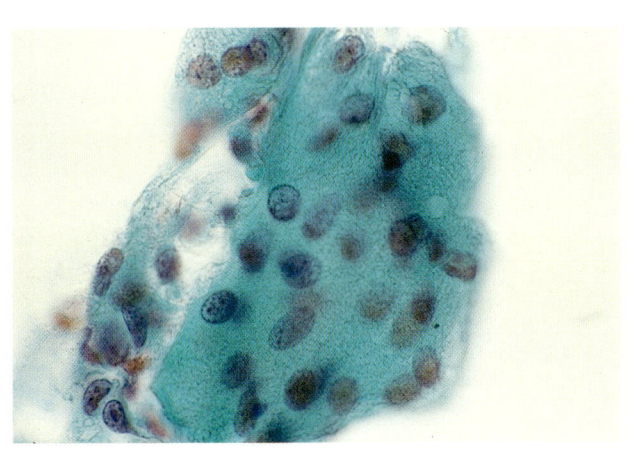

写真9（泡沫細胞）

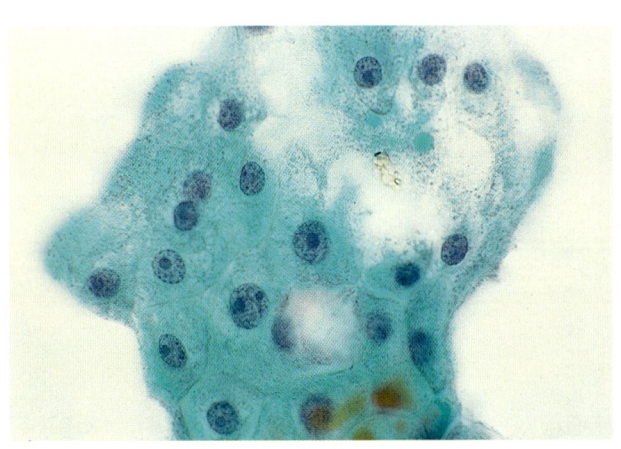

写真10（アポクリン化生細胞）

和文索引

【あ】

悪性 …………………………………………… 6
悪性黒色腫 ………………………………… 181
悪性の疑い …………………………………… 5
悪性葉状腫瘍 …………………………… 151, 175
悪性リンパ腫 ……………………………… 179
アポクリン化生 …………………………… 35
アポクリン化生細胞 …… 73, 89, 149, 185, 189, 197
アポクリン顆粒 …………………………… 149
アポクリン癌 ………………… 30, 32, 103, 149, 185
アポクリン硬化性腺症 …………………… 185
アロマターゼ阻害剤 ……………………… 40
鋳型状 …………………………………… 75, 129
異型アポクリン化生細胞 ………………… 103
異型小葉過形成 …………………………… 29
異型乳管過形成 ………………………… 29, 191
異型嚢胞腺管 ……………………………… 29
異物肉芽腫 ………………………………… 74
印環細胞癌 ………………………………… 31
打釘状配列 ………………………………… 27
壊死 ………………………… 71, 91, 93, 117, 145
壊死型 ……………………………………… 51
エストロゲン ……………………………… 14
エストロゲン過剰分泌 …………………… 14
エストロゲンレセプター ………………… 40
炎症性偽腫瘍 ……………………………… 35
円柱状細胞 ………………………………… 109
大型核小体 ………………………………… 135

【か】

化学療法 …………………………………… 40
核異型度 …………………………………… 41
角化 …………………………………… 143, 145
核形 ………………………………………… 81
核径 ………………………………………… 80
核内細胞質封入体 ……………………… 97, 99, 181
核の大小不同 ……………………………… 81

核の縦並び配列 …………………………… 75
過誤腫 ……………………………………… 74
画像診断 …………………………………… 19
カテゴリー分類 …………………………… 49
カニ足状形態 ……………………………… 13
顆粒細胞腫 …………………………… 149, 197
カルチノイド腫瘍 ………………………… 33
間質型 ……………………………………… 52
間質結合織 ……… 74, 77, 87, 89, 109, 125, 127
間質肉腫 ………………………… 151, 175, 177
管状癌 ……………………………… 30, 33, 79, 153
管状構造 …………………………………… 153
管状腺腫 ……………………………… 23, 101, 153
冠状断 …………………………………… 62, 63
乾燥 ………………………………………… 84
癌肉腫 …………………………………… 34, 35
鑑別困難 ……………………………………… 5
偽篩状構造 ……………………………… 113
基質産生癌 ………………………… 30, 71, 147
偽浸潤 ……………………………………… 23
偽腺腔 ……………………………………… 95
基底膜 ……………………………………… 13
基底膜様物質 …………………………… 99, 141
偽乳頭状増殖 ……………………………… 77
偽嚢胞 ………………………………… 32, 141
球状 ………………………………………… 115
狭義の硬癌 ………………………………… 129
局所的非対称性陰影 ……………………… 49
巨大線維腺腫 ……………………………… 34
筋上皮細胞 ……… 13, 36, 73, 76〜78, 89, 95, 97,
99, 141, 165, 167, 169, 171,
173, 175, 187, 189
区域性 ……………………………………… 51
クーパー靱帯 ……………………………… 13
クサビ状配列 …………………… 75, 125, 127, 183
グリメリウス染色 ………………………… 33
クロマチン ………………………………… 84
クロマチン増量 …………………………… 80

クロモグラニンA	33	脂肪織	74
血液混入	84	脂肪織内浸潤	75
結合織性および上皮性混合腫瘍	34	脂肪抑制T2強調像	62, 63, 66, 68〜70
けばだち状	159, 161	若年性癌	33
減衰	44	若年性乳癌	155
検体不適正	4	充実型	27, 29
硬化性腺症	35, 75, 78, 127, 153, 183, 185	充実状集塊	121
硬癌	29, 30, 54, 59, 68, 74, 75, 129, 137	充実腺管癌	29, 54, 59, 68, 71, 121
広義の硬癌	79, 123, 125, 127, 153	重積集塊	76
膠原線維化	127	集簇性	51
好酸性顆粒	149, 197	終末細乳管	13
甲状腺コロイド様	157	終末細乳管上皮	28
梗塞	117	終末乳管	13
梗塞を伴う乳管内乳頭腫	91, 93	数珠状配列	75, 137, 139
構築の乱れ	53, 60	術中迅速診断	21
後方エコー	46, 59, 61	主乳管	13
骨形成	151	授乳性腺腫	23
骨・軟骨化生を伴う癌	30, 33, 71, 147, 151	腫瘍性筋上皮細胞	78, 97
		腫瘤形成型	28, 45, 65
		上皮性腫瘍	23, 27
		小葉外乳管	13
		小葉過形成	35

【さ】

採取法	7	小葉間乳管	13
サイトケラチン	32	小葉単位	13
細乳管上皮細胞	101	小葉内終末乳管	13
細胞異型	80	所見	6
細胞採取量	75	女性化乳房症	14, 78
細胞質内小腺腔	81, 125, 129, 137, 139	女性乳癌のリスク因子	19
細胞診	20	神経内分泌顆粒	33
索状	183	神経内分泌細胞癌	33
索状配列	129	信号強度	62
散在性	51	浸潤性小葉癌	30, 31, 60, 68, 75, 137, 139, 179
散在性傾向	75	：古典型	137
散在性細胞	121	：多形細胞型	139
散乱	44	浸潤性乳管癌	29
シート状	105, 115, 165, 191	浸潤性微小乳頭癌	30, 159, 161
篩状型	27, 29	真の乳頭状増殖	77
篩状構造	27, 32, 107, 113, 123	水平断	62, 63
矢状断	62, 63	髄様癌	30, 31, 121, 135
篩状配列	76	スピキュラ	49, 50, 59, 60, 125
篩状様構造	187	正常あるいは良性	5
脂肪壊死	195		

石灰化	27, 50, 51, 57, 58, 71, 78, 107, 116, 117, 118, 131, 195
舌状突出像	115
線維芽細胞	73, 165, 171, 173, 175
線維症	35
線維腺腫	34, 56, 66, 67, 71, 73, 74, 76, 78, 101, 105, 111, 119, 121, 133, 165, 167, 169, 171
：管周囲型	34, 167
：管内型	34, 165
：乳腺症型	34, 76, 119, 121
：類臓器型	34, 169
線維腺腫性過形成	35
線維腺腫様過形成	74
腺筋上皮腫	23, 97, 99
腺腔	123, 141
腺腔様構造	119
穿刺吸引細胞診	7, 20
腺腫	23
腺症	35
線状	51
線状配列	75, 127, 137
腺上皮細胞	13
センチネルリンパ節	39
腺様嚢胞癌	30, 32, 141
造影パターン	65, 66, 69
双極裸核	73, 165, 167
束状配列	177
組織学的悪性度	41
組織学的効果判定基準	42
組織型推定	3

【た】

大胸筋	62
ダイナミックカーブ	64, 66, 68
ダイナミック後脂肪抑制T1強調像	62, 65〜68, 70
大乳管	13
大乳管型筋上皮細胞	78, 87
多核悪性細胞	81
多核巨細胞	151
多核組織球	74, 195
多形腺腫	71
蛋白様物質	157
蓄乳法	9
超音波検査	19, 43
超音波診断のためのガイドライン	45
超音波の診断基準	45
直接塗抹法	9
低乳頭型	27
低乳頭状	187
低乳頭状配列	77
ドーム状	115
特殊型	29, 30
塗抹手技	8
トラスツズマブ	40

【な】

内部エコー	46, 59
軟骨基質	71, 147, 151
肉芽腫様変化	195
二相性	13, 25, 36, 76, 78, 87, 95, 101, 103, 141, 167, 171, 173, 175, 183, 189, 191
乳管拡張症	35
乳管過形成	35
乳癌死亡者数	17
乳管進展型	28
乳管腺腫	23, 73, 103
乳管洞	13
乳管内癌	27
乳管内乳頭腫	23, 73, 77, 78, 87, 89, 95, 109, 111, 117, 119
乳管乳頭腫症	77, 113, 115, 189
乳癌罹患者数	17
乳汁集細胞法	9
乳腺細胞診報告様式	3
乳腺症	35, 55, 73, 187, 189
乳腺線維症	35
乳頭	95
乳頭型	27, 29
乳頭癌	77, 109

乳頭状配列	77	針生検	20
乳頭腺管癌	29, 54, 58, 68, 71, 76, 77, 89, 91, 109, 111, 113, 115, 117, 119, 123, 187	反射	43
		判定基準	3
		判定区分	4
：篩状型	113	微細鋸歯状	50, 58
：低乳頭型	115	微細線状	51
：乳頭型	119	微細分枝状	51
：面疱型	117	微細分葉状	50
乳頭部	163	微絨毛	159, 161
乳頭部擦過細胞診	10	非腫瘤性病変	47, 65
乳頭部腺腫	23, 73, 78, 95, 111, 115	微小局在型	28
乳頭分泌物細胞診	9	微小乳頭状	159
乳房温存治療	39	非浸潤癌	27
乳房堤	13	非浸潤性小葉癌	27, 28
乳輪下	95	非浸潤性乳管癌	27, 57, 66, 67, 71, 76, 77, 105, 107, 187, 191, 193
乳輪下膿瘍	145		
粘液	71, 131, 133, 193	非浸潤性乳管癌巣	125
粘液癌	30, 31, 61, 68, 70, 71, 131, 133, 193	びまん性	51
：混合型	133	非面疱型	57
：純型	131	鋲釘状	157
粘液球	141	表皮嚢胞	145
粘液腫状	165	標本の適否	3
粘液腫様	147	フィブロネクチン	32
粘液小球状構造	155	副乳腺	13
粘液保有細胞	81	ブドウの房状構造	155
粘液瘤様腫瘤	193	プロゲステロン	14
年齢階級別死亡率	17	プロゲステロンレセプター	40
年齢調整死亡率	17	プロラクチン	14
年齢調整罹患率	17	分子標的療法	40
嚢胞	35, 55, 66, 67, 86, 87, 108, 109, 145, 156, 157	分泌型	52
		分泌癌	30, 33, 155
嚢胞内癌	58	平滑筋アクチン	32, 36, 97, 99, 169, 183, 185
嚢胞内乳頭癌	23, 109	閉塞性腺症	35
嚢胞内乳頭腫	23, 58	平坦型	28
		ヘリカルCT	62
		変性	91, 93
【は】		扁平上皮癌	30, 32, 143, 145
ハーセプチン	40	扁平上皮様細胞	73, 87, 89
破骨様巨細胞	74	放射状瘢痕	60
パジェット病	33	紡錘形細胞	177
橋渡し状構造	27, 115	紡錘細胞癌	30, 32

泡沫細胞	73, 197	モンゴメリー結節	13
匍匐型	28	モンゴメリー腺	13
ホルモン療法	39		

【ま】

【や】

末梢乳管型筋上皮細胞	78, 79	葉状構造	171
繭玉状配列	78	葉状腫瘍	34, 35, 56, 71, 73, 74, 171, 173, 175
マリモ状	159	：悪性	175
マリモ状配列	78	：境界	173
マンモグラフィ	48	：良性	171
マンモグラフィガイドライン	49	予後因子	41
マンモグラフィ検査	19	IV型コラーゲン	32
マンモトーム生検法	20		
メラニン顆粒	163		

【ら】

面疱型	27, 29, 57	領域性	51
面疱癌	29, 71, 91	リンパ球浸潤	135
		類骨	71, 151

欧文索引

【A】

α-ラクトアルブミン	33, 155
A type	81, 83
ABC	7
accessory mammary gland	13
ACD	29
adenoid cystic carcinoma	32, 141
adenoma	23
adenoma of the nipple	23, 95
adenomyoepithelioma	23, 97, 99
adenosis	35
ADH	29, 191, 193
ALH	29
apitz小体	181
apocrine carcinoma	32, 149
apocrine metaplasia	35
apocrine sclerosing adenosis	185
aspiration biopsy cytology	7
atypical cystic duct	29
atypical ductal hyperplasia	29, 191, 193
atypical lobular hyperplasia	29

【B】

B type	81, 83
biphasic pattern	141, 171, 173, 175
blunt duct adenosis	35
bridge形成	119

【C】

CA15-3	97
carcinoid tumor	33
carcinoma with cartilaginous and/or osseous metaplasia	71, 151
carcinosarcoma	34
CC	48
CD10	36, 183
CD20	179
CEA	32
c-erbB2	31, 33, 163
clinging type	28
comedo carcinoma	29, 71
comedo type	27
cribriform	107
cribriform pattern	32
cribriform type	27
cyst	35
cystic hypersecretory duct carcinoma	157
cystic hypersecretory hyperplasia	157

【D】

DCIS	27, 57
diffuse large B cell type lymphoma	179
duct ectasia	35
duct papillomatosis	35, 187, 189
ductal adenoma	23, 103
ductal carcinoma in situ	27
ductal hyperplasia	35

【E】

E-cadherin	139
EMA	32, 97, 99
ER	40
E-カドヘリン	31

【F】

FAD	49
fat necrosis	195
fiber cell	143
fibroadenoma	34, 165, 167, 169
：intracanalicular type	34, 165
：mastopathic type	34

：organoid type ················· 34, 169
　　　：pericanalicular type ········· 34, 167
fibroadenomatous hyperplasia ········ 35, 74
fibrocystic disease ························· 35
fibrosis ····································· 35
fibrous disease ···························· 35
fine-needle aspiration cytology ············ 7
FISH法 ····································· 40
flat type ··································· 28
FNA ·· 7
folded appearance ················· 171, 173

【G】

GCDFP-15 ································· 33
ghost cell ························· 143, 145
giant fibroadenoma ······················ 34
granular cell tumor ····················· 197
gross cystic disease fluid protein-15 ······· 33
gynecomastia ······················· 14, 78

【H】

HER2 ································· 31, 33
HER2遺伝子 ······························ 40
HER2タンパク ···························· 40
histological grading ······················ 41
HMB45 ··································· 181

【I】

ICL ······························ 81, 125, 137
IHC法 ····································· 40
IMPC ······························· 159, 161
inflammatory pseudotumor ············· 35
intracystic papillary carcinoma ····· 23, 109
intracystic papilloma ···················· 23
intraductal carcinoma ··················· 27
intraductal papilloma ············ 23, 87, 89
intraductal papilloma with infarction ··· 91, 93
invasive ductal carcinoma ··············· 29

invasive lobular carcinoma ······ 31, 137, 139
　　　：classical type ·················· 137
　　　：pleomorphic type ·············· 139
invasive micropapillary carcinoma ··· 30, 159, 161

【J】

juvenile carcinoma ······················· 33

【L】

lactating adenoma ······················· 23
lactiferous duct ·························· 13
lactiferous sinus ························· 13
lobular carcinoma in situ ················ 27
lobular hyperplasia ······················ 35
low papillary type ························ 27
lympho glandular body ················ 179

【M】

malignant melanoma ··················· 181
mastopathy ······························ 35
matrix-producing carcinoma ····· 30, 71, 147
medullary carcinoma ··············· 31, 135
Melan A ································· 181
MGS ····································· 155
milk line ································· 13
MLO ····································· 48
MLT ······························· 131, 193
MRI ······································ 62
MRI検査 ································· 19
mucinous carcinoma ········· 31, 71, 131, 133
　　　：mixed type ····················· 133
　　　：pure type ······················ 131
mucocele-like tumor ············ 71, 131, 193
mucous globular structure ············· 155

【N】

N/C比 …………………………………………… 81
naked bipolar nuclei …………………………… 73
neuroendocrine cell carcinoma ……………… 33
NKI/C3 ………………………………………… 181
noninvasive ductal carcinoma …… 27, 71, 105, 107
nuclear grading ………………………………… 41

【O】

osteoid ………………………………………… 151

【P】

p63 ……………………………………………… 36
Paget's disease ……………………………… 163
pagetoid spread ……………………………… 31
pagetoid癌 …………………………………… 33
Paget細胞 ………………………………… 33, 163
Paget病 …………………………………… 33, 163
pair naked nucleus …………………………… 73
papillary type ………………………………… 27
papillotubular carcinoma ……… 71, 111, 113, 115, 117, 119
　: comedo type …………………………… 117
　: cribriform type ………………………… 113
　: low papillary type ……………………… 115
　: papillary type …………………………… 119
paraffinoma ………………………………… 195
peripheral enhancement …………… 65, 68, 69
PgR …………………………………………… 40
phyllodes tumor ………………… 34, 171, 173, 175
　: benign …………………………………… 171
　: borderline ……………………………… 173
　: malignant ……………………………… 175
prognostic factor ……………………………… 41

【R】

roman bridge ………………………………… 115
rosary-like appearance ………………… 75, 137

【S】

S-100 ………………………………………… 181
scirrhous carcinoma ……………… 30, 123, 127, 129
sclerosing adenosis ……………………… 35, 183
secretory carcinoma ……………………… 33, 155
signet-ring cell carcinoma …………………… 31
SMA ……………………………………… 97, 99
solid type ……………………………………… 27
solid-tubular carcinoma ………………… 29, 71, 121
special type …………………………………… 29
spindle cell carcinoma ……………………… 32
squamous cell carcinoma ………… 32, 143, 145
stromal sarcoma …………………………… 177

【T】

T1強調像 ………………………………… 62, 63, 69
tadpole cell ………………………………… 143
targetoid pattern …………………………… 31
TDLU ……………………………………… 13, 27
terminal duct lobular unit ………………… 13, 27
T-KM式穿刺針洗浄法 …………………… 8, 9
tubular adenoma ………………………… 23, 101
tubular carcinoma ……………………… 33, 153

【W】

wavy appearance ………………… 171, 173, 175
WHO分類 ……………………………………… 23

新版 乳腺細胞診カラーアトラス

価格はカバーに表示してあります

2007年11月30日　第一版 第1刷 発行

監修者	土屋　眞一 ⓒ
編著者	北村　隆司
発行人	古屋敷　信一
発行所	株式会社 医療科学社

〒113-0033　東京都文京区本郷 3-23-1
TEL 03(3818)9821　　FAX 03(3818)9371
ホームページ　http://www.iryokagaku.co.jp
郵便振替　00170-7-656570

ISBN978-4-86003-381-1　　　（乱丁・落丁はお取り替えいたします）

本書の複製権・翻訳権・上映権・譲渡権・公衆送信権（送信可能化権を含む）は（株）医療科学社が保有します。

JCLS 〈（株）日本著作出版権管理システム委託出版物〉

本書の無断複写は著作権法上での例外を除き，禁じられています。複写される場合は，そのつど事前に（株）日本著作出版権管理システム（電話 03-3817-5670，FAX 03-3815-8199）の許諾を得てください。

臨床検査技師を目指す学生のための
細胞診

監修：土屋 眞一　　編著：金子 千之

細胞診断学を学ぶ初学者が容易に理解できる教科書として企画

　すべてにカラー写真を取り入れ，掲載細胞像は従来の教科書に比し大きく，説明文も大きく読みやすい点が特徴。さらに，重要な箇所には矢印を多く挿入し，また専門領域別にシェーマを取り入れてあり，各部の名称を知り得るのに役立つ。
　練習問題では，これまで国家試験に出題された写真問題と類似した像を出題し，40問のスペースを設けた。

第I部　総　論
第II部　各　論
　第1章　子宮頸部・体部細胞診
　第2章　呼吸器細胞診
　第3章　体腔液細胞診
　第4章　泌尿器細胞診
　第5章　乳腺細胞診
　第6章　甲状腺細胞診
　第7章　唾液腺細胞診
　第8章　リンパ節細胞診
　第9章　肝・胆・膵細胞診
　第10章　肉腫の細胞診
　第11章　その他の細胞診

● A4判 132頁　● 定価（本体 5,500円＋税）　● ISBN 978-4-86003-382-8

臨床と病理のための
乳腺MRIアトラス
― 画像と組織像の完全対比 ―

監修：土屋 眞一・隈崎 達夫　　編集：草間　律・高山 文吉

　「組織型推定」が本書の主眼である。乳腺疾患は多彩な組織像を示すことから，組織型を中心にMRIをはじめ，諸検査との整合性を図ることが正確な診断につながる。
　画像診断は細胞診，針生検といった形態学的診断とは異なり，その所見がどのような形態学的特徴を有していたのかは病理組織像の切出し面と撮影面とを同一・対比にしない限り，画像所見の詳細な裏付けはできない。
　本書の心臓部である各論では，1症例を4ページにまとめ，前半の2ページはMR像の解説とその診断ポイントを述べ，後半の2ページで病理組織像と超音波検査，マンモグラフィの写真を掲載。

【総　論】
第1章　乳腺MRIの basic science
第2章　MRIをみるための乳腺病理
第3章　乳腺診療の実際とそのフローチャート
第4章　乳腺MRI診断の進め方
【各　論】
第5章　組織型別にみたMRI画像
　●43症例〈写真800点〉
　　（症例は乳癌取扱い規約の乳腺腫瘍の
　　　組織学的分類に準じた）

● A4判 288頁　● 定価（本体 9,500円＋税）　● ISBN 4-86003-359-0

医療科学社

〒113-0033　東京都文京区本郷3丁目23-1
TEL 03-3818-9821　FAX 03-3818-9371　郵便振替 00170-7-656570
ホームページ　http://www.iryokagaku.co.jp

本の内容はホームページでご覧いただけます
本書のお求めは　●もよりの書店にお申し込み下さい。
●弊社へ直接お申し込みの場合は，電話，FAX，ハガキ，ホームページの注文欄でお受けします（送料300円）。